GUIDE D'ACHAT POUR BIEN MANGER

FIRST Editions

À mes diététiciennes qui ont accepté de se promener dans les supermarchés ou sur leurs sites pour ce travail : **Isabelle Cauët** *et* **Lucie Picaud***.*

Dr Jean-Michel **COHEN**

GUIDE D'ACHAT POUR BIEN MANGER

FIRST
Editions

ISBN : 978-2-4120-2627-4
Dépôt légal : septembre 2017
Imprimé en France par Pollina - 81845
Direction éditoriale : Aurélie Starckmann
Mise en page et couverture : Antartik
Préparation de copie : Christine Cameau
Photographies : © Ambroise Becchio - PRODEINE
Illustration du caddie de couverture : © Fotolia
Portrait de couverture : © Pascal Ito

Éditions First, un département d'Édi8
12, avenue d'Italie
75 013 Paris – France
Tél. : 01 44 16 09 00
Fax : 01 44 16 09 01
E-mail : firstinfo@efirst.com

Site internet : www.editionsfirst.fr

SOMMAIRE

PRÉAMBULE

Nous sommes tous désormais des consommateurs avertis.
Ou tout au moins le croyons-nous.

Chaque année, je prends du temps afin de regarder l'évolution des aliments dans les supermarchés et vérifier si la qualité évolue de façon positive ou négative.

Vous verrez que, dans l'ensemble, grâce au choix que vous faites, l'évolution se fait quand même de façon positive, en tout cas sur la qualité des ingrédients. Il n'en est pas de même sur les valeurs nutritionnelles, où la plupart des nouveautés sont en général caractérisées par une augmentation des teneurs en sucre ou en graisse, afin d'appâter le consommateur. Nous savons que cet assemblage sucré-gras provoque chez la plupart d'entre nous non seulement le désir d'une reconfirmation, mais aussi très souvent celui d'une surconsommation.

Quand on fait le bilan de 2017, on retrouve tout de même un certain nombre d'aliments dans le palmarès des bons produits, mais il en reste toujours autant du côté moins satisfaisant.

Je me suis particulièrement attaché cette année à regarder ce qu'il se passait du côté des produits sans gluten ainsi que des préparations végétariennes.

Comme vous allez vous en rendre compte, l'éclosion du sans gluten permet désormais une concurrence plutôt saine entre des marques nouvelles. Cela favorise l'émergence de produits de meilleure qualité. En effet, précédemment, l'absence de gluten dans les aliments avait été contournée par une augmentation des teneurs en graisse, et notamment en graisses saturées, les moins bonnes pour la santé. Celles-ci ont en effet le pouvoir de figer les produits, de leur donner un peu de craquant, sans qu'il y ait besoin de gluten. Cette solution facile ne nous rendait pas service dans la mesure où les produits sans gluten se révélaient peut-être plus digestes, mais plutôt insupportables sur le plan de leur composition. Un consommateur attentif sur les recommandations que nous apportons cette année pourra à la fois satisfaire la nécessité de ne pas avoir de gluten et disposer de produits de bonne qualité. Vous les verrez dans les rayons les plus fréquemment concernés.

En revanche, la mauvaise nouvelle vient des préparations végétariennes. S'il apparaît vertueux à certains de diminuer leur consommation de chair animale, la qualité nutritionnelle n'est pas encore au rendez-vous. Insuffisance de protéines, ajout de nombreux ingrédients, marketing abusif. Ces produits prennent l'habitude de surfer sur des appellations traditionnelles (steak végétal...), sur des photographies alléchantes, sur des titres de recettes, sans en avoir leurs caractéristiques. Pour certains que j'ai eu l'occasion de consommer moi-même, la qualité gustative n'est pas du tout au rendez-vous. L'importance incroyable de l'utilisation de soja, risque de poser un problème dans la mesure où nous savons désormais qu'il faut être un peu plus modéré avec cet aliment. Rappelons que le soja contient des phytœstrogènes, assimilées aux hormones féminines, et que la plupart des grandes sociétés savantes s'interrogent quant à leurs effets sur la santé et la prévention de nombreuses maladies. Il est normal d'en utiliser, car c'est l'un des aliments les plus riches en protéines, mais pas de façon systématique. Bien heureusement, il existe des produits plutôt bien composés et vous les trouverez dans ce guide.

Pour mémoire rappelons que la première révolution dans nos choix alimentaires a eu lieu en 2006 lorsque nous, mon ami le Dr Patrick Serog et moi-même, avons écrit un livre sur la composition des aliments et sur les étiquettes alimentaires. Nous venions de découvrir que notre alimentation avait totalement changé par rapport à nos connaissances usuelles, construites au travers d'une transmission alimentaire qui reposait sur des aliments simples et non pas sur l'alimentation industrielle. Le pain n'était pas seulement de la farine et de l'eau, mais contenait également des matières grasses ; les plats préparés n'étaient pas toujours conformes à des apports nutritionnels parfaits ; la catégorie des produits laitiers était une véritable jungle pour le consommateur... Un vrai choc de culture !

Il ne sert à rien de vouloir éradiquer cette épopée moderne de l'industrialisation des aliments car elle a permis, non seulement de démocratiser la nourriture, mais aussi d'améliorer sa qualité en termes d'hygiène et de répondre aux besoins de la civilisation contemporaine. Car le temps nostalgique de la cuisine, de la préparation des repas s'est effacé au profit d'une quête d'une alimentation à la fois simple, diététique et saine. Et s'il reste très vertueux et de bon sens de recommander de ne cuisiner que des produits frais, de préparer ses repas soi-même, de se confectionner des recettes maison, rien de tout cela ne correspond à la vie des célibataires, des familles, des hommes et des femmes qui achètent 80 % de leurs aliments dans les supermarchés. Un peu comme les contes de fées qui ne correspondent pas à la réalité mais sont tellement jolis à raconter. Oui, bien sûr, dans ces émissions filmées par trois caméras pendant trois heures où l'on nous délivre une recette de 10 minutes, tout paraît simple. Mais quand on va au travail le matin, qu'on rentre le soir, souvent fatigué, et qu'il faut manger tous les jours de la semaine, comment imaginer ces préceptes possibles ?

L'étude du comportement des consommateurs actuels montre que nous achetons désormais beaucoup plus en fonction des atouts « durable » et « santé » d'un aliment qu'avec la simple et naturelle préoccupation de nous nourrir suffisamment pour vivre et prendre du plaisir.

Seulement voilà, plus nous écrivons de livres, plus nous découvrons les différents aspects de la nourriture et plus l'industrie va vite, modifiant les produits, changeant leurs compositions, en inventant de nouveaux. La publicité n'est plus simplement présente à la télévision et à la radio, mais aussi au quotidien, sur nos téléphones ou sur notre ordinateur, aussi mangeons-nous de plus en plus de façon compulsive et cérébrale, à l'aune des sollicitations reçues de toutes parts.

Lors d'un voyage aux États-Unis, j'ai rencontré les responsables de la plus grande enseigne mondiale de l'alimentation, Walmart, pour leur présenter un étiquetage nutritionnel qui pourrait rendre service aux consommateurs. Après de nombreux échanges, de sympathiques compliments et des discussions extrêmement intéressantes, leur conclusion a été autant cynique que pragmatique. Leur argumentaire se résumait à une phrase très simple : « Vous êtes des médecins, votre rôle est de soigner les gens, nous sommes des distributeurs alimentaires disposés à fournir ce que souhaitent manger les gens, nous n'avons pas à faire votre métier et nous continuerons à distribuer tout ce qui peut alimenter notre commerce et satisfaire le consommateur. » Cette logique imparable renvoie directement la responsabilité vers le consommateur, qui, libre de ses choix, peut aussi bien plébisciter un aliment que le rejeter.

Mais comment savoir qu'un aliment est meilleur qu'un autre, comment décrypter une étiquette alimentaire dont le vocabulaire nécessite désormais d'être ingénieur agronome ou chimiste, comment équilibrer sa nourriture en conservant des zones de plaisir et des zones de raison ? Il ne faut compter ni sur l'aide des distributeurs, ni sur celle de nos dirigeants (bien difficile de choisir entre la vigueur d'une économie et la protection de la santé des individus, tout en laissant le libre arbitre au consommateur). Il ne reste donc plus que l'éducation et l'information pour que chacun d'entre nous, averti et libre de ses choix, puisse s'alimenter en fonction de ses propres critères.

Reconnaissons tout de même que cette provocation a porté ses fruits. Prenons l'exemple de certains ingrédients qui sont désormais bannis de l'industrie alimentaire, ou presque : c'est parce que tout le monde s'est mobilisé à propos de l'huile de palme que de nombreux industriels ont décidé de la remplacer, pour une part, par d'autres huiles. C'est parce qu'une campagne féroce sur les sirops de fructose et de glucose-fructose dans les biscuits a été menée que les mamans ont arrêté d'en acheter à leurs enfants pour privilégier d'autres biscuits, ce qui a contraint la plupart des industriels à modifier leurs choix.

Malgré tout cela, malgré la vigilance des pouvoirs publics, malgré nos connaissances qui s'améliorent, nombre de produits peuvent encore facilement être substitués par d'autres pour préserver notre goût et notre santé.

Enfin, lorsque l'on observe les produits catégorie par catégorie, comme vous allez le constater dans cet ouvrage, en dehors de la connaissance spécifique de chaque produit, il est important de savoir comment déjouer les pièges de tel ou tel groupe de produits et quels sont les meilleurs critères de choix. Il nous a semblé pertinent de vous fournir un indicateur pour faire un vrai bon choix alimentaire.

Il ne faut cependant pas céder à la peur. Nous vivons dans une époque où le sensationnel est privilégié par rapport à une information neutre. Là encore, il ne s'agit pas de critiquer un fait mais plutôt de le constater. Il est très facile de stigmatiser gratuitement les aliments, d'effrayer un consommateur pour délivrer une information choc qui au fond ne sert qu'à nous perturber dans nos choix et ne reflète pas toujours la réalité, en particulier quant à leur vraie valeur. Combien de reportages sur le poisson, les produits laitiers, les œufs, la viande se sont succédés tout au long de ces dernières années, avec pour seul objectif de nous terroriser ? Pourtant, peu d'accidents sont survenus, et la plupart du temps la médiatisation est beaucoup plus forte que la gravité de l'événement. Nous avons oublié qu'au fil des années et des progrès, ont disparu toutes les maladies liées à la conservation des aliments, une grande partie des toxi-infections alimentaires, les infestations parasitaires…

Mais le vrai danger aujourd'hui, c'est cette espèce de « Disneyland » de la nourriture, où l'abondance, la variété, le renouvellement sont autant de stimulations qui n'ont plus grand rapport avec une alimentation équilibrée, saine et respectueuse du plaisir. Mon credo depuis longtemps…

J'ai tenté ici, avec l'aide de mon équipe, de concevoir un guide du « bien manger » au supermarché, pour simplifier les choix alimentaires et continuer à éduquer au travers des connaissances actuelles de l'alimentation. On ne peut pas simplement dire qu'il y a de bons et de mauvais produits, car l'homme est un omnivore susceptible de tout consommer qui n'a jamais eu la chance de bénéficier de la qualité alimentaire que nous avons aujourd'hui dans les pays occidentaux. Mais contrairement à une espèce de pudeur maladive qui vise à ne jamais stigmatiser le moindre aliment, je me permets de dire qu'il y a de meilleurs et de moins bons produits, en général indépendamment des marques et des distributeurs, mais relativement à leur composition. Libre à chacun de les consommer ou non.

En revanche, j'ai retenu la leçon et j'ai compris que si l'on pouvait tout mettre en vente, nous avions aussi le choix de favoriser un produit ou de le rejeter. Et c'est grâce à cette liberté de choix que nous devenons des consommateurs utiles.

Vous retrouverez donc dans ce livre, catégorie par catégorie, la description de groupes de produits, les conseils d'utilisation, les pièges à éviter, mais également les produits que nous avons particulièrement appréciés et ceux qui nous ont laissés indifférents ou dubitatifs. Cette liste n'est bien entendu pas exhaustive, mais nous avons tenté de la limiter pour rendre votre lecture plus simple et plus bénéfique.

N'imaginez pas qu'il faille toujours choisir en fonction de la raison et n'oubliez jamais que la nourriture doit rester un plaisir, voilà pourquoi il ne s'agit pas seulement de manger de façon diététique mais surtout de façon profitable.

Enfin, il faut souligner que, contrairement à ce qu'on nous laisse penser à tort, il n'y a pas de grande conspiration alimentaire. L'alimentation est intimement liée à l'économie et au profil de la société. C'est pour cela que notre choix est important et que nous avons l'entière liberté d'acheter ou non un produit. Mais à une condition : disposer d'une information sincère et aussi précise que possible. C'est ce que cet ouvrage vous propose.

Retrouvez notre palmarès des 50 meilleurs produits à la fin de ce guide, p. 411.

NOUVEAUTÉ DE CETTE ÉDITION : VÉGÉTARIENS ET SANS GLUTEN

Face aux nouveaux modèles alimentaires en vogue, les offres de produits destinés à des alimentations spécifiques se sont multipliées.

Ainsi, nous avons choisi d'ajouter, cette année, une sélection de produits sans gluten dans les rayons pour lesquels c'est pertinent : boulangerie, biscuits, céréales et féculents.

Vous trouverez également un nouveau rayon « produits végétariens », pour vous guider dans les bons choix afin de réduire votre consommation de protéines animales.

NOUS PENSONS AUX ENFANTS !

Pour vos chères têtes blondes, auxquelles de nombreux produits sont destinés, vous trouverez au fil des rayons de ce guide, des petits bonshommes verts afin d'identifier les « bons choix » pour les enfants.

Vous pourrez ainsi, grâce à ce guide, choisir les bons produits pour les adultes, et repérer en un coup d'œil ceux également adaptés pour les enfants.

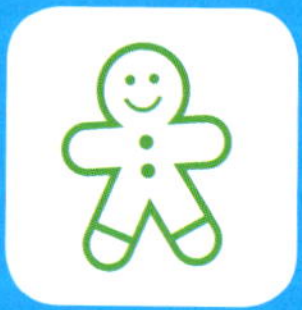

Bon pour les enfants

QUE FAUT-IL ACHETER AU SUPERMARCHÉ ?

PAINS ET PRODUITS DE BOULANGERIE

PAIN

Le pain est un aliment phare de l'alimentation française. Il est, pour beaucoup, incontournable au petit déjeuner et accompagne quotidiennement vos repas; d'où l'importance de bien le sélectionner.

Dans sa recette de base, le pain est fabriqué avec à mélange de farine, d'eau, de sel et de levain ou levure. À partir de cette préparation, le temps de pétrissage et de levage mais également le façonnage et la cuisson vont faire varier le résultat obtenu et c'est là tout le savoir-faire de l'artisan-boulanger.
Mais cette recette de base subit également des modifications et évolutions avec plus ou moins d'impact sur le goût, la texture, mais également sur les caractéristiques nutritionnelles, selon :

- **La variété de farine utilisée :** farine de blé plus ou moins complète (T55 pour une baguette ou pain blanc à T150 pour du pain complet, voire T200 pour du pain intégral), ou farine d'autres céréales (maïs, seigle, avoine, épeautre...). Il est également possible d'utiliser une farine blanche, puis d'ajouter du son.
- **Le type d'agent levant utilisé :** levure de boulanger qu'elle soit fraîche ou déshydratée ou au levain. La levure, qui est un champignon *(Saccharomyces cerevisiae)*, permet une fermentation plus rapide et régulière du pain. Le levain, qui est une pâte composée de farine de blé et/ou de seigle, d'eau et éventuellement additionnée de sel, est laissé à température ambiante afin que les bactéries s'y développent naturellement. Cette panification ancestrale au levain est plus lente et contraignante mais elle génère des acides organiques qui ont plusieurs intérêts : une meilleure disponibilité des minéraux (zinc, magnésium), un index glycémique moins important qu'un pain à la levure, un goût puissant, une meilleure digestibilité du gluten, et enfin une meilleure conservation naturelle du pain.
- **L'ajout de graines** (sésame, pavot, noix, tournesol...), de fruits ou de fruits secs (raisins secs, pommes, figues...), de fromage, d'oignons, de lardons...
- **L'addition d'autres ingrédients comme le lait, les œufs, le sucre, le beurre, les huiles végétales...** permettent également de décliner pain viennois, pain de mie, pain au lait, brioche... que l'on classe plutôt dans la famille des viennoiseries.

La particularité nutritionnelle de ces produits reste une richesse en glucides, source d'énergie importante dans notre alimentation. Cependant, les ajouts, notamment de matières grasses et de sucre, doivent être pris en compte dans la façon de consommer ces produits en adaptant la quantité et la fréquence de consommation.
Au-delà des recettes artisanales, une large gamme de produits industriels s'est développée avec un choix de pains précuits, pains de mie, mais également pains grillés, biscottes et autres produits dont les recettes varient fortement et que nous détaillerons dans cette partie.

COMMENT LES CHOISIR ?

- Le **pain de boulangerie** sans autre ajout que de la farine, de l'eau, de la levure ou du levain et du sel reste le produit à privilégier, par rapport aux autres recettes plus complexes. Vous pouvez varier la nature de la farine utilisée ou optez pour un mélange de farines. Les ajouts de graines de sésame, pavot ou même de noix ne modifient que modérément l'apport calorique.
- Le **pain complet** est intéressant pour sa richesse en fibres (3,9 % de fibres contre 1,2 % pour le pain blanc) et sa teneur en minéraux et vitamines plus importante grâce à l'utilisation de la mouture complète du grain de blé. Les glucides complexes qui le composent seront alors assimilés plus progressivement et l'énergie ainsi apportée permettra à l'organisme de tenir jusqu'au prochain repas. Les fibres insolubles auront un impact positif sur les transits paresseux.
- Les **pains précuits**, en surveillant l'ajout de matières grasses et en privilégiant les listes d'additifs les plus courtes, sont un bon moyen d'avoir à disposition du pain de qualité satisfaisante.
- Les **biscottes et autres pains grillés**, de par leur cuisson plus importante, rendent l'amidon plus digeste, mais ce dessèchement les rend également plus caloriques. On surveillera la quantité et la qualité des matières grasses ajoutées.
- Les **pains de mie** se caractérisent par leur moelleux, encore renforcé par les versions sans croûte, et par une conservation plus longue que le pain de boulangerie. Ils sont intéressants si vous avez du mal à mastiquer le pain classique et séduisent les enfants, mais l'ajout de sucre et matières grasses dans les recettes impose une vigilance sur la qualité et les quantités.

LES PIÈGES

- Les ajouts de matières grasses et sucres excessifs.
- Les produits qui vantent l'utilisation de blé complet sans être réellement sources de fibres (au moins 3 g de fibres pour 100 g) et dont le reste de la composition laisse à désirer.
- Les ajouts de sel excessifs.
- La qualité des ingrédients (ajout d'huile de palme, de sirop de glucose-fructose). À noter une évolution dans le bon sens de beaucoup de recettes de pains de mie, notamment Harrys®. Les brioches et viennoiseries restent à surveiller et, dans la gamme biscottes et autres produits secs pour le petit déjeuner, l'huile de palme est toujours majoritaire !
- La taille des portions proposées, car le poids d'une tranche d'une marque à l'autre peut varier du simple au double.

CONSEILS DE CONSOMMATION

- Dans le cadre d'une alimentation équilibrée, la consommation d'une portion de pain et/ou de féculents est conseillée à chaque repas.
- Le pain de boulangerie, c'est-à-dire réalisé par un artisan boulanger, reste à privilégier.
- À l'exception de certains produits remarquables, les biscottes et autres produits secs, moins rassasiants, devraient rester du dépannage.
- Les viennoiseries sont des produits plaisir, leur fréquence de consommation doit être modérée (deux fois par semaine maximum). Prenez soin de privilégier les produits nature et surtout d'éviter ceux fourrés. L'ajout de matières grasses et de sucre dans la recette de base impose de ne pas les tartiner de matières grasses et/ou sucre supplémentaire (confiture, pâte à tartiner, beurre...).
- Les produits industriels contiennent fréquemment un ajout de gluten qui rend la mie plus aérée et le produit plus moelleux. Ce surplus de gluten peut compliquer la digestion. Cela ne vous rend pas nécessairement intolérant(e) au gluten, mais ces surplus dans de nombreux produits et de façon cumulée peuvent finir par vous gêner!

LE SANS GLUTEN

La vague du « sans gluten » a envahi le rayon du petit déjeuner.
Le gluten est une protéine présente dans le seigle, l'avoine, l'orge, et particulièrement le blé et tous ses dérivés (pain, pâtes, biscuits...).
Beaucoup de produits industriels contiennent également un ajout d'amidon de blé, ou directement de gluten dans leur recette (voir liste des ingrédients).

Si vous avez une intolérance au gluten, cela impose une grande vigilance dans vos choix alimentaires. Dans ce cas, les produits estampillés sans gluten (logo Épi de blé barré) vous sont indispensables. Mais si ce n'est pas le cas, vous n'avez pas d'intérêt à les consommer régulièrement.
Le gluten apporte en effet l'élasticité dans un produit, il lui confère volume et moelleux! Si vous faites l'expérience de réaliser un pain à la maison 100 % farine de riz ou de maïs par exemple, vous obtiendrez une galette plate et sèche.
Pour obtenir des produits moelleux, les industriels rivalisent donc d'ingéniosité! Ainsi, pour certains produits sans gluten, la composition est loin d'être satisfaisante avec l'utilisation de matières grasses en grande quantité (parfois plus de 10 %), dont de l'huile de palme, du sucre et de nombreux additifs.

Préférez des produits naturellement sans gluten, comme les galettes de riz, ou encore des produits secs comme les tartines craquantes à base de diverses farines sans gluten, dont les recettes sont plus simples. Votre santé et votre budget seront gagnants!
Toutefois, par rapport à la dernière édition de notre *Guide d'achat*, d'autres grandes marques se sont lancées dans le sans gluten avec des recettes qui tendent à s'améliorer. C'est pour cette raison que nous ajoutons à cette édition une sélection sans gluten.

PAINS (PAINS PRÉCUITS, PAIN DE MIE)

PETITE FOURNÉE À FINIR DE CUIRE, DEMI-BAGUETTE NATURE, JACQUET®

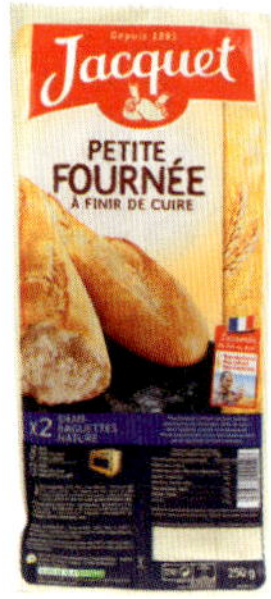

Prêts en 10 minutes au four ou au grille-pain, une qualité de recette satisfaisante et seulement 1,5 % de lipides.

Ingrédients :

• Farine de blé 71 %, eau, levure, sel, gluten de blé, levain de blé dévitalisé, agent de traitement de la farine : acide ascorbique.

Données nutritionnelles pour : 100 g

• Valeur énergétique : 251 kcal ; protéines : 8 g ; glucides : 50 g, dont sucres : 3 g ; lipides : 1,5 g, dont acides gras saturés : 0,3 g ; fibres alimentaires : 2,5 g ; sel : 1,25 g

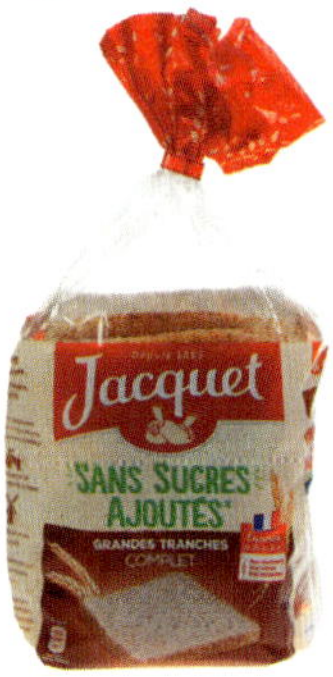

PAIN DE MIE COMPLET, MAXI JAC' SANS SUCRES AJOUTÉS, JACQUET®

Dans la gamme des pains de mie de longue conservation, ce pain complet est de bonne composition avec l'utilisation d'une huile de colza de bonne qualité et sans sucres ajoutés.

Ingrédients :

• Farine complète de blé 63 %, eau, gluten de blé, farine de blé, huile de colza, arôme (contient alcool), levure, sel, germe de blé, conservateur : propionate de calcium, extrait d'acérola.

Données nutritionnelles pour : 100 g

• Valeur énergétique : 248 kcal ; protéines : 9,7 g ; glucides : 42 g, dont sucres : 3,7 g ; lipides : 3,4 g, dont acides gras saturés : 0,3 g ; fibres alimentaires : 5,4 g ; sel : 1,1 g

PAIN COMPLET 3 CÉRÉALES, BJORG®

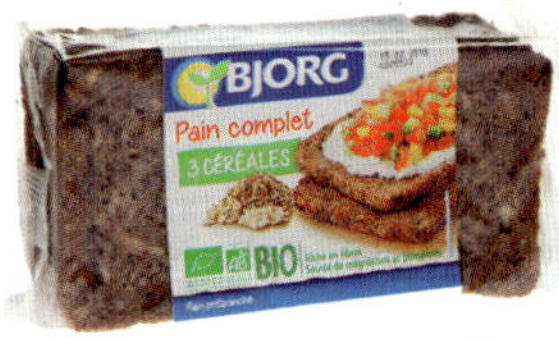

Des ingrédients de qualité, seulement 200 kcal pour 100 g, 10 % de fibres, 2,6 % de graisses de bonne qualité apportées avec les graines de lin et de sésame. C'est également une source de phosphore et magnésium intéressante.

Ingrédients :

• Céréales* 55 % (*farine complète de seigle* 49 %, flocons d'avoine* 3 %, flocons d'orge* 3 %), eau, graines de lin*, graines de sésame*, levure.

** Ingrédient issu de l'agriculture biologique.*

Données nutritionnelles pour : 100 g

• Valeur énergétique : 200 kcal ; protéines : 5,2 g ; glucides : 34 g, dont sucres : 3,3 g ; lipides : 2,6 g, dont acides gras saturés : 0,3 g ; fibres alimentaires : 9,7 g ; sel : 1,1 g

TARTINE P'TIT DÉJ, JACQUET®

Cette tartine contenant du lait et du sucre est plus proche d'une viennoiserie que d'une tartine de pain. Le produit final apporte tout de même 4,4 % de lipides et 8,3 % de sucre ajouté.

Ingrédients :

• Farine de blé 60 %, eau, sucre, huile de colza, levure, arôme, gluten de blé, sel, poudre de babeurre (lait), fibres d'avoine, fibres de bambou, farine de fève, jus d'acérola déshydraté.

Données nutritionnelles pour : 100 g

- Valeur énergétique : 276 kcal
- Protéines : 9,5 g
- Glucides : 48 g, dont sucres : 8,3 g
- Lipides : 4,4 g, dont acides gras saturés : 0,4 g
- Fibres alimentaires : 3,5 g
- Sel : 1 g

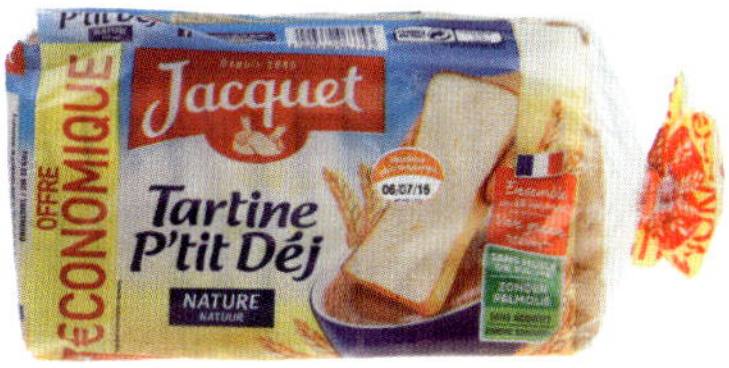

12 MINIS PAINS BRUSCHETTA LA BOULANGÈRE®

Tout simplement des pains avec 100 % d'huile de palme alors que des efforts sont faits dans beaucoup d'autres pains industriels. C'est décevant !

Ingrédients :

• Farine de blé, eau, huile végétale 2,2 % (huile de palme), sel, levure, farine de blé malté. Traité à l'alcool éthylique.

Données nutritionnelles pour : 100 g

- Valeur énergétique : 263 kcal
- Protéines : 7,7 g
- Glucides : 49,1 g, dont sucres : 2,5 g
- Lipides : 3,3 g, dont acides gras saturés : 1,4 g
- Fibres alimentaires : 3 g
- Sel : 1,25 g

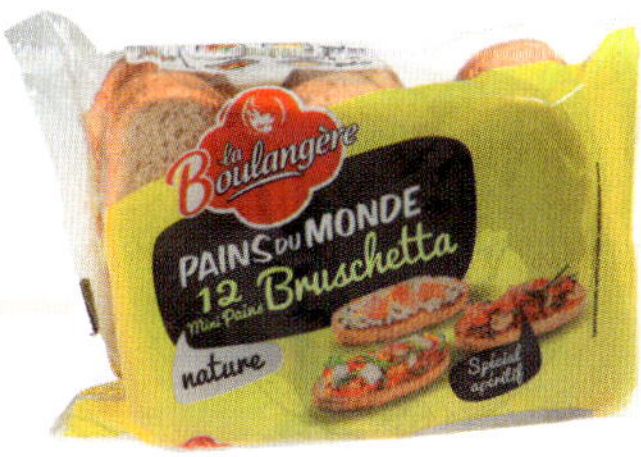

BAGUETTE À RÉCHAUFFER TRADITION BIO, LA BOULANGÈRE®

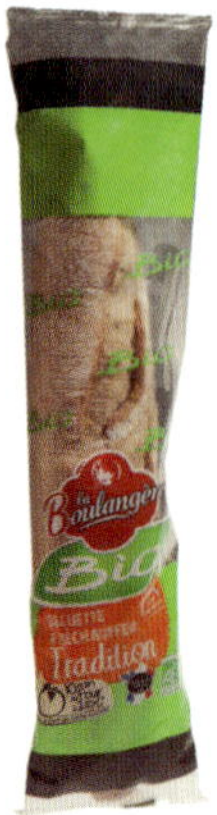

Une recette proche des produits de boulangerie avec une proportion de levain plus importante que de levure et uniquement de l'acide ascorbique en additif. Un idéal du placard !

Ingrédients :

• Farine de blé, eau, levains issus de farine de seigle* et de blé malté*, farine de seigle 4,5 %, gluten de blé, sel, arôme, levure, antioxydant : acide ascorbique.

** Produit issu de l'agriculture biologique.*

Données nutritionnelles moyennes (1 baguette = 250 g)

• Valeur énergétique : 250 kcal
• Protéines : 8 g
• Glucides : 51 g, dont sucres : 2,9 g
• Lipides : 0,8 g, dont acides gras saturés : 0,2 g
• Fibres alimentaires : 3,4 g
• Sel : 1,2 g

PAINS BURGER BIO TRADITION, LA BOULANGÈRE®

Pour réaliser des burgers maison, la qualité de ces pains est au rendez-vous, avec l'utilisation de levain et le choix de l'huile de colza en quantité raisonnable (3 % de lipides) !

Ingrédients :

• Farine de blé*, eau, farine de seigle*, levain issu de farines de seigle* et de blé malté*, huile de colza*, arôme naturel, sel, levure, gluten de blé*. Traces possibles de soja, lait et œuf.

** Ingrédients issus de l'agriculture biologique.*

Données nutritionnelles pour : 100 g

• Valeur énergétique : 267 kcal
• Protéines : 7,6 g
• Glucides : 50,5 g, dont sucres : 3,7 g
• Lipides : 3 g, dont acides gras saturés : 0,3 g
• Fibres alimentaires : 3,8 g
• Sel : 1,1 g

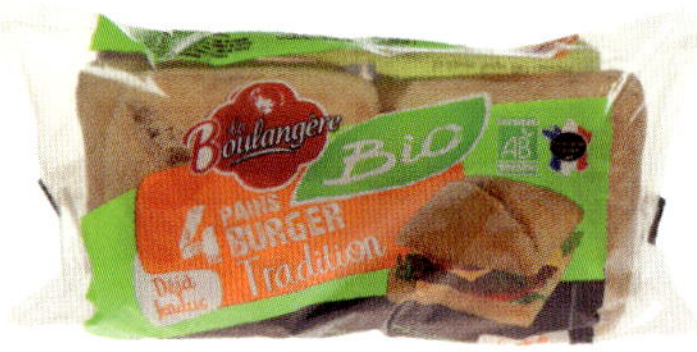

PAIN COMPLET TRANCHÉ (SURGELÉ), PICARD®

On pense moins aux produits surgelés pour le pain, pourtant ce pain complet à la composition remarquable est un moyen idéal d'avoir en réserve un pain de qualité.
Aucun additif en plus de la recette de base et 6,8 g de fibres, bravo !

Ingrédients :

• Farine de blé complète type 150 (France ; gluten) 58,7 %, eau, sel, levure.

Données nutritionnelles pour : 100 g

• Valeur énergétique : 224 kcal
• Protéines : 7,5 g
• Glucides : 41,4 g, dont sucres : 2,7 g
• Lipides : 1,6 g, dont acides gras saturés : 0,2 g
• Fibres alimentaires : 6,8 g
• Sel : 1,17 g

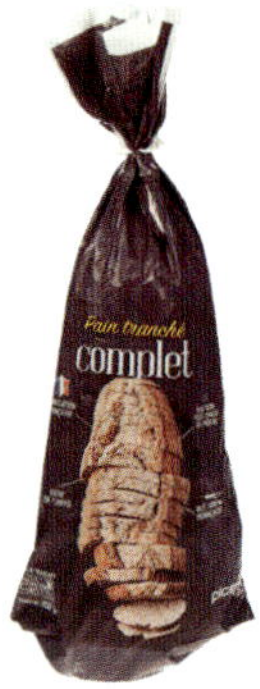

TOAST BRIOCHÉ POUR FOIE GRAS, JACQUET®

Un produit de fête conseillé avec le foie gras vous apportant déjà près de 8 % de lipides et surtout 10 % de sucres ! À éviter !

Ingrédients :

• Farine de blé 58 %, eau, sucre, huile de colza, levure, arômes (contient alcool), jaune d'œuf en poudre, sel, œufs 0,8 %, gluten de blé, épaississant : gomme tara, émulsifiants : mono- et diglycérides d'acides gras, stéaroyl -2-lactylate de sodium, conservateur : propionate de calcium, agent de traitement de la farine : acide ascorbique.

Données nutritionnelles pour : 100 g

• Valeur énergétique : 301 kcal
• Protéines : 7,1 g
• Glucides : 49 g, dont sucres : 9,9 g
• Lipides : 7,8 g, dont acides gras saturés : 0,9 g
• Fibres alimentaires : 3 g
• Sel : 1,1 g

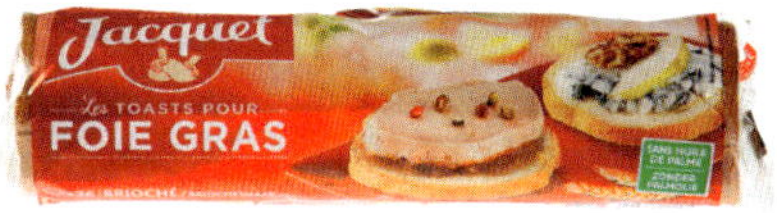

MINI-TOASTS NATURE, AUCHAN®

Graisse de palme, ajout de sirop de glucose-fructose et sucre, on est loin de la recette traditionnelle du pain, avec en plus un apport énergétique multiplié par 1,5 digne d'une viennoiserie ! On le laisse en rayon !

Ingrédients :

• Farine de blé (contient gluten), sirop de glucose-fructose, levure, sel, graisse végétale (palme), émulsifiants : lécithines (tournesol), esters monoacétyltartriques et diacétyltartriques des mono- et diglycérides d'acides gras, poudre à lever : carbonates de sodium, sucre. Traces éventuelles d'œufs, graines de sésame, lait.

Données nutritionnelles pour : 100 g

• Valeur énergétique : 391,5 kcal
• Protéines : 11,8 g
• Glucides : 76,5 g, dont sucres : 10,1 g
• Lipides : 3,5 g, dont acides gras saturés : 1,2 g
• Fibres alimentaires : 3,4 g
• Sel : 1,84 g

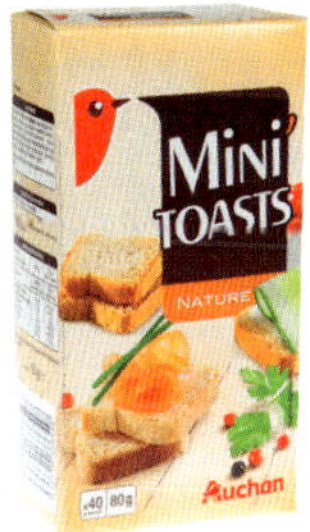

UNE AGRÉABLE SURPRISE !

Depuis notre première édition, la gamme a évolué dans le bon sens : la majorité des marques ont opté pour l'huile de colza en remplacement de l'huile de palme et le sirop de glucose-fructose est de plus en plus absent, sauf encore dans certains pains sans croûte de marques de distributeurs... On attend maintenant qu'ils soient sans sucre ajouté, ou du moins que les ajouts de sucre soient minimisés (ni sucre, ni dextrose) !

On surveille le pourcentage de matières grasses (moins de 3 à 4 %) et de sucres (moins de 5 %).

Mais surtout, certaines marques nous prouvent qu'il est possible de produire des recettes basiques de qualité. Alors, on privilégie les recettes contenant le moins d'additifs déjà trop nombreux dans notre alimentation !

BRIOCHES ET PAINS AU LAIT

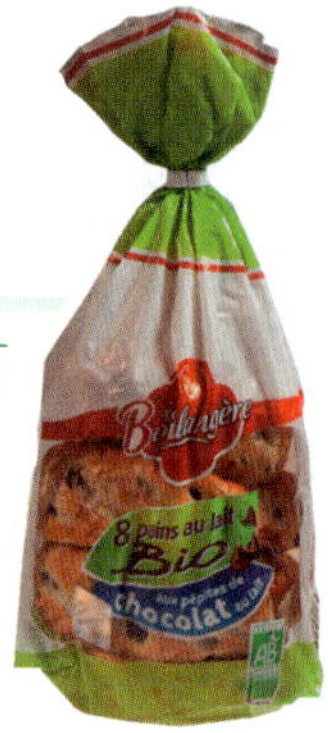

8 PAINS AU LAIT AUX PÉPITES DE CHOCOLAT AU LAIT BIO, LA BOULANGÈRE®

Un produit aux pépites de chocolat qui sort du lot car pas plus riche en sucres que d'autres produits nature. On les consommera facilement sans ajout (non tartinés). On aurait préféré des pépites de chocolat de meilleure qualité.

Ingrédients :

• Farine de blé, eau, pépites de chocolat au lait 12 % (sucre, poudre de lait entier, beurre de cacao, pâte de cacao, extrait de vanille), œufs, sucre, huile de colza, levain (eau, levures, farine de seigle et blé malté), poudre de lait écrémé 1,8 %, levure, sel, extrait de vanille, fibre de guar, arôme naturel, farine de seigle.

Données nutritionnelles pour : 100 g

• Valeur énergétique : 340 kcal ; protéines : 9,1 g ; glucides : 47,3 g, dont sucres : 13,8 g ; lipides : 12,3 g, dont acides gras saturés : 4,2 g ; fibres alimentaires : NI ; Sel : 0,87 g

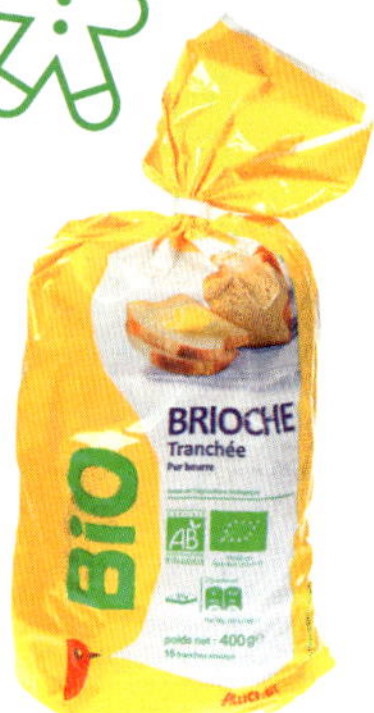

BRIOCHE TRANCHÉE PUR BEURRE, AUCHAN BIO®

La qualité des ingrédients est remarquable et les taux de sucre, lipides et sel très raisonnables !

Ingrédients :

• Farine de blé* (contient gluten), œufs *, sucre de canne roux*, beurre* 11,2 % (contient lait), eau, levain (dont farine de blé* (contient gluten), eau), rhum*, fibres d'avoine* (contient gluten), sel marin non raffiné, levure, eau de fleur d'oranger*, infusion de vanille*.

** Ingrédient issu de l'agriculture biologique.*

Données nutritionnelles pour : 100 g

• Valeur énergétique : 335 kcal ; protéines : 8,5 g ; glucides : 51,5 g, dont sucres : 10 g ; lipides : 10 g, dont acides gras saturés : 6,3 g ; Sel : 0,97 g

LA GÂCHE TRANCHÉE, LA FOURNÉE DORÉE®

Du vrai beurre et du vrai sucre pour cette recette. C'est que l'on attend d'une brioche !

Ingrédients :

• Farine de blé, sucre, beurre frais 12 %, œufs entiers frais, crème fraîche 3.5 %, sel, levure, arômes naturels, gluten de blé, eau-de-vie, émulsifiants : mono- et diglycérides d'acides gras, stéaroyl -2 -lactylate de sodium, protéines de lait, levure désactivée, colorant : bêta-carotène.

Données nutritionnelles pour : 100 g

• Valeur énergétique : 352 kcal ; protéines : 7,7 g ; glucides : 49,4 g, dont sucres : 13 g ; lipides : 13,2 g, dont acides gras saturés : 8,3 g ; fibres alimentaires : NI ; sel : 1,1 g

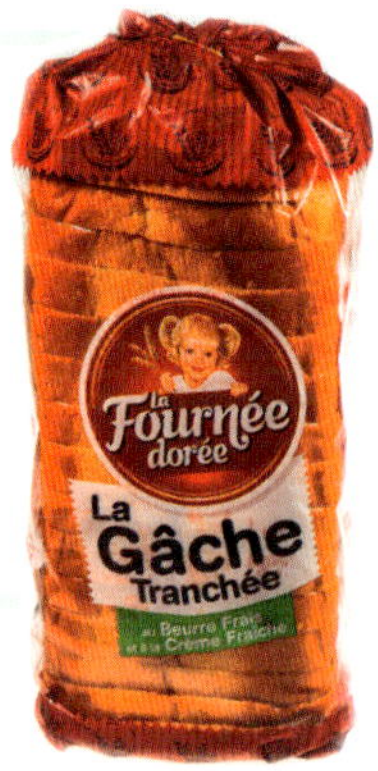

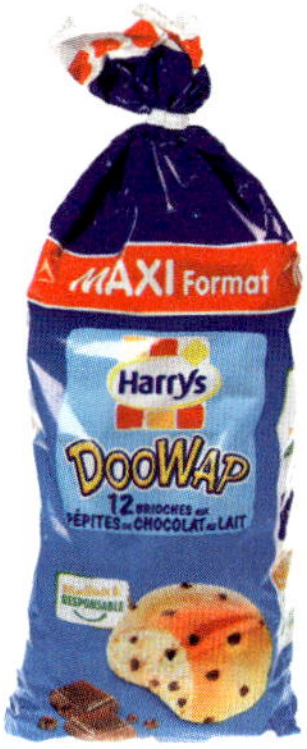

DOO WAP® CHOCOLAT AU LAIT, HARRY'S®

Évolution sur les matières grasses mais avec 17,6 % de sucres, dont du sirop de glucose-fructose et tout de même 11,1 % de de lipides. Les –30 % de MG affichés ne suffisent pas à en faire un produit recommandé !

Ingrédients :

• Farine de blé 45 %, eau, pépites de chocolat au lait 13,6 % (sucre, lait entier en poudre, beurre de cacao, pâte de cacao, lactose, émulsifiant : lécithine de tournesol, arôme), œufs frais 7,1 %, sirop de glucose-fructose, lait reconstitué à partir de lait entier en poudre 5,7 %, sucre, huile de colza, gluten de blé, arômes (contient alcool), extraits végétaux à pouvoir colorant (curcuma, paprika), levure, émulsifiant : mono- et diglycérides d'acides gras, sel.

Données nutritionnelles pour : 100 g (1 pièce = 41,25 g)

• Valeur énergétique : 333 kcal ; protéines : 8,5 g ; glucides : 48,5 g, dont sucres : 17,6 g ; lipides : 11,1 g, dont acides gras saturés : 3,6 g ; fibres alimentaires : 2,6 g ; sel : 0,83 g

BRIOCHES À LA POMME, PITCH, BRIOCHE PASQUIER®

Si vous pensez faire un bon choix en privilégiant un produit à la pomme plutôt qu'au chocolat, c'est raté. La composition du fourrage à la pomme est catastrophique ! Certes, l'huile de palme a été remplacée par celle de colza, mais il y a encore moins de vraies pommes et du sirop de glucose-fructose en premier ingrédient du fourrage. Notons que ce produit existe en version beignet (pomme, goût chocolat ou framboise), qu'il est un choix encore moins judicieux, avec huile de palme et surabondance d'additifs.

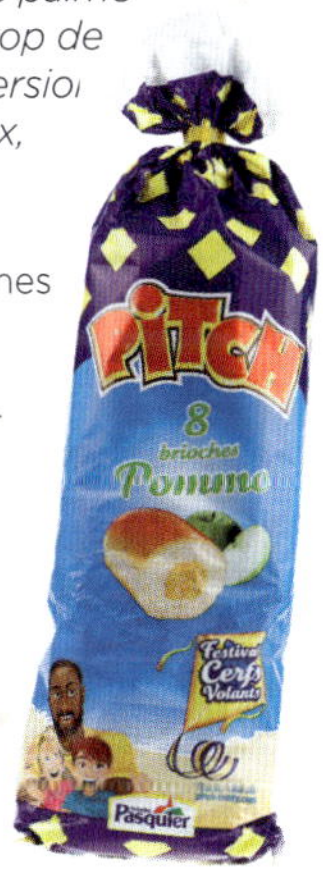

Ingrédients :

• Farine de blé 30 %, fourrage à la pomme 28 % (sirop de glucose-fructose, purée de pommes 5 %, sucre, dextrose, eau, jus concentré de pomme, jus concentré de citron, arôme naturel de pomme, gélifiant : pectine de fruits), sucre, levain 9 % (farine de blé 5 %, eau, sel), œufs frais 7 %, huile de colza, levure, beurre pâtissier (lait), fibres de psyllium, émulsifiant : mono- et diglycérides d'acides gras, sel, gluten de blé, épaississant : farine de graines de caroube, antioxydant : acide ascorbique, protéines de lait.

Données nutritionnelles pour : 100 g (1 brioche = 38,75 g)

Valeur énergétique : 330 kcal ; protéines : 5,4 g ; glucides : 55,1 g, dont sucres : 26,2 g ; lipides : 9,6 g, dont acides gras saturés : 2,8 g ; fibres alimentaires : NI ; sel : 1 g

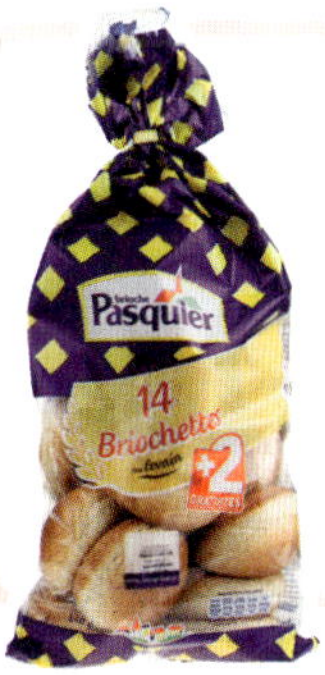

BRIOCHETTES PASQUIER®

On atteint 18,5 % de sucres, soit plus que certaines recettes tout choco.

Ingrédients :

• Farine de blé 40 %, levain 17 % (farine de blé 9 %, eau, sel), sucre, œufs frais 10 %, huile de colza, beurre pâtissier (lait), levure, émulsifiant : mono- et diglycérides d'acides gras, sel, rhum, gluten de blé, fibres de psyllium, arôme, colorant : caroténoïdes, antioxydant : acide ascorbique, protéines de lait.

Données nutritionnelles pour : 100 g

• Valeur énergétique : 346 kcal ; protéines : 8,4 g ; glucides : 52,4 g, dont sucres : 18,5 g ; lipides : 13 g, dont acides gras saturés : 3,4 g ; fibres alimentaires : 9,7 g ; sel : 1 g

BISCOTTES, PAINS GRILLÉS, PAINS SUÉDOIS, PAIN AZYME, GALETTES DE CÉRÉALES

AUTHENTIQUE PAIN SPÉCIAL, WASA®

Aucun ajout de matières grasses ni de sucre, 1,5 % de lipides seulement. C'est idéal!

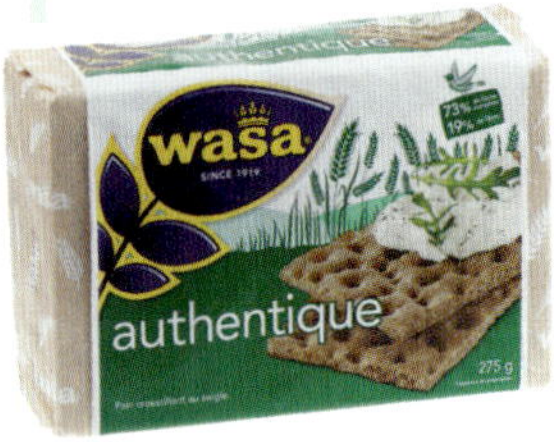

Ingrédients :

- Farine complète de seigle, farine de seigle 29 %, levure boulangère, sel.

Données nutritionnelles pour : 100 g

- Valeur énergétique : 334 kcal
- Protéines : 9 g
- Glucides : 61,5 g, dont sucres : 1 g
- Lipides : 1,5 g
- Fibres alimentaires : 19 g
- Sel : 1 g

GALETTES RIZ COMPLET AU SON D'AVOINE, CÉRÉAL BIO®

Une recette de grande qualité, source de fibres et modestement salée!

Ingrédients :

- Riz complet de Camargue (riz de Camargue IGP)* 68,2 %, brisures de riz*, son d'avoine* 15,7 %, sel.

**Ingrédient issu de l'agriculture biologique.*

Données nutritionnelles pour : 100 g

- Valeur énergétique : 385 kcal
- Protéines : 9,3 g
- Glucides : 77 g, dont sucres : 0,7 g
- Lipides : 3,3 g, dont acides gras saturés : 0,9 g
- Fibres alimentaires : 4,8 g
- Sel : 0,45 g

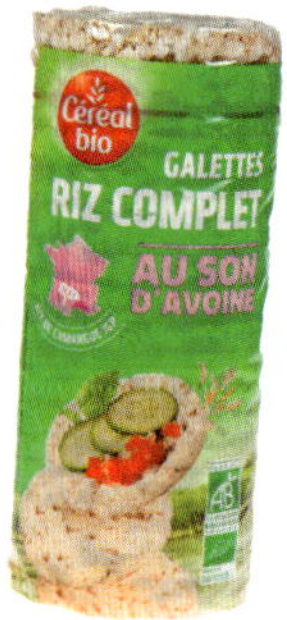

LA BISCOTTE ÉQUILIBRE PASQUIER®

Des biscottes réellement sans sel et sans sucres ajoutés. Le choix de l'huile de tournesol est intéressant et la teneur en matières grasses de 2 % réellement faible au rayon des biscottes où les teneurs oscillent entre 5 et 10 %.

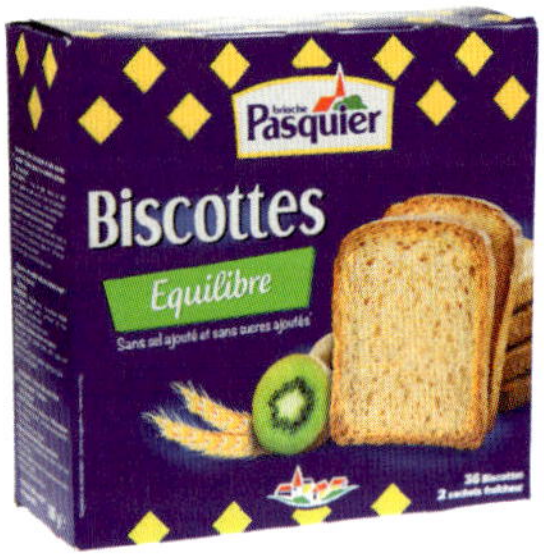

Ingrédients :

- Farine de blé, farine de blé complet, gluten, levure, huile végétale (tournesol), agent de traitement de la farine : acide ascorbique.

Données nutritionnelles pour : 100 g

- Valeur énergétique : 371 kcal
- Protéines : 14 g
- Glucides : 71 g, dont sucres : 2,5 g
- Lipides : 2 g, dont acides gras saturés : 0,5 g
- Fibres alimentaires : 6,5 g
- Sel : 0,02 g

BISCOTTES FIBRES + AUX CÉRÉALES COMPLÈTES, LU-HEUDEBERT®

11 % de fibres, certes, mais du sirop de glucose-fructose, du sucre et de la matière grasse végétale non précisée. On atteint tout de même 380 kcal pour 100 g.

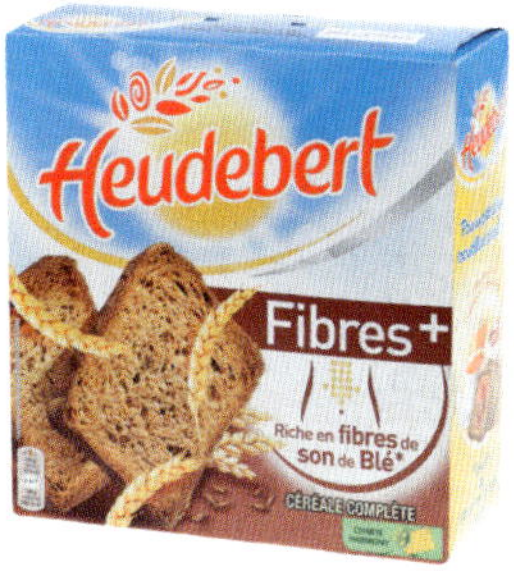

Ingrédients :
- Céréales 95,8 % (farine complète de blé 95,1 % (dont son de blé 16,1 %), farine de blé malté), levure, matière grasse végétale, sirop de glucose-fructose, sucre, gluten (de blé), son de blé, sel, agent de traitement de la farine (acide ascorbique).

Données nutritionnelles pour : 100 g
- Valeur énergétique : 380 kcal
- Protéines : 14 g
- Lipides : 5,6 g
- Glucides : 63 g, dont sucres : 5,6 g
- Fibres alimentaires : 11 g
- Sel : 1,15 g

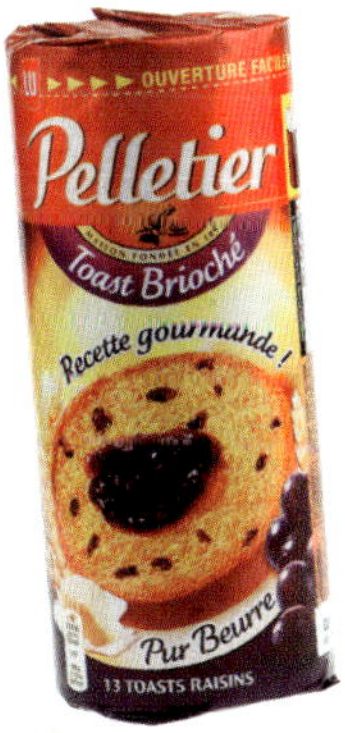

TOASTS BRIOCHÉS AUX RAISINS, PELLETIER®

Les matières grasses végétales ont été remplacées par une recette « pur beurre », cependant la présence de sirop de glucose-fructose, d'œufs en poudre et une composition qui atteint plus de 7 % de lipides et 21 % de sucres confirme son positionnement en flop.

Ingrédients :
- Farine de blé 70,9 %, raisins secs 20 %, levure, sirop de glucose-fructose, beurre pâtissier 5,7 %, sel, œufs en poudre 0,4 %, (équivalent œufs 1,6 %), émulsifiants : E471 et E481, farine de blé malté, agent de traitement de la farine : acide ascorbique. Contient blé, gluten, œuf, lait. Peut contenir des traces de sésame et lupin.

Données nutritionnelles pour : 100 g
- Valeur énergétique : 410 kcal
- Protéines : 9,6 g
- Glucides : 74 g, dont sucres : 21 g
- Lipides : 7,4 g, dont acides gras saturés : 4,8 g
- Fibres alimentaires : 4,2 g
- Sel : 0,35 g

PAIN AZYME CROUSTIA®, PAUL HEUMANN®

Une recette simplissime et des teneurs en lipides et sucres remarquablement faibles !

Ingrédients :

- Farine de froment 100 %, eau.

Données nutritionnelles pour : 100 g

- Valeur énergétique : 360 kcal
- Protéines : 12,5 g
- Glucides : 74,6 g, dont sucres : 1,9 g
- Lipides : 1,3 g, dont acides gras saturés : 0,25 g
- Fibres alimentaires : 3,2 g
- Sel : 0,06 g

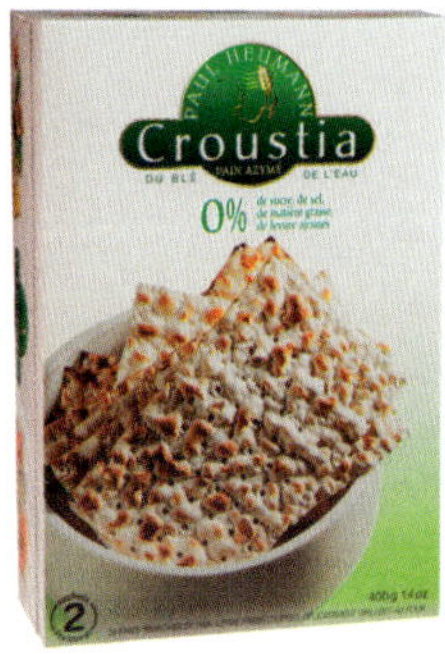

PAIN GRILLÉ AU BLÉ COMPLET BIO, BJORG®

Ce produit se démarque réellement avec une composition de qualité, seulement 3,7 % de lipides et 4 % de sucres. Un petit allégement en sel serait parfait !

Ingrédients :

- Farine de blé*, farine de blé complet* 32 %, huile de tournesol*, sucre de canne non raffiné*, sel, levure, farine d'orge malté*, gluten de blé*, agent de traitement de la farine : acide ascorbique.

** Produit issu de l'agriculture biologique.*

Données nutritionnelles pour : 100 g

- Valeur énergétique : 375 kcal
- Protéines : 12,4 g
- Lipides : 3,7 g
- Glucides : 69,2 g, dont sucres : 4 g
- Fibres alimentaires : 7,5 g
- Sel : 0,55 g

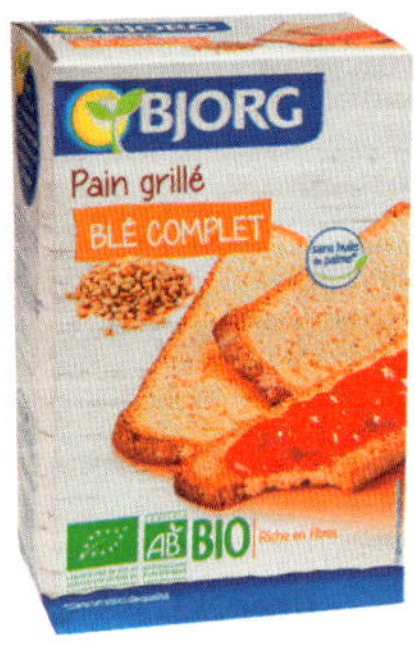

LES GRILLETTINES® AU BLÉ COMPLET, PASQUIER®

De l'huile de palme, 11,5 % de lipides et 8 % de sucres… mieux vaudrait ne pas les tartiner !

Ingrédients :

• Farine de blé complet 50,4 %, farine de blé, matière grasse végétale (palme), sucre, gluten de blé, levure, lait écrémé en poudre, sel, farine d'orge malté, émulsifiants : E471, E481 et E472e, farine de blé malté, semoule de blé, agent de traitement de la farine : acide ascorbique. Ce produit contient du blé, du gluten, du lait et de l'orge.

Données nutritionnelles pour : 100 g

- Valeur énergétique : 408 kcal
- Protéines : 12 g
- Glucides : 61 g, dont sucres : 8,5 g
- Lipides : 11 g, dont acides gras saturés : 5,6 g
- Fibres alimentaires : 10 g
- Sel : 1 g

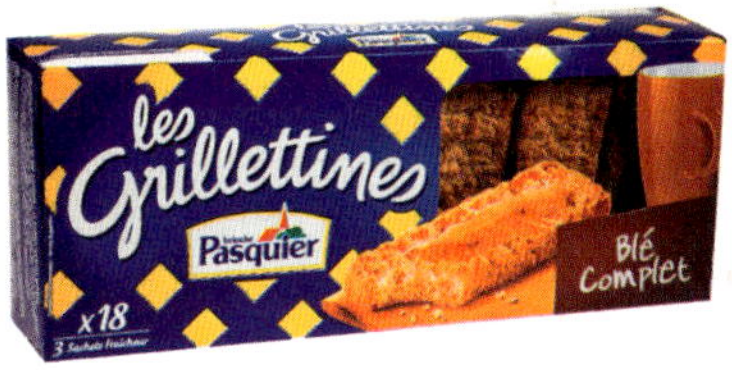

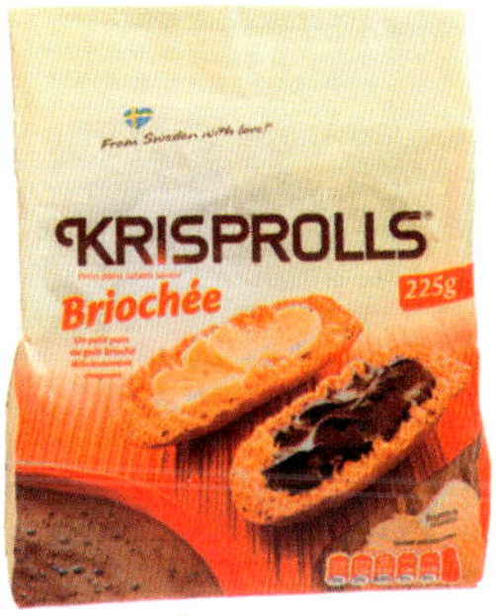

PETITS PAINS SUÉDOIS BRIOCHÉS, KRISPROLLS®

Une recette simple mais avec de l'huile de palme, 14 % de sucres et 430 kcal aux 100 g, presque deux fois plus calorique que le pain de boulangerie ! Toute la gamme Krisprolls® contient de l'huile de palme !

Ingrédients :

• Farine de blé, sucre, huiles végétales (palme, colza), levure, arôme brioche, sel, arôme naturel de beurre.

Données nutritionnelles pour : 100 g

- Valeur énergétique : 430 kcal
- Protéines : 10 g
- Glucides : 71 g, dont sucres : 14 g
- Lipides : 10 g, dont acides gras saturés : 4 g
- Fibres alimentaires : 4 g
- Sel : 1 g

BISCOTTES CÉRÉACOL® AUX FIBRES D'AVOINE, LU-HEUDEBERT®

Des biscottes qui vantent les bienfaits pour réduire le taux de cholestérol, grâce aux fibres solubles du son d'avoine mais contenant du sirop de glucose-fructose et de l'huile de palme… Dommage !

Ingrédients :

• Farine de blé 85,4 %, son d'avoine 9,6 %, sirop de glucose-fructose, levure, margarine (huile de colza, huile de palme, eau, émulsifiant : E471, acidifiant : acide lactique, conservateur : sorbate de potassium, colorant : bêta-carotène), gluten du blé, sel, émulsifiants : E471, E481, exhausteur de goût : chlorure de potassium, agent de traitement de la farine : acide ascorbique.

Données nutritionnelles pour : 100 g

- Valeur énergétique : 390 kcal
- Protéines : 14 g
- Glucides : 67 g, dont sucres : 5,4 g
- Lipides : 5,8 g, dont acides gras saturés : 2,1 g
- Fibres alimentaires : 7,2 g

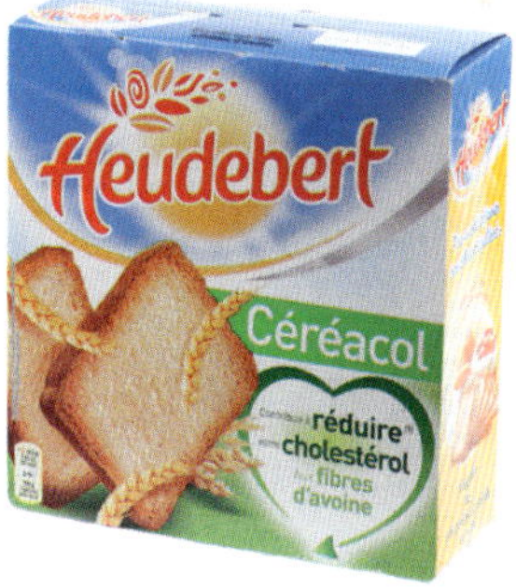

PAINS ET TARTINES SANS GLUTEN

PAIN DE MIE SANS GLUTEN NATURE, SI BON !, HARRYS®

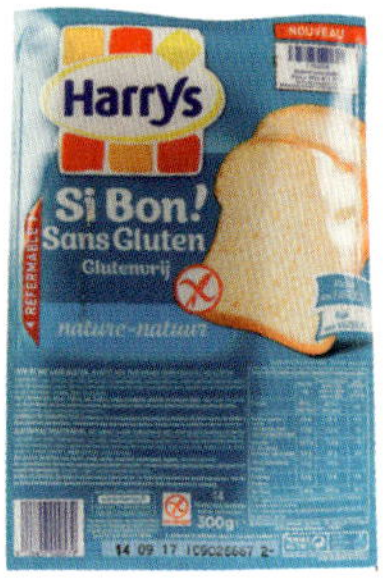

On apprécie tout de même le choix de l'huile de tournesol, la limitation des additifs et la belle teneur en fibres !

Ingrédients :

• Eau, amidon de maïs, farine de riz, épaississants : gomme de guar et hydroxypropylméthylcellulose, huile de tournesol, sucre, farines fermentées (farines de maïs, riz et quinoa, eau), levure, sel, arômes (contient alcool), protéines de soja, fibre de psyllium.

Données nutritionnelles pour : 100 g

• Valeur énergétique : 234 kcal; protéines : 3,8 g; glucides : 40,9 g, dont sucres : 3,4 g; lipides : 4,6 g, dont acides gras saturés : 0,5 g; fibres alimentaires : 7 g; sel : 1,46 g

3 PETITS PAVÉS NATURE SANS GLUTEN ET BIO, BJORG®

Un choix de farines intéressant, des huiles de qualité et un ajout de sucre modeste. On valide.

Ingrédients :

• Eau, amidon de maïs*, farine de riz* 7,5 %, farine de sarrasin* 4,3 %, farine de millet* 4 %, amidon de manioc*, levure de boulanger, protéines de tournesol*, huile d'olive*, sel, sucre de canne*, fibres de psyllium*, épaississants : gomme guar* et gomme xanthane.

**Ingrédient issu de l'agriculture biologique.*

Données nutritionnelles pour : 100 g

• Valeur énergétique : 210 kcal; protéines : 2,8 g; glucides : 43 g, dont sucres : 0,5 g; lipides : 2,2 g, dont acides gras saturés : 0,45 g; fibres alimentaires : 3,5 g; sel : 1,5 g

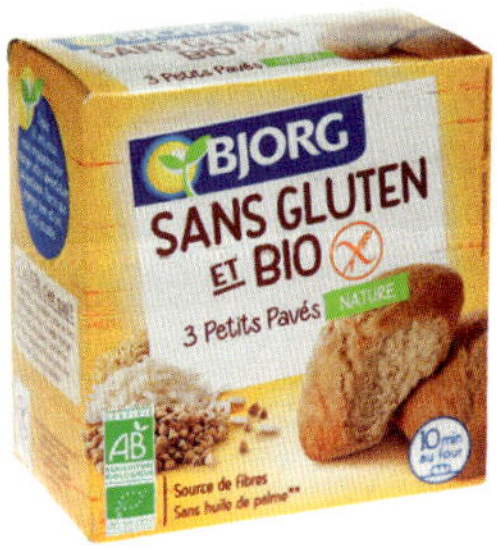

TARTINES CRAQUANTES SARRASIN, JARDIN BIO'®

Une recette simplissime, c'est parfait ! L'utilisation de farine de sarrasin à 80 % permet à ce produit d'avoir un impact modéré sur la glycémie, contrairement à la majorité des pains ou tartines sans gluten.

Ingrédients :

• Farine de sarrasin* 80 %, farine de riz*, sel.

**Ingrédient issu de l'agriculture biologique.*

Données nutritionnelles pour : 100 g

• Valeur énergétique : 370 kcal; protéines : 8,8 g; glucides : 79 g, dont sucres : 1 g; lipides : 1,6 g, dont acides gras saturés : 0,4 g; fibres alimentaires : 2 g; sel : 0,5 g

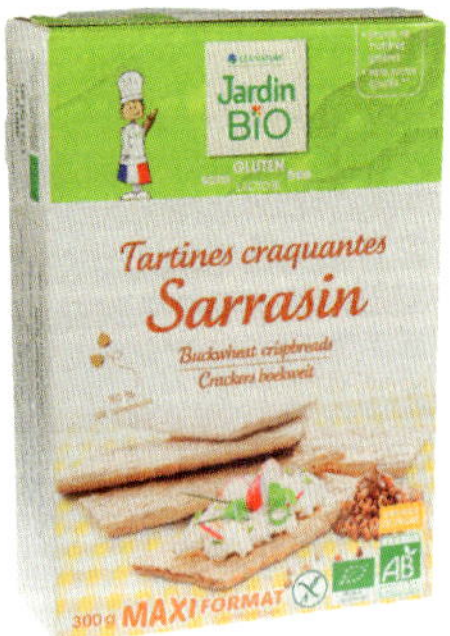

PAIN DE MIE MOELLEUX, GERBLÉ®, SANS GLUTEN

Des amidons modifiés, de la graisse de palme… la qualité n'est pas au rendez-vous !

Ingrédients :

• Eau, amidon de maïs, amidon modifié de pomme de terre, farine de soja, amidon modifié de tapioca, graisse de palme non hydrogénée, levure de boulanger, sirop de glucose, épaississant : hydroxypropylméthylcellulose, sucre, sel, épaississants : gomme xanthane et gomme guar, conservateur : propionate de calcium, arôme naturel, émulsifiant : stéaroyl -2-lactylate de sodium.

Données nutritionnelles pour : 100 g

• Valeur énergétique : 235 kcal ; protéines : 3,2 g ; glucides : 43 g, dont sucres : 7,2 g ; lipides : 4,7 g, dont acides gras saturés : 1,7 g ; fibres alimentaires : 4 g ; sel : 0,99 g

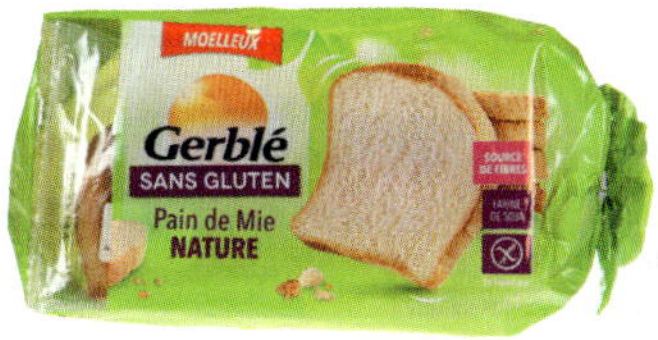

PAIN DE MIE SANS GLUTEN, ALLERGO®

Pour offrir du sans gluten à des personnes qui ne le tolèrent pas, est-il sérieux de proposer une recette si catastrophique en termes de qualité ? Amidons modifiés au lieu de vraies farines sans gluten, huile de palme, sirop de glucose + sucres, sans compter le cortège d'additifs. On laisse en rayon !

Ingrédients :

• Eau, amidon de maïs, amidon modifié de pomme de terre, farine de soja, amidon modifié de tapioca, levure de boulanger, graisse de palme non hydrogénée, sirop de glucose, sucre, sel, épaississants : gomme xanthane et gomme guar, conservateur : propionate de calcium, émulsifiant : stéaroyl -2-lactylate de sodium.

Données nutritionnelles pour : 100 g

• Valeur énergétique : 271 kcal ; protéines : 4 g ; glucides : 50 g, dont sucres : 6,3 g ; lipides : 5,6 g, dont acides gras saturés : 1,8 g ; fibres alimentaires : 2,4 g ; sel : 1,5 g

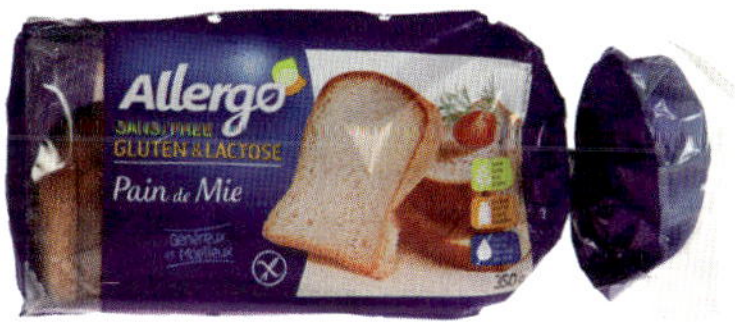

PETITS PAINS GRILLÉS, PETIT CRISP, SCHÄR®

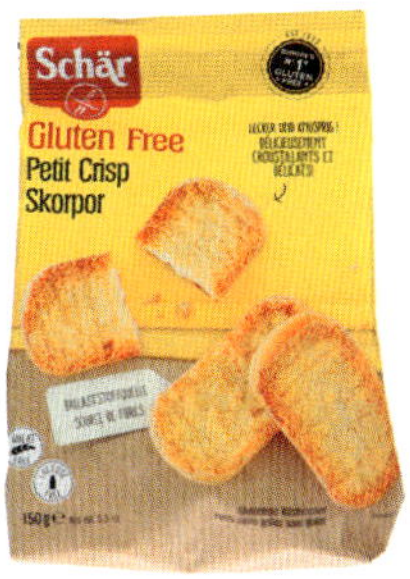

Un choix de graisses qui ne nous séduit guère, un taux de sel élevé et vraiment beaucoup d'additifs !

Ingrédients :

• Amidon de maïs, farine de riz, margarine végétale non hydrogénée (huiles et graisses végétales, sel, émulsifiants : mono- et diglycérides d'acides gras, esters citriques des mono- et diglycérides d´acides gras correcteur d'acidité : acide citrique, arôme naturel), fécule de pomme de terre, farine de maïs, sucre, poudre à lever : glucono-delta-lactone, carbonates de sodium protéines de lupin, dextrose, levure, sel, épaississant : hydroxylpropylméthylcellulose, arôme naturel.

Données nutritionnelles pour : 100 g

• Valeur énergétique : 431 kcal ; protéines : 4,1 g ; glucides : 74,3 g, dont sucres : 6,6 g ; lipides : 11,9 g, dont acides gras saturés : 7,3 g ; fibres alimentaires : 5 g ; sel : 2 g

ÉPICERIE SUCRÉE

CAFÉS SOLUBLES ET CHICORÉES

Le café est une graine extraite du fruit du caféier. Il n'y a pas un café mais des cafés, et ceux-ci ont des caractéristiques différentes selon leur espèce (arabica ou robusta), leur variété, leur zone de culture (ou terroir), ainsi que leur mode de préparation (degré de maturation des baies, mode de stockage). L'ensemble de ces facteurs confère au café ses propriétés nutritionnelles et ses caractéristiques organoleptiques.

Ainsi, on distingue :

- **L'arabica** : cultivé à haute altitude en Amérique centrale et Amérique du Sud, il a une faible teneur en caféine et possède un goût assez doux et des arômes développés ;
- **Le robusta** : il peut être cultivé à basse altitude, principalement en Afrique et en Indonésie. Comme son nom l'indique, il est plus fort que l'arabica, sa teneur en caféine est deux fois plus importante et il donnera un goût plutôt amer et plus corsé que le premier.

La quantité de caféine varie de 60 à 150 mg par tasse de 150 ml, respectivement pour 6 g d'arabica et de robusta.

Le décaféiné est un café qui conserve tout son arôme et son goût malgré l'extraction de la caféine du café vert avant torréfaction. Une tasse de décaféiné apportera 1 à 3 mg de caféine seulement.

Conformément à la législation européenne, le café décaféiné est un café torréfié en grains dont la teneur en caféine est égale ou inférieure à 0,1 % et un café soluble/instantané dont la teneur en caféine est égale ou inférieure à 0,3 %.

Il existe différentes méthodes de décaféination : soit au moyen de solvants chimiques (acétate d'éthyle ou chlorure de méthylène), soit par des méthodes physiques (à l'eau ou CO_2 à haute pression).,

Il n'y a pas d'obligation du fabricant à faire figurer la méthode employée sur l'emballage. Nous avons retrouvé l'information seulement sur quelques produits souhaitant communiquer sur le sujet, avec la mention « décaféination à l'eau, sans solvant ».

Les cafés ont une valeur calorique négligeable de 2 kcal pour 100 ml environ. Cependant, les minéraux du café se diffusant dans l'eau, il contiendra des quantités notables de potassium (66 mg/100 ml) et de vitamine B3 (0,7 mg/100 ml), le robusta étant deux fois plus minéralisé que l'arabica. Ils sont également riches en polyphénols dotés d'une action antioxydante : 130 à 300 mg pour 100 ml.
À noter que les cafés contiennent des tannins diminuant l'absorption du fer non héminique (d'origine végétale).
Dans les rayons des magasins, on trouve des cafés en grains, moulus dits café filtre, mais aussi solubles auxquels il suffit d'ajouter de l'eau. Se sont enfin développées ces dernières années les dosettes et capsules pour un café fraîchement coulé et un rendu proche du café de bistrot.
Attention, dès que l'on s'éloigne du café noir, l'apport calorique s'envole de 3 kcal par tasse à 50 kcal pour le café au lait, 89 kcal pour certains cappuccino et latte macchiato.

COMMENT LES CHOISIR ?

- On privilégie tout de même du **café en grains ou moulu** à la cafetière ou au percolateur. Pour les cafés en grains ou moulus, tout est simplement affaire de goût! Les produits des supermarchés sont composés, soit d'une seule variété : 100 % arabica ou 100 % robusta, soit d'un mélange.
- On peut considérer les **cafés solubles** comme un dépannage quand on n'a pas de cafetière à disposition. Pour les cafés solubles, privilégiez les produits lyophilisés : la lyophilisation permet de transformer le café en granulés de meilleure qualité que le café atomisé au rendu grossier et irrégulier. Très pratique, le café instantané a tout de même un inconvénient car il contient davantage de composés de Maillard que le café moulu ou en grains. Or ces composés peuvent accélérer le vieillissement.
- Pour les **mélanges à la chicorée**, préférez un bon café filtre auquel vous ajouterez vous-même de la chicorée, pour une boisson de meilleure qualité que les mélanges prêts à l'emploi.

LES PIÈGES

- Vous pouvez être tenté de choisir un café soluble « au lait », mais ces produits s'accompagnent systématiquement de conservateurs et les industriels font le choix de poudre de lait entier. Un bon café auquel vous ajoutez votre propre lait est tout aussi rapide en préparation!
- TOUTES les recettes gourmandes instantanées : cappuccino nature, au chocolat, au caramel, café viennois... contiennent soit du sirop de glucose-fructose, soit des graisses végétales hydrogénées (ou non dans les meilleurs cas), soit les deux. Un seul conseil : les réaliser maison.
- Au bureau, à la machine à café, choisissez donc un café noir ou décaféiné.

CONSEILS DE CONSOMMATION

Même s'il est peu calorique, le café ne doit pas être consommé sans modération. La caféine est un stimulant du système nerveux en agissant sur l'activité intellectuelle et facilitant la vigilance à court terme. Elle agit aussi sur le système circulatoire en augmentant le rythme cardiaque. À trop forte dose, elle peut provoquer anxiété ou irritation. Aussi, 300 mg de caféine sont considérés comme une consommation quotidienne modérée, soit environ 3 tasses de café torréfié ou instantané, à adapter en fonction de votre état de santé. Pour les femmes enceintes et allaitantes, on préfère limiter à 1 à 2 tasses par jour maximum.
On limitera encore plus les cafés « améliorés », qui sont et doivent rester des boissons plaisir, dont l'apport calorique grimpe, dans certaines enseignes américaines, avec l'ajout de topping et autres crèmes.

DOSETTES ET CAPSULES

Le café en dosette ou capsule apporte la facilité d'emploi, il est parfaitement dosé, bien conservé et offre la qualité d'un véritable expresso. Cette offre ne cesse de s'agrandir, certains produits ont en plus une image de produit de luxe, véhiculée par des campagnes de publicité de prestige.

Le principal inconvénient est que chaque produit ne contient que 5 g de café moulu : le prix au kilo avoisine donc les 62 euros ! Sans oublier que leur utilisation entraîne une surconsommation d'emballages et de suremballages...

Du point de vue nutritionnel, comme pour les cafés instantanés, on préfère les produits classiques ou allongés vous apportant 2 kcal par tasse environ aux recettes type mocha, cappuccino, latte macchiato nature, caramel, qui dépassent facilement les 80 kcal pour 200 ml, autant que les sodas...

CAFÉS SOLUBLES ET CHICORÉES

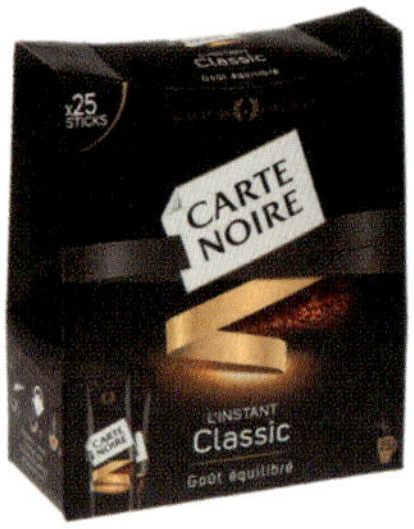

CAFÉ SOLUBLE EN STICKS L'INSTANT, CARTE NOIRE®

100 % café soluble lyophilisé pur arabica. Des sticks pratiques, mais qui ne négligent pas la qualité, avec l'utilisation d'une torréfaction particulière pour préserver les saveurs.

• Valeur énergétique pour 1 tasse : 0 kcal

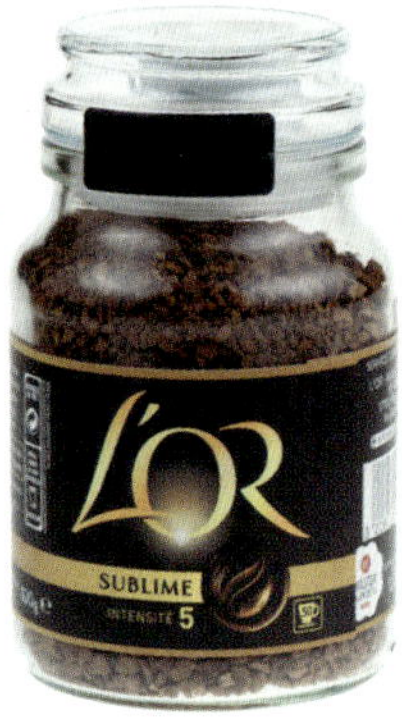

L'OR SUBLIME, MAISON DU CAFÉ®

100 % café soluble. On aime l'information de l'intensité sur le produit pour varier les saveurs.

• Valeur énergétique pour 1 tasse : 0,5 kcal

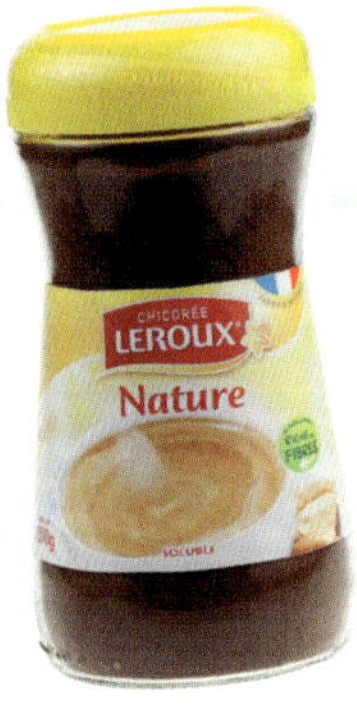

CHICORÉE LEROUX®

100 % chicorée torréfiée, à ajouter à votre café pour l'alléger en caféine et allier son goût à une note de caramel. À préférer aux mélanges tout prêts café-chicorée, puisque vous pouvez choisir un café de qualité.

• Valeur énergétique pour 1 tasse (125 ml d'eau et 2,5 g de chicorée) : 8 kcal

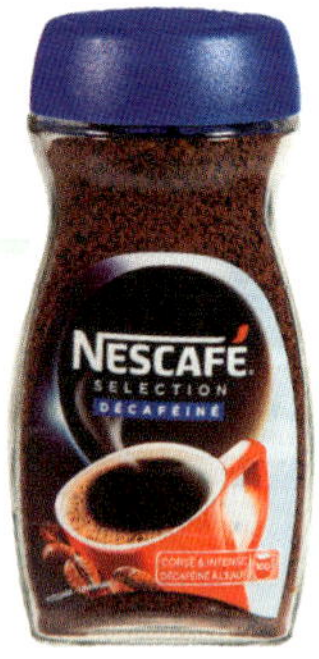

CAFÉ SOLUBLE DÉCAFÉINÉ, SÉLECTION NESCAFÉ®

Un café lyophilisé décaféiné à l'eau, composé d'un mélange de robusta et d'arabica décaféinés. Un bon produit !

• Valeur énergétique pour 1 tasse : 2 kcal

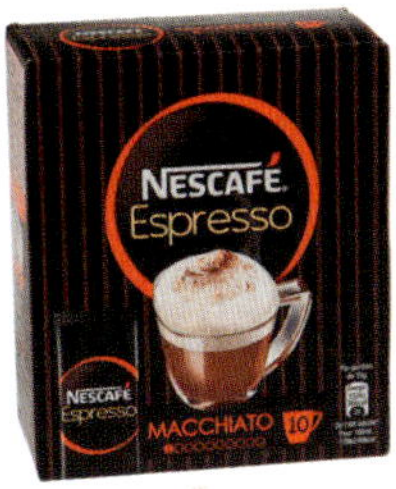

CAFÉ EN STICKS MACCHIATO, ESPRESSO NESCAFÉ®

La dénomination du produit « espresso-café en stick » ne reflète pas du tout le contenu de ces sticks de sucre au café!

Ingrédients :

• Sucre, café soluble 22 %, lait écrémé en poudre 20,9 %, sirop de glucose, lactose, huile végétale (noix de coco), correcteur d'acidité : E340, stabilisants : E331 et E452.

Données nutritionnelles pour : 1 stick de 10 g

• Valeur énergétique : 36 kcal ; protéines : 1 g ; glucides : 6,1 g, dont sucres : 4,4 g ; lipides : 0,7 g

3 EN 1 DE NESCAFÉ®

7 additifs pour une boisson GOÛT café au lait, du sirop de glucose en premier ingrédient, c'est trop! Préférez un café soluble lyophilisé et ajoutez-y du lait à votre convenance.

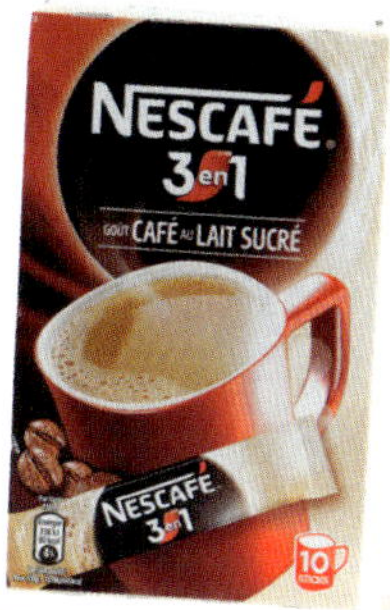

Ingrédients :

• Sirop de glucose, huile de palmiste totalement hydrogénée, café soluble 25 %, stabilisants : E331, E340, E451 et E452, protéines de lait, sel, émulsifiants : E471 et E472e), arômes (contient lait).

Données nutritionnelles pour : 1 stick de 18 g

• Valeur énergétique : 80 kcal ; protéines : 0,4 g ; glucides : 14 g, dont sucres : 10 g ; lipides : 2,3 g, dont acides gras saturés : 2,2 g ; fibres alimentaires : 0,5 g ; sel : 0,18 g

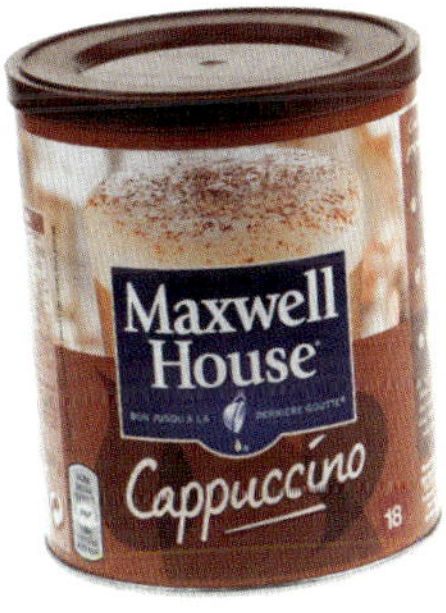

PRÉPARATION POUR CAPPUCCINO CLASSIQUE, GOÛT MILKA®, CARAMBAR® OU NOISETTES, MAXWELL HOUSE®

Ces préparations instantanées pour cappuccino accumulent sucre et sirop de glucose, 4 additifs et moins de 10 % de café, à faire maison!

Ingrédients :

• Sucre, sirop de glucose, huile de coprah totalement hydrogénée, café soluble 9,8 %, maltodextrine, protéines de lactosérum (de lait), perméat de lactosérum (de lait), lait écrémé en poudre, stabilisants : E340 et E1450, arôme, antiagglomérant : E551.

Données nutritionnelles pour : 1 stick de 15 g

• Valeur énergétique : 63 kcal ; protéines : 0,7 g ; glucides : 11,2 g, dont sucres : 6,5 g ; lipides : 1,7 g, dont acides gras saturés : 1,65 g ; fibres alimentaires : NI ; sel : 0,09 g

CAFÉ AU LAIT, CAPSULES TASSIMO®, GRAND'MÈRE®

Des additifs, du sirop de glucose et de la graisse de coco hydrogénée. On est loin d'un simple mélange de café et de lait! L'apport calorique n'est pas négligeable.

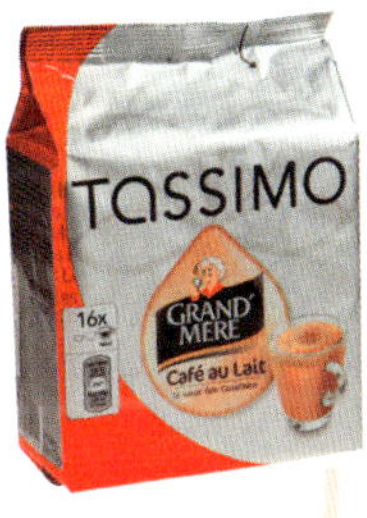

Ingrédients :

• Lait écrémé en poudre 30 %, sucre, café soluble 20 %, sirop de glucose, graisse de noix de coco totalement hydrogénée, protéines de lait, stabilisant : E340, antiagglomérant : E551, émulsifiants : E471 et E433, colorant : E160a.

BOISSONS DU MATIN ET DU SOIR
THÉS ET TISANES

Il existe un grand nombre de thés différents : thé noir, thé vert, blanc, fumé, Oolong… qui proviennent pourtant du même arbuste, le théier, dont les feuilles sont travaillées différemment.

Nous consommons principalement du thé noir, qui subit une oxydation complète et se conserve plus longtemps, et du thé vert qui est au contraire un thé non fermenté. Les thés contiennent :

- **De la théine** (l'équivalent de la caféine), en quantité variable selon les variétés, le thé noir en ayant plus que le thé vert : 50 à 90 mg pour une tasse de 200 ml. Elle est responsable de l'effet stimulant du thé, mais de façon moins excitante que la caféine car les tanins atténuent ses effets ;
- **De la théobromine et de la théophylline**, des substances stimulantes ;
- **Du fluor** : 20 à 25 mg pour un sachet ;
- **Des polyphénols**, véritables **molécules antioxydantes**, comme les flavonoïdes et les catéchines, en quantités importantes : 175 mg environ pour une tasse de 180 ml. Ces substances antioxydantes luttent contre les effets des radicaux libres sur les cellules du corps ;
- **Des tanins** : ils se trouvent en moindres quantités dans le thé vert que dans le thé noir. Ceux-ci inhibent l'absorption des sels minéraux et plus particulièrement du fer non héminique (d'origine végétale).

Le thé rouge ou rooibos que l'on trouve de plus en plus dans les rayons, est une infusion, ce n'est pas du thé. Il s'agit des feuilles d'un petit arbuste qui pousse uniquement en Afrique du Sud. C'est après fermentation que ses feuilles prennent la teinte brun-rouge à laquelle il doit son nom. C'est une boisson non excitante car sans théine, sans calories, riche en antioxydants et contenant très peu de tanins.
Les tisanes sont quant à elles préparées avec toutes sortes de plantes, seules ou en mélanges. On prépare des tisanes à base de feuilles, de fleurs, de fruits, de racines…

COMMENT LES CHOISIR ?

Pour les thés, les feuilles les plus savoureuses sont les plus petites et les plus proches du bourgeon, on préférera le thé en feuilles entières et celui aux feuilles brisées proposées essentiellement en vrac, ceux-ci sont meilleurs que les brisures, utilisées pour les sachets, sachant que des poussières de thé, moins nobles que la feuille elle-même, sont souvent rajoutées dans les sachets… Si vous préférez tout de même le sachet pour plus de praticité et ne souhaitez pas pour autant sacrifier le goût, veillez à ce que son contenu ne soit pas une poudre difficilement identifiable.

Une tisane de belle qualité mêle de véritables morceaux de feuilles, de racines, de fleurs et/ou de fruits.

LES PIÈGES

- Faites bien attention à ne pas acheter que des arômes : certains thés et tisanes contiennent plus d'arômes que de constituants physiquement identifiables, c'est le cas de certaines infusions façon cupcake, tarte citron, poire-chocolat, mais aussi fruits rouges, pomme et même menthe !
- Ayez un œil critique sur les mentions inscrites : « nuit paisible » propose un thé déthéiné, « digestion légère » pris après un repas peut améliorer le confort digestif, mais les « ventre plat », « détox » ou « brûle graisse » ne sont pas des thés et tisanes miracles !
- Enfin, certains produits ne sont pas simplement l'alliance de plusieurs plantes, mais sont de vraies boissons sucrées, on y retrouve d'ailleurs le sucre en premier ingrédient, on est bien loin de simples infusions sans calories !

CONSEILS DE CONSOMMATION

Les tisanes et thés peuvent être consommés sans sucre à tout moment de la journée, ils seront à boire dans l'heure qui suit l'infusion, car au-delà les polyphénols disparaissent. Cependant, la théine contenue dans le thé (l'équivalent de la caféine dans le café) peut empêcher les personnes sensibles de dormir. Cependant, vous pouvez choisir un rooibos ou déthéiner votre thé : la théine étant libérée durant les premières minutes d'infusion, avant les tanins, infusez 2 à 3 minutes, jetez cette première infusion puis infusez à nouveau 7 à 8 minutes.
Enfin, les tanins du thé limitent l'absorption du fer : en cas de consommation importante, il sera préférable d'en consommer à distance des repas ou de contrebalancer cet effet en consommant des aliments riches en vitamine C.

ZOOM SUR LES ARÔMES

Au-delà des thés noir, vert, blanc ou rouge, qui ont tous des goûts différents, vous appréciez certainement de varier les saveurs grâce à de délicieux thés parfumés !

Mais qu'en est-il de ces fameux arômes ajoutés dans votre thé ? En réalité, s'il est précisé « arôme naturel de X », l'arôme utilisé est réellement un arôme naturel issu du produit d'origine X. Encore mieux, le fabricant peut directement utiliser les feuilles de menthe ou des écorces d'agrumes mélangées aux feuilles de thé.

Dans tous les autres cas, la dénomination « arôme », « arôme de X », « arôme naturel » sans autre précision, indique un arôme de synthèse créé en laboratoire !

THÉS ET TISANES

THÉ VERT NATURE, TWININGS®

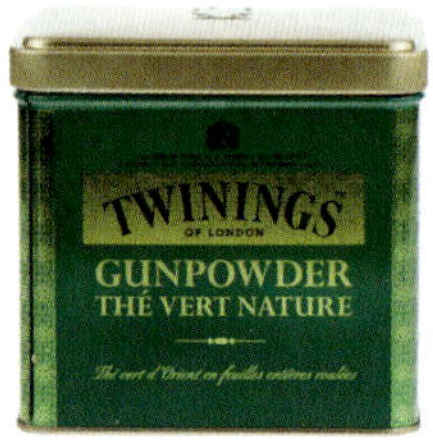

Il s'agit d'un thé vert d'Orient nature en feuilles entières roulées. Un bon produit.

INFUSION AU THÉ VERT VERVEINE-MENTHE POIVRÉE, AUCHAN BIO®

Juste des plantes et un arôme naturel de menthe. Un beau produit !

Ingrédients :

- Thé vert*, verveine* 30 %, menthe* 20 %, guarana*, arôme naturel menthe.

** Ingrédient issu de l'agriculture biologique.*

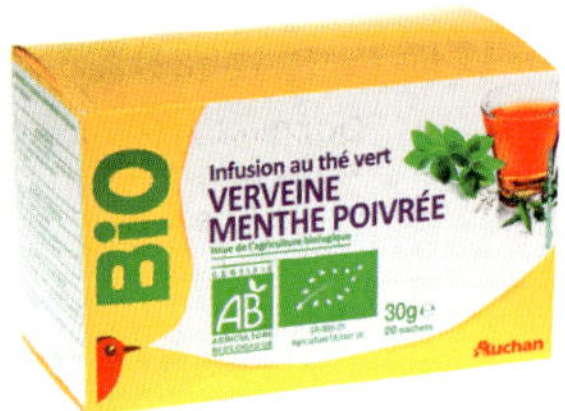

INFUSION THYM ET MENTHE, JARDIN BIO'®

Une infusion sans aucun arôme contenant 100 % de plantes, un très bon choix !

Ingrédients :

- Feuille de thym* *(Thymus vulgaris)* 50 %, feuille de menthe poivrée* *(Mentha piperita)* 50 %.

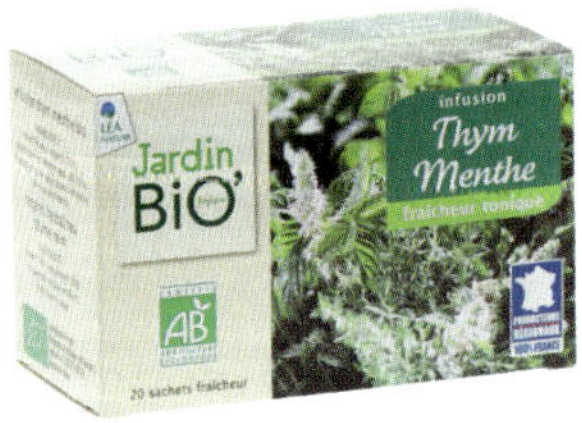

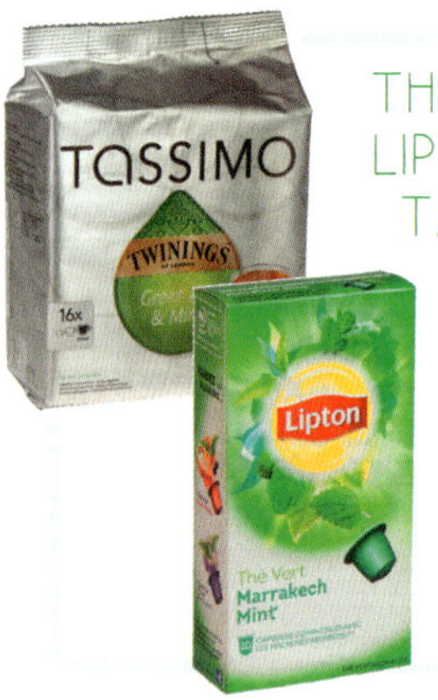

THÉ VERT MARRAKECH MINT, 10 CAPSULES, LIPTON® OU GREEN TEA & MINT, 16 CAPSULES TASSIMO®, TWININGS®

Si vous êtes tenté par des capsules, la qualité de ces deux produits est satisfaisante. Le prix reste toutefois réellement élevé comparé à un thé en vrac ou en sachets.

Ingrédients :

- Thé vert, menthe 41 %, arôme naturel de menthe 8 %.

Données nutritionnelles pour : 1 dosette de 100 ml

- Valeur énergétique : 4 kcal
- Protéines : 0 g
- Glucides : < 0 5 g, dont sucres : < 0,5 g
- Lipides : 0 g

INFUSION BRÛLEUR DE GRAISSES ARÔME VANILLE, JARDIN BIO'®

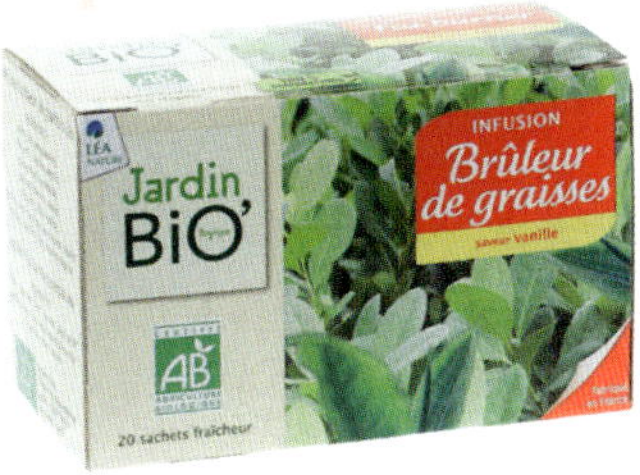

Une infusion avec une belle composition, on regrette cependant son appellation de « brûleur de graisses ».
Cette infusion peut favoriser l'élimination rénale de l'eau, mais sans repas équilibré et une activité physique régulière, n'en attendez pas de miracle !

Ingrédients :

• Feuille de maté* *(Ilex paraguariensis)*, feuille de thé vert* *(Camellia sinensis)*, feuille de bouleau* *(Betula pendula)*, graine de guarana* *(Paullinia cupana)*, grain de café vert* *(Coffea arabica)*, arôme naturel de vanille avec autres arômes naturels.

INFUSELLE BONNE NUIT, RICOLA®

Une infusion avec comme premier ingrédient : du sucre ! Un apport calorique de 390 kcal aux 100 g, contre 0 à 2 kcal pour du thé ou une tisane classique. On préfère une infusion, que l'on peut consommer sans ajout de sucre ou bien où l'on peut doser le sucre à notre convenance.

Ingrédients :

• Sucre, dextrose, extraits de mélisse officinale 2,2 %, fleurs d'oranger, fleurs de tilleul, fleurs de lavande, houblon et alchémille, miel, caramel, acidifiant : acide citrique, arômes naturels.

Données nutritionnelles pour : 100 g

• Valeur énergétique : 390 kcal
• Protéines : 0 g
• Glucides : 96 g
• Lipides : 0 g

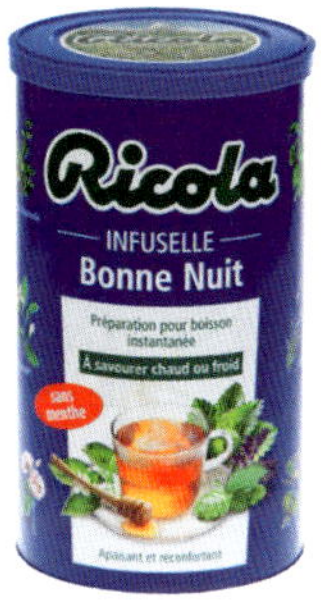

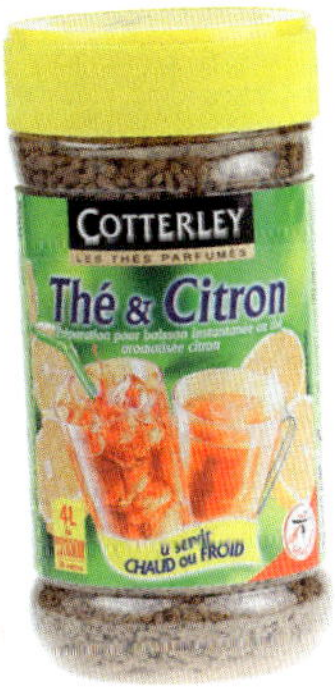

THÉ & CITRON, PRÉPARATION POUR BOISSON INSTANTANÉE AU THÉ AROMATISÉ AU CITRON COTTERLEY®

Moins de 3 % du produit est composé de thé et d'un arôme artificiel, 79 kcal par tasse et 98 % de sucre : on le laisse en rayon !

Ingrédients :

• Sucre, dextrose, acidifiant : acide citrique, extrait de thé noir 1,8 %, poudre de citron 0,2 %, arôme.

MARRAKECH TEA, 16 DOSETTES, DOLCE GUSTO®, NESCAFÉ®

Du sucre en premier ingrédient, un petit peu de thé, un simple arôme menthe et des huiles végétales qui n'ont pas leur place dans un thé à la menthe.... à éviter ! 1 tasse apporte l'équivalent d' 1,5 morceau de sucre.

Ingrédients :

• Sucre, extrait de thé vert 3,4 %, arôme naturel de menthe, huiles végétales (noix de coco, palme).

Données nutritionnelles pour : 1 dosette de 150 ml

• Valeur énergétique : 29 kcal
• Protéines : 0 g
• Glucides : 7,2 g, dont sucres : 7 g
• Lipides : 0 g

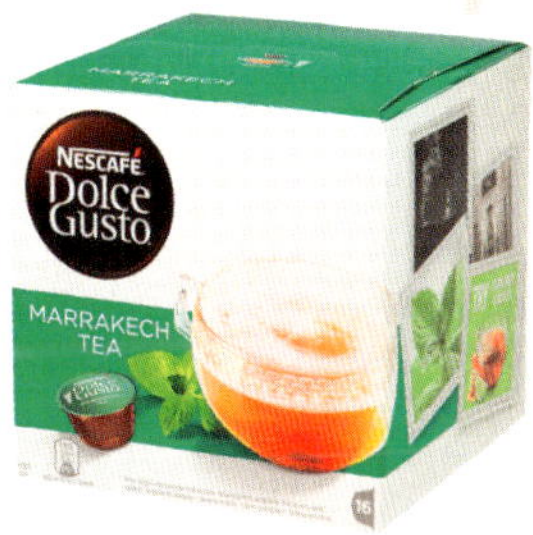

BOISSONS DU MATIN ET DU SOIR
CACAO ET POUDRES CHOCOLATÉES

La fabrication de la poudre de cacao est un long processus. Les fèves de cacao extraites de cabosses, fruits du cacaoyer, sont fermentées, séchées, torréfiées, décortiquées, dégermées et broyées afin d'obtenir la pâte de cacao. Ensuite une partie de la matière grasse (ou beurre de cacao) est extraite, et servira à la fabrication du chocolat en tablette. Le produit résiduel est alors concassé et pulvérisé de façon à obtenir la poudre de cacao.

Le cacao a une forte densité énergétique, il est aussi l'un des aliments les plus riches en flavonoïdes, ce qui lui confère une grande capacité antioxydante. Il est une excellente source de phosphore, de magnésium et d'oligoéléments tels que le zinc, le manganèse et le cuivre.
Il est enfin riche en théobromine, entraînant des effets positifs sur notre humeur.

COMMENT LES CHOISIR ?

Privilégiez les produits 100 % cacao (Van Houten®, Ivoria®, Nestlé Dessert® notamment) auquel vous ajouterez ou non du sucre suivant vos goûts (avec parcimonie), ainsi vous maîtriserez au maximum la composition de vos chocolats chauds. Si vous préférez les poudres chocolatées déjà sucrées, orientez-vous vers les produits les plus riches en cacao (cacao en premier dans la liste des ingrédients et/ou pourcentage précisé sur la boîte) et laissez en rayon ceux contenant du sirop de glucose et/ou de l'huile végétale.

LES PIÈGES

Certains sticks, dosettes et capsules vous proposent de faire un chocolat chaud en un tour de main, cependant ils cachent du sirop de glucose et une liste d'additifs toujours plus longue. À ce prix, préférez une poudre 100 % cacao ou une poudre chocolatée classique de qualité !

CONSEILS DE CONSOMMATION

Outre sa consommation sous forme de boisson, le cacao peut occasionnellement se substituer au sucre pour varier les saveurs, notamment dans les yaourts, mais être aussi utilisé dans les plats salés, puisqu'il s'agit d'une épice à part entière.
La consommation de cacao doit cependant être limitée dans le cadre d'une alimentation équilibrée en raison de sa valeur énergétique élevée (environ 350 kcal pour 100 g) et de sa richesse en lipides et glucides. Il fait partie de l'alimentation plaisir, soit un lait cacaoté avec 1 à 2 cuillerées à café de cacao par tasse maximum.

LES PRÉPARATIONS CACAOTÉES AUX CÉRÉALES

Benco®, Banania®, Ovomaltine®, Mon Premier Nesquik®, Tonimalt®... sont des mélanges de sucre (qui est souvent le premier ingrédient), de poudre de cacao, entre 12 et 20 % maxi, ce qui est insuffisant, et d'une poudre de céréales biscuitées.

Si l'on vante, dans ces produits, un réveil vitaminé ou un petit déjeuner plein d'énergie, sachez que cet ajout de céréales n'a aucun intérêt nutritionnel. Il s'agit de préparations très sucrées et les céréales ainsi ajoutées seront rapidement digérées et assimilées sans aucun effet rassasiant, bien au contraire ! Cela ne remplace en rien la consommation d'une portion de pain ou de céréales bien sélectionnés en plus d'une boisson cacaotée.

On préférera un chocolat chaud préparé avec une poudre cacaotée riche en cacao. Quant au Premier Nesquik®, il ne s'agit en rien d'une préparation infantile, fondée sur une réglementation spécifique, comme l'emballage peut le laisser croire. Ne tombez pas dans le panneau !

CACAO ET POUDRES CHOCOLATÉES

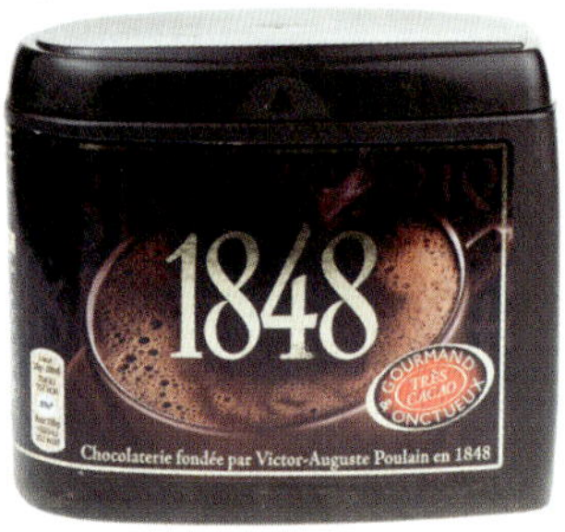

CHOCOLAT EN POUDRE, POULAIN 1848®

Une recette simple, forte en cacao, en quantité plus importante que le sucre ajouté, on valide ! On aimerait toutefois y voir un arôme naturel de vanille à la place de « arôme ».

Ingrédients :

- Cacao maigre (11 % beurre de cacao) en poudre 52 %, sucre, arôme.

Données nutritionnelles pour : 100 g

- Valeur énergétique : 355 kcal
- Protéines : 12 g
- Glucides : 54 g, dont sucres : 48,5 g
- Lipides : 6,2 g, dont acides gras saturés : 3,8 g
- Fibres alimentaires : 16,5 g
- Sel : 0,03 g

CHOCOLAT EN POUDRE L'ORIGINAL 100 % PUR CACAO NON SUCRÉ, VAN HOUTEN®

Une recette 100 % cacao que l'on peut sucrer modérément selon son goût.

Ingrédients :

- 100 % cacao.

Données nutritionnelles pour : 100 g

- Valeur énergétique : 376 kcal
- Protéines : 18,4 g
- Glucides : 13,9 g, dont sucres : 0,4 g
- Lipides : 21 g, dont acides gras saturés : 13 g
- Fibres alimentaires : 29 g

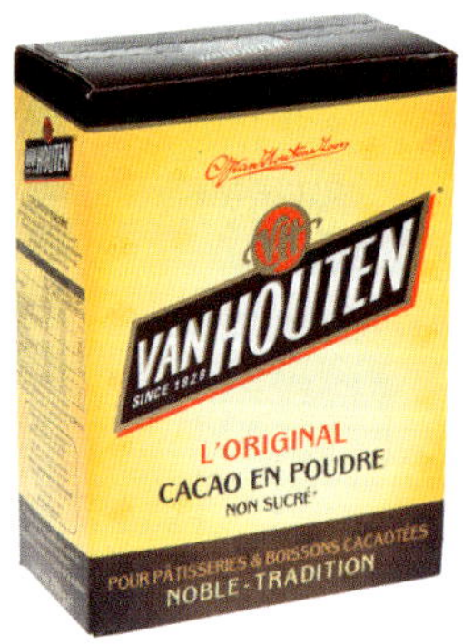

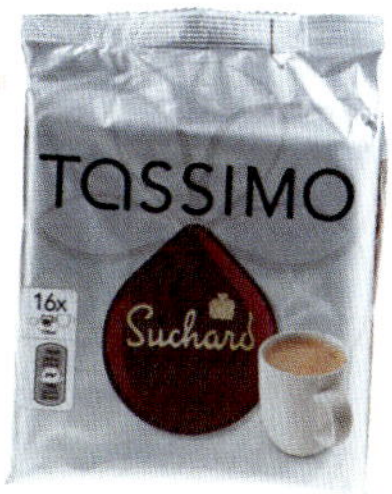

LES CHOCOLATS EN DOSETTES ET CAPSULES : TASSIMO DE MILKA® / TASSIMO DE SUCHARD® / CHOKOBREAK DE SENSEO® / DOLCE GUSTO NESQUIK® DE NESTLÉ®

Un savant mélange de sucre et sirop de sucre inverti, cacao dégraissé, graisse de palme avec plus ou moins d'arôme, émulsifiant, épaississant, édulcorant et stabilisant : à fuir !

Ingrédients pour Tassimo de Suchard® :

- Sirop de sucre inverti, cacao maigre en poudre 12 %, eau, graisse de palme, lait entier en poudre 3,5 %, poudre de lactosérum (de lait), lactose (de lait), correcteurs d'acidité : E508 et E331, sel, lait écrémé 0,7 %, crème en poudre (de lait), crème (de lait), sucre, pâte de cacao, arôme, émulsifiant : lécithine de SOJA, édulcorants : E950 et E955, acidifiant : acide lactique, stabilisant : pectine.

Données nutritionnelles pour : 1 dosette de 195 ml

- Valeur énergétique : 57 kcal
- Protéines : 0,8 g
- Glucides : 10,5 g, dont sucres : 10 g
- Lipides : 1,3 g, dont acides gras saturés : 0,7 g
- Fibres alimentaires : 0,8 g

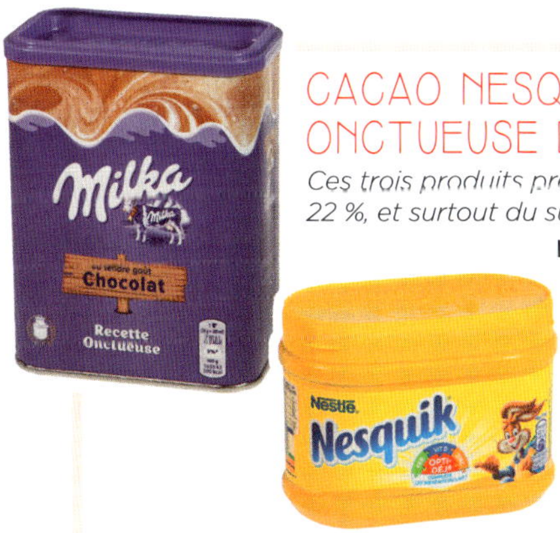

CACAO NESQUIK® DE NESTLÉ® OU RECETTE ONCTUEUSE DE MILKA® OU SUPER POULAIN®

Ces trois produits présentent une teneur en cacao des plus basses, entre 14 et 22 %, et surtout du sucre, il y a mieux dans la gamme !

Ingrédients :

- **Milka®** : sucre, cacao en poudre 22 %, sucre glace, lait écrémé en poudre du pays alpin 11 % dextrose, émulsifiant : lécithine de soja, arômes, sel.

Données nutritionnelles pour : 100 g

- Valeur énergétique : 390 kcal
- Protéines : 9 g
- Glucides : 73,5 g, dont sucres : 71 g
- Lipides : 5,1 g, dont acides gras saturés : 3,6 g
- Fibres alimentaires : 7,5 g

100 % CACAO, NESTLÉ DESSERT®

100 % cacao en poudre sans sucre ajouté.

Ingrédients :

- Cacao en poudre 100 %.

Données nutritionnelles pour : 100 g

- Valeur énergétique : 387 kcal
- Protéines : 18,1 g
- Glucides : 17,3 g
- Lipides : 21 g, dont acides gras saturés : 13 g
- Fibres alimentaires : 28 g
- Magnésium : 500 mg

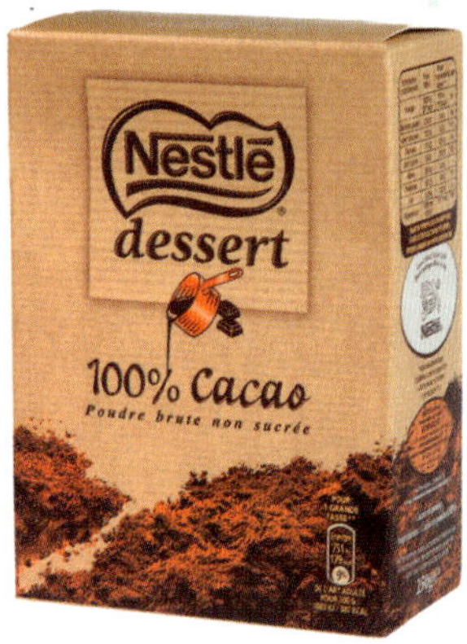

POUDRE CACAOTÉE POUR PETIT DÉJEUNER, AUCHAN BIO®

Une poudre cacaotée sucrée avec uniquement des arômes naturels et aucun autre additif. Même si le sucre est en première position, la teneur en cacao est tout de même de 32 %, c'est le minimum requis.

Ingrédients :

- Sucre de canne*, cacao fortement dégraissé* 32 %, arôme naturel vanille avec autres arômes naturels.

** Ingrédient issu de l'agriculture biologique.*

Données nutritionnelles pour : 100 g

- Valeur énergétique : 367 kcal
- Protéines : 8 g
- Glucides : 71 g, dont sucres : 67,4 g
- Lipides : 3,5 g, dont acides gras saturés : 2,2 g
- Fibres alimentaires : 9,6 g

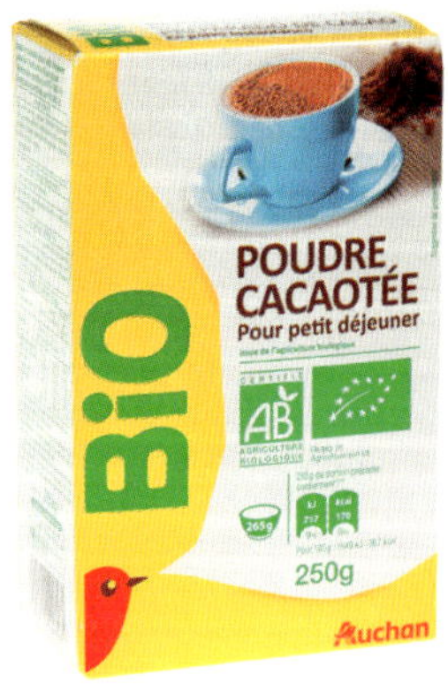

CHOCOLAT EN POUDRE LION®, NESTLÉ®

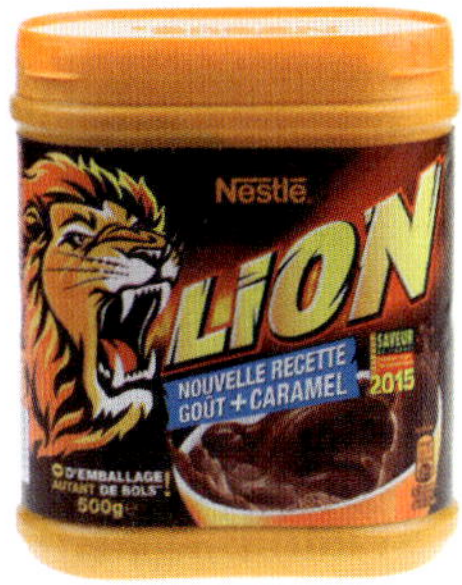

Encore un produit trop sucré, trop pauvre en cacao et qui propose en plus du sirop de glucose et des arômes synthétiques dont on peut se passer !

Ingrédients :

- Sucre, cacao maigre 19 %, sirop de glucose, arôme caramel, sel, vanilline, cannelle, émulsifiant : lécithine de soja.

Données nutritionnelles pour : 100 g

- Valeur énergétique : 383 kcal
- Protéines : 4,2 g
- Glucides : 81,2 g, dont sucres : 78,1 g
- Lipides : 3,1 g, dont acides gras saturés : 1,2 g
- Fibres alimentaires : 6,5 g

P'TIT TCHOKAO, IVORIA BIO®, SÉLECTION INTERMARCHÉ®

Du bio qui ne contient que 20 % de cacao, un émulsifiant et un extrait de vanille de synthèse... peut mieux faire !

Ingrédients :

- Sucre*, cacao maigre en poudre* 20 %, émulsifiant : lécithine de tournesol, extrait de vanille*.

** Ingrédient issu de l'agriculture biologique.*

Données nutritionnelles pour : 100 g

- Valeur énergétique : 385 kcal
- Protéines : 5,4 g
- Glucides : 81,8 g, dont sucres : 65,6 g
- Lipides : 2,6 g, dont acides gras saturés : 1,5 g
- Sel : 0,07 g

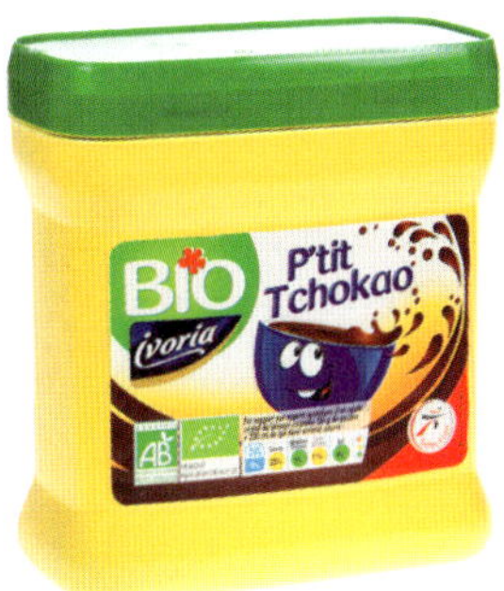

CÉRÉALES

Les céréales du petit déjeuner occupent une large place dans les rayons des supermarchés et bénéficient d'une image de produit idéal pour un petit déjeuner équilibré, que ce soit pour les plus jeunes, pour ceux qui surveillent leur ligne ou pour les sportifs.

De nouveaux produits aux saveurs, formes ou simplement packagings différents ne cessent de voir le jour et il devient encore plus difficile de choisir une variété permettant de réaliser un petit déjeuner équilibré, riche en goût et rassasiant pour toute la matinée.

Les céréales petit déjeuner sont fabriquées soit à partir de grains de céréales bruts – souvent du blé, mais également du maïs, du riz, de l'avoine, de l'orge, du quinoa... –, soit à partir de la farine de ces céréales auxquelles sont ajoutés du sel, du malt, du sucre, parfois des fibres, des matières grasses ou encore des fruits secs, graines oléagineuses, du lait ou du chocolat.
Les grains d'origine sont plus ou moins transformés par des procédés mécaniques et de cuisson, ou les deux en même temps, comme dans le cas de la thermo-extrusion permettant la fabrication de céréales de toutes les formes (boules, étoiles, etc.), puis les céréales obtenues sont ensuite refroidies afin de conserver leur croustillant et seront enfin plus ou moins enrobées de sucre, de miel ou de chocolat ou fourrées selon les recettes.

C'est ainsi que l'on obtient différentes sortes de céréales :

- Les **graines brutes nature** juste laminées, comme les flocons d'avoine. Elles composent la base des mueslis floconneux associées à des fruits secs, des graines oléagineuses, du chocolat en diverses proportions ;
- Les **mueslis croustillants**, autrement appelés « crüeslis » sont fabriqués à partir de ces flocons, amalgamés par un ajout de graisses et de sucres ;
- Les **soufflées ou éclatées :** les grains entiers sont soumis à un vide partiel. Cette décompression brutale « souffle » les parois du grain comme on gonfle un ballon. Elles peuvent être proposées nature ou enrobées ;
- Les **extrudées :** elles sont obtenues non pas à partir de grains entiers mais de farines pour former une pâte soumise à une cuisson à hautes température et pression. Elles peuvent être enrobées ou fourrées au chocolat ou aux fruits sous forme de pâtes de fruits ou confitures ;
- Les **pétales,** traditionnellement à base de maïs, mais aussi de blé plus ou moins complet ou avec ajout de son. Elles sont proposées nature ou encore enrobées de sucre, de miel ou de chocolat.

Ces céréales du petit déjeuner se caractérisent par leur richesse en énergie qui provient majoritairement des glucides (60 à 85 %) apportés par la céréale de base mais également par les sucres et/ou les autres produits sucrés ajoutés à la recette.

Les techniques de fabrication utilisées agissent également sur l'amidon qui devient hautement digestible et de ce fait augmente leur index glycémique (IG), souvent supérieur à 70, ce qui les classe dans la catégorie des IG. On sera rassasié bien plus longtemps avec une bonne tartine de pain de boulangerie riche en fibres avec un peu de beurre et de confiture.

Le taux de lipides est également à prendre en compte. Même si la majorité des céréales sont pauvres en lipides (moins de 5 %) car majoritairement sucrées, certaines céréales fourrées au chocolat ou certains crüeslis, *via* entre autres la présence de graines oléagineuses, peuvent dépasser les 15 à 20 % de matières grasses. La nature des graisses n'aura pas le même impact sur la santé, qu'elles proviennent d'huile de palme dans les fourrages chocolat ou de diverses graines (amandes, noix, noisettes, etc.) au profil lipidique plus intéressant.

COMMENT LES CHOISIR ?

- Le meilleur choix est souvent le plus simple : on privilégie les flocons d'avoine, les pétales nature et les mueslis traditionnels floconneux sans sucres ajoutés.
- Les mueslis floconneux sont intéressants de par leur richesse en protéines et en fibres, donc plus rassasiants, mais également leur teneur en minéraux et vitamines naturellement présents. Les apports en graisses sont correctes et celles-ci sont majoritairement insaturées.
- Limitez les formes « originales » hautement transformées nécessitant des méthodes de fabrication qui témoignent facilement d'un index glycémique élevé.
- Évitez les produits clairement identifiés comme riches en sucres ajoutés (caramel, miel) ou aux couleurs fantaisistes qui témoignent d'un « glaçage » au sucre additionné de colorants.
- Limitez les fourrages, riches en sucres et en graisses.
- Si vous faites attention à votre ligne, choisissez des céréales faiblement énergétiques, c'est-à-dire inférieures à 380 kcal pour 100 g, avec un taux de lipides inférieur à 6 % et une quantité de sucres simples inférieure à 20 %. Reportez-vous au tableau des valeurs nutritionnelles sur l'emballage. Vous verrez que ces critères sont respectés essentiellement pour les pétales de céréales non sucrées, les flocons d'avoine et les mueslis floconneux.
- Pour tous, les céréales ne devraient pas dépasser 400 kcal pour 100 g, 10 à 12 % de lipides et 20 à 25 % de sucres simples en privilégiant celles source de fibres (au moins 3 à 5 g pour 100 g) et si possible pas trop salées (moins de 1 g aux 100 g).
- Regardez bien l'étiquette et la composition, ce sont les céréales elles-mêmes qui doivent arriver en première position dans la liste des ingrédients, et non le sucre ou ses dérivés.

LES PIÈGES

- Ne laissez pas les enfants choisir : ils seront attirés par les couleurs attrayantes, les formes amusantes et les jeux ou le cadeau offert dans ces boîtes colorées.
- Les céréales « minceur » ou « allégées » ne sont pas toujours préférables en comparaison à un produit similaire classique car elles peuvent être de valeur énergétique tout à fait comparable !
- La dénomination « au blé complet » utilisée de façon abusive est trompeuse car ce logo garantit seulement la présence d'au moins 20 % de céréales complètes dans le produit, ce qui ne fait pas forcément référence à un produit riche en fibres.
- Les petits paquets individuels destinés aux enfants. Ils sont disponibles pour des produits souvent très riches en sucres et la portion proposée est souvent insuffisante pour un petit déjeuner rassasiant pour vos enfants. Le prix au kilo quant à lui… flambe !!!
- Les produits du rayon diététique ne sont pas toujours gages de qualité. La lecture des étiquettes s'impose !

CONSEILS DE CONSOMMATION

- Pour varier vos petits déjeuners, une portion de 60 g (8 à 10 cuillerées à soupe) de céréales peut remplacer une portion de pain et beurre du matin, même si l'effet rassasiant ne sera pas le même.
- En période de régime minceur, une portion de 40 g le matin peut suffire pour une femme.
- À consommer avec 150 à 200 ml de lait (de vache demi-écrémé ou écrémé ou une boisson végétale : amande, avoine, soja, noisette) ou un laitage nature au lait demi-écrémé sans nécessairement un ajout de sucre, miel ou cacao, mais l'on pourra rajouter un fruit en morceaux.
- Variez votre source de féculent du petit déjeuner en prenant également du pain de boulangerie (complet, aux céréales, de seigle…) afin que les céréales du petit déjeuner ne constituent pas exclusivement vos repas du matin.
- N'oubliez pas que de *vraies* tartines de pain beurrées avec plus ou moins de confiture, un laitage et un fruit constituent un excellent petit déjeuner et qu'il vous revient beaucoup moins cher !

LES BARRES DE CÉRÉALES

Elles sont toujours plus nombreuses dans les rayons et gagnent leur place dans de plus en plus de cartables et sacs à main! Attention, cependant, « céréales » ne signifie pas « sain ». En effet, la grande majorité est surtout composée d'un mélange de céréales, plus ou moins hautement transformées et amalgamées grâce à des sirops de sucre et de la matière grasse, le tout avec additifs ! À ce titre, elles doivent rester un en-cas de secours! Une portion de pain, un laitage et un fruit est le modèle à suivre au quotidien.

Pour une consommation occasionnelle, tournez-vous vers les barres apportant moins de 100 kcal par portion, préférez celles contenant moins de 6 g de sucres et composées de grains de céréales entiers (flocons d'avoine) plutôt que soufflées et éventuellement à base de fruits secs. Enfin, ne vous laissez pas tenter par les produits dits diététiques, certains sont plus gras et sucrés que les classiques, soyez plus vigilants! Gardez un œil sur la qualité des ingrédients : une barre avec du sucre plutôt qu'un sirop de glucose-fructose et une huile non hydrogénée sera toujours à privilégier.

Pour les quantités : à 90 kcal la barre en moyenne, on préférera l'associer à un laitage et/ou une portion de fruit pour assurer une bonne satiété plutôt que d'en consommer plusieurs!

PÉTALES ET FLOCONS

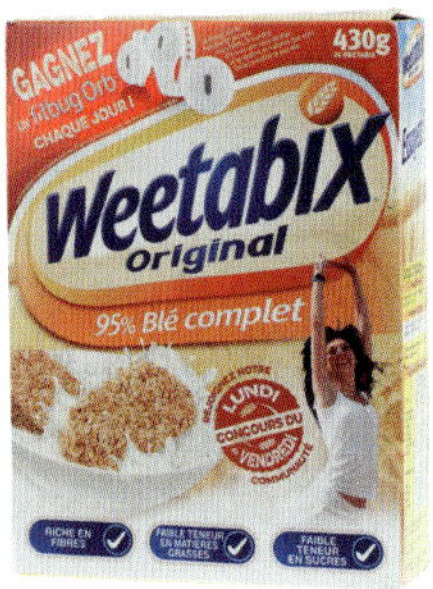

CÉRÉALES 95 % BLÉ COMPLET, WEETABIX®

Des ingrédients de qualité, seulement 2 % de lipides, 4 % de sucre et 10 % de fibres, le tout sans additif chimique. La teneur en sel a diminué depuis l'édition précédente, bravo !

Ingrédients :

• Blé complet 95 %, extrait d'orge maltée, sucre, sel, niacine, fer, vitamines : B2, B1 et B9.

Données nutritionnelles pour : 100 g

• Valeur énergétique : 362 kcal
• Protéines : 12 g
• Glucides : 69 g, dont sucres : 4,4 g
• Lipides : 2 g, dont acides gras saturés : 0,6 g
• Fibres alimentaires : 10 g
• Sel : 0,28 g
• Fer : 12 mg

CÉRÉALES FIBRES PLUS, ALL BRAN®, KELLOGG'S®

Près de 30 % de fibres et un index glycémique bas, un faible apport énergétique et 14 g de protéines aux 100 g, le tout sans additif. On aurait apprécié un peu moins de sel.

Ingrédients :

• Son de blé 87 %, sucre, arôme de malt d'orge, sel, vitamines et minéraux : vitamines (niacine, B6, B2, B1, acide folique, B12), fer.

Données nutritionnelles pour : 100 g

• Valeur énergétique : 334 kcal
• Protéines : 14 g
• Glucides : 48 g, dont sucres : 18 g
• Lipides : 3,5 g, dont acides gras saturés : 0,7 g
• Fibres alimentaires : 27 g
• Sel : 1,15 g

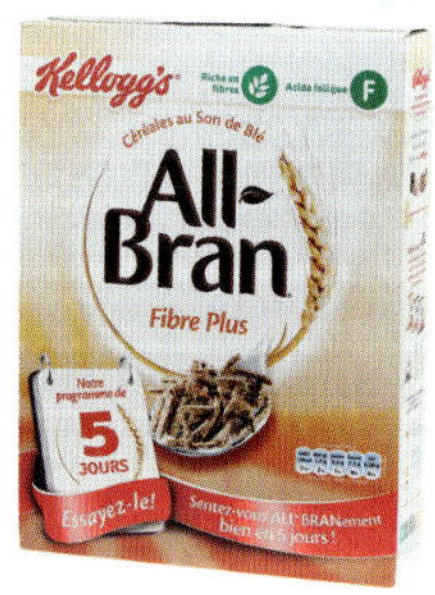

FROSTIES®, KELLOGG'S®

37 g de sucre pour 100 g sur de simples pétales de maïs, aucun intérêt nutritif et un index glycémique qui flambe !

Ingrédients :

• Maïs, sucre, arôme de malt d'orge, sirop de glucose, sel, vitamines et minéraux : vitamines (PP, B6, B2, B1, B9, B12), carbonate de calcium, fer.

Données nutritionnelles pour : 100 g

• Valeur énergétique : 381 kcal
• Protéines : 4,5 g
• Glucides : 87 g, dont sucres : 37 g
• Lipides : 0,6 g, dont acides gras saturés : 0,1 g
• Fibres alimentaires : 2 g
• Sel : 0,83 g

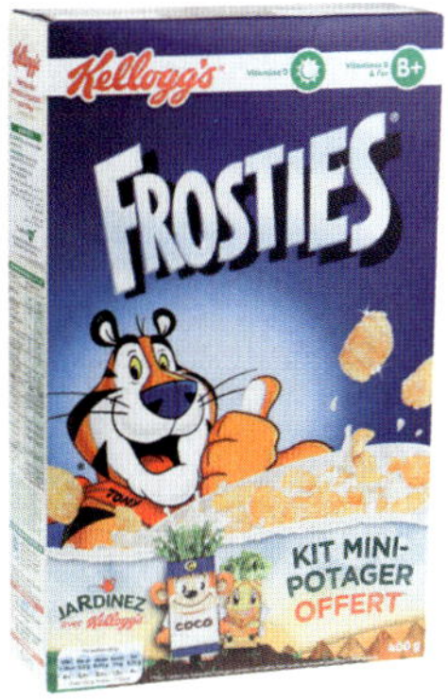

FITNESS 5 FRUITS, NESTLÉ®

4 sucres différents + des fruits secs rendent ce produit riche en sucre (26,1 %). Pas idéal pour un produit dit minceur.

Ingrédients :

• Céréales 69,3 % (blé complet 42,2 %, riz), fruits séchés 25,5 % (raisins 12 %, morceaux d'ananas 4,2 %, papaye 2,9 %, noix de coco 2 %, pomme 1,4 %, sucre, correcteur d'acidité : acide citrique, conservateurs : disulfite de sodium et anhydride sulfureux), sucre, sirop de sucre inverti, extrait de malt d'orge, sel, sirop de glucose, mélasse, régulateur d'acidité : phosphate trisodique, antioxydant : extrait riche en tocophérols, vitamines et minéraux : vitamines (PP, B5, B2, B6, B9), minéraux (carbonate de calcium, fer). Peut contenir du lait, des arachides et des fruits à coque.

Données nutritionnelles pour : 100 g

• Valeur énergétique : 362 kcal
• Protéines : 7,3 g
• Glucides : 74,4 g, dont sucres : 26,1 g
• Lipides : 2,5 g, dont acides gras saturés : 1,7 g
• Fibres alimentaires : 6,5 g
• Sel : 0,86 g

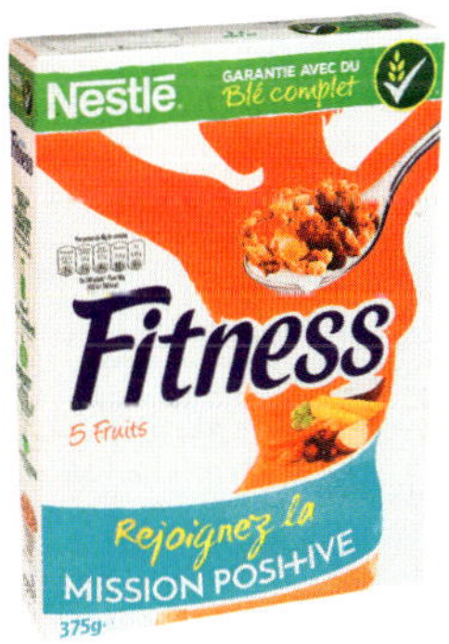

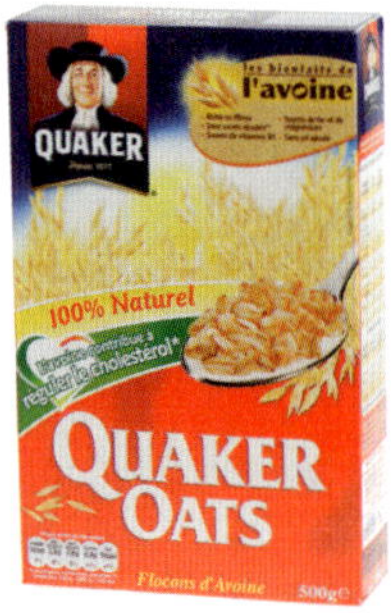

FLOCONS D'AVOINE 100 % AVOINE, QUAKER®

Un seul et unique ingrédient avec une quantité de sucre négligeable. Ce sont les céréales les moins transformées du marché. On adopte !

Ingrédients :
- 100 % flocons d'avoine.

Données nutritionnelles pour : 100 g
- Valeur énergétique : 375 kcal
- Protéines : 11 g
- Glucides : 60 g, dont sucres : 1,1 g
- Lipides : 8 g, dont acides gras saturés : 1,5 g
- Fibres alimentaires : 9 g
- Sel : < 0,01 g

CORN FLAKES, KELLOGG'S®

Un grand classique qui s'avère économique, pauvre en lipides et en sucre ajouté. Il est préférable à des céréales étiquetées minceur même si son index glycémique reste élevé. Seul bémol : une réduction du taux de sel serait bienvenue.

Ingrédients :
- Maïs, sucre, arôme de malt d'orge, sel, vitamines (vitamine PP, vitamine B6, vitamine B2, vitamine B1, vitamine B9, vitamine D, vitamine B12), fer.

Données nutritionnelles pour : 100 g
- Valeur énergétique : 378 kcal
- Protéines : 7 g
- Glucides : 84 g, dont sucres : 8 g
- Lipides : 1,5 g
- Fibres alimentaires : 3 g
- Sel : 1,3 g

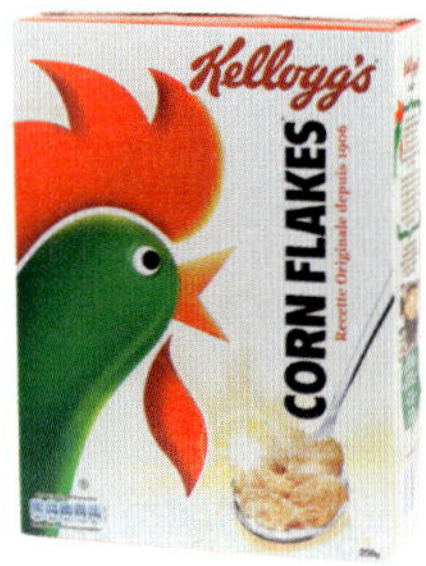

PORRIDGE 3 CÉRÉALES BIO, BJORG®

Une composition exemplaire, pour changer du muesli classique 100 % avoine.

Ingrédients :
- Flocons d'avoine* 60 %, flocons de blé* 20 %, flocons d'épeautre* 20 %.

**Ingrédient issu de l'agriculture biologique*

Données nutritionnelles pour : 100 g
- Valeur énergétique : 359 kcal
- Protéines : 13 g
- Glucides : 63 g, dont sucres : 0,9 g
- Lipides : 3,7 g, dont acides gras saturés : 0,6 g
- Fibres alimentaires : 11 g
- Sel : 0,01 g

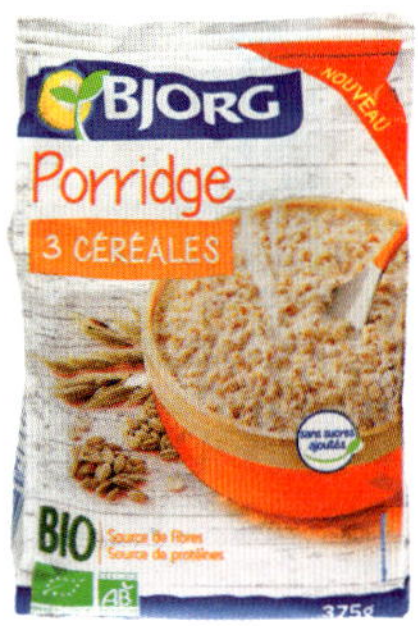

CLUSTERS® AMANDES, NESTLÉ®

Un mélange de pétales et de pépites qui multiplie les ajouts de sucre sous toutes ses formes avec de l'huile de palme. L'utilisation de blé complet ne suffit pas à faire oublier cette composition !

Ingrédients :

- **Pétales au blé complet 72 % :** blé complet 62,5 %, sucre, sirop de sucre inverti, mélasse, extrait de malt d'orge, sel, sirop de glucose, correcteur d'acidité : phosphate trisodique.
- **Pépites 18 % :** céréales (farine de blé, blé complet 2,2 %, avoine, farine de riz), sucre, sirop de glucose, huile de palme, miel 0,2 %, amandes 0,1 %, extrait de malt d'orge, sel, poudre à lever : carbonate de calcium, arômes, amandes effilées 10 %, vitamines : PP, B5, B2, B6 et B9, minéraux : carbonate de calcium et fer.

Données nutritionnelles pour : 100 g

- Valeur énergétique : 397 kcal
- Protéines : 10,4 g
- Glucides : 66,4 g, dont sucres : 20,7 g
- Lipides : 8 g, dont acides gras saturés : 1,7 g
- Fibres alimentaires : 8,7 g
- Sel : 1,11 g

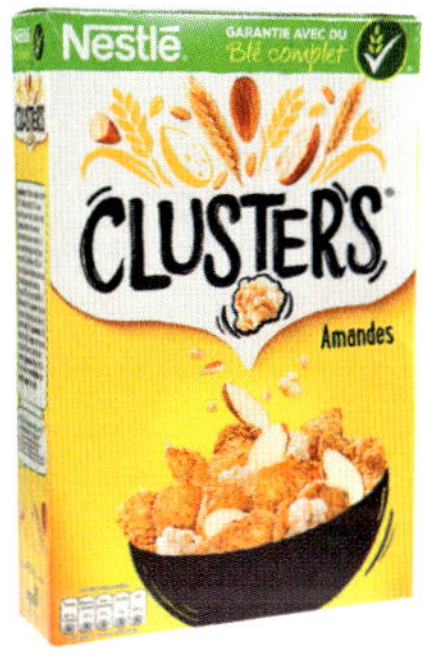

LES PÉTALES ET FLOCONS : UN CHOIX QUI A DU SENS !

Il apparaît que les pétales et flocons restent une gamme peu développée en rayon… en effet, il s'agit des produits pour lesquels les grains de céréales sont les moins transformés, ce qui laisse peu de place à l'imagination des fabricants.

Pourtant, les flocons d'avoine sont sans conteste le meilleur choix santé et budget ! Et lorsque l'on regarde les listes des ingrédients des pétales, on se rend compte que les recettes restent assez simples.

Mis à part quelques ajouts excessifs de sucre et/ou de sel (produits ici déconseillés), même les pétales avec petits ajouts de fruits rouges, fruits secs ou chocolat restent des produits plus satisfaisants que les produits extrudés ou mueslis croustillants variés décrits dans les pages suivantes.

CÉRÉALES SOUFFLÉES ET/OU EXTRUDÉES

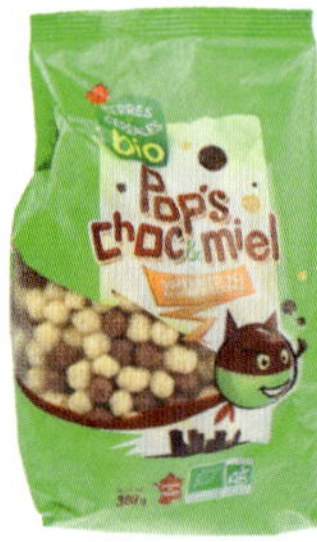

POP'S CHOC MIEL, TERRES ET CÉRÉALES BIO®

Une céréale soufflée plaisir avec ce côté chocolaté, qui est de composition simple et moins sucrée sur la version Miel Pop's®. On aurait apprécié l'absence de sirop de blé et davantage de miel puisqu'il est clairement spécifié dans le nom du produit.

Ingrédients :

• Maïs* 66,1 %, sucre de canne non raffiné*, chocolat* 8,9 % (chocolat en poudre* 7,8 % [sucre de canne non raffiné*, poudre de cacao* 2,5 %], pépites de chocolat* 1,1 % [pâte de cacao*, sucre de canne*, beurre de cacao*, lécithines de tournesol, vanille*]), sirop de blé* (extraits de blé*, eau), miel* 2 %, vanille*.

** Ingrédient issu de l'agriculture biologique*

Données nutritionnelles pour : 100 g

• Valeur énergétique : 363 kcal ; protéines : 5,3 g ; glucides : 81,2 g, dont sucres : 18,2 g ; lipides : 1,3 g, dont acides gras saturés : 0,6 g ; fibres alimentaires : 2,6 g ; sel : 0,02 g

BOULES DE CÉRÉALES ENROBÉES AU MIEL, U BIO®

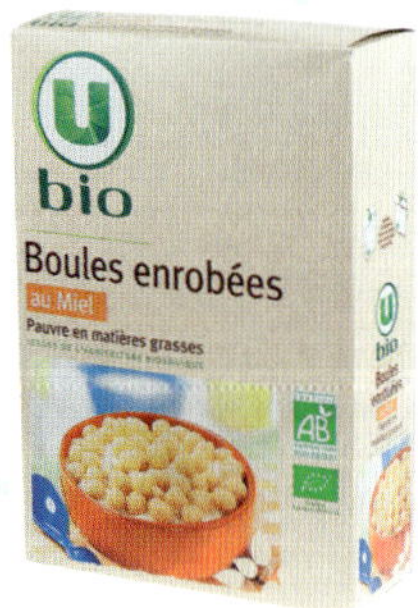

Seulement quatre ingrédients, aucun additif, dommage que la quantité de sucre soit un peu élevée (25 g pour 100 g).

Ingrédients :

• Semoule de maïs 80 %, sucre, miel 4 %, sel.

Données nutritionnelles pour : 100 g

• Valeur énergétique : 385 kcal ; protéines : 6,1 g ; glucides : 88 g, dont sucres : 25 g ; lipides : 0,6 g, dont acides gras saturés : 0,1 g ; fibres alimentaires : 1,5 g ; sel : 1 g

CÉRÉALES FROZEN, LA REINE DES NEIGES, KELLOGG'S®

Des céréales soufflées au goût vanille aux formes ludiques à moins de 380 kcal aux 100 g, on souligne leur richesse en fibres (8 %). Pourquoi pas, pour faire plaisir à votre enfant !

Ingrédients :

• Farine de céréales (riz, avoine 26 %, maïs), sucre, inuline, sel, arôme, antioxydants : palmitate d'ascorbyle et alpha-tocophérol, vitamines et minéraux : carbonate de calcium, vitamines (niacine, B6, B2, B1, acide folique, D, B12), fer. Allergènes : avoine. Peut contenir : gluten provenant d'autres céréales.

Données nutritionnelles pour : 100 g

• Valeur énergétique : 379 kcal ; protéines : 8 g ; glucides : 77 g, dont sucres : 21 g ; lipides : 2,5 g, dont acides gras saturés : 0,5 g ; fibres alimentaires : 8 g ; sel : 0,38 g

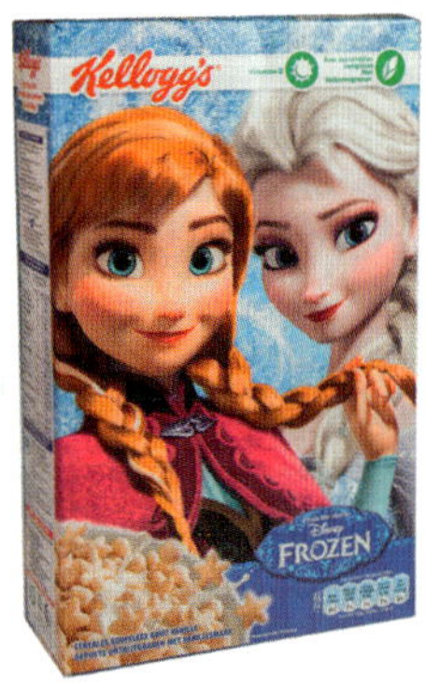

SMACKS®, KELLOGG'S®

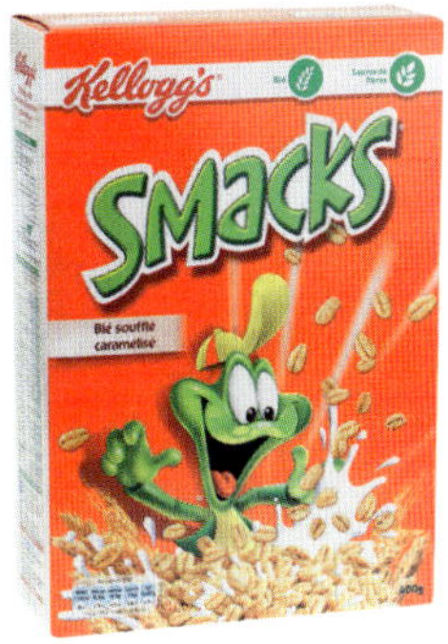

Un record avec 43 g de sucre aux 100 g! Cela se rapproche d'une véritable confiserie de très moyenne qualité : on le laisse en rayon, il n'y a rien de nutritionnellement bon dans ce produit!

Ingrédients :

- Blé, sucre, sirop de glucose, miel 1 %, huile végétale (palme), vitamines et minéraux : carbonate de calcium, vitamines (niacine, B6, B2, B1, acide folique, D, B12), fer.

Données nutritionnelles pour : 100 g

- Valeur énergétique : 382 kcal
- Protéines : 6 g
- Glucides : 84 g, dont sucres : 43 g
- Lipides : 1,5 g, dont acides gras saturés : 0,4 g
- Fibres alimentaires : 4 g
- Sel : 0,08 g

CINI-MINIS®, NESTLÉ®

Un produit pour enfant gras (huile de palme) et sucré avec pas moins de 4 sucres différents, 423 kcal pour 100 g et le tout assaisonné de deux colorants douteux, dont le E150c qu'il est conseillé d'éviter. Il y a beaucoup mieux pour votre enfant!

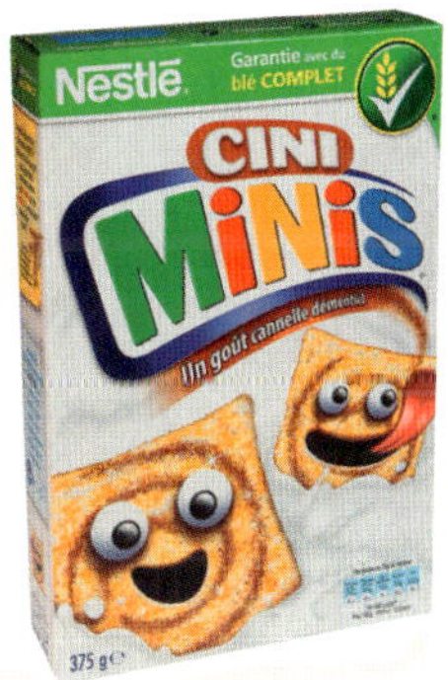

Ingrédients :

- Céréales 59,4 % (farine de blé complet 32,5 %, farine de riz), sucre, huile de palme, sirop de glucose, maltodextrine, amidon de maïs, dextrose, sel, cannelle, correcteur d'acidité : phosphates de sodium, émulsifiant : lécithine de tournesol, colorants : caramel E150c et rocou E160b, arôme, antioxydant : extrait riche en tocophérols, vitamines (PP, B5, B6, B2, B1, B9, D) et minéraux (carbonate de calcium et fer). Peut contenir du lait, des arachides et des fruits à coque.

Données nutritionnelles pour : 100 g

- Valeur énergétique : 423 kcal
- Protéines : 5,4 g
- Glucides : 76,3 g, dont sucres : 24,8 g
- Lipides : 10,1 g, dont acides gras saturés : 3,8 g
- Fibres alimentaires : 3,1 g
- Sel : 1,125 g

MIEL POPS®, KELLOGG'S®

28 % de sucres c'est trop! Et seulement 1 % de fibres, un produit idéal pour faire monter la glycémie!

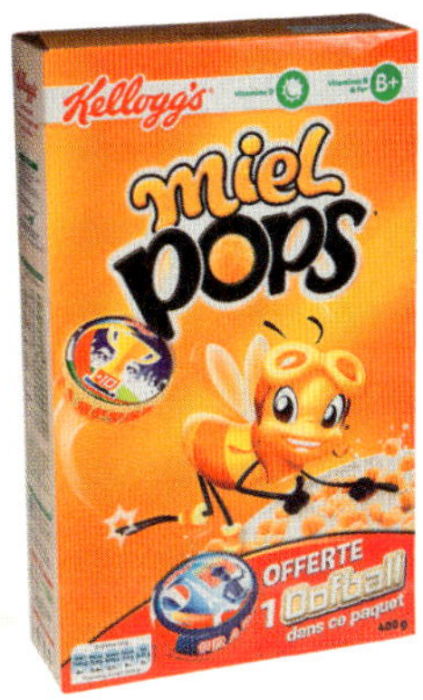

Ingrédients :

- Farine de maïs 74 %, sucre, miel 5 %, sirop de glucose, fibres de maïs, sel, extrait de malt d'orge, colorants : caroténoïdes, vitamines et minéraux : phosphate tricalcique, vitamines (niacine, B6, B2, B1, acide folique, D, B12), fer. Allergènes : orge. Peut contenir : gluten provenant d'autres céréales.

Données nutritionnelles pour : 100 g

- Valeur énergétique : 383 kcal
- Protéines : 5 g
- Glucides : 88 g, dont sucres : 28 g
- Lipides : 1 g, dont acides gras saturés : 0,2 g
- Fibres alimentaires : 1 g
- Sel : 0,84 g

CÉRÉALES AU CHOCOLAT

PÉTALES DE RIZ, BLÉ COMPLET AVEC COPEAUX DE CHOCOLAT AU LAIT, KELLOGG'S®

Des céréales au chocolat à moins de 400 kcal aux 100 g sans sirop de glucose ni huile de palme, une composition correcte même si 24 % de sucres simples… peut tout de même mieux faire pour un produit à l'image minceur !

Ingrédients :

• Riz 37 %, blé complet 27 %, chocolat au lait 17 % (sucre, pâte de cacao, beurre de cacao, lait entier en poudre, lait écrémé en poudre, émulsifiant : lécithine de soja, arôme), sucre, orge 6,5 %, farine d'orge maltée, arôme de malt d'orge, sel, vitamines et minéraux : vitamines (niacine, B2, B1, B6, acide folique, D, B12), fer, zinc.

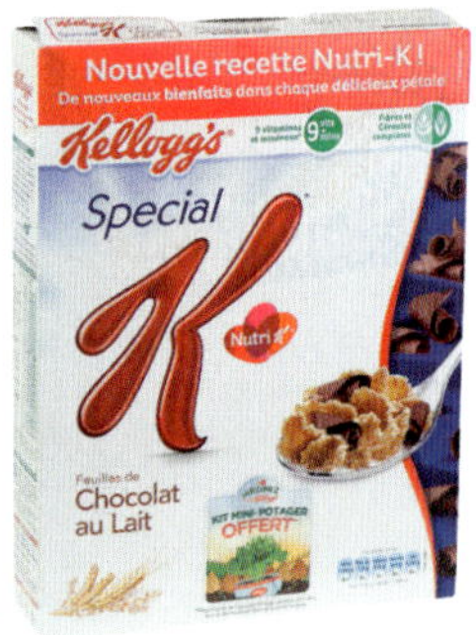

Données nutritionnelles pour : 100 g

- Valeur énergétique : 398 kcal
- Protéines : 8 g
- Glucides : 76 g, dont sucres : 24 g
- Lipides : 6 g, dont acides gras saturés : 3 g
- Fibres alimentaires : 4 g
- Sel : 0,85 g

CÉRÉALES BIO CROUSTILLANTES AMARANTHE ET CHOCOLAT, CÉRÉAL BIO®

Des céréales crüeslis gourmandes, dont les ingrédients sont de bonne qualité avec le choix de l'huile de tournesol au lieu d'huile de palme. Le taux de sel est remarquablement bas.

Ingrédients :

• Flocons d'avoine*, sucre*, flocons de blé*, huile de tournesol*, chocolat* 8 % (sucre*, masse de cacao*, beurre de cacao*, extrait de vanille*), farine de blé* et de seigle*, amaranthe* soufflée 5 %, noix de coco*, poudre de chocolat* 2,5 % (sucre*, poudre de cacao*, poudre de vanille*), maïs*, riz*, farine complète de blé*, de seigle* et d'orge*, miel* noisettes* torréfiées, sel, malt d'orge*.

** Ingrédients issus de l'agriculture biologique.*

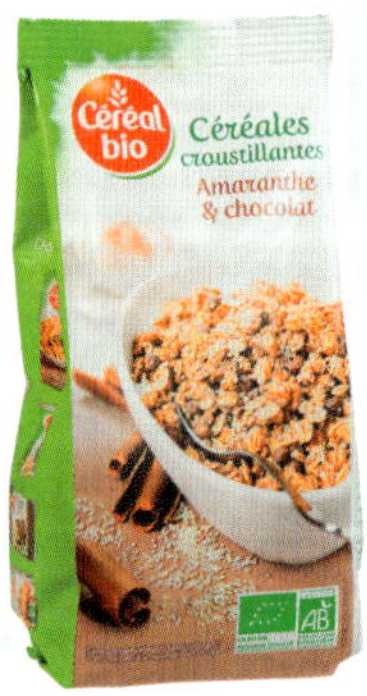

Données nutritionnelles pour : 100 g

- Valeur énergétique : 464 kcal
- Protéines : 8,4 g
- Glucides : 61 g, dont sucres : 22 g
- Lipides : 19 g, dont acides gras saturés : 5,7 g
- Fibres alimentaires : 7,9 g
- Sel : 0,31 g

TRÉSOR CHOCOLAT AU LAIT, KELLOGG'S®

7 additifs, de l'huile de palme et beaucoup de sucre ajouté avec 30 g aux 100 g. C'est plus un bonbon fourré que des céréales !

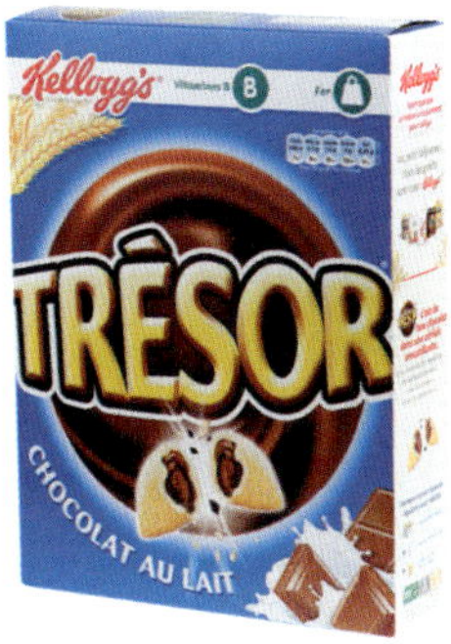

Ingrédients :

• Farines de céréales (avoine, riz, blé), fourrage au chocolat au lait (chocolat au lait 14 % (sucre, poudre de lait entier, pâte de cacao), sucre, huiles végétales (palme, tournesol, colza), agent de charge : carbonate de calcium, poudre de cacao dégraissé, émulsifiant : lécithine de soja, acidifiant : acide citrique, arôme, antioxydant : extrait riche en tocophérols), sucre, sel, colorants : caroténoïdes et rocou, antioxydants : palmitate d'ascorbyle et alpha-tocophérol, vitamines B3/PP, B6, B2, B1, B9, B12, fer.

Données nutritionnelles pour : 100 g

• Valeur énergétique : 450 kcal
• Protéines : 8 g
• Glucides : 67 g, dont sucres : 30 g
• Lipides : 16 g, dont acides gras saturés : 6 g
• Fibres alimentaires : 3 g
• Sel : 1,27 g

CÉRÉALES LION® CARAMEL ET CHOCOLAT, NESTLÉ®

Une liste d'ingrédients trop longue avec 6 additifs, dont le caramel ammoniacal (E150c), qui est à éviter et du sucre... beaucoup de sucre ! À éviter !

Ingrédients :

• Céréales 60,5 % (blé complet 35,7 %, farine de blé, farine de riz), sucre, sirop de glucose, caramel 6,4 % (lait écrémé concentré sucré (lait écrémé, sucre), sucre, sirop de glucose, beurre pâtissier, gélifiant : pectine, conservateur : sorbate de potassium, sel, arôme), huile végétale, chocolat 4,1 % (sucre, cacao en poudre, pâte de cacao, cacao maigre en poudre), sel, arômes, émulsifiant : lécithine de tournesol, colorant : caramel (E150c), vitamines D, PP, B5, B6, B2, B1, B9, minéraux : carbonate de calcium, fer.

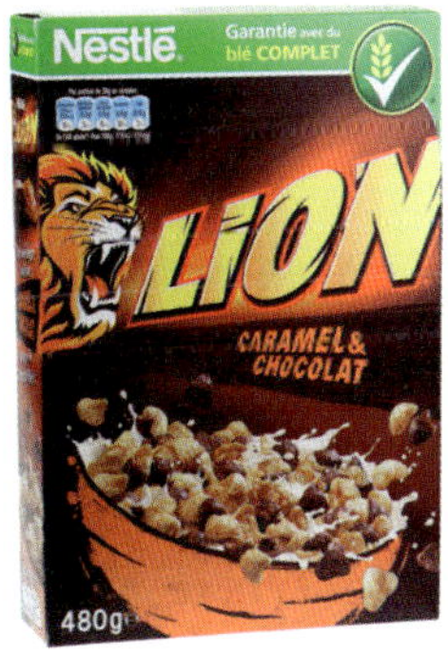

Données nutritionnelles pour : 100 g

• Valeur énergétique : 412 kcal
• Protéines : 7,3 g
• Glucides : 76 g, dont sucres : 28,8 g
• Lipides : 7,6 g, dont acides gras saturés : 3,3 g
• Fibres alimentaires : 5 g
• Sel : 0,5 g

CHOC'O PÉTALES, VITABIO®

Des ingrédients de qualité, pas d'additif ni d'huile de palme, une teneur intéressante en fibres, un bon produit final destiné aux enfants.

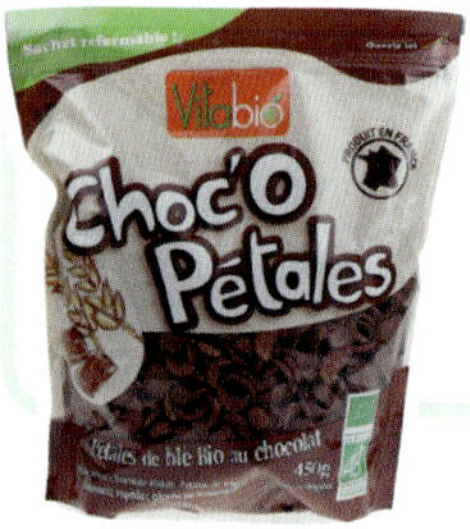

Ingrédients :

• Farine complète de blé* 36,2 %, farine de blé*, chocolat en poudre* 25 % (sucre de canne blond*, cacao* (beurre de cacao*), vanille*, sucre de canne blond*, sirop de malt d'orge*, extrait de vanille*, sel de mer.

** Produits issus de l'agriculture biologique.*

Données nutritionnelles pour : 100 g

• Valeur énergétique : 385 kcal ; protéines : 10,9 g ; glucides : 75,6 g, dont sucres : 20,9 g ; lipides : 3,2 g, dont acides gras saturés : 1,6 g ; fibres alimentaires : 7,6 g ; sel : 0,2 g

CRISPY O' CHOC, TERRES ET CÉRÉALES BIO®

Une qualité satisfaisante pour des céréales au chocolat peu grasses et une teneur en sel remarquablement faible !

Ingrédients :

• Céréales* 63,8 % (riz*, blé*, avoine*, orge*), chocolat* 23,4 % (chocolat en poudre* 21,3 % [sucre de canne non raffiné*, poudre de cacao* 6,8 %], pépites de chocolat* 2,1 % [pâte de cacao*, sucre de canne*, beurre de cacao*, lécithines de tournesol, vanille*]), sirop de malt d'orge déshydraté*, sucre de canne non raffiné*, vanille*.

** Ingrédient issu de l'agriculture biologique*

Données nutritionnelles pour : 100 g

• Valeur énergétique : 371 kcal ; protéines : 7,4 g ; glucides : 77,6 g, dont sucres : 23,4 g ; lipides : 2,4 g, dont acides gras saturés : 1,2 g ; fibres alimentaires : 5,3 g ; sel : 0,01 g

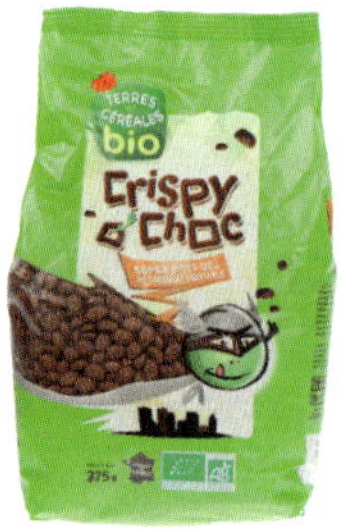

SPÉCIAL K® NOURISH CHOCOLAT NOIR & NOIX DE COCO, KELLOGG'S®

On surfe ici sur la vague de la minceur et de la santé. La qualité des ingrédients est satisfaisante, le taux de sucre de 15 % modeste, la qualité des lipides intéressante avec moins de 2 % d'acides gras saturés et une bonne dose de fibres. Un bémol tout de même sur la complexité de cette liste d'ingrédients et des additifs utilisés.

Ingrédients :

• Céréales (**blé** complet 33 %, riz 18 %, son de **blé** 6,5 %, **orge** 3 %, farine d'**orge** maltée 1,5 %, farine d'**avoine** 1,5 %), pépites avec des graines de lin et graines de tournesol (15 %), (céréales : **avoine** complète 6,5 %, farine de **blé** 1,5 %, **seigle** 1,5 %, sucre, morceaux à base de riz (farine de riz, farine de maïs, sucre), graines de tournesol, graines de lin, **amidon modifié**, extrait de malt d'orge, huile de tournesol, sel, émulsifiant : lécithine de **soja**, arômes, carbonate acide de sodium, carbonate acide d'ammonium, antioxydant : extrait riche en tocophérols, **lait** écrémé en poudre), sucre, noix de coco séchée 7,5 %, chocolat 7,5 % (sucre, pâte de cacao, beurre de cacao, glucose, matière grasse (issue du lait), cacao maigre en poudre, émulsifiant : lécithine de **soja**, arôme), sirop de glucose, arôme de malt d'**orge**, sel, arôme naturel. Allergènes : voir les ingrédients en gras.

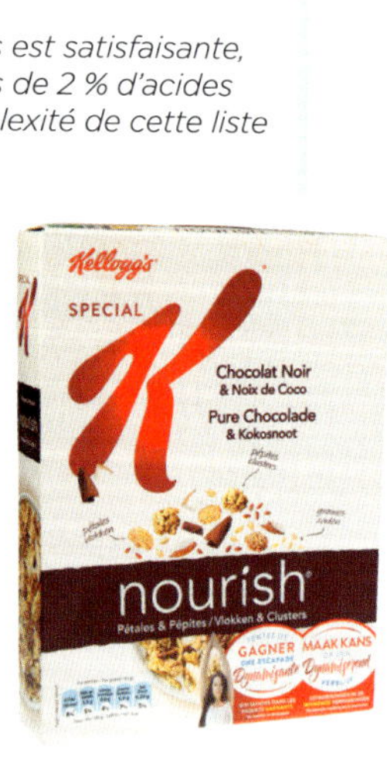

Données nutritionnelles pour : 100 g

• Valeur énergétique : 401 kcal ; protéines : 11 g ; glucides : 65 g, dont sucres : 15 g ; lipides : 8,4 g, dont acides gras saturés : 1,9 g ; fibres alimentaires : 9,2 g ; sel : 0,73 g

COCO POPS®, KELLOGG'S®

Une teneur record en sucres (35 %) couplé à un apport en fibres des plus faibles (2 g) sur des grains de riz éclatés, de quoi faire flamber la glycémie : on laisse en rayon !

Ingrédients :

• Riz, sucre, cacao maigre en poudre, pâte de cacao, sel, arôme de malt d'orge, arôme, vitamines et minéraux : carbonate de calcium, vitamines (niacine, B6, B2, B1, acide folique, D, B12), fer.

Données nutritionnelles pour : 100 g

• Valeur énergétique : 389 kcal ; protéines : 5,5 g ; glucides : 85 g, dont sucres : 35 g ; lipides : 2,5 g, dont acides gras saturés : 1 g ; fibres alimentaires : 2 g ; sel : 0,75 g

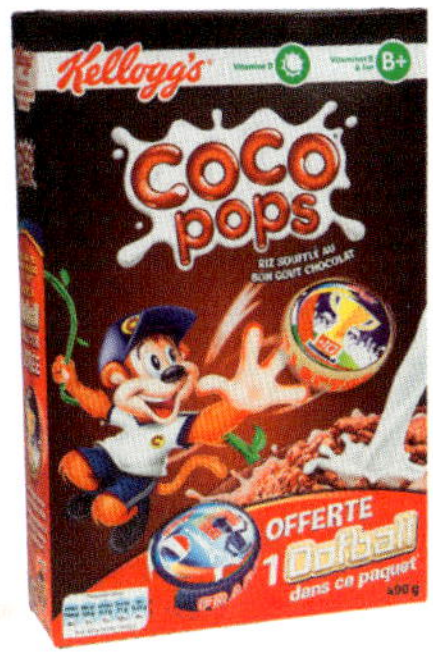

FITNESS CROQUANT D'AVOINE, PÉPITES CROUSTILLANTES D'AVOINE AU CHOCOLAT, NESTLÉ®

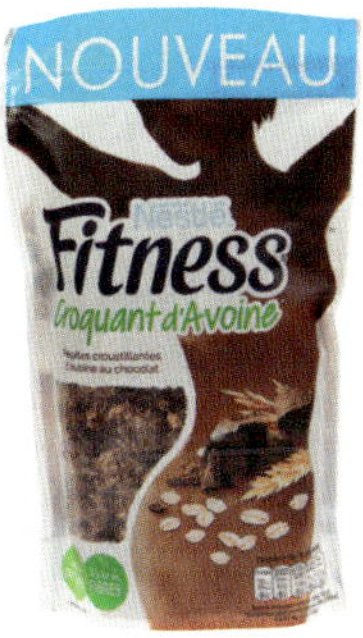

Des céréales qui bénéficient d'une image minceur. Pourtant le sucre arrive rapidement dans la liste des ingrédients. On atteint 25 % de sucres et près de 10 % de lipides. Enrichir en protéines et fibres ne suffit pas !

Ingrédients :

• Flocons d'avoine complète 60,6 %, sirop de sucre (sucre, sirop de sucre inverti, mélasse), chocolat 7,9 % (sucre, pâte de cacao, beurre de cacao, émulsifiant : lécithine de soja), pétales de blé grillés maltés 5,7 % (farine de blé, extrait de malt d'orge, émulsifiant : lécithine de tournesol), pépites de protéines de soja (isolat de protéine de soja, amidon de tapioca, sel), huile de tournesol, protéines de soja (isolat de protéine de soja, émulsifiant : lécithine de soja), poudre de cacao, vanilline, sel, antioxydant : extraits riches en tocophérols, minéral : carbonate de calcium. Peut contenir du lait et des fruits à coque.

Données nutritionnelles pour : 100 g

• Valeur énergétique : 414 kcal ; protéines : 14 g ; glucides : 65 g, dont sucres : 25 g ; lipides : 9,6 g, dont acides gras saturés : 2,3 g ; fibres alimentaires : 6 g ; sel : 0,25 g

CÉRÉALES FOURRÉES TOUT CHOCOLAT, CŒUR FONDANT, LECLERC MARQUE REPÈRE®, BIO VILLAGE®

Ici le label bio n'est pas garant de la qualité : huile de palme, près de 30 % de sucre et un apport calorique des plus élevés dans cette gamme.

Ingrédients :

• Céréales* 47 % (farine de blé*, semoule de riz*, farine d'avoine*), fourrage au chocolat* 40 % (sucre de canne*, huiles végétales* : colza*, palme*, chocolat* 4,4 % (sucre de canne*, cacao en poudre*, beurre de cacao*), lait écrémé en poudre*, cacao en poudre*, émulsifiant : lécithines (colza), arôme naturel de vanille*, chocolat en poudre* 9,6 %, (sucre de canne*, cacao en poudre*), sucre de canne*, sel). Traces de fruits à coque.

** Ingrédient issu de l'agriculture biologique*

Données nutritionnelles pour : 100 g

• Valeur énergétique : 445 kcal ; protéines : 7,4 g ; glucides : 66 g, dont sucres : 29 g ; lipides : 16 g, dont acides gras saturés : 3,8 g ; fibres alimentaires : 3,8 g ; sel : 0,64 g

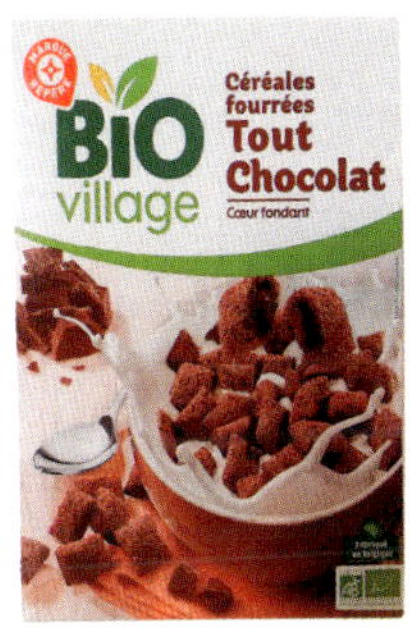

MUESLIS

MUESLI SANS SUCRE AJOUTÉ BIO, BJORG®

71 % de céréales et 23 % de fruits, 6 % de graines riches en oméga-3 et un taux de sel modeste. BRAVO!

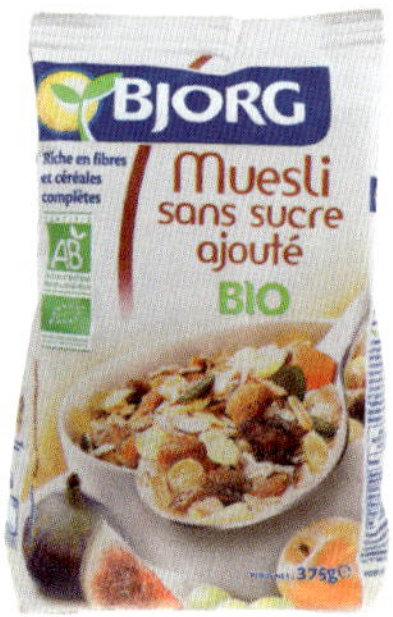

Ingrédients :

• Flocons d'avoine* 44 %, flocons d'épeautre* 15 % raisins* 10 %, (raisin*, huile de tournesol*), pétales de maïs*, figues* 9 %, abricots* 4 %, pétales d'épeautre* complet 3 % (farine complète d'épeautre*, malt de maïs*, sel de mer), graines* 6 % (graines de tournesol*, graines de lin*, graines de courge*).

** Ingrédient issu de l'agriculture biologique*

Données nutritionnelles pour : 100 g

- Valeur énergétique : 356 kcal
- Protéines : 11,7 g
- Glucides : 58,4 g, dont sucres : 14,7 g
- Lipides : 6,2 g, dont acides gras saturés : 1 g
- Fibres alimentaires : 9,9 g
- Sel : 0,1 g

MUESLI BIO, JORDANS®

65 % de céréales comme premier ingrédient, des fruits secs de qualité, quelques graines pour les acides gras essentiels. Un beau produit!

Ingrédients :

• Céréales complètes 65 % (flocons de blé*, flocons d'avoine*, pétales de blé grillés*), raisins de sultane 15 % (raisins de sultane*, huile de tournesol*), raisins secs 11 % (raisins secs*, huile de tournesol*), copeaux de noix de coco* 3,5 %, noisettes grillées* 3 %, graines de tournesol* 3 %.

** ingrédient issu de l'agriculture biologique.*

Données nutritionnelles pour : 100 g

- Valeur énergétique : 373 kcal
- Protéines : 9,3 g
- Glucides : 60,7 g, dont sucres : 18,9 g
- Lipides : 8,4 g, dont acides gras saturés : 2,8 g
- Fibres alimentaires : 8,5 g
- Sel : 0,03 g

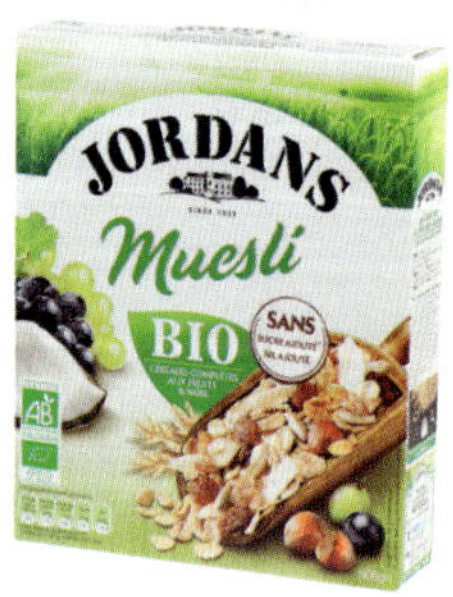

CRUNCHY MUESLI LION® CARAMEL ET CHOCOLAT, NESTLÉ®

Additifs nombreux (5), trop de sucre ajouté avec 25,5 g pour 100 g et la présence d'huile de palme, aucun intérêt!

Ingrédients :

• Flocons d'avoine complet 38,5 %, céréales soufflées 17 % (farine de blé complet, farine de blé), sucre, sel, cacao en poudre, colorant : caroténoïdes (E160a), céréales soufflées au chocolat 13,6 % (farine de blé complet, semoule de maïs, farine de riz), sucre, poudre de cacao, huiles végétales (palme, tournesol), poudre de cacao maigre, sel, dextrose, émulsifiant : lécithine de tournesol, régulateur d'acidité : phosphate de sodium, arômes, pâte de caramel 11,1 % (lait condensé sucré (lait, sucre), sucre, sirop de glucose), poudre de lactosérum, chocolat 5 % (sucre, pâte de cacao, beurre de cacao, émulsifiant : lécithine de soja), huile de tournesol, miel, arômes, sel, poudres à lever : bicarbonate de sodium, mélasse, minéraux : carbonate de calcium.

Données nutritionnelles pour : 100 g

• Valeur énergétique : 416 kcal; protéines : 10,1 g; glucides : 68,8 g, dont sucres : 25,5 g; lipides : 9,8 g, dont acides gras saturés : 2,2 g; fibres alimentaires : 6,3 g; sel : 0,66 g

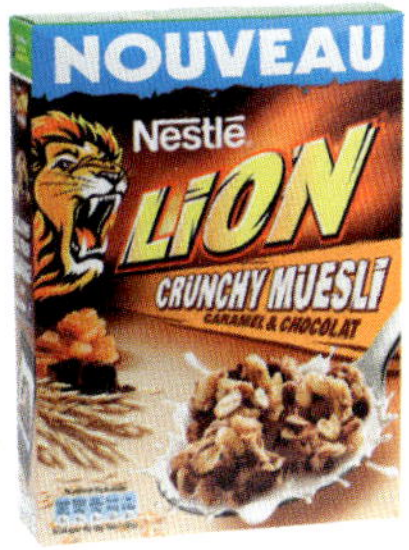

MUESLI CROUSTILLANT ÉPEAUTRE, AIRELLES, RAISINS SECS ANCIENT LEGENDS®, KELLOGG'S®

De l'huile de palme et tout de même 28 % de sucres simples cohabitent pourtant avec des ingrédients de qualité, dommage, il y a mieux en rayon!

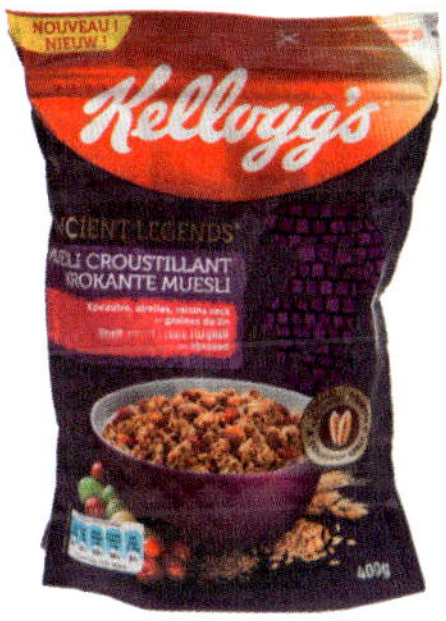

Ingrédients :

• Avoine complète 36 %, sucre, pétales d'épeautre 9,5 % (épeautre, orge maltée), morceaux de fruit aux airelles 8 % (airelles, sirop d'ananas, jus d'ananas concentré, huile concentrée, huile de tournesol), raisins secs 8 %, huile de palme, graines de lin 5,5 %, seigle complet 5,5 %, orge complète 4 %, pétales d'orge sucrés 4 % (orge, sucre, huile de tournesol, arôme), ingrédients à propriétés colorantes (concentré de carottes et de cassis), dattes, sirop de glucose, sel, carbonate acide de sodium, antioxydants (extrait riche en tocophérol), arômes naturels.

Données nutritionnelles pour : 100 g

• Valeur énergétique : 409 kcal; protéines : 8,2 g; lipides : 12 g, dont acides gras saturés : 4,2 g; glucides : 63 g, dont sucres : 28 g; fibres alimentaires : 8,3 g; sel : 0,65 g

COUNTRY CRISP CHOCOLAT, JORDANS®

On apprécie l'effort sur la réduction du sucre et du sel dans la recette. On aimerait toutefois une amélioration du choix des huiles et ainsi éviter les 7,3 % d'acides gras saturés, ce qui est nettement supérieur aux autres mueslis. Peut mieux faire!

Ingrédients :

• Céréales complètes 58 % (flocons d'avoine, flocons d'orge, farine d'avoine), sucre, copeaux de chocolat noir 12 % (cacao : 70 % minimum) (pâte de cacao, sucre, beurre de cacao, émulsifiant : lécithine de soja, arôme naturel), huiles végétales : huile de colza, huile de palme*, farine de riz, noix de coco séchée, arôme naturel.

** Ingrédient issu de l'agriculture biologique*

Données nutritionnelles pour : 100 g

• Valeur énergétique : 463 kcal; protéines : 7,9 g; glucides : 62,2 g, dont sucres : 20,2 g; lipides : 18,6 g, dont acides gras saturés : 7,3 g; fibres alimentaires : 7 g; sel : 0,03 g

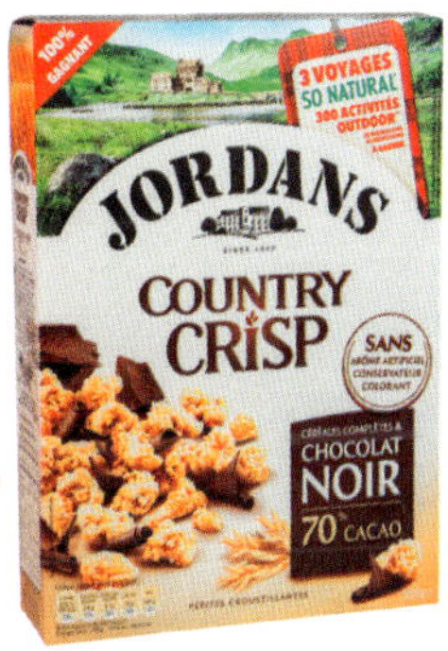

CÉRÉALES SANS SUCRES AJOUTÉS, ALPEN®

Une liste d'ingrédients des plus courtes, aucun sucre ajouté et moins d'1 % d'acides gras saturés : un bon produit !

• Blé complet 42 %, flocons complets d'avoine 36 %, raisins secs 15 %, lait en poudre écrémé, poudre de petit-lait, fruits à coque grillés effilés 2,5 % (amandes, noisettes), extrait d'orge maltée, sel.

Données nutritionnelles pour : 100 g

• Valeur énergétique : 374 kcal ; protéines : 11,1 g ; glucides : 64,6 g, dont sucres : 16,3 g ; lipides : 6,2 g, dont acides gras saturés : 0,9 g ; fibres alimentaires : 7,8 g ; sel : 0,29 g

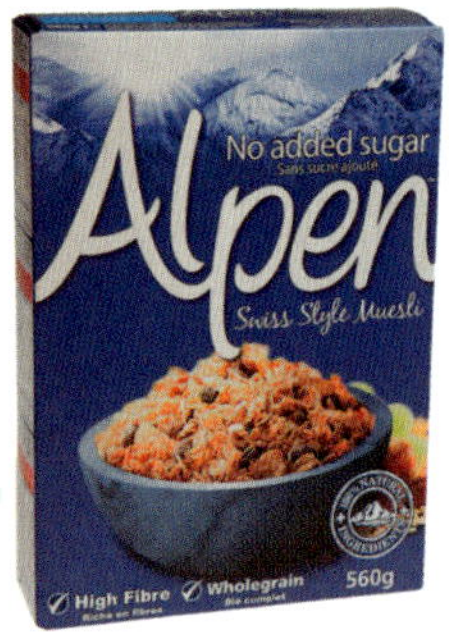

MUESLI FIBRES FIGUES & POMMES SANS SUCRES AJOUTÉS, GAYELORD HAUSER®

Un produit du rayon diététique qui tient réellement ses promesses en étant peu sucré, riche en fibres, modéré en matières grasses. Un grand bravo, d'autant que le prix au kilo rejoint les autres produits de la gamme.

Ingrédients :

• Flocons d'avoine 30,5 %, flocons de seigle 30 %, blé complet soufflé 15 %, figues séchées 11,5 %, pétales de maïs 3 % (farine de maïs, sel, extrait de malt d'orge), graines de lin 3 %, graines de tournesol 2 %, pommes 2 % (pommes, antioxydants : acide citrique, acide ascorbique ; sel), noisettes 2 %, graines de sarrasin 1 %.

Données nutritionnelles pour : 100 g

• Valeur énergétique : 362 kcal ; protéines : 8,5 g ; glucides : 57 g, dont sucres : 6,6 g ; lipides : 6,9 g, dont acides gras saturés : 0,8 g ; fibres alimentaires : 14 g ; sel : 0,08 g

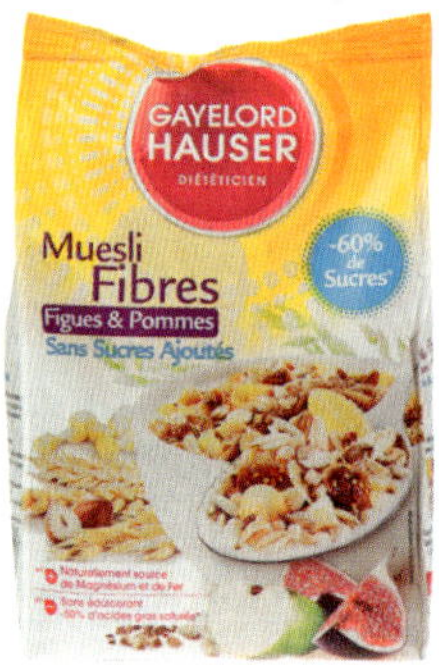

MUESLI AUX GRAINES GOURMANDES SANS SUCRES AJOUTÉS, JARDIN BIO'®

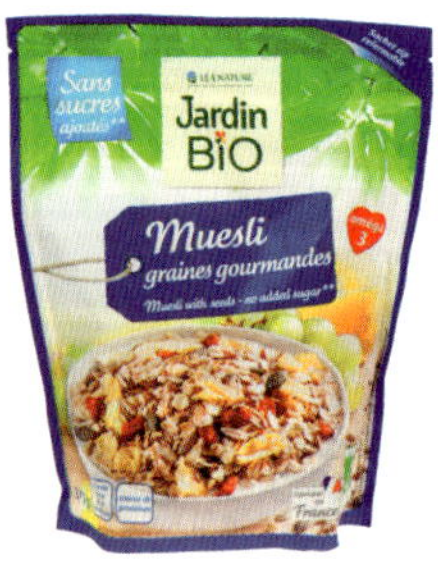

Que des ingrédients de qualité, un muesli sans sucres ajoutés, riche en fibres, bien composé en acides gras et peu salé !

Ingrédients :

• Céréales* en flocons et en pétales 67 % (seigle*, blé*, orge*, avoine*, maïs*), graines* 21 % (lin*, tournesol*, sarrasin*, sésame*, courge*), raisins* secs (raisins* secs, huile de tournesol*).

** Ingrédient issu de l'agriculture biologique. Souligné : 70 % des ingrédients agricoles bio sont d'origine France.*

Données nutritionnelles pour : 100 g

• Valeur énergétique : 380 kcal ; protéines : 12,9 g ; glucides : 48,8 g, dont sucres : 9,5 g ; lipides : 10,7 g, dont acides gras saturés : 1,5 g ; fibres alimentaires : 18,4 g ; sel : 0,03 g

PÉPITES CHOCOLAT AU LAIT, KELLOGG'S EXTRA®

Avec près de 500 kcal aux 100 g, un quart de matières grasses dont la moitié d'acides gras saturés, 28 % de sucre sans oublier la présence d'huile de palme, vraiment rien d'extra !

Ingrédients :

• Flocons d'avoine, 45 % de chocolat au lait 18 % (sucre, pâte de cacao, poudre de lait entier, beurre de cacao, émulsifiant : lécithine de soja), sucre roux, huile de palme, farine de blé, noix de coco séchée, sirop de sucre inverti, sel, extrait de malt d'orge, arôme.

Données nutritionnelles pour : 100 g

• Valeur énergétique : 493 kcal ; protéines : 7 g ; glucides : 60 g, dont sucres : 28 g ; lipides : 24 g, dont acides gras saturés : 12 g ; fibres alimentaires : 4,5 g ; sel : 0,7 g

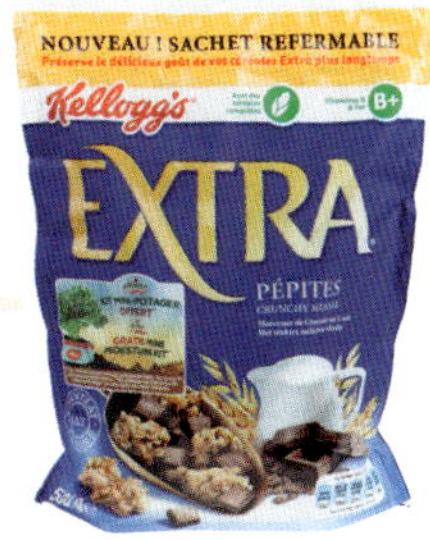

CLUSTERS® CRUNCHY MUESLI CHOCOLAT AU LAIT, NESTLÉ®

Une liste d'ingrédients impressionnante, graisse de palme, sirop de sucre ; on atteint ici presque 25 % de sucres ! Sans compter les additifs, cette nouveauté ne nous séduit pas !

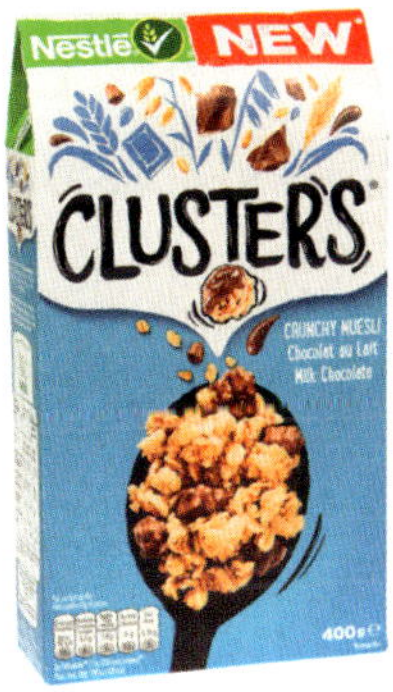

Ingrédients :

• **Pépites Clusters® nature 80 % :** céréales (flocons d'avoine complète 23,1 %, pétales de blé complet 16,2 %, farine complète d'avoine 6,3 %, sucre, sirop de sucre inverti, mélasse), pépites croquantes de riz (semoule de riz 5,8 %, farine de blé 1,6 %, sucre, farine de malt d'orge, sel), pétale de blé (blé 6,7 %, extrait de malt d'orge, émulsifiant : lécithine de tournesol), huile de tournesol, antioxydant : extrait riche en tocophérols, sirop de glucose en poudre, sel.

• **Pépites Clusters® enrobées de chocolat au lait 20 % :** céréales (avoine 1,6 %, farine de blé 0,9 %, farine de riz 0,3 %, farine d'avoine 0,3 %, sucre, fibres d'avoine, sirop de glucose, huiles végétales : palme et colza, sucre glace, amidon de maïs et de tapioca, miel 0,1 %, extrait de malt d'orge, sirop de sucre inverti, antioxydant : extrait riche en tocophérols, sel, arôme naturel, poudre à lever : carbonate de sodium, chocolat au lait 7,4 % (sucre, beurre de cacao, lait entier en poudre, pâte de cacao, lactosérum en poudre, émulsifiant : lécithine de soja, arôme naturel de vanille), chocolat 1,8 % (pâte de cacao, sucre, beurre de cacao, émulsifiant : lécithine de soja, arôme naturel de vanille), agent d'enrobage : gomme arabique, épaississant : polydextrose, sirop de glucose.

Données nutritionnelles pour : 100 g

• Valeur énergétique : 426 kcal ; protéines : 7,8 g ; glucides : 67,4 g, dont sucres : 24,4 g ; lipides : 12,2 g, dont acides gras saturés : 3,1 g ; fibres alimentaires : 7,6 g ; sel : 0,33 g

DE NOUVEAUX CRUNCHY MUESLIS !

Cette année, nous avons la surprise de découvrir de nouveaux crüeslis : Nesquik®, Chocapic®... Ces grands classiques sucrés ne nous plaisent guère. Pourtant, dérivés en version crüesli et avec, dans leur recette, un ajout de flocons d'avoine complète, ces produits ont tendance à s'améliorer, contrairement à ce que l'on penserait au premier abord.

Est-ce pour autant des produits conseillés ? NON ! Peut-être meilleurs que dans leur version classique pour ce qui est de l'assimilation rapide des sucres, grâce à l'avoine complète, mais c'est sans compter sur une teneur en graisses augmentée.

CÉRÉALES SANS GLUTEN

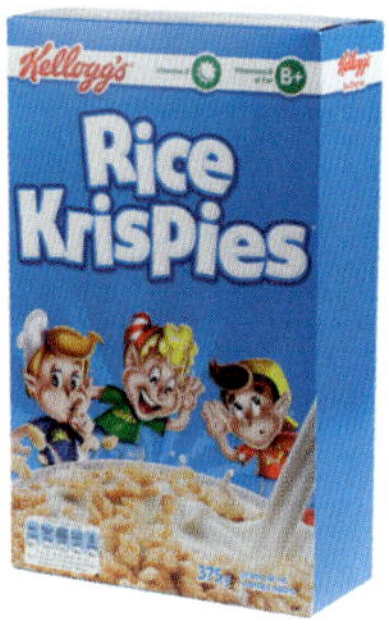

RICE KRISPIES®, KELLOGG'S®

Une liste courte d'ingrédients, pas d'additif et très peu de sucre avec seulement 8 g aux 100 g : un bon produit quand on connaît la difficulté à trouver des céréales peu sucrées.

Ingrédients :

• Riz, sucre, sel, arôme de malt d'orge, vitamines et minéraux : vitamines (niacine, B6, B2, B1, acide folique, D, B12), fer.

Données nutritionnelles pour : 100 g

• Valeur énergétique : 384 kcal
• Protéines : 7 g
• Glucides : 85 g, dont sucres : 8 g
• Lipides : 1,5 g, dont acides gras saturés : 0,3 g
• Fibres alimentaires : 1 g
• Sel : 1,13 g

RIZ SOUFFLÉ CACAO, MIEUX VIVRE SANS GLUTEN, AUCHAN®

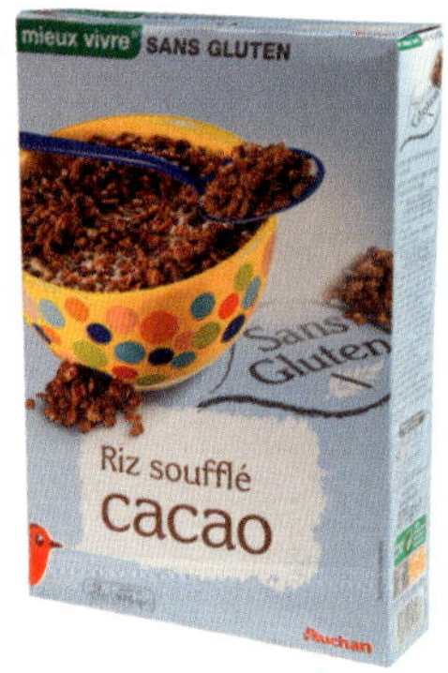

Ces grains de riz soufflés au chocolat ont une composition remarquable. Seulement 21 % de sucre pour un produit au chocolat, c'est bien mieux que les autres riz soufflés au chocolat du commerce.

Ingrédients :

• Riz 81,1 %, sucre, cacao en poudre 3,4 %, sel, sirop de glucose, arômes.

Données nutritionnelles pour : 100 g

• Valeur énergétique : 379 kcal
• Protéines : 5 g
• Glucides : 85 g, dont sucres : 21 g
• Lipides : 1,5 g, dont acides gras saturés : 0,5 g
• Fibres alimentaires : 2,8 g
• Sel : 1,52 g

PÉTALES DE CÉRÉALES ET COPEAUX DE CHOCOLAT, GERBLÉ SANS GLUTEN®

Une recette sans gluten simple, de qualité et modérément grasse et sucrée !

Ingrédients :

• Riz 71 %, copeaux de chocolat noir 13 % (sucre, pâte de cacao, beurre de cacao, matière grasse de lait, poudre de cacao dégraissé, émulsifiant : lécithines de soja), sucre, farine de maïs 6 %, sel.

Données nutritionnelles pour : 100 g

• Valeur énergétique : 399 kcal
• Protéines : 7,6 g
• Glucides : 79 g, dont sucres : 15 g
• Lipides : 5,2 g, dont acides gras saturés : 2,7 g
• Fibres alimentaires : 4,8 g
• Sel : 0,64 g

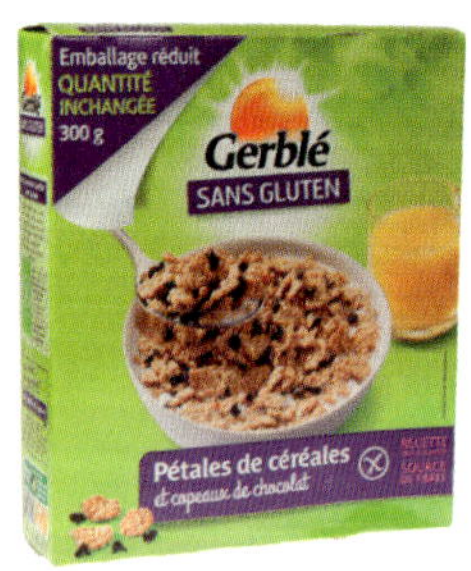

CORN-FLAKES SANS GLUTEN, NESTLÉ®

Des valeurs nutritionnelles correctes pour ces céréales, moins sucrées que l'équivalence au gluten. Mais on regrette leur teneur en sel qui bat des records : 2,04 %.

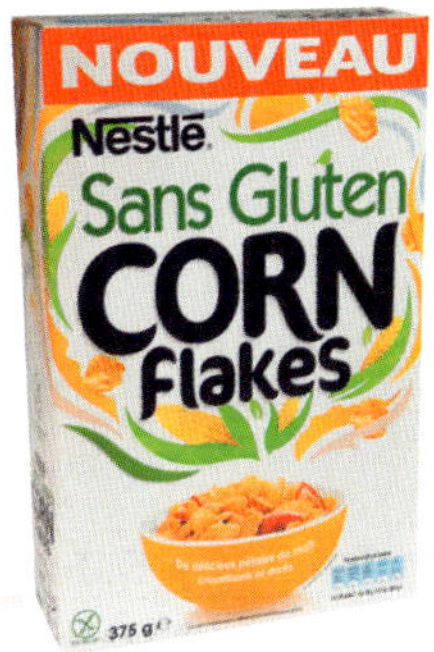

Ingrédients :

• Pétales de gruau de maïs 98,6 %, sucre, sel, dextrose, sirop de sucre inverti, mélasse, correcteur d'acidité : phosphate trisodique, vitamines : niacine (PP), acide pantothénique (B5), riboflavine (B2), vitamine B6, acide folique (B9). Peut contenir des traces d'arachides et de fruits à coque.

Données nutritionnelles pour : 100 g

- Valeur énergétique : 380 kcal
- Protéines : 7,3 g
- Glucides : 82,6 g, dont sucres : 9 g
- Lipides : 1,3 g
- Fibres alimentaires : 4,1 g
- Sel : 2,04 g

MUESLI CROUSTILLANT À L'AVOINE, GERBLÉ SANS GLUTEN®

60 % de flocons d'avoine entiers, cela débutait avec une belle promesse, mais les voilà amalgamés avec 3 sucres différents et de l'huile de palme, pour seulement 4 % de graines oléagineuses. Une addition sucrée et grasse !

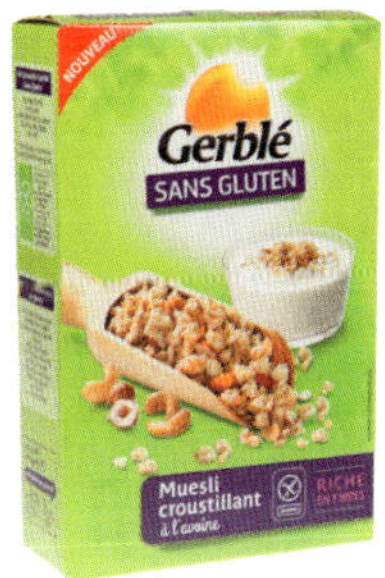

Ingrédients :

• Flocons d'avoine sans gluten 60,8 %, sucre de canne, graisse de palme, noix de coco râpée, maltodextrine, noix de cajou 2,1 %, sirop de riz, riz, amandes 1 %, noisettes 1 %, sel.

Données nutritionnelles pour : 100 g

- Valeur énergétique : 469 kcal
- Protéines : 7 g
- Glucides : 62 g, dont sucres : 19 g
- Lipides : 20 g, dont acides gras saturés : 9,2 g
- Fibres alimentaires : 6,3 g
- Sel : 0,29 g

LA BONNE SURPRISE !

La gamme des céréales sans gluten en grande surface est, à l'heure actuelle, peu fournie. Les quelques grandes marques qui développent des céréales sans gluten sont souvent des marques bio, avec une bonne charte de qualité. Nous avons l'agréable surprise d'y trouver essentiellement de beaux produits. Lisez les étiquettes tout de même !

Toutefois, en dehors des grandes surfaces, les grandes marques sans gluten ont déjà développé plusieurs produits. Tout comme pour les produits classiques, on surveillera alors la qualité des matières grasses et des sucres utilisés. On privilégiera des produits contenant moins de 20 % de sucres et moins de 10 % de lipides.

BISCUITS

Le linéaire des biscuits est le plus important du rayon épicerie sucrée. Entre les paquets colorés ou rappelant les biscuiteries traditionnelles, les saveurs diverses avec inclusions de friandises, mais également les formes variées allant de simples biscuits rectangulaires ou ronds jusqu'à des tubes, des cœurs, des dinosaures... tout est bon pour nous séduire ! Mais ces critères de choix sont-ils vraiment garants du goût et de la qualité ?

La recette de base est un mélange de farine, de sucre, de beurre et d'œufs entiers ou clarifiés en quantités variables, notamment pour obtenir des biscuits secs ou plus moelleux.
À cette recette de base, il est possible d'ajouter du lait, de la levure ou d'autres ingrédients visant à varier les saveurs, comme des fruits, du chocolat, de la confiture, des épices, des graines oléagineuses...

Chacun des ingrédients de base a une fonction précise :

- La farine est la base constituante du biscuit. Il s'agit le plus souvent de farine de froment (blé tendre) de type 45 donc raffinée, parfois enrichie avec du son apportant plus de fibres ou en germe de blé.
- Les œufs sont un liant et apportent du « moussant » aux recettes, comme pour les boudoirs, les madeleines, les génoises, tout en permettant d'ajouter une teinte dorée lors de la cuisson.
- Le sucre donne le goût sucré que l'on aime tant et permet la caramélisation à la cuisson.
- Le beurre joue un rôle important sur le goût et augmente le moelleux.
- Le lait améliore la texture de la pâte tout en augmentant sa saveur et permet également une liaison plus rapide qui peut jouer sur la friabilité ou le fondant des gâteaux et biscuits.

Mais de nombreux ingrédients sont également ajoutés par les industriels afin d'élargir la palette des goûts et ainsi nous inciter à accroître notre consommation.
De plus, la qualité des ingrédients est souvent tirée vers le bas afin de tirer les marges, elles, vers le haut.
On trouve alors du sirop de glucose-fructose, ou sucre inverti, qui vient remplacer le sucre, de l'huile de palme qui se substitue au beurre, mais également des ajouts d'additifs en quantité.
Toutes ces modifications ne sont pas sans conséquences sur notre comportement alimentaire et notre santé et imposent d'apprendre à sélectionner habilement ces aliments plaisir.

COMMENT LES CHOISIR ?

Du point de vue nutritionnel, la valeur énergétique des biscuits se situe entre 350 et 500 kcal pour 100 g. Il est bon de ne pas dépasser cette valeur. C'est donc un aliment à densité énergétique élevée qui a surtout une valeur par le plaisir gustatif qu'il apporte, associé à un côté régressif. Préférez les biscuits qui contiennent moins de 25 % de matières grasses et dont les sucres (glucides simples) ne dépassent pas 30 g pour 100 g. On peut se baser sur cet ordre de qualité nutritionnelle : biscuit sec => biscuit sec nappé au chocolat ou aux fruits => biscuit moelleux => biscuit fourré => biscuit moelleux fourré.

Pour la qualité : regardez la liste des ingrédients et essayez de trouver des composants nobles que vous connaissez avec la liste la plus courte possible : farine, beurre ou huile de colza ou tournesol non hydrogénée, sucre et œufs. Fuyez les longues listes d'additifs qui relèvent plus de la chimie que de la pâtisserie. Évitez les produits qui contiennent des sirops de sucre (sirop de glucose-fructose, sucre inverti...). Privilégiez les biscuits fabriqués avec du vrai beurre qui est un des principaux ingrédients de nos recettes maison ou bien avec de l'huile de colza ou tournesol non hydrogénée. Préférez les biscuits présentant la farine en premier ingrédient plutôt que les sucres.

LES PIÈGES

- **Les biscuits allégés ou dits « minceur »,** qui ne sont pas si différents des biscuits classiques car bien souvent on enlève des matières grasses pour rajouter du sucre, ou inversement. Au final, ils ne sont pas forcément moins caloriques que les autres et imposent toujours une limite de consommation. Par exemple, certains biscuits vendus comme produits minceur apportent près de 90 kcal par unité, alors qu'un petit-beurre classique correspond à 35 kcal, soit l'équivalent de 15 g de pain !

- **Les biscuits du rayon diététique.** Leur recette est basée sur l'utilisation d'ingrédients dits « diététiques », comme un enrichissement en fibres avec du son pour le transit par exemple ou en glucides et magnésium pour les sportifs, mais ces critères n'en font en rien des produits moins caloriques ou garants d'ingrédients de meilleure qualité.

- **Les biscuits bio** contiennent des ingrédients issus de l'agriculture biologique, mais l'huile de palme bio n'en reste pas moins à éviter. Lisez bien les étiquettes.

- **La taille des biscuits.** Un biscuit pèse entre 8 et 20 g, plus la portion est grosse, plus vous serez tenté d'en consommer une quantité importante. Les petits biscuits sont de plus mieux adaptés aux enfants. De même, les petits sachets ou formats pocket proposent parfois 3 à 4 gâteaux, laissant à penser qu'il s'agit de la portion conseillée, mais c'est en réalité excessif.

- **Les biscuits « spécial petit déjeuner »,** qui mettent en avant l'argument marketing d'une diffusion plus lente de l'énergie. C'est peut-être le cas en comparaison à d'autres biscuits classiques, mais ils ne remplaceront jamais une authentique tartine de pain beurrée.

CONSEILS DE CONSOMMATION

Les biscuits sont un aliment plaisir non indispensables à notre équilibre alimentaire et à notre bonne santé. Ils sont destinés soit au goûter, soit au petit déjeuner, mais surtout pas aux deux repas et pas quotidiennement, même pour les enfants.
Nous recommandons une portion de 2 biscuits environ (20 à 30 g) de temps en temps, qui remplace un morceau de pain que l'on aurait beurré et confituré.
Mais n'oubliez pas qu'un morceau de pain de boulangerie avec 4 carrés de chocolat feront un bien meilleur goûter côté saveur, qualité nutritionnelle et budget!

LES BISCUITS AUX FRUITS SONT-ILS INTÉRESSANTS ?

Lorsqu'il s'agit de proposer des biscuits aux fruits conseillés, nous sommes bien embarrassés... En effet, les fruits sont, de par leur composition naturelle, des produits riches en eau, ce qui rend leur utilisation compliquée en pâtisserie/biscuiterie. Vous en avez certainement déjà fait les frais à la maison : à la cuisson, les fruits vont relâcher de l'eau qui va imbiber la pâte et la rendre moins agréable ou même l'empêcher de lever.

Pour obtenir un produit sec et stable à la vente, les industriels insèrent un faible pourcentage de fruits, soit des fruits secs, soit des purées de fruits (comme dans les biscuits à la figue Bjorg®), soit des cubes de fruits sucrés. Mais les purées de fruits et cubes à la purée de fruits contiennent souvent des sirops de sucre, voire des matières grasses et des additifs! Il ne faut pas espérer y retrouver les vitamines, fibres ou autres nutriments intéressants des fruits, mais surtout du sucre.

En clair, préférez un biscuit nature et un bon fruit frais à côté!

BISCUITS SECS NATURE

SABLÉS DE RETZ, ST MICHEL®

64 % de blé en premier ingrédient, un apport lipidique de 16 % raisonnable dans la gamme, d'autant qu'il est basé sur de l'huile de tournesol non hydrogénée. 1 sablé pèse moins de 7 g. C'est un bon produit !

Ingrédients :

- Farine de blé 64 %, sucre, noix de coco, huile de tournesol non hydrogénée, poudres à lever : carbonate acide d'ammonium, carbonate acide de sodium, tartrate de potassium et acide tartrique, sel, lait écrémé en poudre, lécithine.

Données nutritionnelles pour : 100 g (1 sablé = 6 g)

- Valeur énergétique : 463 kcal
- Protéines : 7 g
- Glucides : 71 g, dont sucres : 24 g
- Lipides : 16 g, dont acides gras saturés : 8 g

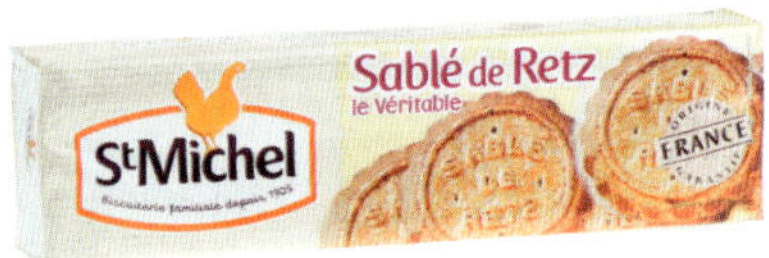

SABLÉS LA MÈRE POULARD®

On salue la qualité des ingrédients et la recette que l'on pourrait réaliser à la maison puisque sans aucun additif. Avec 504 kcal pour 100 g, on reste sur un produit un peu plus riche, mais de qualité remarquable.

Ingrédients :

- Farine de froment, beurre, sucre, œufs, sel, arôme naturel de vanille.

Données nutritionnelles pour : 100 g

- Valeur énergétique : 504 kcal
- Protéines : 6,4 g
- Glucides : 69,5 g, dont sucres : 25,1 g
- Lipides : 22,8 g, dont acides gras saturés : 15,9 g
- Sel : 0,25 g

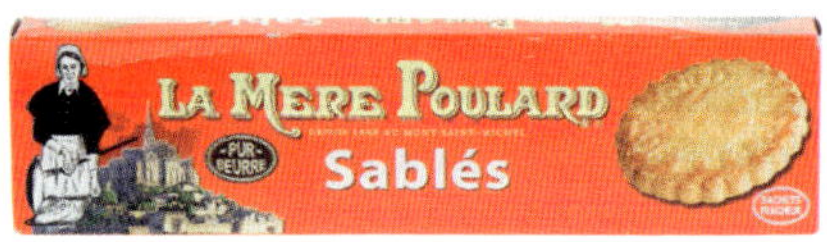

SABLÉS MIEL, SAVEUR CITRON & SARRASIN À LA FARINE DE BLÉ DE MEULE, CÉRÉAL BIO®

Des ingrédients de qualité, pour des biscuits modérément sucrés et une belle teneur en fibres de 6 % !

Ingrédients :

- Farine complète de meule de blé* 33 %, huile de tournesol oléique*, farine de blé* 15,2 %, farine de sarrasin* 12,8 %, sucre de canne roux*, riz*, miel* 6,1 %, émulsifiant : lécithines de colza, avoine*, arôme naturel, sucre de canne*, sirop de malt d'orge*, sel de mer, arôme naturel de citron, poudre à lever : carbonates d'ammonium.

**Ingrédient issu de l'agriculture biologique*

Données nutritionnelles pour : 100 g

- Valeur énergétique : 464 kcal
- Protéines : 7,6 g
- Glucides : 65 g, dont sucres : 15 g
- Lipides : 18 g, dont acides gras saturés : 1,9 g
- Sel : 0,33 g
- Fibres alimentaires : 6 g

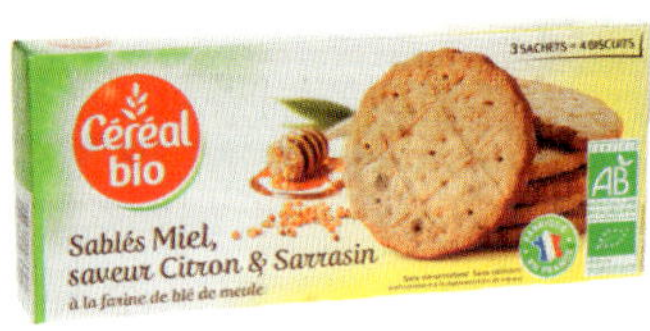

PETITS BRUN EXTRA®

Pour une grande marque, la qualité des ingrédients laisse à désirer : présence d'huile de palme, de sirop de glucose-fructose et de 4 additifs.

Ingrédients :

• Farine de blé 71,1 %, sucre, huile de palme, sirop de glucose-fructose, poudres à lever : carbonate acide d'ammonium, carbonate acide de sodium et diphosphate disodique, sel, correcteur d'acidité : acide citrique, arôme.

Données nutritionnelles pour : 100 g

- Valeur énergétique : 445 kcal
- Protéines : 6,9 g
- Glucides : 75 g, dont sucres : 25 g
- Lipides : 13 g, dont acides gras saturés : 6 g
- Fibres alimentaires : 2,9 g
- Sel : 0,78 g

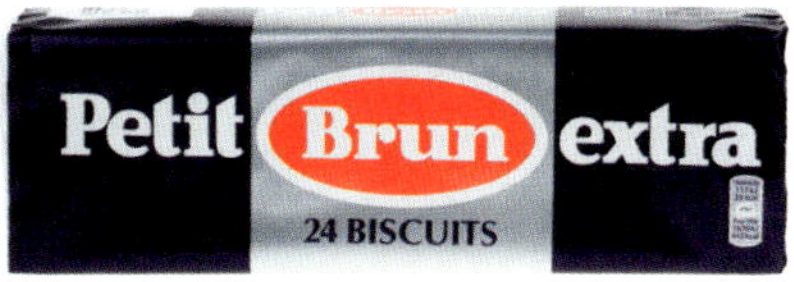

THE ORIGINAL SPECULOOS®, LOTUS®

Avec le cumul du sucre et du sucre candi, on atteint 38 g de glucides simples, ce qui est particulièrement riche. À noter que même si de l'huile de palme durable est utilisée, on préférera toujours se tourner vers un produit sans.

Ingrédients :

• Farine de blé, sucre, huiles végétales (huile de palme issue de plantations durables et certifiées, huile de colza), sirop de sucre candi, poudre à lever : carbonate acide de sodium, farine de soja, sel et cannelle. Contient blé, soja.

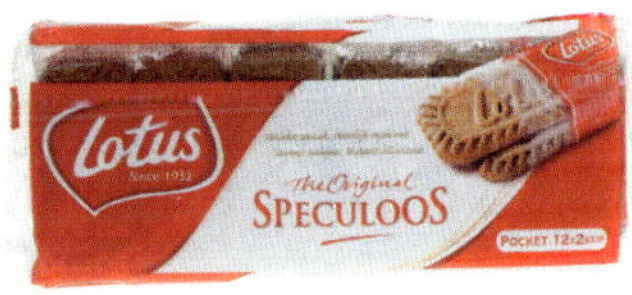

Données nutritionnelles pour : 100 g

- Valeur énergétique : 484 kcal
- Protéines : 4,9 g
- Glucides : 72,6 g, dont sucres : 38,1 g
- Lipides : 19 g, dont acides gras saturés : 8,8 g
- Fibres alimentaires : 1,3 g
- Sel : 0,92 g

GAUFRES AU MIEL, AUCHAN BIO®

Du sirop de glucose-fructose en premier ingrédient pour seulement 3,6 % de miel, suivi par de la graisse de palme... on a déjà envie de reposer le produit. Et la suite n'est guère mieux ! Le fait que ces ingrédients soient bio ne suffit pas !

Ingrédients :

• Sirop de glucose-fructose* de blé, huile et graisse végétales non hydrogénées (palme)*, farine d'épeautre* 14 % (contient gluten), farine de blé*, sucre de canne*, sirop de glucose d'épeautre*, miel* 3,6 %, farine de soja*, son de blé*, poudre à lever : carbonates acide de sodium, émulsifiant : lécithines de soja, sel marin, cannelle*.

**Ingrédient issu de l'agriculture biologique*

Données nutritionnelles pour : 100 g (1 gaufre = 29 g)

- Valeur énergétique : 463 kcal
- Protéines : 4,5 g
- Glucides : 64,5 g, dont sucres : 43,1 g
- Lipides : 20,5 g, dont acides gras saturés : 12 g
- Sel : 1,02 g
- Fibres alimentaires : 1,1 g

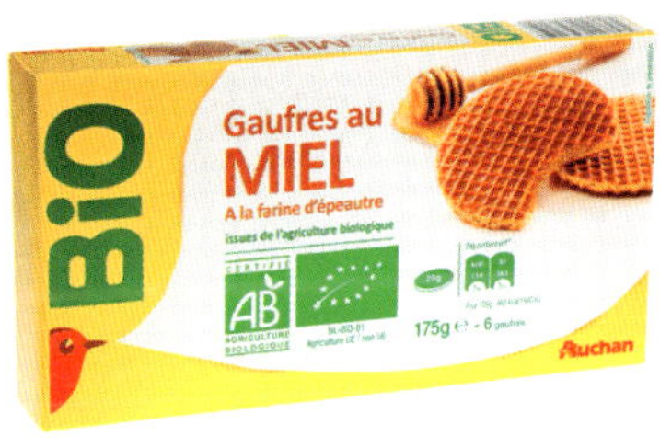

VÉRITABLE PETIT BEURRE®, LU®

Avec 73,4 % de blé, le Véritable Petit Beurre® est riche en glucides complexes et son apport lipidique reste raisonnable pour un biscuit.

Ingrédients :

• Farine de blé 73,4 %, sucre, beurre 13,6 %, lait écrémé en poudre 1,3 %, sel, poudre à lever : carbonate acide d'ammonium et carbonate acide de sodium, correcteur d'acidité : acide citrique, arôme.

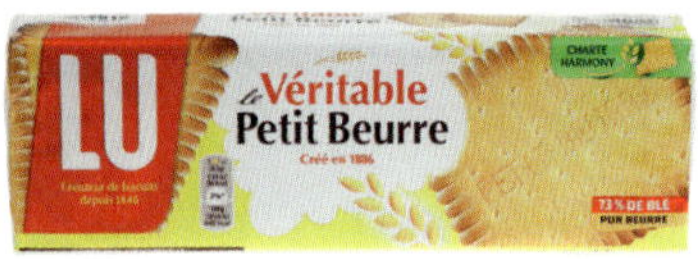

Données nutritionnelles pour : 100 g

• Valeur énergétique : 435 kcal
• Protéines : 7,9 g
• Glucides : 72 g, dont sucres : 23 g
• Lipides : 12 g, dont acides gras saturés : 7,5 g
• Sel : 1,38 g
• Fibres alimentaires : 3 g

SABLÉ DES FLANDRES®, LU®

Une bonne qualité, 455 kcal pour 100 g, 25 % de sucres et 15 % de matières grasses. LU® sort encore son épingle du jeu !

Ingrédients :

• Farine de blé 60,7 %, sucre, beurre pâtissier 15,7 %, amidon de blé, sucre de canne roux 1,2 %, extrait de malt d'orge, jaunes d'œufs en poudre, lait entier en poudre, sel, poudre à lever : carbonate acide d'ammonium.

Données nutritionnelles pour : 100 g

• Valeur énergétique : 455 kcal
• Protéines : 6,3 g
• Glucides : 75 g, dont sucres : 25 g
• Lipides : 15 g, dont acides gras saturés : 9 g
• Sel : 0,3 g
• Fibres alimentaires : 2,6 g

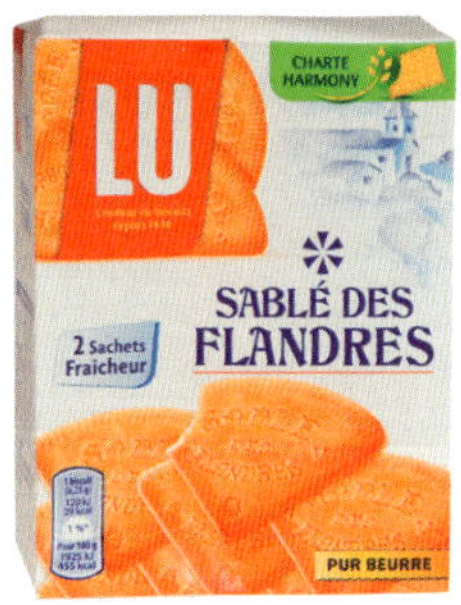

COCOTTES PETIT DÉJ' 4 CÉRÉALES, ST MICHEL®

75 % de céréales et des produits de qualité, absence d'huile de palme et un taux de lipides de 13,5 % raisonnable.

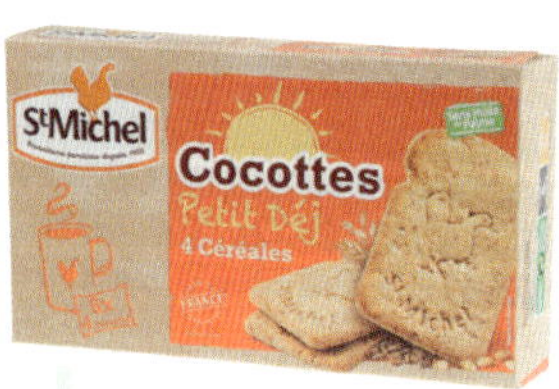

Ingrédients :

• Céréales 75 % (farine de blé, flocons de blé maltés, son de blé 62 %), semoule de maïs 5 %, flocons d'avoine 5 %, farine de seigle 3 %, sucre, huile de tournesol, beurre, œufs fermiers de Loué, poudres à lever : carbonates de sodium et d'ammonium et acide citrique, fibres de chicorée, arôme, sel marin gris de Guérande, poudre de lait écrémé.

Données nutritionnelles pour : 100 g

• Valeur énergétique : 455 kcal
• Protéines : 8 g
• Glucides : 73 g, dont sucres : 20 g
• Lipides : 13,5 g, dont acides gras saturés : 4 g
• Fibres alimentaires : 5 g
• Sel : 0,9 g

GAVOTTES®, L'AUTHENTIQUE CRÊPE DENTELLE

Un biscuit qui peut sembler léger en apparence, mais avec 47 % de sucre, on est plus proche d'une friandise sucrée que d'un biscuit!

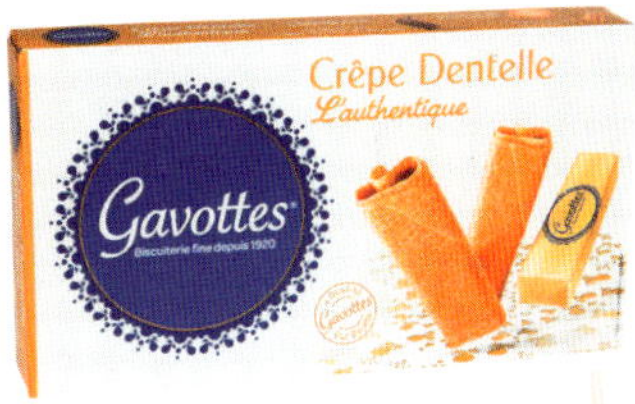

Ingrédients :

- Farine de blé, sucre, beurre pâtissier 9,5 %, lactose et protéines de lait, sel, extrait de malt d'orge, poudre à lever : carbonate acide de sodium, lécithine de soja. Contient : gluten, lait, soja.

Données nutritionnelles pour : 100 g

- Valeur énergétique : 436 kcal
- Protéines : 5,8 g
- Glucides : 80 g, dont sucres : 47 g
- Lipides : 9,9 g, dont acides gras saturés : 6,8 g
- Sel : 1,05 g

CIGARETTES RUSSES, DELACRE®

Ce grand classique des coupes glacées contient des huiles de palme et palmiste pour atteindre plus de 30 % de lipides, dont 21,3 % d'acides gras saturés. Pour les sucres, ce n'est guère mieux, puisque l'on arrive à 36,4 % de sucre! La valeur calorique est sans appel avec 545 kcal pour 100 g!

Ingrédients :

- Farine de blé, sucre, graisse végétale (palme, palmiste), blanc d'œuf en poudre, sel, émulsifiant : lécithine de soja, arôme. Peut contenir des traces de fruits à coque et de lait.

Données nutritionnelles pour : 100 g

- Valeur énergétique : 545 kcal
- Protéines : 3,8 g
- Glucides : 63,8 g, dont sucres : 36,4 g
- Lipides : 30,4 g, dont acides gras saturés : 23,1 g
- Fibres alimentaires : 1,2 g
- Sel : 0,11 g

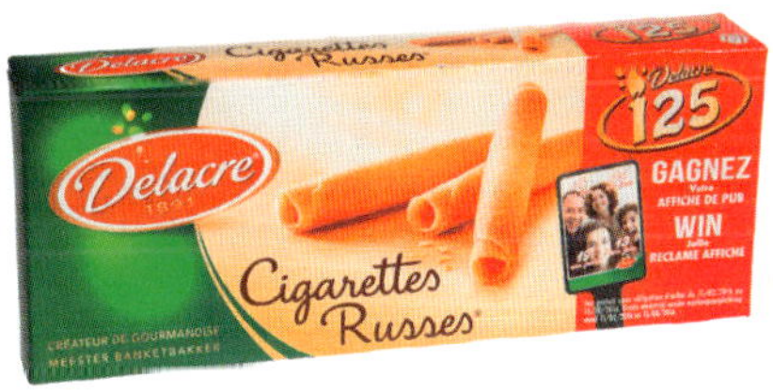

CROISSANT DE LUNE AUX NOISETTES, BAHLSEN®

On regrette tant la qualité des ingrédients que les valeurs nutritionnelles, avec 537 kcal aux 100 g et 31 % de lipides en dépit des 12 % de noisettes.

Ingrédients :

- Farine de blé, graisse végétale (palme), sucre, noisettes 12 %, lait entier en poudre, farine d'orge complet toasté, dextrose, émulsifiant : lécithine, amidon (blé), lait écrémé en poudre, arôme, poudres à lever : diphosphates, carbonates de sodium, sirop de glucose-fructose, antiagglomérant : sels de magnésium d'acides gras, acidifiant : acide citrique, sel, œufs entiers en poudre, épices.

Données nutritionnelles pour : 100 g

- Valeur énergétique : 537 kcal
- Protéines : 8,3 g
- Glucides : 55 g, dont sucres : 23 g
- Lipides : 31 g, dont acides gras saturés : 12 g
- Sel : 0,25 g

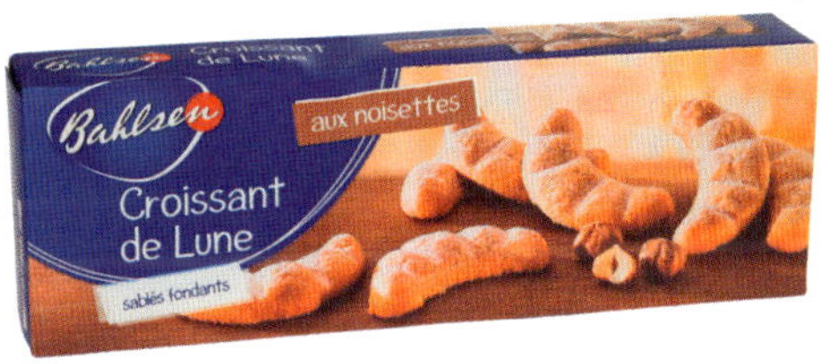

BISCUITS SECS AU CHOCOLAT

PETIT LU® AUX PÉPITES DE CHOCOLAT

Pour un biscuit chocolat, on dépasse à peine 15 % de lipides, la qualité des ingrédients est au rendez-vous et chaque biscuit pèse 8,3 g. On apprécierait un effort sur la quantité de sel qui est tout de même élevée.

Ingrédients :

• Farine de blé 61,8 %, sucre, beurre 14,4 %, pépites de chocolat 12 % (sucre, pâte de cacao, beurre de cacao, émulsifiant : lécithine de soja), poudre à lever : carbonate acide d'ammonium, diphosphate disodique et carbonate acide de sodium, lait écrémé en poudre, sel, cacao maigre en poudre, gluten de blé, arôme.

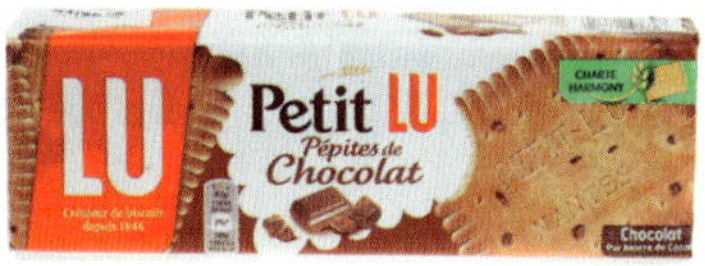

Données nutritionnelles pour : 100 g

- Valeur énergétique : 455 kcal
- Protéines : 8 g
- Glucides : 68 g, dont sucres : 25,5 g
- Lipides : 15,5 g

CROUSTILLANT DE CÉRÉALES CHOCOLAT, KELLOGG'S NUTRI-GRAIN®

La bonne surprise du rayon, avec une qualité d'ingrédients au rendez-vous, et surtout 20 % de sucre seulement dans un biscuit chocolat, juste 15 % de lipides et même, en bonus, un enrichissement en vitamines du groupe B et en fer. Une portion est toutefois de 40 g. Bien adapté au petit déjeuner.

Ingrédients :

• Avoine complète 46 %, sucre, pépites de chocolat 10 % (sucre, pâte de cacao, beurre de cacao, émulsifiant : lécithine de soja), huile de tournesol, riz croustillant (farine de riz, sucre, farine d'orge maltée, extrait de malt d'orge, sel, huile de colza, émulsifiants : monostéarate de glycérol et lécithine de soja, carbonate de calcium, amidon modifié, sirop de glucose, poudres à lever : E503 et E500), sel, mélasse, émulsifiant : lécithine de soja, arôme, poudre de lait écrémé, vitamines : B3/PP, B6, B2, B1, B9 et B12, fer.

Données nutritionnelles pour : 100 g

- Valeur énergétique : 447 kcal
- Protéines : 6 g
- Glucides : 70 g, dont sucres : 20 g
- Lipides : 15 g
- Fibres alimentaires : 4 g
- Fer : 6 mg
- Sel : 0,53 g

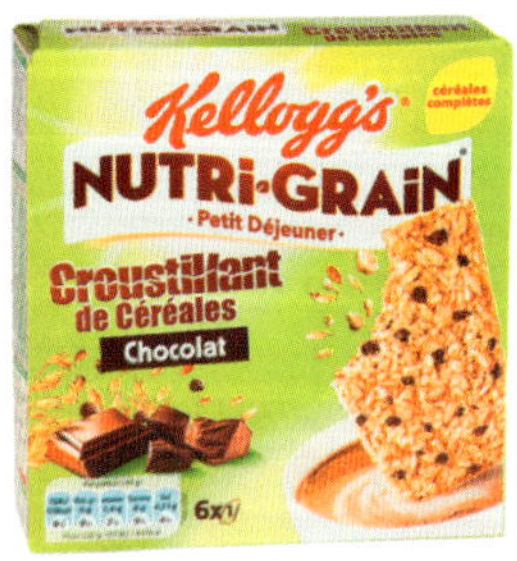

OREO®

De l'huile de palme, du sirop de glucose-fructose, on atteint 38 % de sucre, mais si vous souhaitez faire pire, il existe sa version enrobée au chocolat pour grimper à près de 50 % de sucre! Quantité importante d'acides gras saturés et, en plus, 4 additifs.

Ingrédients :

• Farine de blé, sucre, huiles végétales (palme, palmiste), cacao maigre en poudre 4,6 %, amidon de blé, sirop de glucose-fructose, poudres à lever : carbonate acide de potassium, carbonate acide d'ammonium et carbonate acide de sodium, sel, émulsifiants : lécithine de soja et lécithine de tournesol, arôme vanille.

Données nutritionnelles pour : 100 g

• Valeur énergétique : 480 kcal
• Protéines : 5 g
• Glucides : 69 g, dont sucres : 38 g
• Lipides : 20 g, dont acides gras saturés : 9,7 g
• Sel : 0,9 g
• Fibres alimentaires : 2,5 g

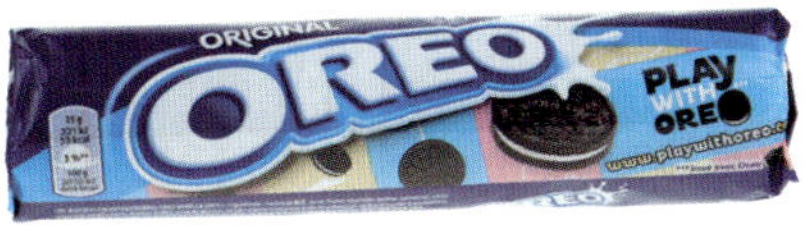

DÉLICHOC®, BISCUITS AVEC TABLETTE DE CHOCOLAT AU LAIT, DELACRE®

L'utilisation de graisse végétale de palme avec 10 % d'acides gras saturés et plus de 46 % de sucre en fait un biscuit très sucré et mal équilibré! La quantité de sel a de plus été légèrement augmentée dans la recette.

Ingrédients :

• Chocolat au lait 38 % (sucre, beurre de cacao, pâte de cacao, lait écrémé en poudre, beurre pâtissier, émulsifiant : lécithine de soja, arôme), farine de blé, sucre, graisse végétale (palme, colza), noix de coco, sel, lactose et protéines de lait, lait entier en poudre, poudre à lever : carbonate acide de sodium, carbonates d'ammonium et diphosphate disodique, émulsifiant : lécithine de soja, arôme, œuf entier en poudre.

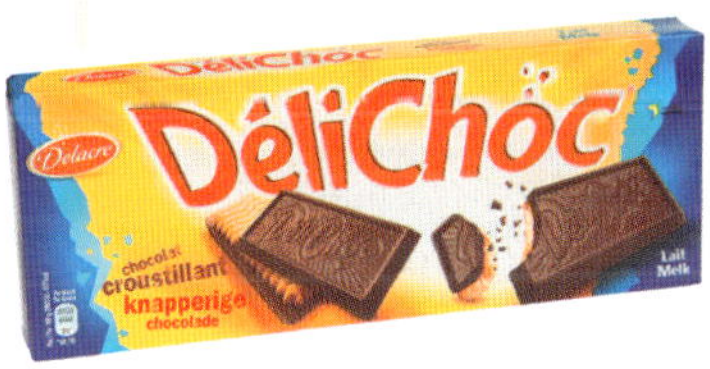

Données nutritionnelles pour : 100 g

• Valeur énergétique : 477 kcal
• Protéines : 5,2 g
• Glucides : 71,2 g, dont sucres : 46,6 g
• Lipides : 18,6 g, dont acides gras saturés : 10,6 g
• Sel : 0,37 g
• Fibres alimentaires : NI

FINGER L'ORIGINAL, CADBURY®

Un format qui pousse facilement à une consommation importante d'un produit à la texture légère dont la qualité laisse à désirer (huile de palme et sirop de sucre) – et qui atteint 38 % de sucre.

Ingrédients :

• Chocolat au lait 48 % (sucre, beurre de cacao, pâte de cacao, lait écrémé en poudre, matière grasse de lait, émulsifiants : lécithine de soja et E476), farine de blé, huile de palme, sucre, sirop de sucre partiellement inverti, sel, poudres à lever : bicarbonate d'ammonium et bicarbonate de sodium, arôme.

Données nutritionnelles pour : 100 g

• Valeur énergétique : 510 kcal
• Protéines : 6,7 g
• Glucides : 63,6 g, dont sucres : 38,3 g
• Lipides : 24,8 g, dont acides gras saturés : 13,5 g
• Sel : 0,4 g
• Fibres alimentaires : 3,1 g

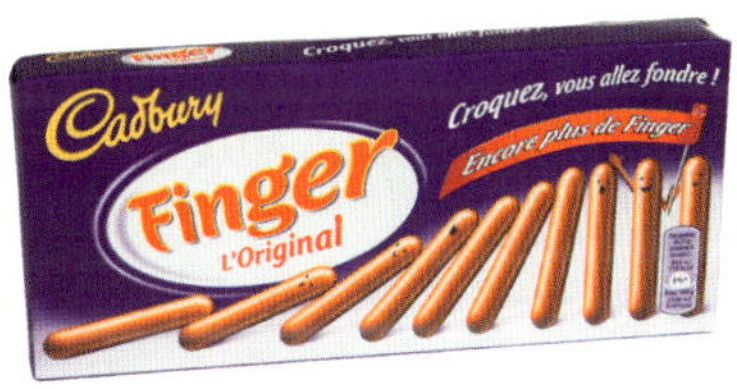

BISCUITS AVOINE CHOCOLAT BIO NUTRI+, BJORG®

Une belle recette majoritairement à base de flocons d'avoine et avec des pépites de chocolat pur beurre de cacao. Un beau produit.

Ingrédients :

• Flocons d'avoine* 30,5 %, farine de blé*, huile de colza*, sucre de canne* non raffiné, pépites de chocolat* 9 % (sucre de canne*, pâte de cacao*, beurre de cacao*), billes de riz* soufflé (farine de riz*, sel), stabilisant : gomme d'acacia*, extrait de cacao*, cacao* dégraissé en poudre, poudres à lever : carbonates d'ammonium et carbonates de sodium, émulsifiant : lécithines (tournesol), sel marin.

***Ingrédient issu de l'agriculture biologique*

Données nutritionnelles pour : 100 g

- Valeur énergétique : 454 kcal
- Protéines : 7,9 g
- Glucides : 61 g, dont sucres : 16 g
- Lipides : 18 g, dont acides gras saturés : 3,1 g
- Sel : 0,61 g
- Fibres alimentaires : 8,2 g

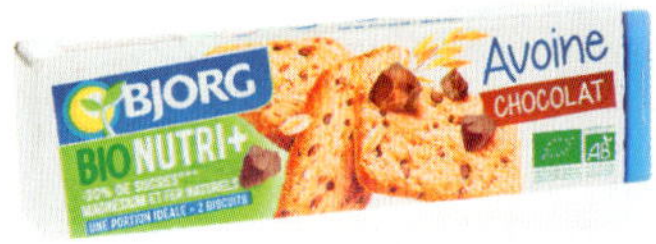

BISCUITS QUINOA CACAO, GERBLÉ®

Des ingrédients de bonne qualité avec un mélange de diverses farines, moins de 20 % de lipides et de sucres simples et un apport en fibres de presque 10 %, c'est remarquable pour des biscuits au chocolat. Un biscuit pèse seulement 11 g, soit environ 50 kcal.

Ingrédients :

• Farine de blé 29,5 %, farine intégrale de blé 18 %, huile de colza, sucre de canne roux, pépites de chocolat 7,5 % (sucre, pâte de cacao, émulsifiant : lécithine de soja, arôme naturel de vanille, beurre de cacao, cacao maigre en poudre), farine de quinoa 5,5 %, cacao maigre en poudre 5 %, fibres de chicorée : fructo-oligosaccharides, farine de germe de maïs 2,5 %, germe de blé 2,5 %, farine de riz, arôme naturel de vanille, farine d'avoine, farine de seigle, poudres à lever : diphosphates et carbonate de sodium, farine de maïs, émulsifiant : lécithine de colza, magnésium, poudre de lactosérum, extrait de malt d'orge, sel, arôme naturel, amidon de blé, vitamine E (lactose et protéines de lait).

Données nutritionnelles pour : 100 g

- Valeur énergétique : 450 kcal
- Protéines : 9,2 g
- Glucides : 58 g, dont sucres : 16 g
- Lipides : 18 g, dont acides gras saturés : 2,9 g
- Sel : 0,72 g
- Fibres alimentaires : 9,6 g

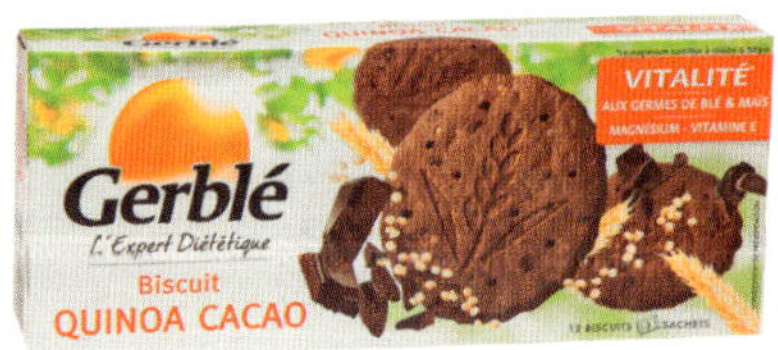

COCOTTES, CHOCOLAT ET GRAINES, ST MICHEL®

Des biscuits plus riches, mais dont on salue la composition assez simple, sans huile de palme ni additifs, si ce n'est un arôme naturel de vanille.

Ingrédients :

• Farine de blé 36 %, pépites de chocolat 22 % (sucre, pâte de cacao, beurre de cacao, lait en poudre, arôme naturel de vanille), sucre, beurre, graines 6 % (tournesol 3 %, sésame 3 %), huile de colza, œufs de poules élevées en plein air 3,5 %, sel de Guérande, poudres à lever : carbonate de sodium et acide citrique. Traces éventuelles de fruits à coque et de soja.

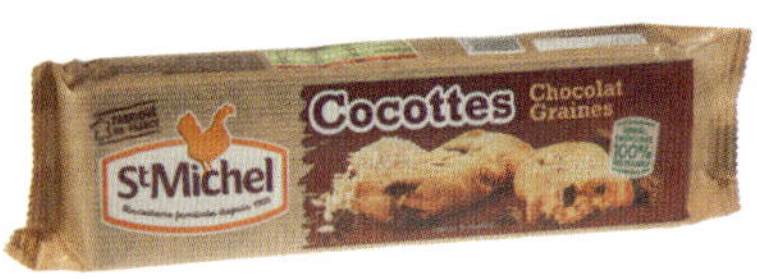

Données nutritionnelles pour : 100 g

- Valeur énergétique : 526 kcal
- Protéines : 7 g
- Glucides : 60 g, dont sucres : 29 g
- Lipides : 28 g, dont acides gras saturés : 12 g
- Sel : 0,60 g
- Fibres alimentaires : 2,8 g

B-READY®, BARRES CROUSTILLANTES AU NUTELLA®, NUTELLA®, FERRERO®

Vous mangez surtout 76 % de Nutella®, dressé dans un biscuit très fin. La composition du biscuit est plutôt bonne, mais plus de biscuit et moins de Nutella® aurait été plus équilibré et surtout rassasiant ! 44 % de sucre, c'est élevé !

Ingrédients :

- Pâte à tartiner aux noisettes et au cacao 76 % (sucre, huile de palme, noisettes 13 %, cacao maigre 7,4 %, lait écrémé en poudre 6,6 %, lactosérum en poudre, émulsifiants : lécithine de soja et vanilline, spécialités croustillantes et éclats croustillants 24 % (farine de froment, levure de bière, extrait de malt d'orge, sel, lait écrémé en poudre, émulsifiants : lécithine de soja, protéines de froment, protéines de lait, eau).

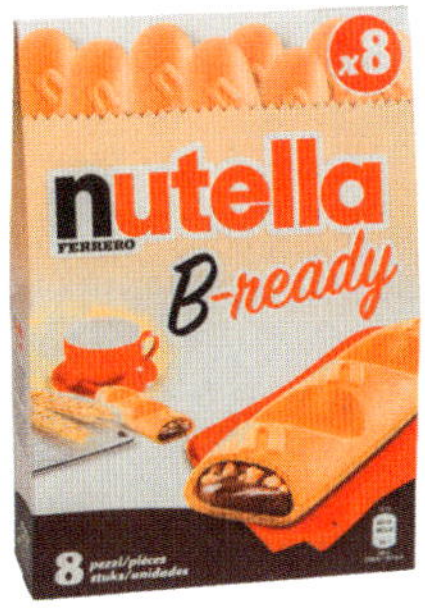

Données nutritionnelles pour : 100 g (1 barre = 19,1 g)

- Valeur énergétique : 502 kcal
- Protéines : 8,3 g
- Glucides : 60,9 g, dont sucres : 44,6 g
- Lipides : 24,1 g, dont acides gras saturés : 8,4 g
- Sel : 0,6 g
- Fibres alimentaires : NI

GRANOLA®, CHOCOLAT AU LAIT, LU®

On regrette l'utilisation de trop nombreuses huiles dans le nappage chocolat comme substitut du beurre de cacao, dont l'huile de palme, que l'on retrouve aussi dans la recette du biscuit. Et c'est un des biscuits les plus salés !

Ingrédients :

- Farine de blé 47 %, chocolat au lait 29 % [sucre, pâte de cacao, beurre de cacao, lactosérum en poudre (de lait), lait écrémé en poudre, graisses végétales (karité, palme, en proportions variables), beurre pâtissier, émulsifiants : lécithine de soja et E476, lactose (de lait), arôme] huiles (palme, noix de coco), sucre, sirop de sucre, son de blé, poudre à lever : carbonate acide de sodium et carbonate acide d'ammonium, sel, germe de blé, acidifiant : acide citrique.

Allergènes : blé, lait, beurre, soja. Peut contenir œuf, fruits à coque, sésame.

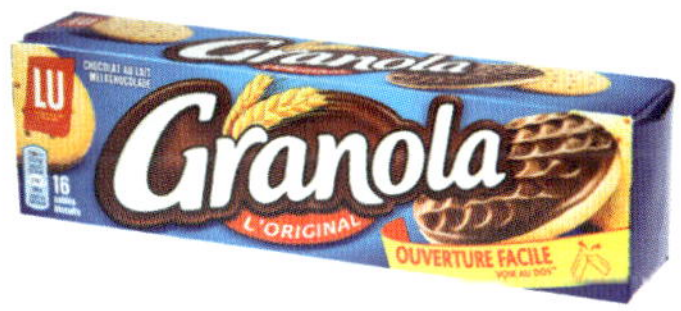

Données nutritionnelles pour : 100 g

- Valeur énergétique : 500 kcal
- Protéines : 7 g
- Glucides : 63 g, dont sucres : 29 g
- Lipides : 24 g dont acides gras saturés : 12 g
- Sel : 1,19 g
- Fibres alimentaires : 3,4 g

BISCUITS NAPPÉS CHOCOLAT AU LAIT BIO VILLAGE®, LECLERC MARQUE REPÈRE®

Un produit bio, plus gras que les biscuits de la même gamme et plus riche en acides gras saturés (huile de palme) : on attend mieux !

Ingrédients :

- Farine de blé*, chocolat au lait 22 %* (sucre*, beurre de cacao*, poudre de lait entier*, pâte de cacao*), sucre*, huile de palme*, huile de colza*, poudres à lever : E500 et E503, sel, arôme naturel de vanille*. Traces de fruits à coque, d'œufs et de sésame.

**Ingrédient issu de l'agriculture biologique*

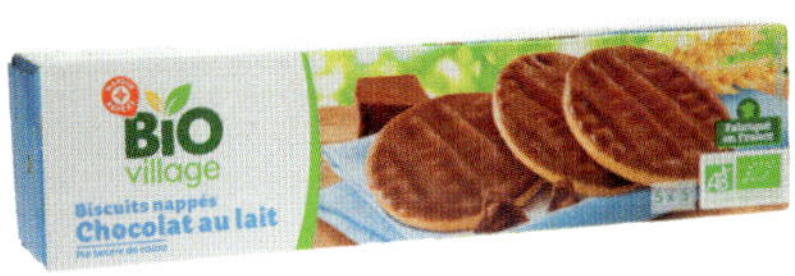

Données nutritionnelles pour : 100 g

- Valeur énergétique : 535 kcal
- Protéines : 6,6 g
- Glucides : 59,9 g, dont sucres : 28,2 g
- Lipides : 29,3 g, dont acides gras saturés : 14,8 g
- Sel : 0,41 g
- Fibres alimentaires : 2,4 g

BISCUITS AUX FRUITS

BISCUITS SOJA FIGUE BIO, BJORG®

On apprécie les ingrédients de qualité mis en œuvre et le taux de sucre modeste pour un biscuit aux fruits (22 %), d'autant qu'il s'agit d'un produit source de fibres. Ces fibres vont aider à ralentir l'assimilation des sucres.

Ingrédients :

• Farine de blé*, sucre de canne* roux non raffiné, farine complète de blé* 15 %, huile de tournesol oléique*, germes de blé*, gruaux de soja* 8 %, pâte de figue* 5 %, poudres à lever : carbonates d'ammonium, carbonates de sodium et acide citrique, sel marin, arôme naturel de figue, antioxydants : extraits de romarin*.

**Ingrédient issu de l'agriculture biologique*

Données nutritionnelles pour : 100 g

- Valeur énergétique : 465 kcal
- Protéines : 11 g
- Glucides : 62 g, dont sucres : 22 g
- Lipides : 18 g, dont acides gras saturés : 2 g
- Sel : 0,85 g
- Fibres alimentaires : 5,4 g

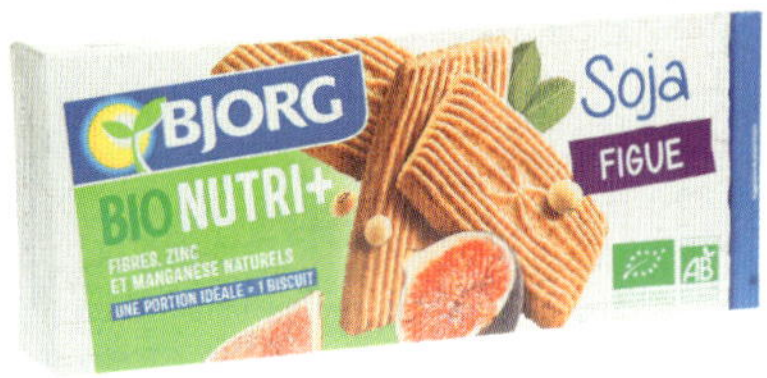

PALMIERS ALLONGÉS PUR BEURRE AUX FIGUES ET POINTE DE MIEL, MICHEL ET AUGUSTIN®

Un plaisir pur beurre un petit peu plus gras mais à la recette simple et qui évite les excès de sucre! BRAVO!

Ingrédients :

• Farine de blé, beurre frais 25 %, sucre, pépites de figue 11 % (figues violettes séchées, anti-agglomérant : farine de riz), miel de lavande 5 %, sel, arôme naturel de figue, poudre à lever : carbonates de sodium.

Données nutritionnelles pour : 100 g

- Valeur énergétique : 481 kcal
- Protéines : 6,1 g
- Lipides 23, dont acides gras saturés : 16 g
- Glucides : 63 g, dont sucres : 23 g
- Fibres alimentaires : 3,8 g
- Sel : 1,05 g

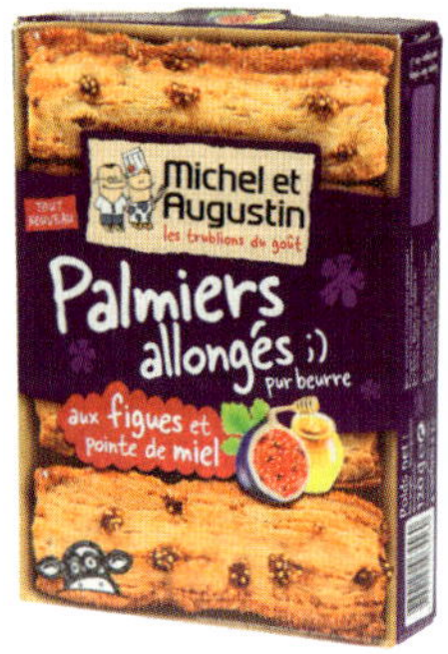

PIM'S® À L'ORANGE (MAIS AUSSI FRAMBOISE, CERISE GRIOTTE, FRAISE…)

Un record ici avec 10 additifs, la présence d'huile de palme, près de 50 % de sucre et une quantité importante d'acides gras saturés.

Ingrédients :

• Marmelade d'oranges 41 % (sirop de glucose, sucre, pulpe d'orange 4,5 %, jus d'orange concentré 1,4 % (équivalent jus d'orange 7,8 %), pulpe d'orange concentrée 0,6 % (équivalent pulpe d'orange 2,8 %), gélifiant : pectines, acidifiant : acide citrique, correcteurs d'acidité : citrates de calcium et de sodium), arôme naturel d'orange, épaississant : gomme xanthane, chocolat 24,9 % (sucre, pâte de cacao, beurre de cacao, graisses végétales (illipé, mangue, sal, karité et palme en proportions variables), arôme, émulsifiant : lécithine de soja, lactose et protéines de lait), farine de blé, sucre, œufs, sirop de glucose-fructose, huile végétale (colza), poudres à lever : carbonate acide d'ammonium, diphosphate disodique et carbonate acide de sodium, sel, émulsifiant : lécithine de soja.

Données nutritionnelles pour : 100 g

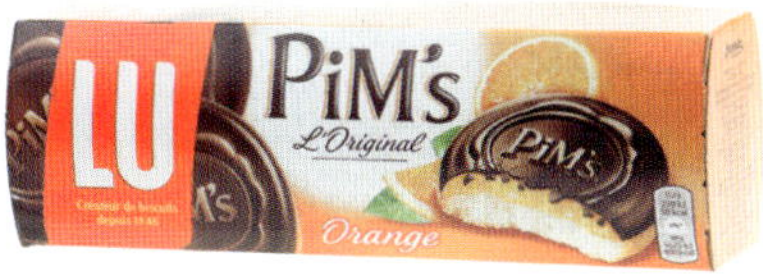

• Valeur énergétique : 400 kcal
• Protéines : 3,5 g
• Glucides : 66 g, dont sucres : 49 g
• Lipides : 12,5 g, dont acides gras saturés : 6,1 g
• Sel : 0,36 g
• Fibres alimentaires : 2 g

BISCUIT MOMENTS® MYRTILLE, KELLOGG'S SPÉCIAL K® (5 × 25 G)

Une longue liste d'additifs, des huiles de palme et palmiste pour un biscuit qui se veut allégé : en graisses oui, mais elles se sont transformées en divers sucres de piètre qualité, finalement l'apport calorique par biscuit diffère peu des autres de la gamme (95 kcal). Une fausse promesse, avec seulement 2 % de myrtilles !

Ingrédients :

• Farine de blé, fourrage à la myrtille 33 % (fructose, humectant : glycérol, dextrose, sucre, purée de myrtilles concentrée 2 %, sirop de glucose, huile de palme, gélifiant : pectine, acide citrique, émulsifiants : lécithine de soja, E471, ingrédient à propriétés colorantes : concentré de carotte et d'hibiscus, arôme, correcteur d'acidité : citrate trisodique, acide malique, affermissant : citrate tricalcique), sucre, huiles végétales (tournesol, palmiste, palme, noix de coco en proportions variables), maltodextrine, lait écrémé en poudre, amidon modifié, sirop de sucre inverti, petit-lait en poudre, émulsifiants : lécithine de soja, E472e, poudres à lever : E500, E450 et E341, carbonate de calcium, sel, arôme.

Données nutritionnelles pour : 100 g

• Valeur énergétique : 394 kcal
• Protéines : 4,5 g
• Glucides : 73 g, dont sucres : 31 g
• Lipides : 9 g, dont acides gras saturés : 3,5 g
• Sel : 0,77 g
• Fibres alimentaires : 1,5 g

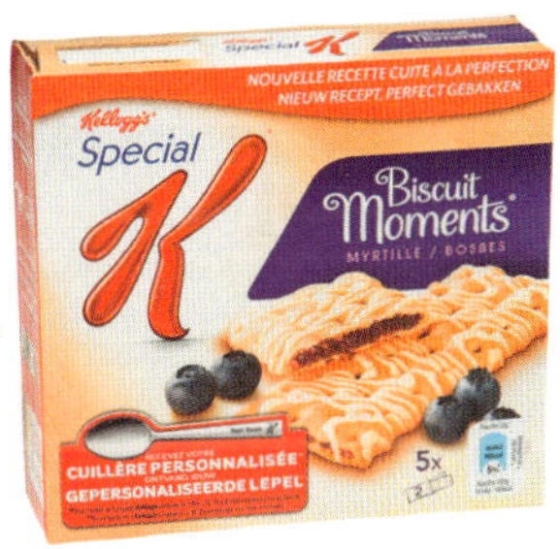

LUNETTES À LA MYRTILLE BIO, BJORG®

Dans la gamme des biscuits aux fruits, être proche des 30 g de sucres simples est satisfaisant. Les ingrédients sont de bonne qualité, même si un fourrage plus riche en myrtilles (seulement 20 %) et moins en sucre serait une bonne amélioration !

Ingrédients :
- Biscuit : farine de blé*, sucre de canne* non raffiné, farine d'épeautre complète 19 %, beurre concentré*, œufs*, huile de colza*, poudres à lever : phosphate de calcium et carbonate de sodium. Fourrage myrtille 20 % : sirop de blé* non raffiné, sucre mi-blanc de canne*, purée de myrtilles* 20 %, gélifiant : pectine de fruits, arôme naturel*, acidifiant : acide citrique.

** produit issu de l'agriculture biologique.*

Données nutritionnelles pour : 100 g
- Valeur énergétique : 456 kcal
- Protéines : 6,2 g
- Glucides : 70,5 g, dont sucres : 32,6 g
- Lipides : 16,4 g, dont acides gras saturés : 7,9 g
- Sel : 0,11 g
- Fibres alimentaires : 2,2 g

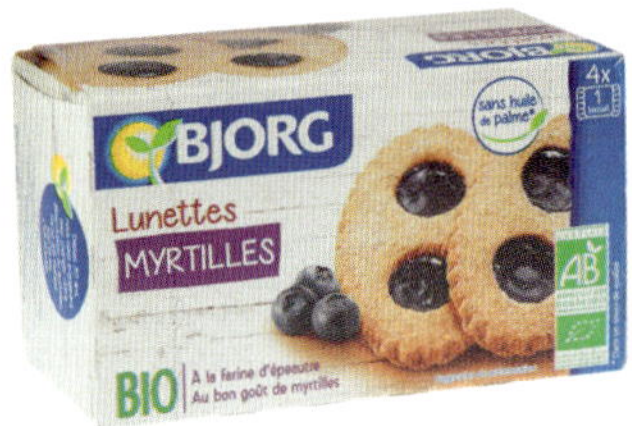

BISCUITS PETIT DÉJEUNER CÉRÉALES ET FRUITS ROUGES, LECLERC BIO VILLAGE®

Des ingrédients de qualité, plus de 53 % de céréales et un peu plus de 15 % de lipides. Un petit peu moins de sucre ajouté serait appréciable.

Ingrédients :
- Céréales* 53 % (farine de blé*, farine de seigle*, flocons d'avoine*, farine complète de sarrasin*, farine complète d'épeautre*, farine d'orge*), sucre*, beurre*, pépites aux fruits rouges* 7 % (purée et jus de pomme concentrés*, purée de fruits rouges concentrée*, pépites de cranberries séchées* 4,6 %), miel*, lait en poudre écrémé*; arôme naturel, poudres à lever, sel, œufs en poudre*.

** Ingrédient issu de l'agriculture biologique*

Données nutritionnelles pour : 100 g
- Valeur énergétique : 457 kcal
- Protéines : 6,3 g
- Glucides : 71,1 g, dont sucres : 31,3 g
- Lipides : 15,5 g, dont acides gras saturés : 9,8 g
- Sel : 0,530 g
- Fibres alimentaires : 3,8 g

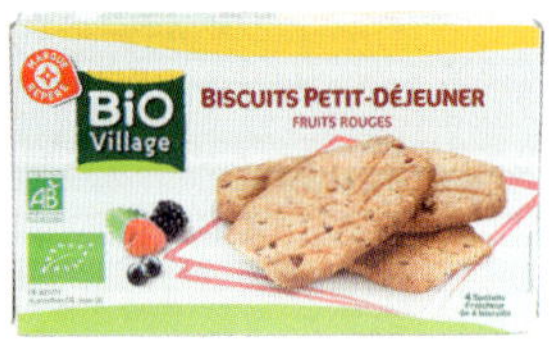

LA BARQUETTE 3 CHATONS® FRAMBOISE OU FRAISE, LU®

Une recette encore moins grasse, pas si calorique pour ce rayon biscuits, mais toujours plus sucrée : le sirop de glucose-fructose reste le premier ingrédient et à peine 20 % de farine, il s'agit d'une véritable friandise. On atteint 60 % de sucres simples, un record!

Ingrédients :

- Sirop de glucose-fructose, purée de fraises 27,8 %*, sucre, farine de blé, œufs 16,8 %, amidon de blé, gélifiant : pectines, correcteur d'acidité : acide citrique, arômes, levure sèche.

** Soit 49,8 % de fraises dans la garniture.*

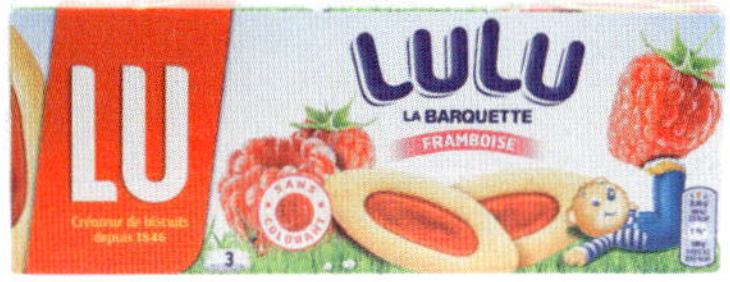

Données nutritionnelles pour : 100 g

- Valeur énergétique : 350 kcal
- Protéines : 4,2 g
- Glucides : 78 g, dont sucres : 60 g
- Lipides : 2,1 g, dont acides gras saturés : 0,5 g
- Sel : 0,08 g
- Fibres alimentaires : 1,2 g

BISCUITS GOÛT FRAMBOISE, BN®

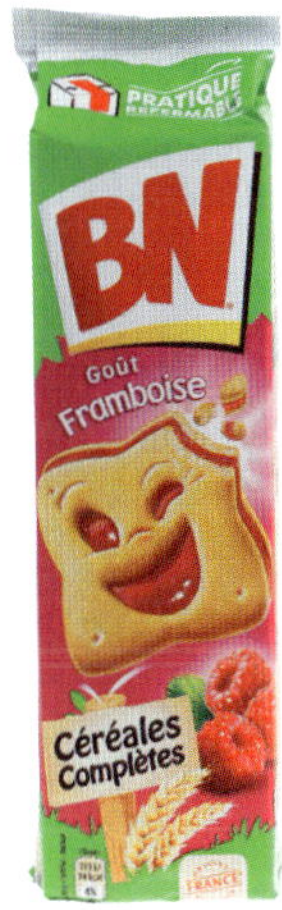

Se dit « riche en céréales complètes », mais le taux de fibres n'est pas indiqué, vous avez donc la réponse! Nous voyons surtout une liste d'additifs à n'en plus finir! Une matière grasse végétale non précisée… on joue à cache-cache. La qualité n'est pas au rendez-vous.

Ingrédients :

- Céréales, farine de froment 31 %, céréales complètes 15,1 % (farine complète de froment 15 %, farine complète de seigle, farine complète d'orge), sirop de glucose, fructose, sucre, matière grasse végétale, stabilisant : glycérol, lactose et protéines de lait, pulpe de framboise concentrée (équivalent framboise 5 %), amidon, poudres à lever : carbonates acide d'ammonium et de sodium, sel, lait entier en poudre, acidifiants : acide citrique, citrate trisodique, arômes naturels, colorant : rouge de betterave, gélifiant : pectine, épaississant : amidon modifié.

Données nutritionnelles pour : 100 g

- Valeur énergétique : 396 kcal
- Protéines : 5,5 g
- Glucides : 72,8 g, dont sucres : 36 g
- Lipides : 8,4 g, dont acides gras saturés : 4 g
- Sel : 0,53 g
- Fibres alimentaires : NI

LA PAILLE D'OR® AUX FRAISES & FRAISES DES BOIS, LU®

86 g de glucides dont 57 g de sucre pour 100 g, c'est encore plus que dans le précédent guide! 6 additifs et le premier ingrédient est du sirop de glucose-fructose avant même la farine. Des biscuits pauvres en lipides mais néanmoins déconseillés.

Ingrédients :

- Sirop de glucose-fructose, farine de blé 30,8 %, fruits et jus et purée de fruits concentrés 30,4 % (équivalent fruits et jus et purée de fruits 40,2 % (purée de fraises 25,2 %, purée de pommes 2,8 %, jus concentré de cassis 1,9 % (équivalent à 11,2 % de jus de cassis), purée concentrée de fraises des bois 0,5 % (équivalent à 1 % de fraises des bois)), amidon de blé, lactose et protéines de lait, acide citrique, acide malique, matière grasse végétale, jaunes d'œufs en poudre, pectines, sucre glace (sucre, amidon de maïs), citrate trisodique, arômes, lécithine de soja, carbonate acide de sodium, levure sèche.

Données nutritionnelles pour : 100 g

- Valeur énergétique : 364 kcal
- Protéines : 3,8 g
- Glucides : 86 g, dont sucres : 57 g
- Lipides : 1 g, dont acides gras saturés : 0,2 g
- Sel : 0,1 g
- Fibres alimentaires : 1,8 g

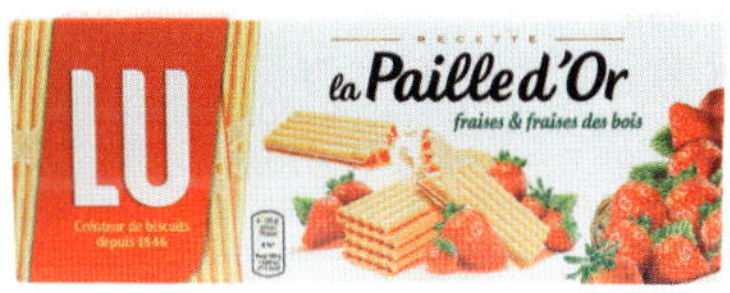

GÂTEAUX MOELLEUX

QUATRE-QUARTS, KER CADÉLAC®

On retrouve bien la recette du quatre-quarts comme à la maison, avec un quart d'œufs, un quart de farine, un quart de sucre, un quart de beurre. La qualité est au rendez-vous et les additifs peu nombreux.

Ingrédients :

• Œufs entiers, farine de blé, sucre, beurre pâtissier 21,4 %, poudres à lever : diphosphate disodique et carbonate acide de sodium, sel, dextrose, correcteur d'acidité, acide citrique, colorant : bêta-carotène, arômes.

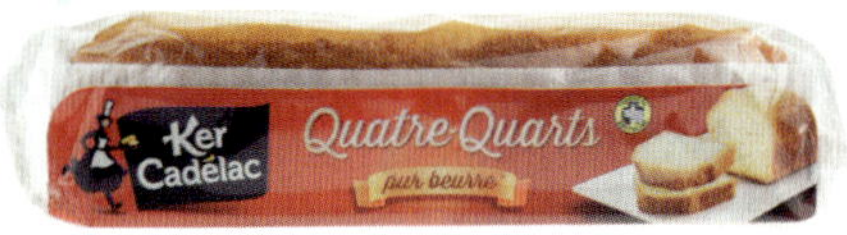

Données nutritionnelles pour : 100 g

• Valeur énergétique : 423 kcal
• Protéines : 6,6 g
• Glucides : 47 g, dont sucres : 30 g
• Lipides : 23 g, dont acides gras saturés : 15,5 g

8 CRÊPES NATURE BIO, LE STER®

Une recette presque maison avec des ingrédients de qualité. À noter que les crêpes de Landerneau au lait frais Le Ster® non bio sont aussi un très bon produit.

Ingrédients :

• Lait frais entier*, farine de blé*, sucre roux de canne*, œufs*, huile de colza*, sel.

** Ingrédient issu de l'agriculture biologique*

Données nutritionnelles pour : 100 g

• Valeur énergétique : 390 kcal
• Protéines : 8,3 g
• Glucides : 58,8 g, dont sucres : NI
• Lipides : 14,1 g
• Sel : NI
• Fibres alimentaires : NI

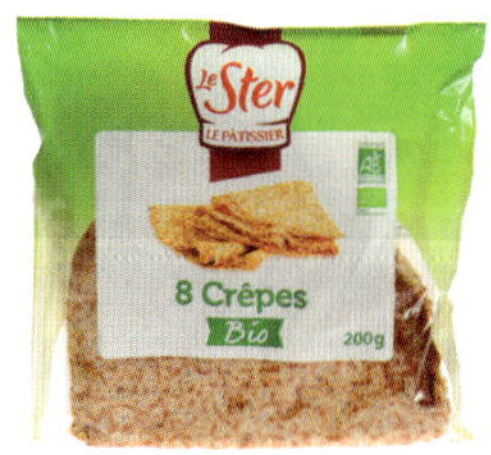

TOURTEAU FROMAGÉ DU POITOU (RAYON FRAIS), NOS RÉGIONS ONT DU TALENT, LECLERC®

Une spécialité régionale à la composition exemplaire ! Seulement 7 % de matières grasses et 20 % de sucres. On peut seulement contester, pour la santé, la consommation de croûte noircie. Toutefois, occasionnellement, cela ne posera aucun problème et elle se retire facilement si vous préférez.

Ingrédients :

• Fromage frais 27 %, farine de blé, sucre, blanc d'œuf, jaune d'œuf, sel, farine de fève.

Données nutritionnelles pour : 100 g (1 portion = 25 g)

• Valeur énergétique : 274 kcal
• Protéines : 9,3 g
• Glucides : 41,1 g, dont sucres : 20,3 g
• Lipides : 7,4 g, dont acides gras saturés : 4 g
• Sel : 0,7 g
• Fibres alimentaires : 2,7 g

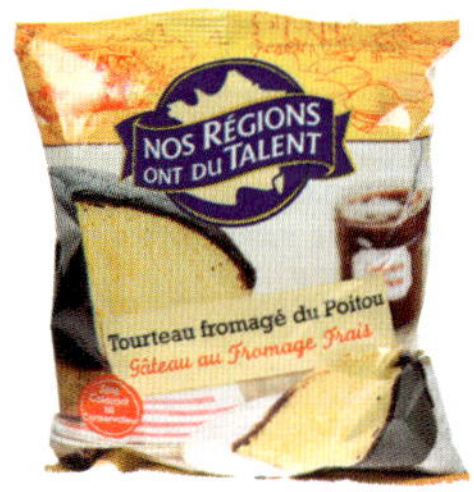

CAKE AUX FRUITS BROSSARD®

Une liste d'ingrédients à rallonge : ne vous fiez pas aux fruits qui arrivent en premier ingrédient, ils sont confits au sirop de glucose-fructose et au sucre avec leur lot d'additifs. Passez votre chemin.

Ingrédients :

- Fruits confits 22 % [bigarreaux confits 11,9 % (bigarreaux, sirop de glucose-fructose, sucre, acidifiant : acide citrique, conservateur : sorbate de potassium, colorant : cochenille), pastèques confites 5,1 % (pastèques, sirop de glucose-fructose, sucre, conservateur : sorbate de potassium, acidifiant : acide citrique, colorant : cochenille), écorces d'orange confites 5 % (écorces d'orange, sirop de glucose-fructose, sucre, conservateur : sorbate de potassium, acidifiant : acide citrique)], farine de blé, raisins secs 15 % (raisins, huiles végétales : colza, coton), huiles et graisses végétales (colza, coprah, palme), œufs frais, sucre, stabilisant : glycérol, sirop de glucose-fructose, extrait aromatique : rhum, infusion d'écorces d'oranges douces, arômes, poudres à lever : diphosphates et carbonates de sodium, sel, arôme naturel d'orange, émulsifiant : mono- et diglycérides d'acides gras, gélifiant : gomme xanthane, acidifiant : acide citrique, farine de blé malté, conservateur : anhydride sulfureux.

Données nutritionnelles pour : 100 g

- Valeur énergétique : 381 kcal
- Protéines : 3,7 g
- Glucides : 59 g, dont sucres : 41 g
- Lipides : 14 g, dont acides gras saturés : 6,5 g
- Sel : 0,43 g
- Fibres alimentaires : NI

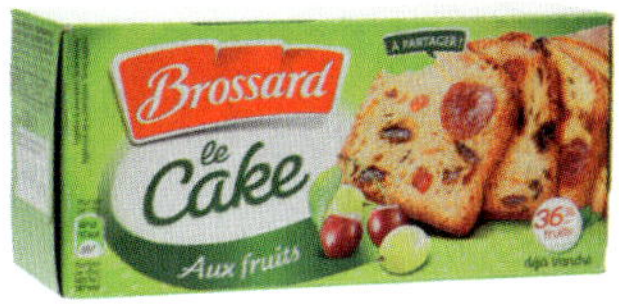

PAIN D'ÉPICES AU MIEL BIO, BJORG®

On est déçus que cette marque utilise du sirop de sucre inverti, surtout sur un produit aussi sucré ! On voudrait une vraie belle recette avec du vrai sucre et une belle teneur en miel.

Ingrédients :

- Farine de seigle 45 %, sirop de sucre de canne inverti, miel 16 %, poudre à lever : carbonate acide de sodium, épices.

Données nutritionnelles pour : 100 g (1 tranche = 14 g)

- Valeur énergétique : 328 kcal
- Protéines : 3,2 g
- Glucides : 77 g
- Lipides : 0,8 g
- Sel : NI
- Fibres alimentaires : NI

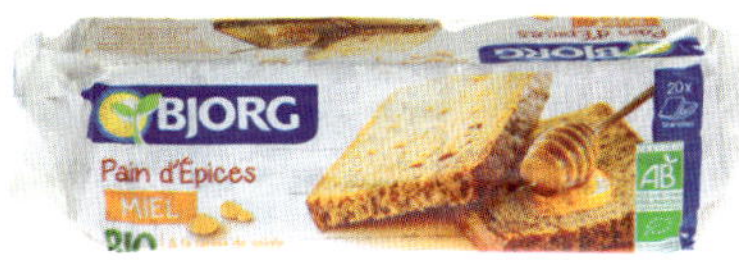

COQUELINE®, GÂTEAUX FOURRÉS À LA FRAISE, LU®

Du sirop de glucose-fructose en premier ingrédient pour atteindre 42 % de sucres simples et une matière grasse de palme, dommage pour la purée de fraises présente à presque 17 % !

Ingrédients :

- Sirop de glucose-fructose, farine de blé 24,1 %, sucre, purée de fraises 16,7 %, œufs 14,9 %, huile de palme, stabilisant : glycérol, poudres à lever : carbonate acide d'ammonium, diphosphate disodique et carbonate acide de sodium, gélifiant : pectines, émulsifiants : mono- et diglycérides d'acides gras, lécithine de tournesol, acidifiant : acide citrique, arômes, sel. Peut contenir du lait.

Données nutritionnelles pour : 100 g

- Valeur énergétique : 385 kcal
- Protéines : 4,4 g
- Glucides : 64 g, dont sucres : 42 g
- Lipides : 13 g, dont acides gras saturés : 5,6 g
- Sel : 0,43 g
- Fibres alimentaires : 1,2 g

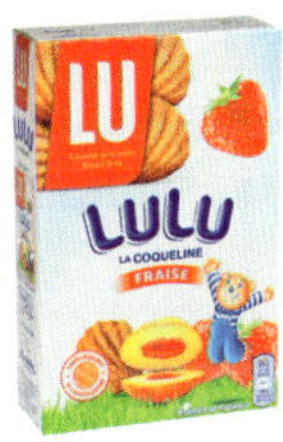

LE PETIT QUATRE-QUARTS AU BEURRE FRAIS, BONNE MAMAN®

On apprécie de retrouver la recette de base avec beurre, farine, œufs frais et sucre. L'arôme de vanille utilisé est un arôme naturel, ce qui est un plus !

Ingrédients :

- Beurre frais 25 %, farine de blé tendre, œufs frais 25 %, sucre, amidon, arôme naturel de vanille (contient alcool), poudres à lever : diphosphates et carbonates de sodium (blé), sel, émulsifiant : lécithines (soja). Traces éventuelles de fruits à coque.

Données nutritionnelles pour : 100 g (1 portion = 30 g)

- Valeur énergétique : 444 kcal
- Protéines : 5,7 g
- Glucides : 46 g, dont sucres : 27 g
- Lipides : 26 g, dont acides gras saturés : 18 g
- Sel : 0,78 g
- Fibres alimentaires : NI

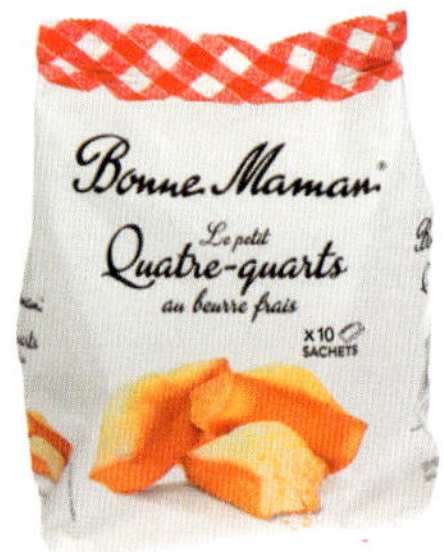

LE GÂTEAU AU LAIT FRAIS (RAYON FRAIS), ST MICHEL®

Une recette de qualité et un taux de sucres très raisonnable !

Ingrédients :

- Farine de blé 27 %, huile de colza non hydrogénée, œufs de poules élevées en plein air 19 %, sucre, stabilisant : glycérol, lait frais demi-écrémé pasteurisé 6,5 %, poudres à lever : diphosphates et carbonates de sodium (blé), sel, arôme naturel.

Données nutritionnelles pour : 100 g

- Valeur énergétique : 424 kcal
- Protéines : 5,7 g
- Glucides : 49 g, dont sucres : 20 g
- Lipides : 26 g, dont acides gras saturés : 2,5 g
- Sel : 0,76 g
- Fibres alimentaires : 1 g

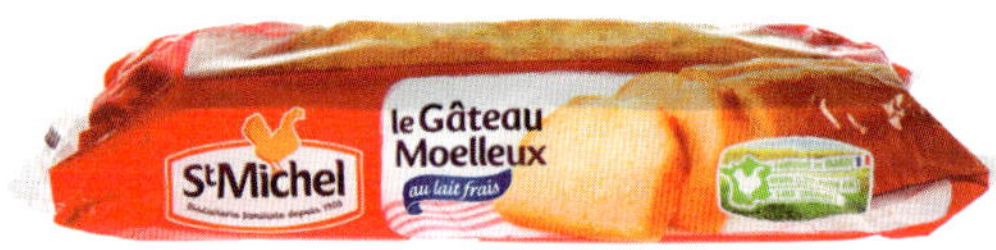

CAKE & CHOC®, GÂTEAUX MOELLEUX AVEC MORCEAUX DE CHOCOLAT AU LAIT, MILKA®

L'image de marque de ces produits ne garantit aucune qualité particulière dans le choix des ingrédients comme le laisse penser le marketing de cette marque phare !

Ingrédients :

• Farine de blé, sirop de glucose-fructose, matière grasse végétale, œufs, sucre, pépites de chocolat au lait du Pays alpin 10 % (sucre, lait entier en poudre, pâte de cacao, beurre de cacao, lactose et protéines de lait, émulsifiant : lécithine de soja, arôme vanille), stabilisant : glycérol, chocolat noir 2,9 % (pâte de cacao, sucre, cacao maigre en poudre, émulsifiant : lécithine de soja, arôme vanille), lait écrémé en poudre, lactose et protéines de lait, lait entier en poudre, amidon de blé, cacao maigre en poudre, poudre à lever : diphosphate disodique et carbonate acide de sodium, émulsifiants : E471, E472b et E475, sel, arômes, sirop de glucose, épaississant : gomme xanthane.

Données nutritionnelles pour : 100 g (1 portion = 35 g)

• Valeur énergétique : 415 kcal ; protéines : 5,4 g ; glucides : 52 g, dont sucres : 31 g ; lipides : 20 g, dont acides gras saturés : 9,1 g ; sel : 0,78 g ; fibres alimentaires : 1,7 g

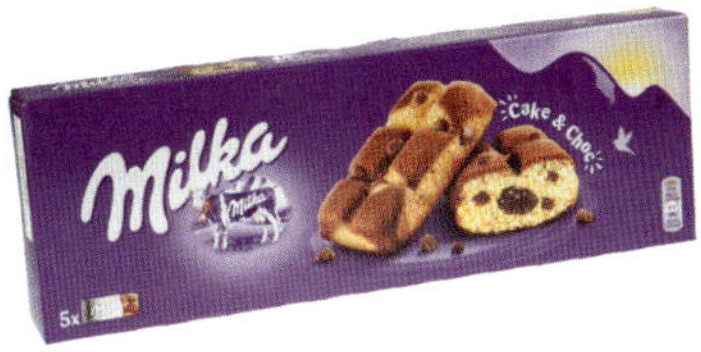

KINDER DÉLICE®, GOÛTERS MOELLEUX AU CACAO ET AU LAIT

La recette a été modifiée, ainsi la liste des ingrédients débute par des graisses de mauvaise qualité (un quart du produit), se poursuit avec du sirop de glucose-fructose et du sucre pour atteindre 38,5 % de sucres. Rien de bon dans ce produit, d'autant qu'à 42 g la portion, on atteint près de 200 kcal !

Ingrédients :

• Graisses végétales (palme, karité, sal), sucre, sirop de glucose-fructose, farine de froment 6,5 %, lait en poudre réhydraté 6,5 %, humectant : glycérol, lait écrémé en poudre 5 %, dextrose, cacao maigre 3 %, œuf, cacao 2,5 %, lactosérum en poudre, jus de poire concentré, amidon de froment, lait en poudre 0,5 %, émulsifiants : lécithines (soja), mono- et diglycérides d'acides gras, poudres à lever : carbonate d'ammonium et carbonate acide de sodium, jus de citron concentré, beurre de cacao, sel, arômes, pâte de cacao, beurre concentré.

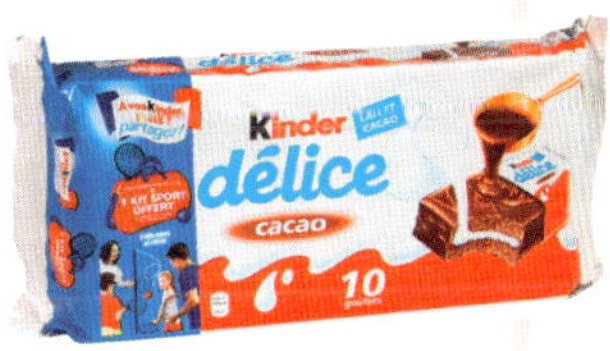

Données nutritionnelles pour : 100 g (1 portion = 42 g)

• Valeur énergétique : 456 kcal ; protéines : 5,3 g ; glucides : 51,3 g, dont sucres : 38,5 g ; lipides : 26,2 g, dont acides gras saturés : 13,3 g ; sel : 0,293 g ; fibres alimentaires : NI

NAPOLITAIN® SIGNATURE CHOCOLAT, LU®

Le premier ingrédient est le sucre, puis vient le sirop de glucose-fructose, on atteint ainsi 38 % de sucres. La matière grasse majoritaire (3e ingrédient) est de l'huile de palme et on note la présence de nombreux additifs alimentaires, dont des arômes artificiels.

Ingrédients :

• Sucre, œufs, huile de palme, sirop de glucose-fructose, farine de blé 12 %, chocolat noir 10,8 % (pâte de cacao, sucre, émulsifiant : lécithine de soja, arôme vanille), margarine (huiles végétales : palme, colza, eau, émulsifiant : E471, acidifiant : acide citrique, correcteur d'acidité : citrate de sodium, colorant : bêta-carotène, stabilisant : glycérol), cacao maigre en poudre, graisses végétales (palme, karité), lactosérum en poudre (de lait), arômes (contient alcool), émulsifiants : lécithine de soja, E472b, E471, E475 et E476, sirop de glucose, poudre à lever : diphosphate disodique et carbonate acide de sodium, sel, amidon transformé, lait écrémé en poudre, conservateur : sorbate de potassium, gélifiant : gomme xanthane, colorants : E153, E171 et E172, correcteur d'acidité : acide citrique.

Données nutritionnelles pour : 100 g (1 portion = 29 g)

• Valeur énergétique : 460 kcal ; protéines : 4,3 g ; glucides : 53 g, dont sucres : 38 g ; lipides : 25 g, dont acides gras saturés : 12 g ; sel : 0,48 g ; fibres alimentaires : 2,3 g

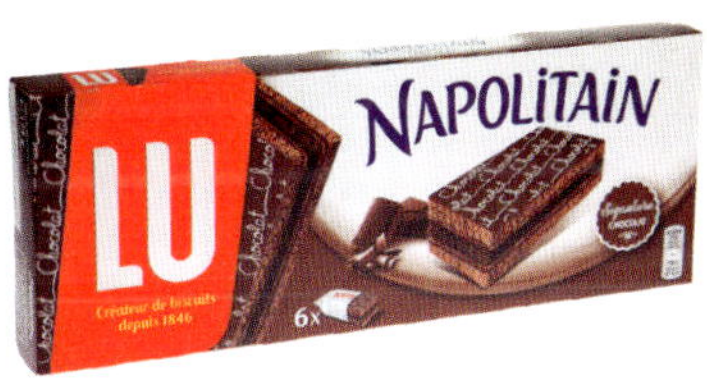

GÂTEAUX ET BISCUITS SANS GLUTEN

MINI-GALETTES DE RIZ AU CHOCOLAT NOIR, BIO VILLAGE®, LECLERC MARQUE REPÈRE®

Peut-on faire plus simple recette ? Un très beau produit !

Ingrédients :

- Chocolat noir* 50 % (pâte de cacao, sucre de canne, beurre de cacao), riz brun* 50 %.

** Ingrédient issu de l'agriculture biologique*

Données nutritionnelles pour : 100 g (3 mini-galettes = 12 g)

- Valeur énergétique : 490 kcal
- Protéines : 7,5 g
- Glucides : 60,2 g, dont sucres : 19,7 g
- Lipides : 23 g, dont acides gras saturés : 13,3 g
- Sel : 0,02 g
- Fibres alimentaires : 6 g

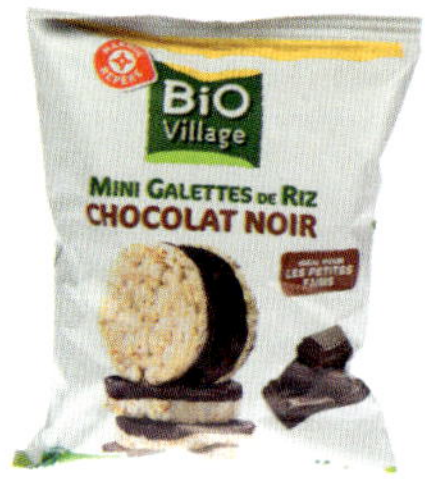

GÂTEAU DE VISAN EN PROVENCE AUX AMANDES, ALBERT MÉNÈS®

Nous sommes ravis de mettre en avant cette marque qui propose une recette maison avec des ingrédients de qualité remarquable !

Ingrédients :

- Amandes valencia 28 %, sucre, œufs entiers, beurre frais (lait) de baratte extra-fin AOP Charentes-Poitou, extrait pur de vanille. Sans gluten.

Données nutritionnelles pour : 100 g (1 portion = 30 g)

- Valeur énergétique : 489 kcal
- Protéines : 11 g
- Glucides : 33 g, dont sucres : 33 g
- Lipides : 34 g, dont acides gras saturés : 11 g
- Sel : 0,11 g
- Fibres alimentaires : NI

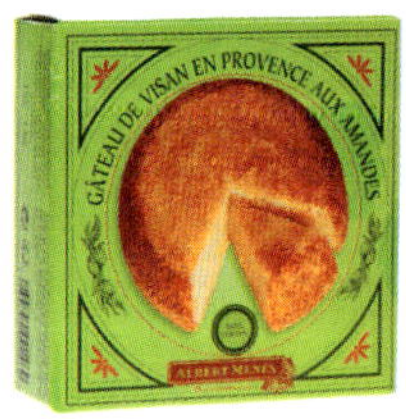

SYLVAIN SPECULOOS SANS GLUTEN, GENEROUS®

Une très belle recette qui prouve que sans gluten et ingrédients de qualité, c'est possible ! Les sablés au citron de la même marque sont également de qualité. BRAVO à Generous®.

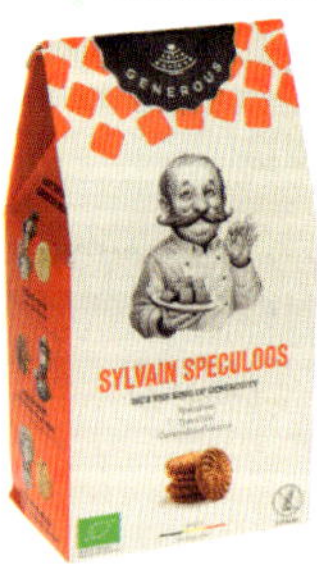

Ingrédients :

- Farine de sarrasin* 44 %, sucre de canne*, beurre* (lait), fécule de pomme de terre*, œufs* (d'élevage en plein air), lait*, épices*. Agents levants : bicarbonate de sodium, bicarbonate d'ammonium.

** Ingrédient issu de l'agriculture biologique*

Données nutritionnelles pour : 100 g

- Valeur énergétique : 425 kcal
- Protéines : 8 g
- Glucides : 55 g, dont sucres : 27 g
- Lipides : 17 g, dont acides gras saturés : 11 g
- Sel : 0 g
- Fibres alimentaires : NI

MADELEINES AUX ŒUFS, GERBLÉ SANS GLUTEN®

On aurait aimé une recette sans huile de palme… sans dextrose ni sirop de glucose! Une recette de qualité, en somme!

Ingrédients :

• Œufs 28 %, graisse de palme non hydrogénée, sucre, farine de riz 13 %, fécule de pomme de terre, dextrose, humectant : glycérol, sirop de glucose, arôme : alcool éthylique, amidon de riz, émulsifiant : lécithines de colza, épaississant : gomme guar, poudres à lever : diphosphates, carbonates de sodium et phosphates de calcium, sel.

Données nutritionnelles pour : 100 g

- Valeur énergétique : 436 kcal
- Protéines : 4,6 g
- Glucides : 51 g, dont sucres : 24 g
- Lipides : 24 g, dont acides gras saturés : 4,1 g
- Sel : 0,88 g
- Fibres alimentaires : 4,1 g

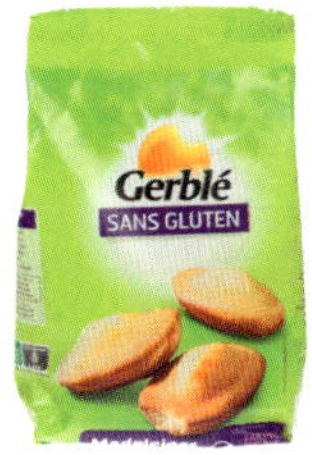

MINI-CAKES FOURRÉS GOÛT CHOCOLAT, AUCHAN MIEUX VIVRE® SANS GLUTEN

Avec une telle recette, on imagine mal comment mieux vivre sans gluten!

Ingrédients :

• Œufs, huile végétale (palme), sucre, fourrage goût chocolat 12,5 % (sucre, eau, fructose, huile végétale (palme), oligofructose, humectant : glycérol, poudre de cacao 0,5 %, blanc d'œuf en poudre, agents gélifiants : alginate de sodium, pectines, arôme, régulateur d'acidité : phosphates de calcium, affermissant : chlorure de calcium), fécule de pomme de terre, farine de riz, dextrose, stabilisant : glycérol, sirop de glucose, farine de maïs, amidon de riz, épaississant : gomme guar, poudres à lever : carbonates de sodium, diphosphates et phosphates de calcium, émulsifiant : lécithines (colza), sel, arômes (contient alcool). Les % sont exprimés sur le produit fini. Traces éventuelles de fruits à coque.

Données nutritionnelles pour : 100 g (1 mini-cake = 35 g)

- Valeur énergétique : 407 kcal
- Protéines : 4,8 g
- Glucides : 56,7 g, dont sucres : 26,2 g
- Lipides : 17,2 g, dont acides gras saturés : 8,4 g
- Sel : 0,79 g
- Fibres alimentaires : 4,1 g

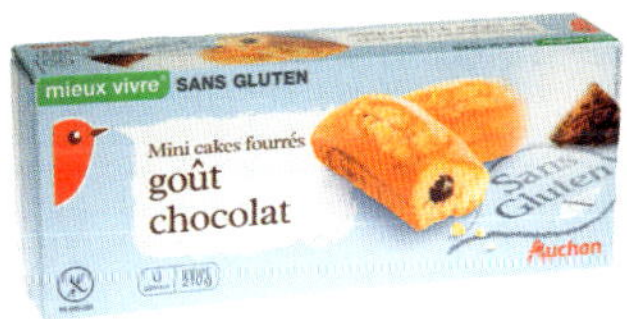

COOKIES PÉPITES DE CHOCOLAT, ALLERGO®

Sucre et huile de palme en premiers ingrédients, une longue liste d'additifs, comme quoi il ne faut pas se fier aux marques dites diététiques…

Ingrédients :

• Sucre, huile de palme non hydrogénée, farine de maïs, farine de teff, pépites de chocolat 9 % (pâte de cacao, sucre, beurre de cacao, émulsifiant : lécithines de soja, arôme naturel de vanille), farine de riz, fécule de tapioca, sirop de glucose, arôme, émulsifiant : lécithines de colza, poudre à lever : carbonates d'ammonium, épaississant : gomme xanthane, amidon de riz, sel.

• Fabriqué dans un atelier qui utilise des œufs, du sésame et des fruits à coque.

Données nutritionnelles pour : 100 g

- Valeur énergétique : 520 kcal
- Protéines : 4,1 g
- Glucides : 66 g, dont sucres : 33 g
- Lipides : 26 g, dont acides gras saturés : 14 g
- Sel : 0,12 g
- Fibres alimentaires : 3 g

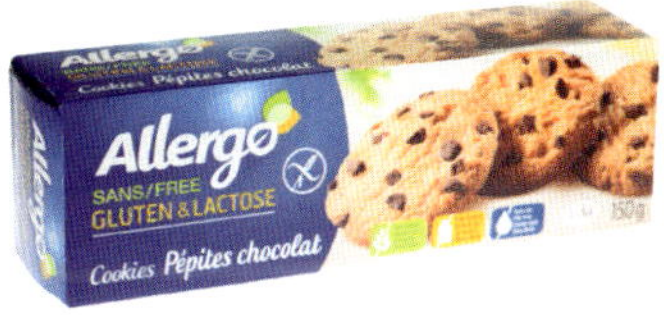

CONFITURES ET TARTINABLES

La « confiture » est le mélange de pulpe et/ou de purée d'une ou de plusieurs espèces de fruits, d'eau et de sucre, porté à la consistance gélifiée. La confiture d'agrumes peut toutefois être obtenue à partir du fruit entier, coupé en lamelles et/ou en tranches.

La quantité de pulpe et/ou de purée utilisée pour la fabrication de 100 g de produit fini n'est pas inférieure à 35 g en général. On parlera de confiture « extra » pour les produits à base de 45 g de pulpe ou purée non concentrée pour 100 g au minimum. La « gelée » est le mélange, suffisamment gélifié, de sucre et du jus et/ou d'extrait aqueux d'une ou de plusieurs espèces de fruits. On parlera de gelée « extra » quand la quantité de jus de fruits et/ou d'extrait aqueux utilisé pour la fabrication de 100 g de produit fini n'est pas inférieure à celle fixée pour la fabrication de la « confiture extra ».

La « marmelade » est le mélange, porté à la consistance gélifiée appropriée, d'eau, de sucre et d'un ou de plusieurs des produits suivants obtenus à partir d'agrumes : pulpe, purée, jus ou écorces. La quantité d'agrumes utilisés pour la fabrication de 100 g de produit fini n'est pas inférieure à 20 g. (Définitions extraites de la DGCCRF.)

Plusieurs additifs sont autorisés dans l'élaboration de ces produits, tels les gélifiants (pectines), acidifiants (acides lactique, citrique, malique, tartrique) ou antioxygènes (acide ascorbique).
D'un point de vue nutritionnel, tous ces produits sont riches en sucres entre 60 % et 70 %, de par l'ajout de sucre et la teneur naturelle en sucre des fruits utilisés. Leur apport énergétique est de 265 kcal en moyenne, soit trois à quatre fois plus que les fruits frais. Leur teneur en fibres est plus faible, avec seulement 1 %, et les vitamines et minéraux des fruits sont réduits par la cuisson, la vitamine C notamment est détruite. Il subsiste un peu de potassium. Les pigments des fruits ne sont toutefois pas altérés par la cuisson, et les produits élaborés à base de fruits rouges notamment sont des sources intéressantes de flavonoïdes, antioxydants aux effets protecteurs.

COMMENT LES CHOISIR ?

- On préfère les produits sous la dénomination « confiture » car ils sont plus riches en fruits, et on choisit ceux ayant un pourcentage de fruits d'au moins 50 % (extra).
- On fuit les confitures contenant du sirop de glucose-fructose ou sirop de glucose : on privilégie celles qui se rapprochent d'une recette maison : fruits, sucre, gélifiant et eau.
- On peut limiter le sucre en s'orientant vers les produits autour de 40 % de sucre et 60 % de fruit pour un produit que l'on consommera quotidiennement.

LES PIÈGES

- Entre deux recettes de même marque, on remarque assez régulièrement que la version classique contient du sirop de glucose-fructose, alors que la même allégée n'en contient pas : on paye plus cher pour qu'un ingrédient inutile soit retiré...
- Les confitures sans sucres ou sans sucres ajoutées ne sont pas exemptes de sucre, les fruits contenant déjà des sucres naturellement présents. De plus, les industriels remplacent le plus souvent dans ces produits le sucre par un autre édulcorant, comme le maltitol ou le fructose, ce qui a peu d'intérêt au vu des quantités consommées.

CONSEILS DE CONSOMMATION

Il s'agit d'un produit sucré, il est donc à ce titre préférable de se limiter à une portion de 20 à 40 g, soit 1 à 2 cuillerées à soupe bombées par jour : le matin sur vos tartines ou pour sucrer vos laitages, en alternance avec le miel et autres tartinables.
Conservation : à température ambiante dans un endroit sec, à l'abri de la lumière. Après ouverture, se conserve 21 jours au réfrigérateur.

AUTRES TARTINABLES

Au rayon des confitures, on trouve une autre gamme moins étendue, rassemblant les crèmes de marrons, crèmes de fruits confits, *lemond curd*, confitures de lait et caramel beurre salé notamment. Ces produits sont aussi sucrés que les confitures classiques mais contiennent aussi des graisses, soit par l'ajout de matières grasses, soit de par la teneur en lipides du produit de base. Pour bien les choisir, faites attention aux produits mettant en avant une identité régionale : ce ne sont pas forcément les meilleurs produits ! Soyez plus critique !

On recommande toujours l'utilisation de vrai sucre et non des sirops de sucre, et on fuit les produits avec des graisses de mauvaise qualité (palme, coprah, coco).

Comptez 1 cuillerée à soupe, occasionnellement, sur vos tartines, en alternance avec les autres tartinables

CONFITURES

CONFITURE ABRICOT INTENSE, BONNE MAMAN®

Une nouvelle gamme moins sucrée et plus riche en fruits, on adopte !

Ingrédients :

- Abricots, sucre, jus de cassis, jus de citrons concentré, gélifiant : pectine de fruits.

Données nutritionnelles pour : 100 g

- Valeur énergétique : 164 kcal
- Protéines : 0,5 g
- Glucides : 39 g, dont sucres : 39 g
- Lipides : 0,2 g, dont acides gras saturés : 0 g

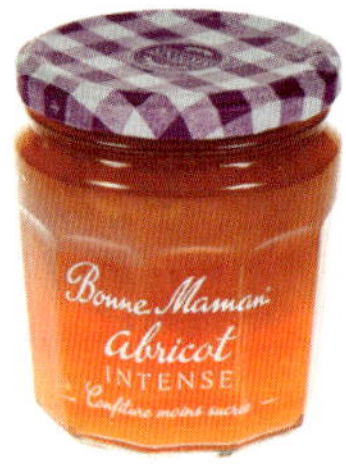

CONFITURE ORANGE AMÈRE, JARDIN BIO'®

Ce produit se distingue : l'orange étant souvent proposée en marmelade avec moins de fruits (30 % contre 50 % ici) et plus de sucre (jusqu'à 67 %), on souligne cet effort !

Ingrédients :

- Oranges* amères 50 %, sucre brut de canne*, eau, gélifiant : pectines, jus de citron* concentré.

** Produit issu de l'agriculture biologique.*

Données nutritionnelles pour : 100 g

- Valeur énergétique : 171 kcal
- Protéines : 0,5 g
- Glucides : 41 g, dont sucres : 40 g
- Lipides : 0,2 g

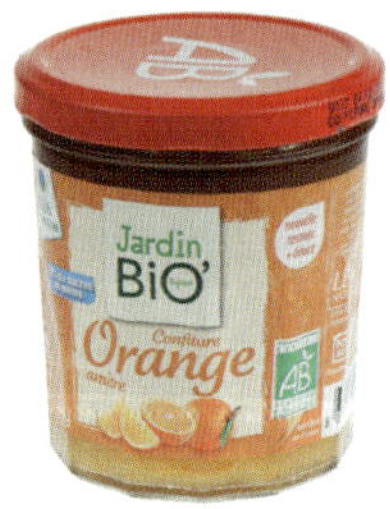

CONFITURE DE PRUNES D'AGEN, NOS RÉGIONS ONT DU TALENT, LECLERC®

Un produit de très belle qualité, des ingrédients de choix et aucun superflu !

Ingrédients :

- Prunes du Lot-et-Garonne, sucre de canne, gélifiant : pectines, jus de citron.

Données nutritionnelles pour : 100 g

- Valeur énergétique : 236 kcal
- Protéines : 0,5 g
- Glucides : 57,4 g, dont sucres : 51,9 g
- Lipides : 0,1 g

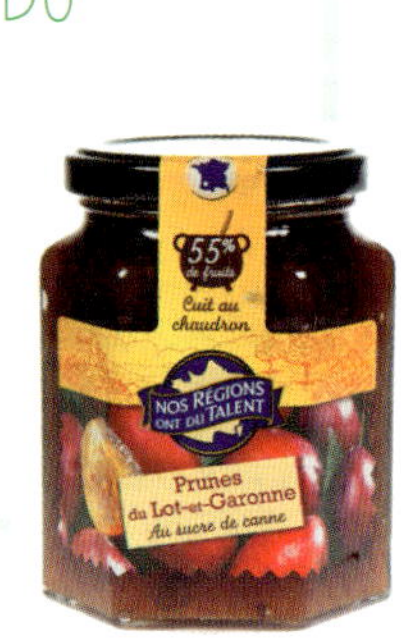

CONFITURE DE FRAISES, CARREFOUR®

Du sirop de glucose-fructose en premier ingrédient suffit à nous faire fuir, mais s'ajoute des fraises complétées par une purée de fraises concentrées. On passe notre chemin !

Ingrédients :

- Sirop de glucose-fructose, fraises, sucre, purée concentrée de fraises, gélifiant : pectines de fruits, acidifiant : acide citrique.

Données nutritionnelles pour : 100 g

- Valeur énergétique : 245 kcal
- Glucides : 60 g, dont sucres : 46 g
- Fibres alimentaires : 0,7 g

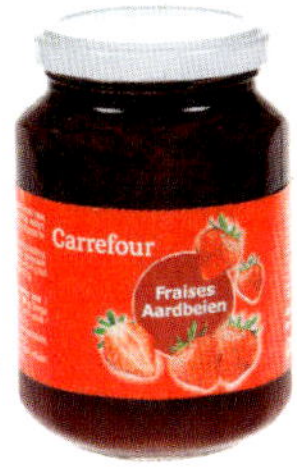

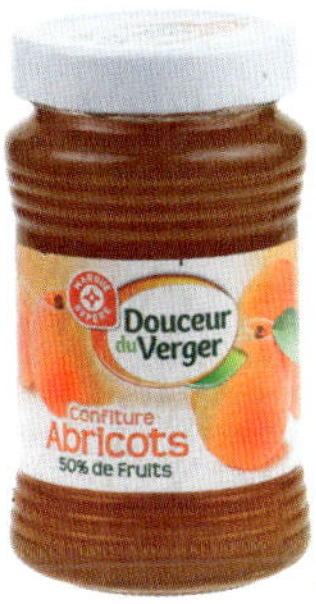

GAMME DOUCEUR DU VERGER® (PAR EXEMPLE ABRICOT), LECLERC MARQUE REPÈRE®

Préférez la version allégée qui ne contient pas de sirop de glucose-fructose et qui n'est remplacé par aucun substitut !

Ingrédients :

- Abricots, sucre, sirop de glucose-fructose, gélifiant : pectines, acidifiant : acide citrique. 50 % de fruits, 60 g/100 g de sucre.

Données nutritionnelles pour : 100 g

- Valeur énergétique : 243 kcal
- Protéines : 0,4 g
- Glucides : 58,6 g, dont sucres : 55,4 g
- Lipides : 0,2 g

MARMELADE D'ORANGES AMÈRES, BONNE MAMAN®

Seulement 28 g d'oranges amères pour 100 g et près de 60 g de sucre pour 100 g, on préférera une confiture d'agrumes avec 50 % de fruits au moins.

Ingrédients :

- Sucre, oranges amères, sucre roux de canne, jus de citron concentré, gélifiant : pectine de fruits. Les écorces sont coupées en lamelles.

Données nutritionnelles pour : 100 g

- Valeur énergétique : 239 kcal
- Glucides : 59 g, dont sucres : 59 g

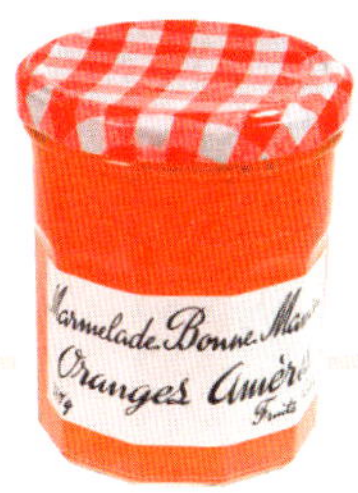

MIELS

Le miel est la substance sucrée naturelle produite par les abeilles de l'espèce Apis mellifera *à partir du nectar des fleurs ou de certaines sécrétions provenant de parties vivantes de plantes ou se trouvant sur elles, qu'elles butinent, transforment, combinent avec des matières spécifiques propres, emmagasinent et laissent mûrir dans les rayons de la ruche.*

Par définition, le miel est donc un produit entièrement naturel qui ne peut contenir ni additif, ni colorant, ni conservateur, ni arôme artificiel.

La variété des miels est très grande, on les distingue cependant selon leur origine florale : miel d'acacia, de lavande, de bruyère, de sapin, ou miel polyfloral, dit miel de fleurs ou toutes fleurs; mais aussi selon leur origine géographique : miel de montagne, de Provence ou autres régions. L'origine du miel a une influence sur sa couleur, son arôme : plus un miel est foncé, plus sa saveur est prononcée.
Le miel est un aliment à forte densité énergétique, apportant près de 320 calories pour 100 g, sous forme de glucides essentiellement : 78 % à 80 %, représentés par du fructose (38 % en moyenne), du glucose (31 % en moyenne), ainsi que du maltose, du saccharose et divers autres polysaccharides. Ces glucides sont très facilement assimilables par l'organisme.
Le pourcentage des deux principaux sucres varie selon l'origine du miel et influe sur sa fluidité : un miel contenant plus de fructose, comme le miel d'acacia, sera plus fluide et mettra plus de temps à cristalliser qu'un miel plus riche en glucose, comme le miel de bruyère.
Enfin, le miel contient très peu de vitamines et minéraux, même si l'on peut noter que les miels foncés sont globalement plus riches en matières minérales que les miels clairs.

COMMENT LES CHOISIR ?

On peut lire sur de nombreux miels à bas prix : « Mélange de miels originaires et non originaires de la CE. »
Cette indication, qui renseigne peu le consommateur, est possible à cause d'un décret de 2003, qui précise que l'on peut mentionner une provenance de la Communauté européenne ou hors CE, sans avoir l'obligation d'y inscrire un pays en particulier.
Ainsi, plus de 30 % des miels bas prix, dont la provenance reste très douteuse, sont en réalité de faux miels entièrement produits industriellement, ou bien une base de miel à laquelle on ajoute de l'eau et/ou du sucre. Ces faux miels proviennent essentiellement de Chine, sans aucune mention sur l'étiquette.
Même s'ils ne sont pas dangereux pour la santé, le consommateur est trompé.

Préférez un miel pour lequel il est mentionné sur l'étiquette : « Récolté en France », « Mis en pot par l'apiculteur ».
Les petits producteurs locaux restent la meilleure option, ainsi, nous ne proposons pas de sélection sur les produits de grande surface.

LES PIÈGES

Certains produits mettent en avant un mélange de miel et de gelée royale. Celle-ci est sécrétée dans la ruche par les abeilles afin de nourrir les reines exclusivement. La gelée royale étant très utilisée en cure, les industriels surfent sur cet engouement pour proposer des produits qui n'en contiennent malheureusement que 4 %-5 % en moyenne, d'où un produit plus cher. Ce critère ne doit donc pas être décisif dans votre choix d'achat.

CONSEILS DE CONSOMMATION

Il s'agit d'un produit sucré, il est donc à ce titre préférable de se limiter à une portion de 20 à 40 g, soit 1 à 2 cuillerées à soupe par jour : le matin sur vos tartines ou pour sucrer vos boissons et/ou laitages, en alternance avec les confitures et autres tartinables.

CONSERVATION

Placés dans un endroit sec, à l'abri de la lumière, les miels solides, hermétiquement fermés, peuvent se conserver pendant 2 ans environ. Les miels liquides cristallisent avec le temps, aussi est-il préférable de les consommer dans les 6 mois pour profiter de leurs qualités organoleptiques.

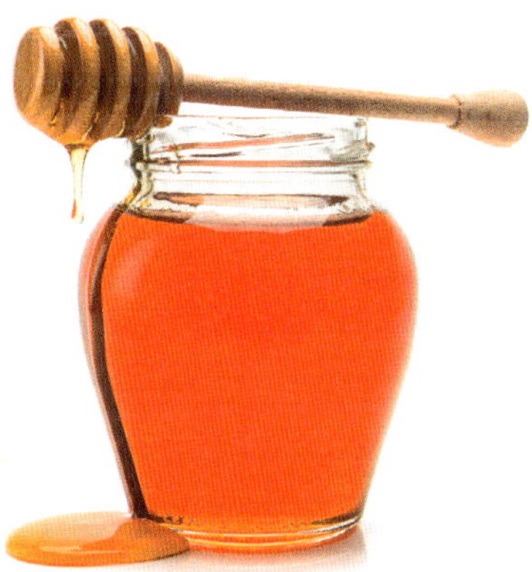

PÂTES À TARTINER

Les pâtes à tartiner sucrées regroupent les beurres de cacahuètes, les pâtes de cacao avec plus ou moins de noisettes et les pâtes de spéculoos.

Elles sont classiquement composées d'huile (de palme, de tournesol, colza, cacahuètes ou coco), de sucre, de pâte de cacao ou beurre de cacahuètes ou spéculoos, avec plus ou moins de lait ou poudre de lait écrémé et additifs, comme la lécithine de soja ou tournesol, et des arômes (vanille notamment). Ce sont des produits à forte densité calorique, avec une moyenne de 570 kcal aux 100 g, essentiellement des glucides (35 à 56 %) et des lipides (30 à près de 50 %).
Le rayon pâte à tartiner s'étoffe toujours un peu plus : même s'il semble difficile de détrôner le leader Ferrero®, les concurrents ne cessent d'innover en proposant des produits sans huile de palme, avec plus de noisettes ou au rayon frais.

COMMENT LES CHOISIR ?

- Pour les versions noisettes/chocolat, on préfère les compositions au plus haut pourcentage de noisettes (plus de 10 %) et/ou de pâte de cacao.
- Pour toutes, on privilégie les matières grasses de meilleure qualité : huile de tournesol ou de colza, plutôt que les huiles de palme, coprah ou coco.
- Le vrai sucre est toujours préférable aux sirops de sucre.

LES PIÈGES

- Ne vous laissez pas attirer par la belle photo du verre de lait et des noisettes sur l'emballage, TOUTES les pâtes à tartiner ne sont finalement qu'un mélange de sucre et de graisses.
- De même, le label bio n'est pas gage de qualité quant à la matière grasse utilisée : bio ne veut pas dire sans huile de palme, même si cela garantit une huile de palme durable.
- Certains produits mettent en avant une composition sans huile de palme mais utilisent de l'huile de coco : celle-ci n'est pas vraiment préférable.

CONSEILS DE CONSOMMATION

Les pâtes à tartiner, comme les autres tartinables, sont des produits plaisir et ne sont pas à consommer en excès. À raison d'une à deux fois par semaine, elles sont à mettre en parallèle de la consommation de sucre mais aussi de graisses : 1 cuillerée à soupe rase de pâte à tartiner (15 g) sera équivalente à 10 g de matière grasse OU 20 g de sucre.

PÂTES À TARTINER AU RAYON FRAIS

Elles se développent au rayon frais en mettant en avant la mention « sans huile de palme ». On retrouve d'un côté les spécialités laitières : Nesquik® tartine et Elle & Vire Tartine au chocolat qui sont en effet deux fois moins caloriques que les pâtes à tartiner noisettes classiques (300-341 kcal aux 100 g). De l'autre côté, Président® nous propose son beurre « éclats de chocolat » et St Hubert® ses versions « Pépites » et « Pépites très chocolat », apportant respectivement 601 kcal et 412 kcal aux 100 g. Le produit Président® est donc plus calorique que les pâtes à tartiner que l'on retrouve au rayon épicerie !

Comme elles doivent rester des produits plaisir et que nous notons qu'elles sont riches en acides gras saturés, elles ne sont finalement pas préférables aux pâtes à tartiner faites avec des huiles végétales de bonne qualité (colza, tournesol).

LES PURÉES D'OLÉAGINEUX

Tahin (purée de sésame), purée d'amandes, de noisettes ou le célèbre beurre de cacahuètes sont vendus au rayon des pâtes à tartiner et existent en version bio ou non.

Pour la recette basique, il s'agit de graines oléagineuses entières ou mondées que l'on a broyées, avec éventuellement un ajout de sucre. Il en résulte une pâte tartinable riche en lipides essentiellement mono- et polyinsaturés et sans cholestérol.

Ces purées sont riches en calories mais restent donc intéressantes d'un point de vue nutritionnel, et même recommandables en substitut du beurre en cas d'hypercholestérolémie.

Mais dès que l'on dérive de cette recette idéale de base, la qualité des ingrédients décline : ajout de graisse de palme en l'état ou partiellement hydrogénée, de sirop de glucose-fructose...

Encore une fois, on reste vigilant et on surveille la liste des ingrédients, surtout pour les beurres de cacahuètes !

PÂTES À TARTINER

VÉRITABLE PÂTE À TARTINER, BOVETTI®

Une recette simple, avec 40 % de noisettes, du chocolat et une huile de colza de bonne qualité : un bon produit!

Ingrédients :

• Noisettes*, chocolat au lait 38 % de cacao (sucre de canne brut*, beurre de cacao*, poudre de lait entier*, masse de cacao*, poudre de vanille*), sucre de canne roux*, huile de colza*.

** Produit d'origine biologique et du commerce équitable.*

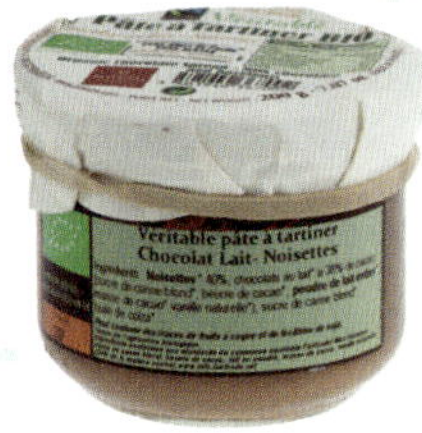

Données nutritionnelles pour : 100 g

• Valeur énergétique : 628 kcal
• Protéines : 8 g
• Glucides : 36 g, dont sucres : 33 g
• Lipides : 50 g, dont acides gras saturés : 9 g
• Fibres alimentaires : 8,8 g

PURÉE D'AMANDE BLANCHE BIO, L'AMANDAIE®

Juste des amandes et rien d'autre! C'est l'assurance de matières grasses de bonne qualité!

Ingrédients :

Amandes mondées (sans peau).

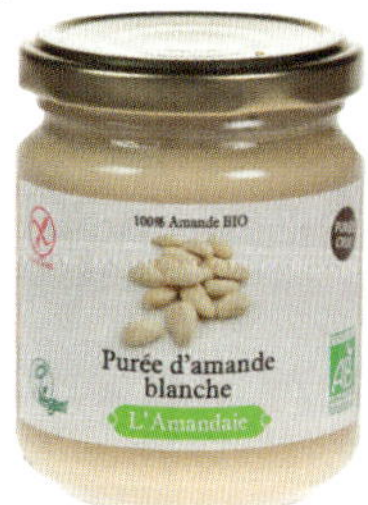

Données nutritionnelles pour : 100 g

• Valeur énergétique : 679 kcal
• Protéines : 22,9 g
• Glucides : 5,7 g, dont sucres : 5,7 g
• Lipides : 61 g, dont acides gras saturés : 5 g, monoinsaturés : 40 g, polyinsaturés : 16 g
• Fibres alimentaires : 7,6 g

PÂTE À TARTINER BIO, NOCCIOLATA®

Un pourcentage de noisettes plus important que les autres de la gamme (16 %), de l'huile de tournesol de meilleure qualité. Il existe aussi une version sans lait, un peu plus riche en noisettes (18 %) et cacao (11 %).

Ingrédients :

• Sucre de canne*, pâte de noisettes 16 %*, huile de tournesol*, lait écrémé en poudre*, cacao 6,5 %*, beurre de cacao*, lécithine de tournesol, extrait de vanille*.

** Ingrédient issu de l'agriculture biologique.*

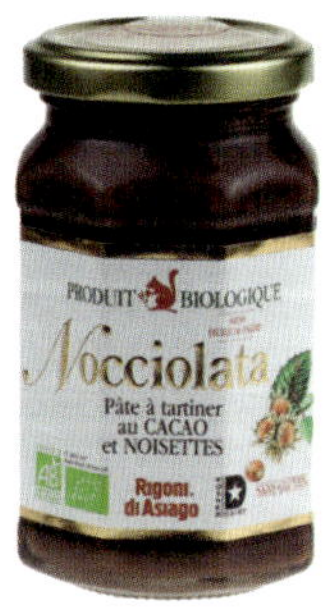

Données nutritionnelles pour : 100 g

• Valeur énergétique : 530 kcal
• Protéines : 7 g
• Glucides : 53 g, dont sucres : 51 g
• Lipides : 30 g, dont acides gras saturés : 6 g

PÂTE À TARTINER NOISETTES, ALTER ECO® ET PÂTE À TARTINER, AUCHAN BIO®

Ces deux produits issus de l'agriculture biologique ont encore un effort à faire quant à la matière grasse végétale utilisée. Bio ne veut pas dire sans huile de palme ou avec une huile de meilleure qualité (coco), ou encore moins calorique, toutes deux sont plus riches que le Nutella®, Ferrero® (571 kcal contre 530 kcal).

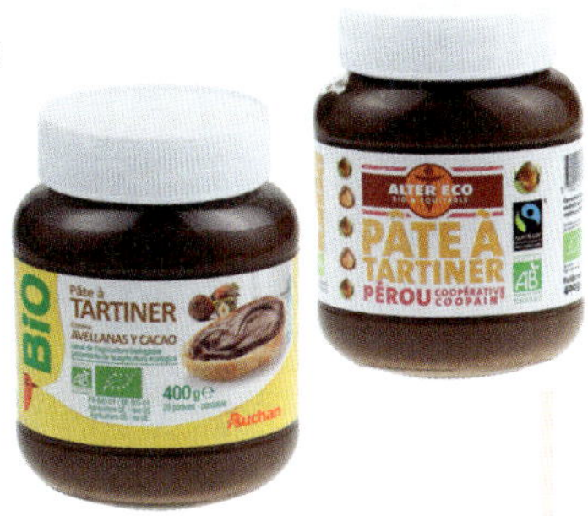

Ingrédients :

- Pâte à tartiner noisettes, Alter Eco® : sucre de canne, huiles végétales non hydrogénées (tournesol, palme), noisettes 13 %, cacao maigre, poudre de lait écrémé, émulsifiant : lécithine de tournesol, extrait de vanille.
- Pâte à tartiner, Auchan Bio® : Sucre, huile de tournesol, pâte de noisettes (fruit à coque) 13 %, cacao maigre en poudre 7,4 %, poudre de lait écrémé 6,6 %, beurre de cacao, huile de coco, lactosérum en poudre (lait), émulsifiant : lécithines (tournesol), arôme. Traces éventuelles d'amandes.

PÂTE À TARTINER AVEC DES PÉPITES CROUSTILLANTES D'OVOMALTINE, OVOMALTINE®

Une recette compliquée où se multiplient les sucres (extrait de malt d'orge, sucre, fructose et encore du sucre), on aurait préféré aussi que l'huile de colza soit la seule huile utilisée.

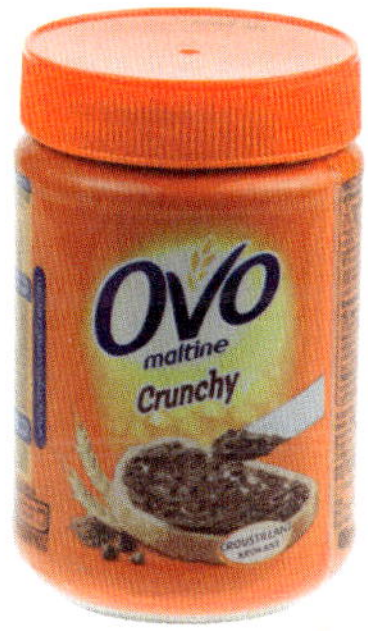

Ingrédients :

- Ovomaltine 33 % (extrait de malt d'orge 51 %, lait écrémé concentré, lactosérum concentré (lait), cacao maigre 13 %, sucre, fructose, carbonate de magnésium, phosphate de calcium, huile de colza, vitamines (C, niacine : PP, E, acide pantothénique : B5, riboflavine : B2, B6, thiamine : B1, A, acide folique : B9, biotine : B8, B12), sel, arôme : vanilline), sucre, huiles végétales (colza et palme), noisettes, phosphate de calcium, cacao maigre 0,4 %, émulsifiant : lécithine de tournesol, arôme : vanilline. Peut contenir : noix de cajou, amande et soja.

Données nutritionnelles pour : 100 g

- Valeur énergétique : 545 kcal
- Protéines : 3,8 g
- Glucides : 59,5 g, dont sucres : 54,5 g
- Lipides : 32 g, dont acides gras saturés : 7,1 g

PÂTE À TARTINER AUX NOISETTES, NUTELLA®, FERRERO®

Pour ce top des ventes de la marque Ferrero®, un effort sur la qualité de l'huile est attendu!

Ingrédients :

- Sucre, huile de palme, noisettes 13 %, cacao maigre 7,4 %, lait écrémé en poudre 6,6 %, lactosérum en poudre, émulsifiants : lécithines (soja), vanilline.

Données nutritionnelles pour : 100 g

- Valeur énergétique : 546 kcal
- Protéines : 6 g
- Glucides : 57,6 g, dont sucres : 56,8 g
- Lipides : 31,6 g, dont acides gras saturés : 11 g

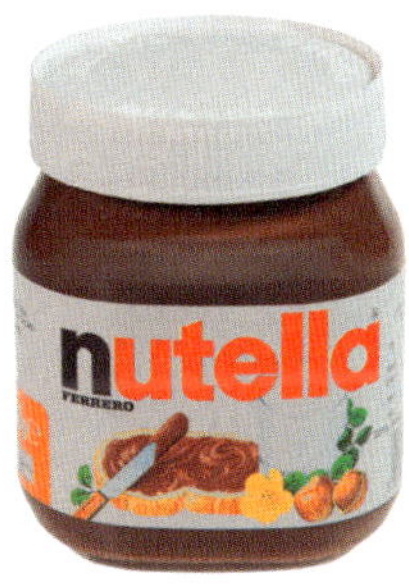

TABLETTES, BARRES CHOCOLATÉES, ROCHERS ET BOUCHÉES

Le chocolat est le mélange plus ou moins gras et sucré de pâte de cacao, de beurre de cacao et de sucre. Selon le type de chocolat que l'on veut obtenir, on peut ajouter à cette préparation des ingrédients supplémentaires, comme de la poudre de lait, des arômes, des fruits secs ou des graines, des céréales soufflées...

On distingue :
• **le chocolat noir** (amer et mi-sucré) qui contient de 35 à 99 % de pâte de cacao, du beurre de cacao, du sucre en proportion variable et éventuellement un arôme ;
• **le chocolat au lait** auquel on ajoute de la poudre de lait, des arômes, notamment de la vanille. Il contient 25 % de cacao au minimum ;
• **le chocolat blanc** exclusivement fabriqué à partir de beurre de cacao, auquel sont généralement ajoutés de la poudre de lait, du sucre et de la vanille. Il ne contient donc pas de pâte de cacao.

D'un point de vue nutritionnel, le chocolat a une haute valeur énergétique, de 525 kcal pour 100 g en moyenne. Il se distingue des autres produits sucrés de par sa teneur en protéines plus élevée, mais il est également très riche en lipides : cette proportion est plus importante dans le chocolat noir, les chocolats au lait et blanc étant plus sucrés. Attention, cependant, des matières grasses d'origine végétale, beaucoup moins chères pour les industriels que le beurre de cacao, sont autorisées, comme l'huile de palme ou le beurre de karité, même si elles ne doivent pas dépasser 5 % du produit fini.
Par ailleurs, le chocolat noir est celui qui renferme le plus de polyphénols (antioxydants), suivi par le chocolat au lait, puis loin derrière le chocolat blanc, qui n'en contient aucun. Celui-ci étant dépourvu de cacao, il ne bénéficie pas de ses qualités nutritionnelles. Le chocolat noir demeure une source intéressante de phosphore, de magnésium et d'oligoéléments (cuivre, manganèse et zinc).
Les autres formes commercialisées que sont les barres chocolatées, les rochers, les bouchées et autres confiseries sont des produits qui prennent toujours plus de place dans nos rayons. On en trouve une très grande variété : biscuits ou nougats, mélanges de céréales enrobés de chocolat, elles ont une forte densité calorique mais une faible densité nutritionnelle. On y perd souvent en qualité des matières premières (peu ou pas de produits pur beurre de cacao)...

COMMENT LES CHOISIR ?

- Pour les tablettes de chocolat, on s'attarde sur la qualité des ingrédients :
- Le premier élément de la liste (pour le chocolat noir) doit être tout simplement : la pâte de cacao ;
- On opte, pour toutes les variétés, pour un chocolat « pur beurre de cacao » sans autre matière grasse ;

- On privilégie l'utilisation de vrai sucre (saccharose) et non de fructose, et encore moins de sirop de glucose-fructose ;
- On choisit les recettes les plus simples : les appellations « gourmand », « fourré », « création » ou « praliné » impliquent presque systématiquement des ingrédients de mauvaise qualité et des listes d'additifs interminables.
- Pour les barres, rochers et bouchées chocolatés, on se fie plus aux portions proposées, la qualité de ces produits étant moindre par rapport aux tablettes ; au-delà de 20-25 g par portion, on passe son chemin.

LES PIÈGES

- Certains produits mettent en évidence une quantité de sucre inférieure aux autres de la gamme, cependant, pour compenser ces faibles teneurs en sucre, ils sont enrichis en matières grasses laitières ou végétales et donc plus gras : l'apport calorique reste donc le même.
- Les barres au chocolat de marques diététiques ne sont pas forcément un meilleur choix : avec 128 kcal par barre en moyenne, elles sont tout autant à limiter que les barres de marque nationales et de distributeurs classiques.

CONSEILS DE CONSOMMATION

Les chocolats et friandises chocolatées ne sont pas à interdire, une alimentation équilibrée pouvant inclure jusqu'à 10 % de l'apport énergétique total sous forme de sucres simples chaque jour. Aussi, pour le plaisir, une fois par semaine, vous pouvez consommer une barre, quelques bonbons ou un rocher bien choisi.
Pour les barres chocolatées, qui sont de véritables bombes caloriques, il est conseillé d'opter pour les versions minis, à consommer comme on consommerait deux carrés de chocolat. Il ne s'agit en rien d'une collation conseillée, pour les adultes comme pour les enfants.

Le chocolat noir est une exception qui s'avère plus bénéfique pour la santé que ces confiseries, aussi peut-on se le permettre chaque jour, en comptant deux carrés de chocolat noir (à 70 % minimum de cacao), soit environ 20 g.

LES MINI-CUBES !

Après les barres, les mini, les tops (tablettes biscuitées), les glacés... les mini-cubes envahissent les rayons !

Que ce soit Snickers®, Mars®, Twix®... le bilan est le même : recette inchangée et donc une qualité qui laisse à désirer !

Le format plus petit pourrait nous attirer puisque la valeur calorique est élevée, mais en réalité ce petit format en sachet et sans emballage individuel incite à la surconsommation.

1 paquet = 200 g, pensez à vous limiter !

TABLETTES

CHOCOLAT NOIR PÉROU 85 % BIO ÉQUITABLE, ALTER ECO®

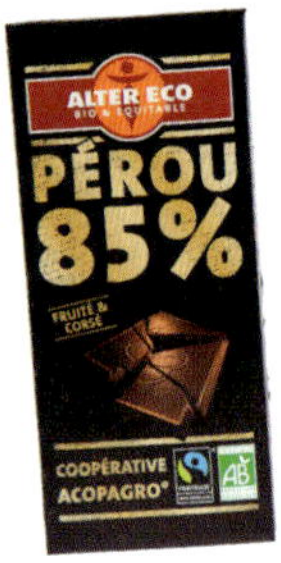

Cette tablette présente un chocolat à 85 % de cacao, pur beurre de cacao, avec seulement trois ingrédients, aucun additif. On apprécie de connaître la provenance de tous les ingrédients et le label pour un commerce plus responsable, c'est un bon produit.

Ingrédients :

- Pâte de cacao (Pérou), beurre de cacao, sucre de canne complet.

Données nutritionnelles pour : 100 g

- Valeur énergétique : 600 kcal
- Protéines : 7,7 g
- Glucides : 34,8 g, dont sucres : 15 g
- Lipides : 53,2 g, dont acides gras saturés : 32,5 g

EXCELLENCE NOIR PUISSANT 85 % DE CACAO, LINDT®

C'est un chocolat 100 % pur beurre de cacao avec 85 % de cacao pour un goût prononcé. Ainsi, il sera facile de combler une petite envie sucrée avec simplement 2 carrés. On apprécie la liste dont les ingrédients sont identifiables par tous !

Ingrédients :

- Pâte de cacao, cacao maigre, beurre de cacao, cassonade, vanille.

Données nutritionnelles pour : 100 g

- Valeur énergétique : 584 kcal
- Protéines : 12,5 g
- Glucides : 19 g, dont sucres : 14 g
- Lipides : 46 g, dont acides gras saturés : 28 g

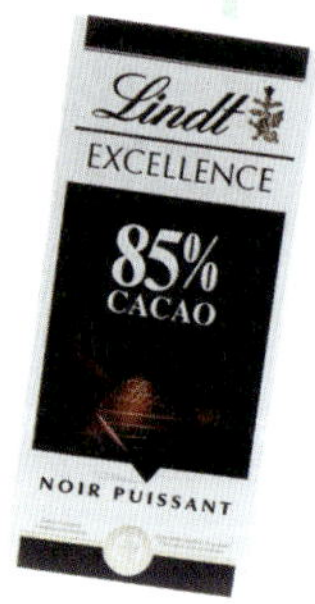

CHOCOLAT NOIR AUX ÉCLATS DE FÈVES CARAMÉLISÉES, JARDIN BIO®

Une recette de qualité avec la gourmandise des éclats de fèves caramélisés.

Ingrédients :

- Pâte de cacao* origine Saint Domingue, sucre de canne*, éclats de fèves de cacao torréfiés et caramélisés* 10 % (fèves de cacao* 7 %, sucre*), beurre de cacao*, extrait de vanille*.

** Ingrédient issu de l'agriculture biologique. Cacao : 70 % minimum dans le chocolat noir.*

Données nutritionnelles pour : 100 g

- Valeur énergétique : 571 kcal
- Protéines : 9,2 g
- Glucides : 35,3 g, dont sucres : 29 g
- Lipides : 41 g, dont acides gras saturés : 25,6 g
- Fibres alimentaires : 12 g

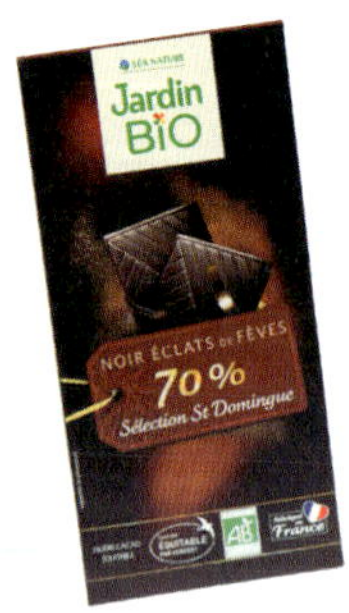

CHOCOLAT LAIT AVEC BISCUITS OREO®, MILKA®

Cette tablette est plus riche que les autres de la gamme et présente en premier et deuxième ingrédients du sucre et des graisses végétales. Rappelons qu'un chocolat est à la base fabriqué avec de la pâte et du beurre de cacao ! L'ajout d'éclats de biscuits Oreo® n'apporte que des ingrédients de mauvaise qualité, tels que le sirop de glucose-fructose.

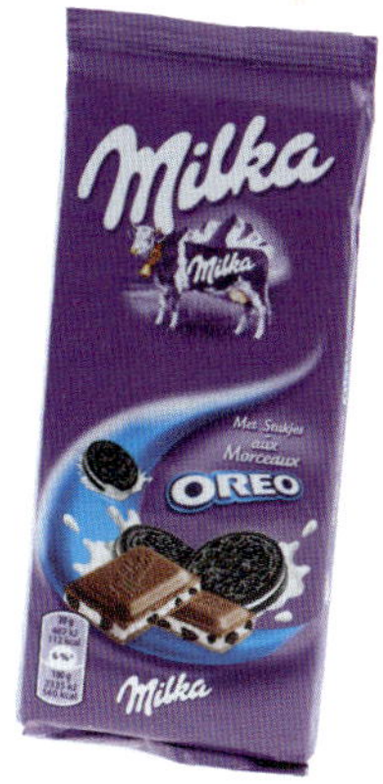

Ingrédients :

- Sucre, graisses végétales (palme, palmiste), beurre de cacao, lactosérum en poudre, poudre de lait écrémé, farine de blé, pâte de cacao, beurre concentré, poudre de lait riche en matières grasses 2 %, cacao maigre en poudre 1 %, émulsifiants : lécithine de soja et lécithine de tournesol, pâte de noisettes, sirop de glucose-fructose, amidon de blé, poudres à lever : carbonate acide de potassium, carbonate acide d'ammonium et carbonate acide de sodium, sel, arôme.

Données nutritionnelles pour : 100 g

- Valeur énergétique : 560 kcal
- Protéines : 5,6 g
- Glucides : 54,5 g, dont sucres : 49,5 g
- Lipides : 35 g, dont acides gras saturés : 19,5 g

LIGNE GOURMANDE NOIR 70 % DE CACAO, POULAIN®

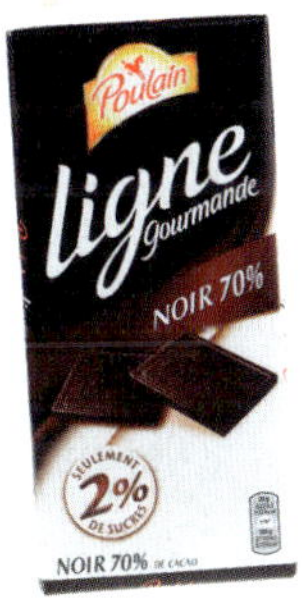

Un chocolat noir à 70 % de cacao. Moins de 1 % de sucres, mais on compte près de 43 % de lipides, dont 27,5 % d'acides gras saturés. L'édulcorant utilisé est du maltitol, donc un sucre-alcool qui apporte tout de même des calories et peut causer des ballonnements quand il est consommé en excès. Bien que moins sucré, il est donc plus gras que les autres chocolats noirs à 70 % de cacao et tout aussi calorique. Pas de réel intérêt.

Ingrédients :

- Pâte de cacao, édulcorant : maltitol, beurre de cacao, cacao maigre en poudre, arôme, émulsifiant : lécithine de soja, lait écrémé en poudre. Cacao : 70 % minimum.

Données nutritionnelles pour : 100 g

- Valeur énergétique : 510 kcal
- Protéines : 6,9 g
- Glucides : 33 g, dont sucres : 0,4 g, polyols : 28,5 g
- Lipides : 42,5 g, dont acides gras saturés : 27,5 g

CHOCOLAT AU LAIT LINDOR®, LINDT®

De la matière grasse de coprah en deuxième ingrédient et un ajout de beurre. On est loin du 100 % beurre de cacao !

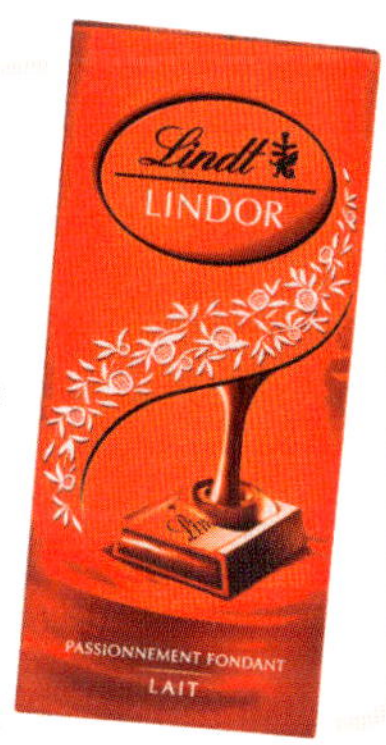

Ingrédients :

- Sucre, matière grasse végétale (coprah), beurre de cacao, poudre de lait, pâte de cacao, lactose, poudre de lait écrémé, beurre laitier concentré, émulsifiant : lécithine de soja, extrait de malt d'orge, arôme (vanille), arômes.

Données nutritionnelles pour : 100 g

- Valeur énergétique : 605 kcal
- Protéines : 5,2 g
- Glucides : 45 g, dont sucres : 44 g
- Lipides : 45 g, dont acides gras saturés : 31 g

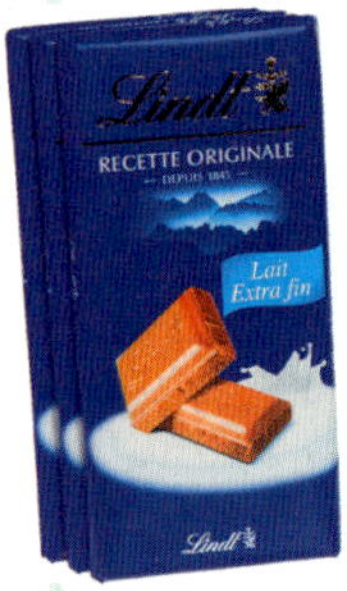

CHOCOLAT AU LAIT EXTRA-FIN, RECETTE ORIGINALE, LINDT®

Un chocolat au lait 100 % beurre de cacao. La qualité est au rendez-vous!

Ingrédients :

• Sucre, beurre de cacao, poudre de lait, pâte de cacao, lactose, poudre de lait écrémé, émulsifiant : lécithine de soja, extrait de malt d'orge, arôme (vanille). Cacao : 30 % minimum.

Données nutritionnelles pour : 100 g

• Valeur énergétique : 545 kcal
• Protéines : 7 g
• Glucides : 56 g, dont sucres : 55 g
• Lipides : 32 g, dont acides gras saturés : 19 g

CHOCOLAT N° 3 NOIR FLORAL, LES RECETTES DE L'ATELIER®, NESTLÉ®

Une composition de qualité! On apprécie l'information sur l'origine du chocolat!

Ingrédients :

• Pâte de cacao (Équateur), sucre, beurre de cacao, arôme naturel de vanille de Madagascar. Cacao 78 % minimum.

Données nutritionnelles pour : 100 g

• Valeur énergétique : 613 kcal
• Protéines : 9,2 g
• Glucides : 27,8 g
• Lipides : 49,1 g
• Fibres alimentaires : 11,6 g

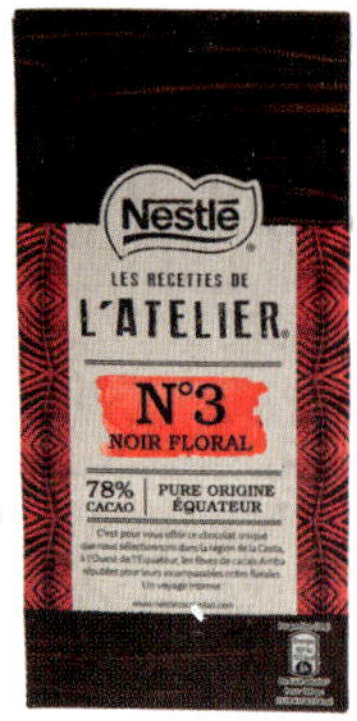

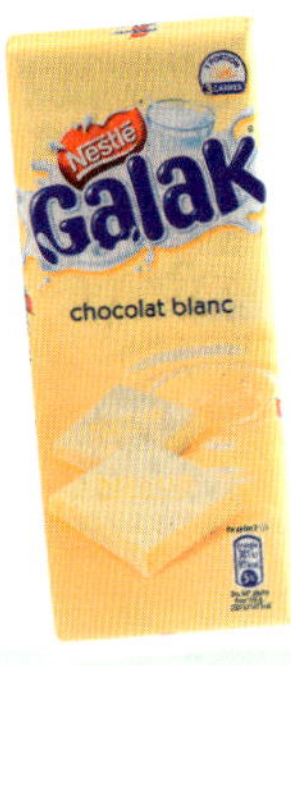

CHOCOLAT BLANC GALAK®, NESTLÉ®

Pour les amateurs de chocolat blanc, cette recette simple avec des ingrédients facilement identifiables sort son épingle du jeu. Chocolat 100 % pur beurre de cacao.

Ingrédients :

• Sucre, lait en poudre 26,4 %*, beurre de cacao, petit-lait en poudre, émulsifiant : lécithine de tournesol, arôme naturel de vanille.

** Équivalent à 200 ml de lait pour une tablette.*

Données nutritionnelles pour : 100 g

• Valeur énergétique : 546 kcal
• Protéines : 7,1 g
• Glucides : 58,3 g, dont sucres : 58,1 g
• Lipides : 31,5 g, dont acides gras saturés : 19,7 g

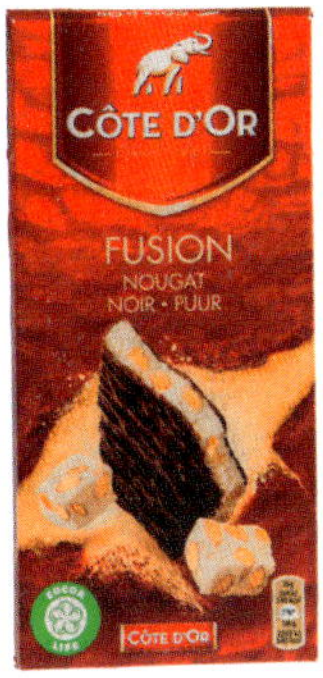

FUSION, NOUGAT NOIR, CÔTE D'OR®

Tablette de 130 g. La pâte de cacao n'arrive qu'en quatrième ingrédient et est couplée à un ajout de graisse de palme et de beurre. Du sucre + du miel + du sirop de sucre inverti… on atteint 54,5 % de sucres !

Ingrédients :

• Sucre, amandes 24 %, sirop de glucose, pâte de cacao**, miel 3,5 %, graisse de palme, lait entier en poudre, lactose (de lait), beurre de cacao**, beurre pâtissier, sirop de sucre inverti, protéines de lactosérum (de lait), émulsifiants : lécithine de soja et lécithine de tournesol, sel, arômes.

*** Minimum 30 % du cacao est issu de fermes vérifiées Rainforest Alliance, appliquant des principes de développement durable.*

Données nutritionnelles pour : 100 g

• Valeur énergétique : 530 kcal
• Protéines : 7,7 g
• Glucides : 56 g, dont sucres : 54,5 g
• Lipides : 29,5 g, dont acides gras saturés : 10,5 g

MILKA® EXTRA GOURMAND CARAMEL ET NOISETTES

La graisse de palme en deuxième ingrédient, du sirop de glucose, du sucre inverti, du sirop de sucre caramélisé.

Ingrédients :

• Sucre, graisse de palme, beurre de cacao, noisettes, lactosérum en poudre (de lait), poudre de lait écrémé, pâte de cacao, sirop de glucose, beurre concentré, poudre de lait riche en matière grasse 1,5 %, lait écrémé concentré sucré, humectant : glycérol, émulsifiants : lécithine de soja et lécithine de tournesol, sirop de sucre inverti, sirop de sucre caramélisé 0,4 %, arômes, sel.

Données nutritionnelles pour : 100 g

• Valeur énergétique : 560 kcal
• Protéines : 5,9 g
• Glucides : 52 g, dont sucres : 50 g
• Lipides : 36,5 g, dont acides gras saturés : 18 g

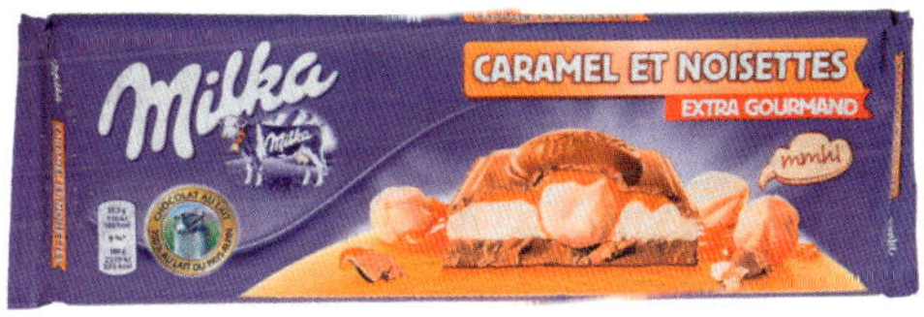

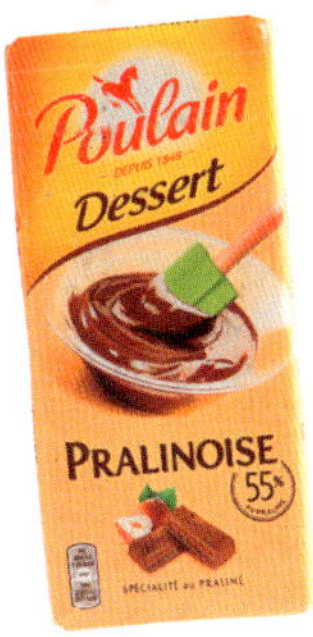

PRALINOISE 55 %, POULAIN 1848®

Le beurre de cacao arrive loin dans la liste des ingrédients, largement devancé par des graisses végétales de karité et palme. La concurrence en tablette pâtissière au praliné laisse désormais place à de meilleurs produits.

Ingrédients :

• Praliné 55 % (sucre, noisettes), sucre, graisses végétales (karité, palme), crème en poudre, pâte de cacao, lactose (de lait), beurre de cacao, protéine de lait, émulsifiants : lécithine de soja et lécithine de tournesol, arôme.

Données nutritionnelles pour : 100 g

• Valeur énergétique : 560 kcal
• Protéines : 5,6 g
• Glucides : 53 g, dont sucres : 49,5 g
• Lipides : 37,5 g, dont acides gras saturés : 14 g

BARRES CHOCOLATÉES

TOBLERONE®

On apprécie sa liste d'ingrédients courte comparé à la gamme. De plus, tous sont identifiables par le consommateur et seulement 2 additifs sont présents. On regrette seulement la taille d'une portion : 20-25 g serait amplement suffisant pour ce produit qui reste très sucré.

Ingrédients :

• Sucre, poudre de lait entier, beurre de cacao, pâte de cacao, miel 3 %, beurre concentré, amandes 1,6 %, émulsifiant : lécithine de soja, blanc d'œuf, arôme : vanilline.

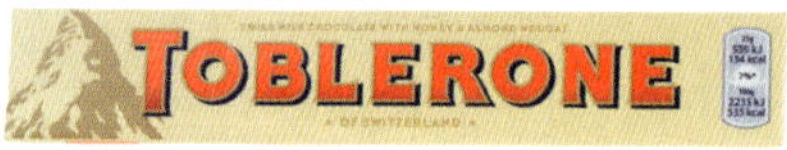

Données nutritionnelles pour : 100 g

• Valeur énergétique : 535 kcal
• Protéines : 5,6 g
• Glucides : 60,5 g, dont sucres : 59,5 g
• Lipides : 29,5 g, dont acides gras saturés : 18 g
• Fibres alimentaires : 2,2 g

CHOCOLAT KINDER®

On note que le chocolat utilisé est un chocolat pur beurre de cacao, même si de la graisse végétale est ajoutée en complément en fin de liste. Une barre de 12,5 g apporte « seulement » 71 kcal, ce format permet de se faire plaisir raisonnablement.

Ingrédients :

• Chocolat supérieur au lait 40 % (sucre, lait en poudre, beurre de cacao, pâte de cacao), émulsifiants : lécithines (soja), vanilline), sucre, lait écrémé en poudre, graisse végétale huile de palme, beurre concentré, émulsifiants : lécithines (soja), vanilline.

Données nutritionnelles pour : 100 g

• Valeur énergétique : 566 kcal
• Protéines : 8,7 g
• Glucides : 53,5 g, dont sucres : 53 g
• Lipides : 35 g, dont acides gras saturés : 22,6 g
• Fibres alimentaires : 0,9 g

KIT KAT®, NESTLÉ®

Il est difficile de trouver une barre à moins de 100 kcal avec une recette sans ingrédient de mauvaise qualité. Aussi, Kit Kat®, qui apporte 87 kcal par portion (barre de 16,7 g), est un produit de grande marque qui se distingue. On regrette toujours l'utilisation d'huile de palme, qui est heureusement ici non hydrogénée.

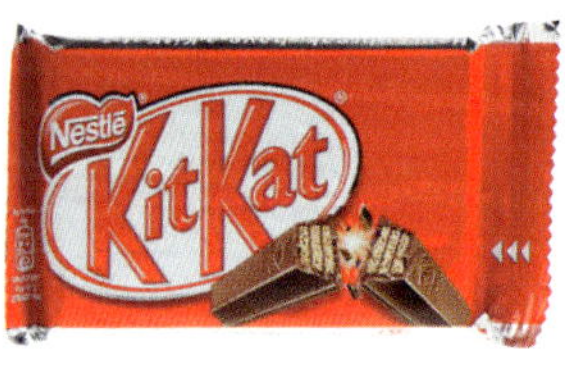

Ingrédients :

• Sucre, farine de blé, beurre de cacao, lait écrémé en poudre, huile de palme, pâte de cacao, beurre pâtissier, petit-lait filtré en poudre, cacao maigre, émulsifiant : lécithine de tournesol, arôme, arôme naturel de vanille, sel, poudre à lever : carbonates de sodium.

Données nutritionnelles pour : 100 g

• Valeur énergétique : 523 kcal
• Protéines : 7 g
• Glucides : 60,2 g, dont sucres : 49,4 g
• Lipides : 27,9 g, dont acides gras saturés : 15,6 g
• Fibres alimentaires : 1,7 g

LION®, NESTLÉ®

Plus de la moitié du produit n'est fait que de sucre : le sirop de glucose-fructose est même maintenant l'ingrédient majoritaire (sucre dans le premier guide). S'ajoute à cela de l'huile de palme. Avec 207 kcal par barre, on préfère laisser ce produit en rayon.

Ingrédients :

- Sirop de glucose-fructose, sucre, farine de blé, lait concentré sucré (lait, sucre), beurre de cacao, huile de palme, lait entier en poudre, pâte de cacao, petit-lait en poudre, maltodextrine, lait écrémé en poudre, amidon de blé, émulsifiant : lécithine de tournesol, sel, poudre à lever : carbonate de sodium, sucre caramélisé, arôme naturel de vanille, stabilisant : carraghénanes.

Données nutritionnelles pour : 100 g (1 barre = 42 g)

- Valeur énergétique : 483 kcal
- Protéines : 5,4 g
- Glucides : 64,6 g, dont sucres : 44,8 g
- Lipides : 22,2 g, dont acides gras saturés : 11,9 g

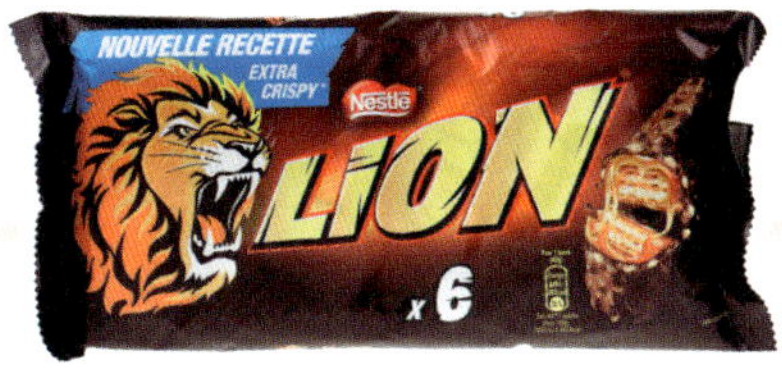

SNICKERS®

Comme les précédentes, ces barres sont de véritables bombes caloriques : une seule apporte près de 242 kcal pour 50 g, essentiellement des lipides et des glucides qui ne vous rassasieront pas et entretiennent votre attirance pour les produits combinant gras et sucre.

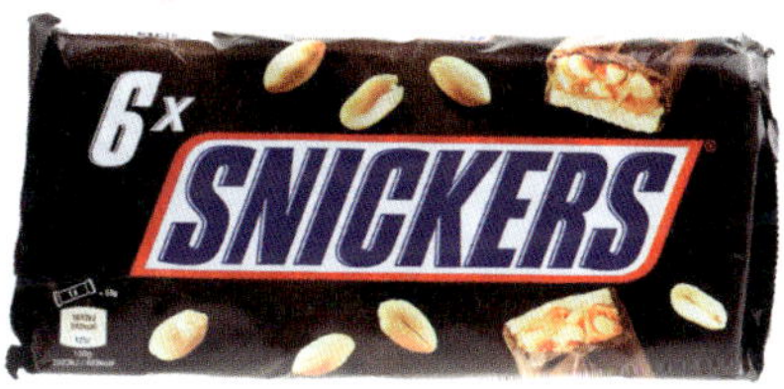

Ingrédients :

- Sucre, sirop de glucose, cacahuètes, lait écrémé en poudre, beurre de cacao, pâte de cacao, lactose, huile de tournesol, beurre concentré, petit-lait en poudre, matière grasse de palme, sel, émulsifiant : lécithine de soja, blanc d'œuf en poudre, huile de noix de coco, protéine de lait hydrolysée, extrait naturel de vanille.

Données nutritionnelles pour : 100 g

- Valeur énergétique : 483 kcal
- Protéines : 8,6 g
- Glucides : 60,2 g
- Lipides : 22,8 g, dont acides gras saturés : 8,3 g

BARRES SAVEUR CHOCOLAT NOIR & BLANC, MA PAUSE GERLINÉA®

Il s'agit d'un produit du rayon diététique qui met en avant sa haute teneur en protéines en précisant que celles-ci contribuent au maintien de la masse musculaire. OUI ! Mais cette barre apporte tout de même 127 kcal, dont près de la moitié sont des sucres, dont principalement des sirops de sucre, dommage.

Ingrédients :

- Chocolat noir 30 % (pâte de cacao, sucre, beurre de cacao, matière grasse du lait, émulsifiant : lécithine de soja, arôme naturel de vanille), produit du lait (lait écrémé en poudre, protéines de lait), sirop de sucre inverti, sirop de glucose, blanc d'œuf en poudre, sucre, stabilisant : sorbitol, graisse de palme non hydrogénée, maltodextrine, gluten de blé, gélatine de blé, arôme, sel, vitamines B1, B6, B9, PP et E (lactose), huiles végétales de colza et de soja.

Données nutritionnelles pour : 100 g

- Valeur énergétique : 413 kcal
- Protéines : 22 g
- Glucides : 52 g, dont sucres : 36 g
- Lipides : 13 g, dont acides gras saturés : 8,6 g

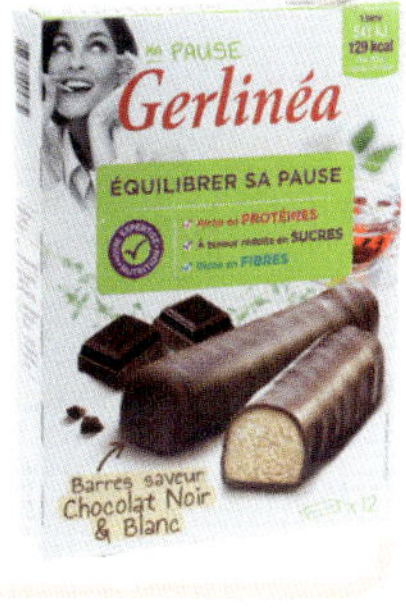

BALISTO® MIEL ET AMANDES

Une composition de qualité satisfaisante pour une barre chocolatée avec 19 % de céréales complètes. 1 portion de 18,5 g apporte moins de 100 kcal, ce qui est raisonnable. Les versions fruits rouges et raisins et noisettes contiennent en revanche toutes les deux de la matière grasse végétale sans autre précision.

Ingrédients :

• Sucre, céréales complètes 19 % (flocons d'avoine complet, farine de blé complète, farine d'orge complète), huile de tournesol, farine de blé, beurre de cacao, amande 5 %, pâte de cacao, lait entier en poudre, lait écrémé en poudre, matière grasse de karité, lactose, beurre concentré (lait), petit-lait en poudre, émulsifiants : lécithine de soja, mono- et diglycérides d'acides gras et stéaroyl -2 -lactylate de sodium, matière grasse de palme, sel, poudre à lever : carbonate de sodium, huile de noix de coco, miel, arômes naturels, extrait naturel de vanille.

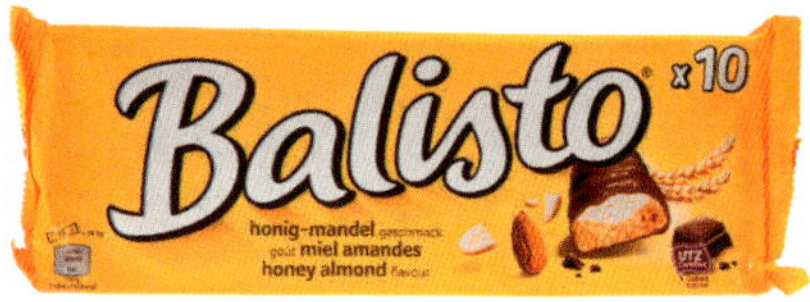

Données nutritionnelles pour : 100 g (1 barre = 18,5 g)

- Valeur énergétique : 518 kcal
- Protéines : 6,8 g
- Glucides : 58,5 g, dont sucres : 42,1 g
- Lipides : 27,7 g, dont acides gras saturés : 11,2 g

BOUNTY®

Une bonne surprise pour cette barre chocolatée qui contient, comme on s'y attend, du sucre, de la noix de coco, du beurre de cacao, du lait et un nombre d'additifs raisonnable.

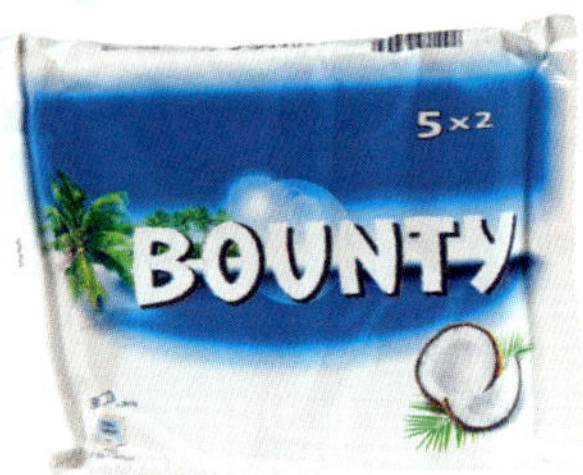

Ingrédients :

• Sucre, noix de coco séché 21 %, sirop de glucose, beurre de cacao, pâte de cacao, lait écrémé en poudre, émulsifiants : lécithine de soja et E471), lactose, beurre concentré (lait), petit-lait en poudre, humectant : glycérol, sel, extrait naturel de vanille.

Données nutritionnelles pour : 100 g (1 barre = 28,5 g)

- Valeur énergétique : 470 kcal
- Protéines : 4,1 g
- Glucides : 57,8 g, dont sucres : 47,3 g
- Lipides : 24,6 g, dont acides gras saturés : 21,4 g

BARRES CHOC OVO, OVOMALTINE®

La composition de cette barre de l'effort nous surprend agréablement avec plus de 30 % de chocolat, principalement du beurre de cacao. 1 barre apporte 87 kcal, ce qui est tout à fait raisonnable. Et un enrichissement en vitamines et minéraux intéressant !

Ingrédients :

• 68 % aliment de complément à base d'extrait de malt Ovomaltine (lait écrémé concentré, extrait de malt d'orge, sérum de lait concentré, sucre, sirop de glucose, lait écrémé en poudre, cacao fortement dégraissé, huile de colza, sel de cuisine, vitamines [A, B1, B2, niacine, B6, B12], arôme vanilline), 32 % couverture de chocolat au lait** (sucre, cacao en pâte, beurre de cacao, lait entier et lait écrémé en poudre, noisettes, graisse de beurre (lait), émulsifiant lécithine de tournesol).

*** Cacao : 13,6 % en minimum.*

Données nutritionnelles pour : 100 g (1 barre = 20 g)

- Valeur énergétique : 430 kcal
- Protéines : 10 g
- Glucides : 65,9 g, dont sucres : 50 g
- Lipides : 13 g, dont acides gras saturés : 7,3 g
- Vitamine A : 680 µg, B1 : 0,9 mg, B2 : 1,2 mg, PP : 13,9 mg, B6 : 1,2 mg, B12 : 2,1 µg
- Calcium : 300 mg, phosphore : 370 mg, magnésium : 113 mg, fer : 5 mg

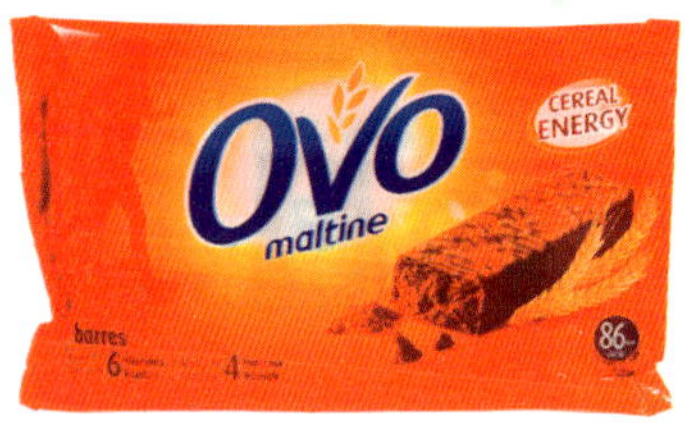

MARS®

Les premiers ingrédients sont du sucre et du sirop de glucose, pour atteindre 70 % de glucides, dont 61,7 % de sucres simples, ce qui est particulièrement élevé. On comprend qu'avec Mars®, ça repart mais pas pour longtemps : 1 portion de 45 g apporte 202 kcal et cinq morceaux et demi de sucre !

Ingrédients :

• Sucre, sirop de glucose, beurre de cacao, lait entier en poudre, pâte de cacao, huile de tournesol, lait écrémé en poudre, lactose, petit-lait en poudre, cacao maigre, beurre concentré (lait), extrait de malt d'orge, émulsifiant : lécithine de soja, sel, blanc d'œuf en poudre, matière grasse de palme, protéine de lait hydrolysée, extrait naturel de vanille.

Données nutritionnelles pour : 100 g

• Valeur énergétique : 449 kcal
• Protéines : 4,1 g
• Glucides : 70,2 g, dont sucres : 61,7 g
• Lipides : 16,6 g, dont acides gras saturés : 8,3 g

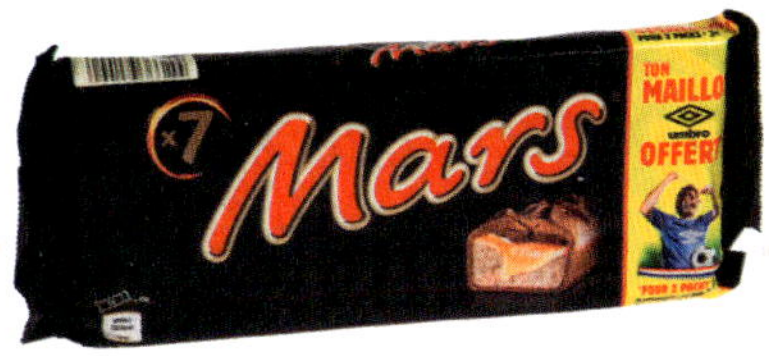

TWIX®

Comme la barre précédente, du sucre et du sirop de glucose en tête de liste des ingrédients, mais également de l'huile de palme, qui arrive avant le beurre de cacao.

Ingrédients :

• Sucre, sirop de glucose, farine de blé 17 %, matière grasse de palme, beurre de cacao, lait écrémé en poudre, pâte de cacao, lactose, beurre concentré (lait), petit-lait en poudre, cacao maigre, sel, émulsifiant : lécithine de soja, poudre à lever : E500, extrait naturel de vanille. Peut contenir : noisette, amande, gluten (orge, avoine).

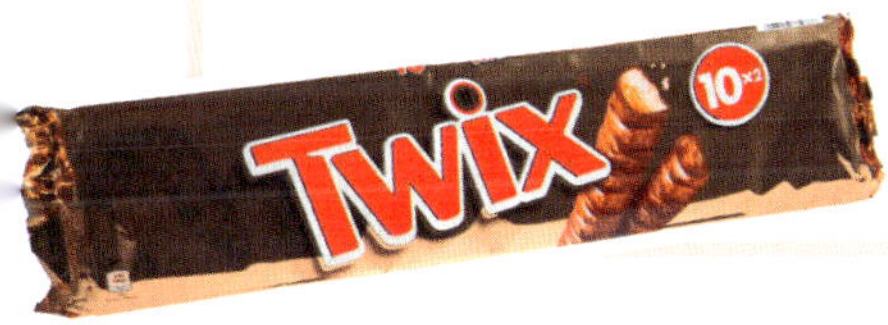

Données nutritionnelles pour : 100 g

• Valeur énergétique : 495 kcal
• Protéines : 4,5 g
• Glucides : 64,6 g, dont sucres : 48,8 g
• Lipides : 24 g, dont acides gras saturés : 13,9 g

NOUGATTI®, CÔTE D'OR®

Encore un concentré en sucre simples qui ne vous rassasiera pas !

Ingrédients :

• Sirop de glucose, sucre, noisettes 15 %, lait entier en poudre, pâte de cacao, beurre de cacao, graisse de palme, lactose (de lait), lactosérum en poudre (de lait), protéines de lactosérum (de lait), émulsifiants : lécithine de soja et lécithine de tournesol, sel, arômes.

Données nutritionnelles pour : 100 g

• Valeur énergétique : 475 kcal
• Protéines : 6,1 g
• Glucides : 56,5 g, dont sucres : 55 g
• Lipides : 24,5 g, dont acides gras saturés : 9,7 g

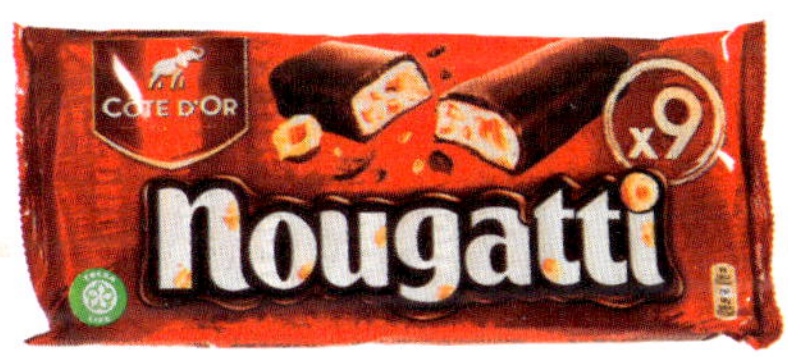

ROCHERS ET BOUCHÉES

MIGNONNETTES ÉCLAT NOIR, GRAND CHOCOLAT NESTLÉ®

Son format est idéal pour combler une envie de sucre sans se sentir obligé de finir une tablette. De plus, on note que ne sont utilisés ici que des ingrédients nobles, même si l'on pourrait se passer de la lécithine de soja qui n'est pas nécessaire à la fabrication de tablettes et mini-tablettes de chocolat. Parmi les bouchées, cela reste un très bon produit.

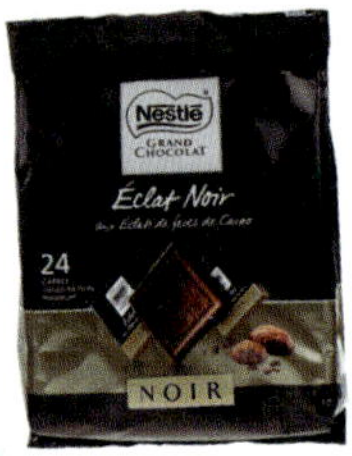

Ingrédients :

• Pâte de cacao (Afrique de l'Ouest, Équateur), sucre, éclats de fèves de cacao caramélisés 12 % (fèves de cacao d'Afrique de l'Ouest, sucre), beurre de cacao, beurre pâtissier (lait), émulsifiant : lécithine de soja, arôme naturel de vanille de Madagascar.

Données nutritionnelles pour : 100 g

- Valeur énergétique : 556 kcal
- Protéines : 7,5 g
- Glucides : 39,6 g, dont sucres : 33,1 g
- Lipides : 38,6 g, dont acides gras saturés : 24,3 g

ASSORTIMENT FRITURES PRALINÉ, CHEVALIERS D'ARGOUGES®

Un assortiment noir et lait de bonne qualité !

Ingrédients :

• Sucre, pâte de cacao, beurre de cacao, poudre de lait entier, pâte de noisette 10 %, émulsifiant : lécithine de soja, arôme naturel de vanille. Traces éventuelles de gluten. Chocolat au lait 60 % (cacao : 33 % minimum), chocolat noir 30 % (cacao : 70 % minimum

Données nutritionnelles pour : 100 g

- Valeur énergétique : 613 kcal
- Protéines : 8,4 g
- Glucides : 46 g, dont sucres : 39 g
- Lipides : 43 g, dont acides gras saturés : 23 g

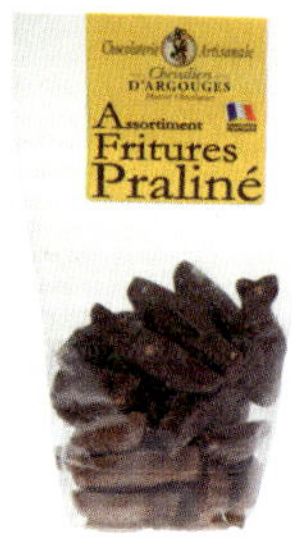

MIGNONNETTES NOIR-ORANGE, CÔTE D'OR®

La qualité des ingrédients est au rendez-vous. Ces mignonnettes aux zestes d'orange rappellent les orangettes. Riches en saveurs, elles satureront les papilles et vous aideront à réguler votre consommation.

Ingrédients :

• Sucre, pâte de cacao, beurre de cacao, cacao fortement dégraissé en poudre, zestes d'orange, émulsifiant : lécithine de soja, arômes, dextrose, régulateur d'acidité : acide citrique, lait entier en poudre. Cacao : 54 % minimum dans le chocolat noir. Minimum 30 % du cacao issu de fermes vérifiées Rainforest Alliance, appliquant des principes de développement durable.

Données nutritionnelles pour : 100 g

- Valeur énergétique : 550 kcal
- Protéines : 6 g
- Glucides : 48 g, dont sucres : 44,5 g
- Lipides : 34,5 g, dont acides gras saturés : 21,5 g

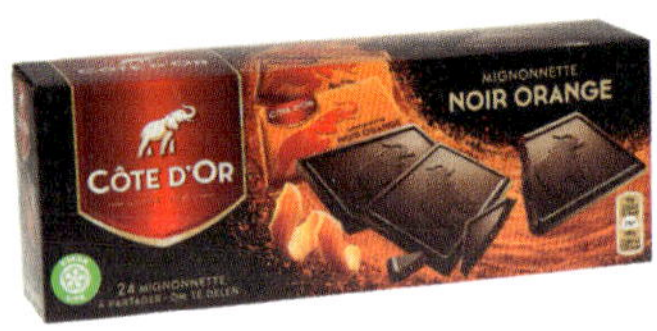

ROCHERS SUCHARD®

Ces célèbres rochers vendus par portion de 35 g, soit 196 kcal, ne sont pas de simples confiseries vu la taille de la portion. De plus les graisses végétales de moins bonne qualité sont présentes en plus grande quantité que le beurre de cacao dans leur composition.
On préfère occasionnellement une version mini ou une mignonnette au chocolat.

Ingrédients :

• Sucre, praliné 22 % (pâte de noisettes, sucre), pâte de cacao, graisses végétales (palme, karité), beurre de cacao, poudre de lait écrémé, éclats de noisettes 3,6 %, lactosérum en poudre, beurre concentré, émulsifiants : lécithine de soja, E476, arômes, poudre de lait riche en matière grasse.

Données nutritionnelles pour : 100 g

- Valeur énergétique : 560 kcal
- Protéines : 5,6 g
- Glucides : 52 g
- Lipides : 36,5 g

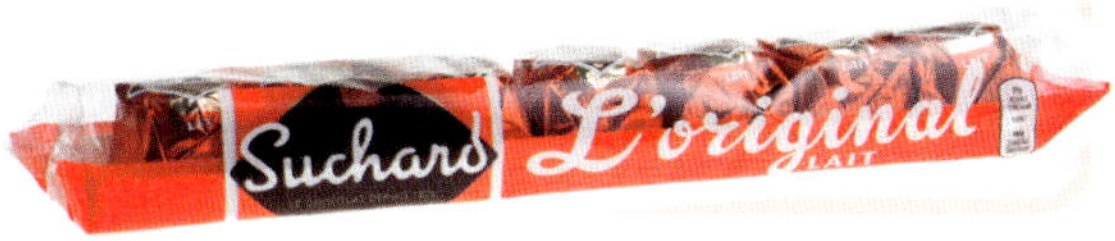

RAFFAELLO®, FERRERO®

Une évolution de la recette avec un pourcentage de coco qui passe de 23,5 à 25,5 % et place donc la noix de coco râpée en premier ingrédient. Mais la qualité des graisses utilisées ne nous séduit toujours pas, avec près de 30 % d'acides gras saturés et une valeur énergétique record du rayon !

Ingrédients :

• Noix de coco râpée 25,5 %, graisses végétales (palme, karité), sucre, amande 8 %, lait écrémé en poudre, lactosérum en poudre, farine de froment, amidon, émulsifiants : lécithines (soja), arômes, poudre à lever : carbonate acide de sodium, sel.

Données nutritionnelles pour : 100 g

- Valeur énergétique : 628 kcal
- Protéines : 7,2 g
- Glucides : 38,3 g, dont sucres : 33,3 g
- Lipides : 48,6 g, dont acides gras saturés : 29,7 g

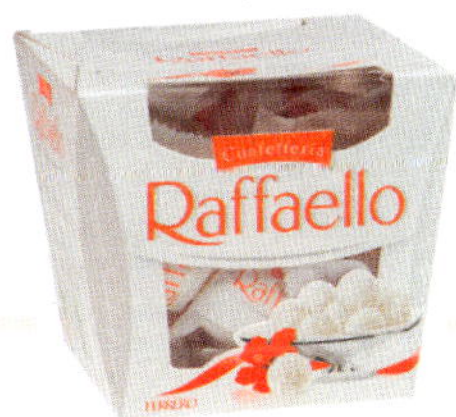

MILKA CRISPELLO®

Le format individuel de ce produit est effectivement pratique, cependant, vous consommerez en une seule bouchée près de 56 kcal. Il s'agit d'une fine gaufrette recouverte de chocolat mais surtout enrichie en sucre, graisses et additifs… il y a mieux !

Ingrédients :

• Sucre, graisses végétales (palme, karité), farine de blé, beurre de cacao, lait écrémé en poudre, lait entier en poudre, lactosérum en poudre, pâte de cacao, beurre concentré, maltodextrines, cacao maigre en poudre 2 %, émulsifiants : lécithine de soja, E476 et lécithine de tournesol, pâte de noisettes, amidon, lait en poudre enrichi en matière grasse, huile de colza, poudre à lever : E500 et E503, colorant : bêta-carotène (contient tournesol), arômes, sel, gousse de vanille moulue.

Données nutritionnelles pour : 100 g

- Valeur énergétique : 560 kcal
- Protéines : 7,9 g
- Glucides : 50,9 g
- Lipides : 35,5 g

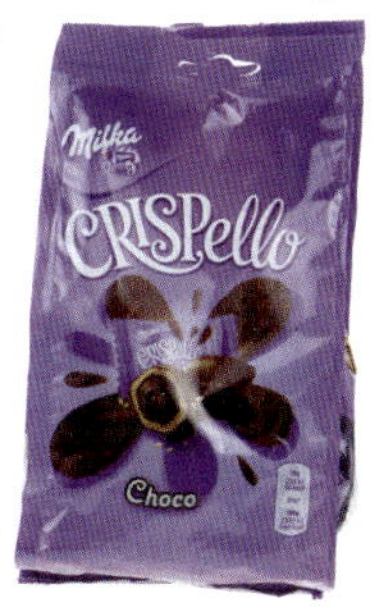

BONBONS ET FRIANDISES

On regroupe sous le terme bonbon un large éventail de produits mous ou durs qui peuvent être également fourrés, feuilletés, à la liqueur, au caramel, mais aussi des réglisses, des guimauves, des gélifiés, des nougats, des dragées…

Il s'agit de produits élaborés à base de sucre comme ingrédient majoritaire, auquel s'ajoutent des arômes et des colorants synthétiques ou naturels, des acidifiants comme l'acide citrique… destinés à les rendre attrayants pour exciter notre gourmandise.
Selon les cas, on peut également y ajouter du miel, du lait, du chocolat, des matières grasses, quelques fruits, quelques céréales… mais également des agents de texture qui peuvent être des pectines de fruits, des amidons de céréales, de l'albumine de blanc d'œuf, de la gélatine animale ou encore de la gomme arabique ou de la gomme xanthane.
Sous le terme bonbon, qui est vaste, les valeurs nutritionnelles peuvent varier largement. Les bonbons gélifiés sont souvent les moins caloriques (environ 330 kcal pour 100 g) puisque l'on a incorporé au sucre de la gélatine contenant des protéines non utilisables par l'organisme.
L'apport énergétique se fait exclusivement sous forme de glucides, même si certaines friandises apporteront des graisses, telles les spécialités au chocolat vu précédemment.

COMMENT LES CHOISIR ?

- On préfère ceux qui présentent le « vrai » sucre comme ingrédient majoritaire et non pas du sirop de glucose-fructose, également appelé « isoglucose ». Ce dernier, obtenu à partir d'amidon de blé ou de maïs, a un plus faible coût par rapport au sucre de table (issu de la betterave sucrière ou de la canne à sucre) et possède qui plus est des avantages technologiques. Ainsi, il évite la cristallisation en confiserie et empêche les bonbons de coller aux papiers d'emballage. Il bénéficie d'un pouvoir sucrant plus fort que le saccharose, aussi, pour un goût sucré équivalant, l'industriel met en œuvre une quantité inférieure… soit un gain sur le coût de la matière première ! Mais, en excès, il entraîne une élévation des triglycérides dans le sang, favorise la prise de poids et la résistance à l'insuline.
- Une liste d'ingrédients longue, où vous n'identifiez pas tous les composants et/ou avec un ajout d'additifs important et/ou avec des graisses hydrogénées, doit vous faire choisir un autre produit de meilleure qualité.

LES PIÈGES

Les bonbons et chewing-gums sans sucre (soit sans saccharose) contiennent des polyols. Ces sucres-alcool ont l'avantage d'être moins cariogènes et sont un petit peu moins caloriques que le saccharose, mais ils ont un pouvoir sucrant inférieur. On a ainsi tendance à en consommer plus pour compenser, et en toute bonne conscience puisque le terme « sans sucre » est souvent traduit dans l'esprit des gens par « sans calories », alors que ce n'est pas le cas. De plus, en excès ils sont responsables de troubles intestinaux.

CONSEILS DE CONSOMMATION

Les bonbons sont des aliments « plaisir » dont la consommation doit être limitée en fréquence et en quantités. Les produits sucrés ne devraient pas constituer plus de 10 % de l'apport énergétique total quotidien. Il en sera de même pour les bonbons et chewing-gums sans sucre : une consommation quotidienne et excessive des édulcorants et des nombreux additifs que contiennent les friandises édulcorées peut avoir des impacts sur l'organisme... ils ne sont donc pas non plus à consommer sans limite !

ZOOM SUR LES ADDITIFS

Le rayon bonbons ne cesse de se développer avec les produits toujours plus ludiques et amusants pour séduire les enfants ! Et, pour les attirer, outre la saveur sucrée et parfois acidulée, la forme et la texture, la couleur jouent un rôle important !

Or, un bonbon rouge vif ne s'obtient pas sans colorants, qui s'avèrent très souvent de synthèse, et donc d'origine chimique. Ils sont présents en quantités encore plus importantes dans les produits qui colorent la langue ! Plus le produit est piquant et coloré et plus sa composition est chimique.

Ensuite, un additif est particulièrement montré du doigt : le dioxyde de titane (E171), qui agit comme pigment blanc. Composé en partie de nanoparticules, capables de passer la barrière intestinale, cet additif aurait des effets délétères sur le système immunitaire, mais serait également potentiellement cancérogène.

Certains colorants et additifs sont également accusés de favoriser l'hyperactivité chez les enfants. Les substances incriminées (dont certaines sont interdites dans d'autres pays, mais pas en France) sont les E102, E104, E110, E122, E124, E129, E210, E211, E212, E213. Par principe de précaution, évitez-les !

BONBONS ET FRIANDISES

PASTILLES ORIGINALES MENTHOL EUCALYPTUS, FISHERMAN'S FRIEND®

Le vrai sucre est l'élément majoritaire de ces pastilles et elles présentent une liste d'ingrédients courte. Rafraîchissantes et fortement mentholées, elles sont un bon choix.

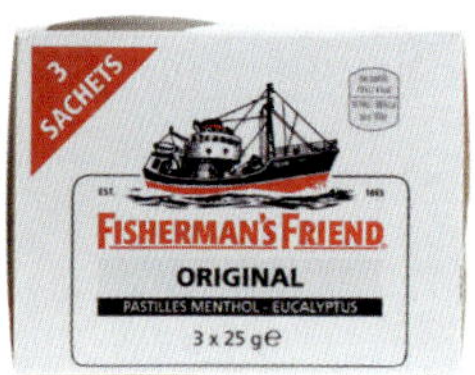

Ingrédients :

• Sucre, arômes : extrait de réglisse, menthol, huile d'eucalyptus, teinture de capsicum, dextrine, épaississant : gomme adragante.

Données nutritionnelles pour : 100 g

• Valeur énergétique : 381 kcal
• Protéines : 0,3 g
• Glucides : 94,69 g, dont sucres : 88,57 g
• Lipides : 0,02 g

FRUIT STICKS POMME, NATURE ADDICTS®

Ces sticks sont composés de jus, purées et pectines de fruits sans colorants ni conservateurs et 20 g apportent seulement 60 kcal. Ils sont un choix très intéressant pour un plaisir sucré. Notons cependant que, contrairement à ce qui peut être indiqué sur l'emballage, ils ne sont pas équivalents à un fruit : ils contiennent moins de fibres, vitamines et minéraux.

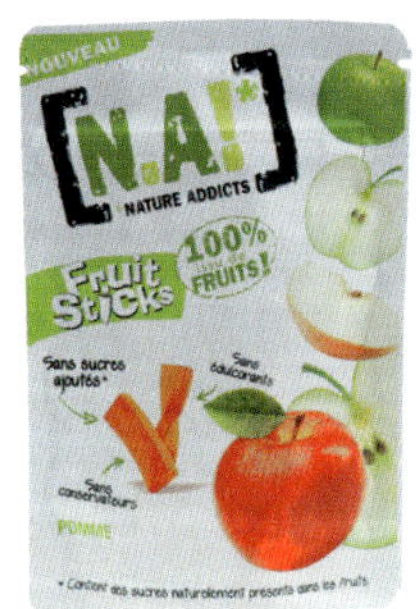

Ingrédients :

• Jus de pommes concentré 51 %, purée de pommes concentré 45 %, gélifiant : pectine de fruits, arôme naturel de pomme, fibres de fruits.

Données nutritionnelles pour : 100 g

• Valeur énergétique : 306 kcal
• Protéines : 1 g
• Glucides : 72,8 g
• Lipides : 0 g
• Fibres alimentaires : 5,7 g

BONBONS DRAGÉIFIÉS À LA MENTHE, MENTOS®

La présence d'arôme naturel de menthe ne suffit pas à faire oublier l'utilisation d'huile de coco même si elle est totalement hydrogénée, et jusqu'à 5 additifs : gélifiants, émulsifiants et agents d'enrobage.

Ingrédients :

• Sucre, sirop de glucose, huile de noix de coco totalement hydrogénée, fécule, gélifiants : E414, E418, arômes naturels de menthe, émulsifiants : sucroesters d'acides gras, agents d'enrobage : cire de carnauba, cire d'abeilles.

Données nutritionnelles pour : 100 g

• Valeur énergétique : 390 kcal
• Protéines : 0 g
• Glucides : 93 g
• Lipides : 2 g

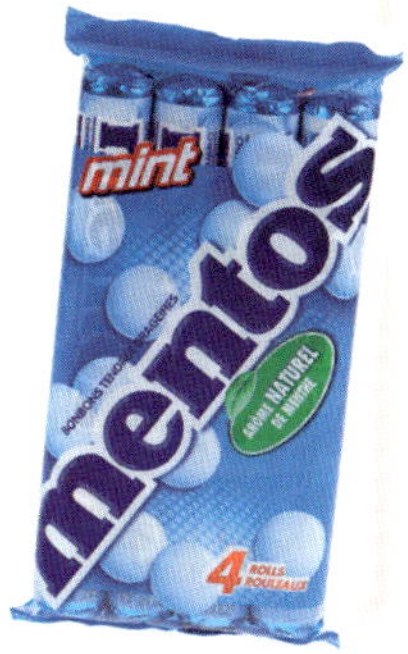

BONBONS AUX FRUITS, SKITTLES®

Ce produit aurait pu se distinguer des autres bonbons de la gamme de par l'utilisation de jus de fruits et pas seulement d'arômes. Cependant, sa liste d'additifs trop longue, la présence de graisse de palme et d'amidon modifié nous amènent à le laisser en rayon.
Présence de dioxyde de titane (E171).

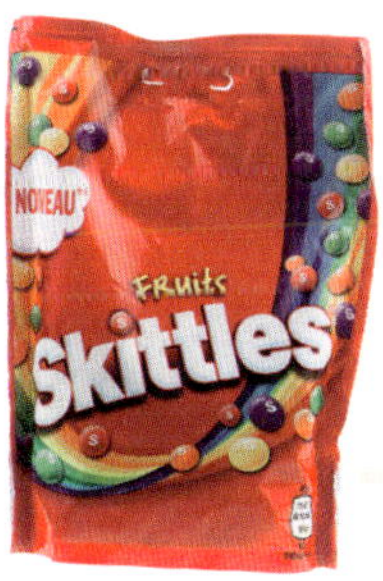

Ingrédients :

• Sucre, sirop de glucose, graisse de palme, acidifiants : acide citrique, acide malique, dextrine, maltodextrine, arômes, amidon modifié, correcteur d'acidité, citrate trisodique, colorants : E120, E100, E171, E132, E 160e, E133, agent d'enrobage : cire de carnauba, émulsifiants : esters polyglycériques d'acides gras.

Données nutritionnelles pour : 100 g

• Valeur énergétique : 404 kcal
• Protéines : 0 g
• Glucides : 90,8 g, dont sucres : 89,8 g
• Lipides : 4,2 g, dont acides gras saturés : 1,5 g

KIPIK®, MINI-SUCETTES, CHUPA CHUPS®

Du vrai sucre en premier ingrédient, de la purée de fruits et un format mini parfaitement adapté à la consommation conseillée. 1 sucette apporte 23 kcal, ce qui est comparable à d'autres bonbons, mais on se limitera facilement à une sucette qui a l'avantage de demander du temps à la dégustation.

Ingrédients :

- **Pour sucettes goûts fraise, pomme et orange :** sucre, sirop de glucoe, purée de fruits 3 % (pomme, cerise, framboise, ananas, citron vert, fraise, pêche, banane, orange, myrtille, mûre, mangue, pastèque, kiwi), acidifiants : acide citrique, acide malique et acide lactique, arômes, colorants : E162, E100 et E160c, émulsifiant : lécithines de soja Peut contenir des traces de lait.

Données nutritionnelles pour : 100 g

- Valeur énergétique : 390 kcal
- Protéines : 0,02 g
- Glucides : 96,3 g
- Lipides : 0 g

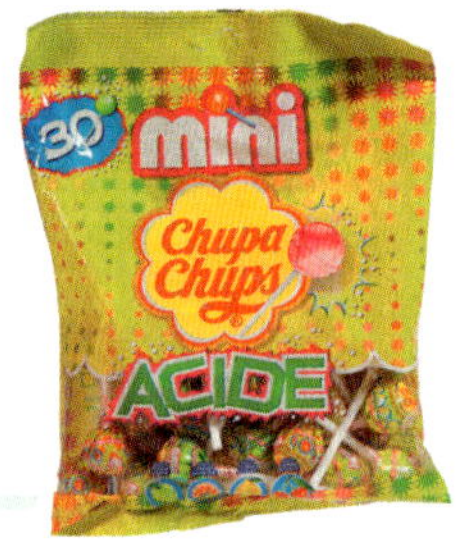

POT DE BARBE À PAPA FIZZY®

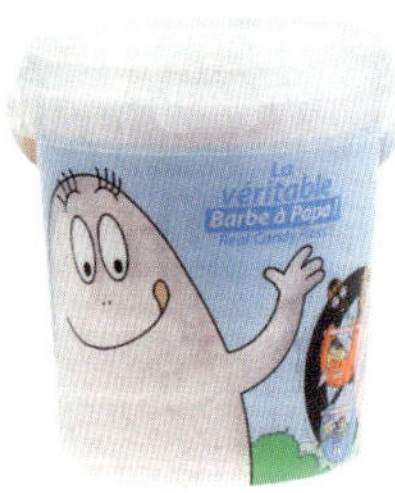

Bien que la matière première soit le sucre, la barbe à papa est constituée de filaments très aérés, ce qui permet de donner l'illusion d'en consommer un grand volume pour une petite portion. Celle-ci a une recette simple, un plaisir à partager!

Ingrédients :

- Sucre, arôme de vanille, acidifiant : E330 acide citrique, colorant : E120 carmins.

Données nutritionnelles pour : 100 g

- Valeur énergétique : 403 kcal
- Protéines : 0,3 g
- Glucides : 99,2 g
- Lipides : < 0,5 g

CHAMALLOWS HARIBO®

Les célèbres guimauves ne sont qu'un concentré de sucres divers : sirop de glucose, sucre, maltodextrine, amidon et d'additifs (5), il y a assurément mieux en rayon.

Ingrédients :

• Sirop de glucose, sucre, eau, gélatine, humectant : sirop de sorbitol, maltodextrine, amidon, acidifiant : acide citrique, arôme, colorant : carmins.

Données nutritionnelles pour : 100 g

• Valeur énergétique : 326 kcal
• Protéines : 2,6 g
• Glucides : 80 g
• Lipides : 0 g

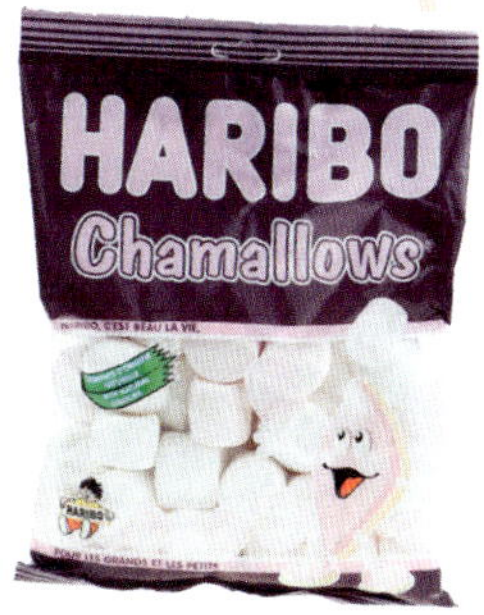

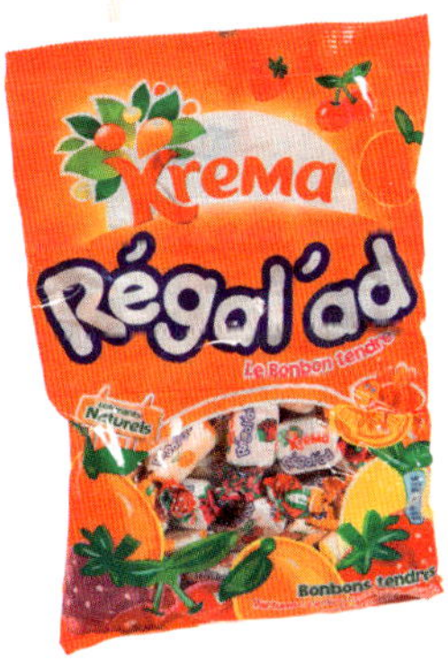

BONBONS AUX FRUITS RÉGAL'AD®, KREMA®

Du sucre et de l'huile de palme, quelques arômes et autres additifs pour aromatiser et colorer ce mélange collé à la gélatine. On peut mieux faire pour ces produits souvent proposés aux enfants.

Ingrédients :

• Sucre, sirop de glucose, huile de palme, gélatine, acidifiant : acide citrique, arômes, jus de fruits concentrés, colorants : E160c et E161b, émulsifiant : lécithine de tournesol.

Données nutritionnelles pour : 100 g

• Valeur énergétique : 410 kcal
• Protéines : 1,3 g
• Glucides : 83 g, dont sucres : 63,5 g
• Lipides : 7,4 g, dont acides gras saturés : 3,5 g

CONFISERIES AU CHOCOLAT, CARAMEL ET NOUGATS

CHOCOLAT NOIR, MYRTILLE & AÇAÏ, SENSATION FRUIT®, LINDT®

Une nouveauté qui sait allier originalité et qualité avec ces petites bouchées de chocolat noir extra-fin fourré d'un cœur fruité (34 %). La petite taille de ces bouchées rend ce plaisir raisonnable.

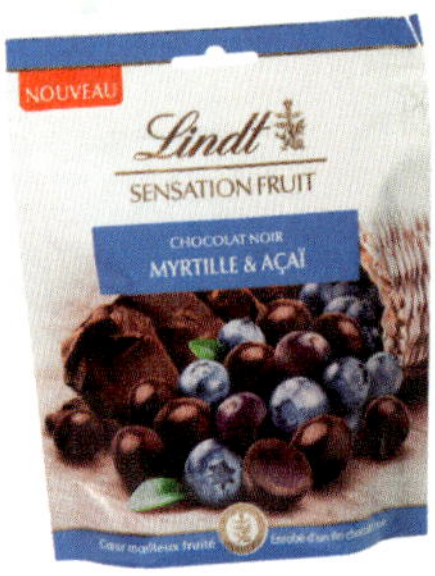

Ingrédients :

- Cœur aux fruits (sucre, jus de pomme concentré, sirop de glucose, purée de pommes concentrée, farine de riz, purée de myrtilles 4,5 %, jus concentré de myrtille 2 %, jus concentré d'açaï 2 %, beurre de cacao, jus concentré de baie de sureau, gélifiant : pectine, arôme naturel, jus concentré de citron), sucre, pâte de cacao, beurre de cacao, beurre laitier concentré, agents d'enrobage : gomme arabique et shellac, émulsifiant : lécithine de soja, arôme naturel de myrtille, arôme.

Données nutritionnelles pour : 100 g

- Valeur énergétique : 466 kcal
- Protéines : 6 g
- Glucides : 59 g, dont sucres : 54 g
- Lipides : 21 g, dont acides gras saturés : 13 g

BONBONS AU CARAMEL, WERTHER'S ORIGINAL®

Une recette de caramel au beurre salé qui reste simple et assez classique pour un résultat très gourmand!

Ingrédients :

- Sucre, sirop de glucose, crème 7 %, lactosérum concentré sucré, beurre 4,5 %, sirop de sucre de canne, sel, graisse butyrique (lait), émulsifiant : lécithine de soja, arôme.

Données nutritionnelles pour : 100 g

- Valeur énergétique : 425 kcal
- Protéines : 0,3 g
- Glucides : 86,7 g, dont sucres : 71,5 g
- Lipides : 8,6 g, dont acides gras saturés : 5,8 g

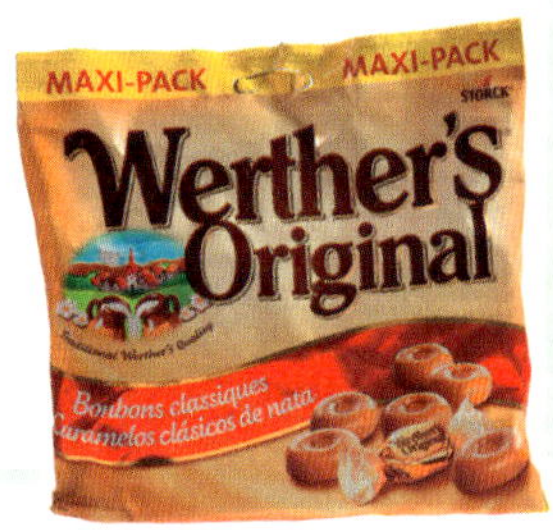

PETIT OURSON®, GUIMAUVES ENROBÉES DE CHOCOLAT, CÉMOI®

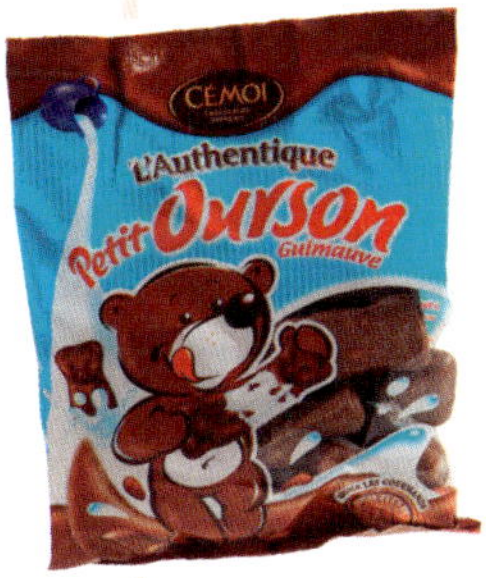

Un petit ourson qui peut facilement nous attendrir sans glisser un regard sur la liste des ingrédients… et pourtant ! Ces oursons sont composés à 65 % de sucres issus essentiellement de sirop de glucose-fructose et collés à la gélatine, puis recouverts d'une fine couche de chocolat.

Ingrédients :

• Sirop de glucose-fructose, sucre, eau, beurre de cacao, poudre de lait 4,2 %, pâte de cacao, gélatine, lactosérum en poudre, émulsifiant : lécithine, arômes.

Données nutritionnelles pour : 100 g

• Valeur énergétique : 360 kcal
• Protéines : 3,5 g
• Glucides : 65 g, dont sucres : 53 g
• Lipides : 9,4 g, dont acides gras saturés : 5,7 g

MALTESERS® OU M & M'S®

Ces bouchées sont comparables par leur taille, mais également par leur composition mélange de sucre et de graisses, de palme en partie ou bien sans précision, puis des additifs en nombre. On arrive autour de 500 kcal pour 100 g, dont un quart de lipides et 60 % de sucres. À limiter, d'autant qu'un petit paquet pèse déjà 45 g !
Présence de dioxyde de titane dans les M&M's

Ingrédients :

• Maltesers® : sucre, solides de lait, beurre de cacao, sirop de glucose (sources incluent le blé), masse de cacao, extrait de malt de courge, graisse végétale, émulsifiants (lécithine de soja, 492), gluten de blé, agents de levage (501, 500), sel naturel saveur (extrait de vanille), pectine.
• M & M's® : sucre, cacahuètes, pâte de cacao, lait écrémé en poudre, lactose et protéines de lait, beurre de cacao, matière grasse de palme, beurre concentré (lait), amidon, sirop de glucose, matière grasse de karité, émulsifiant : lécithine de soja, stabilisant : gomme arabique, colorants : E100, E120, E133, E160a, E160e et E171, dextrine, agent d'enrobage : cire de carnauba, sel, arômes, huile de noix de coco. Peut contenir : noisette, amande.

Données nutritionnelles pour : 100 g

• Valeur énergétique : 502 kcal
• Protéines : 6,3 g
• Glucides : 67,1 g, dont sucres : 55,3 g
• Lipides : 22,7 g, dont acides gras saturés : 14 g

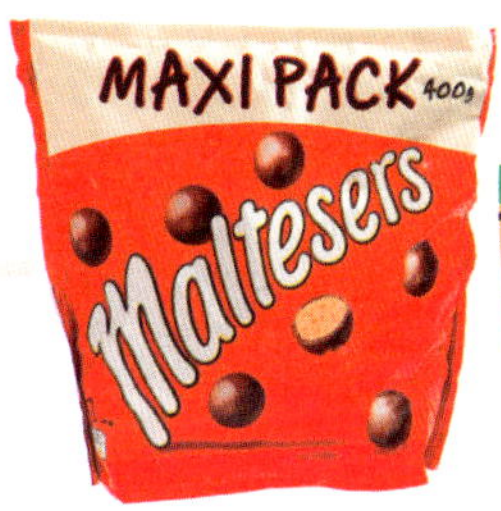

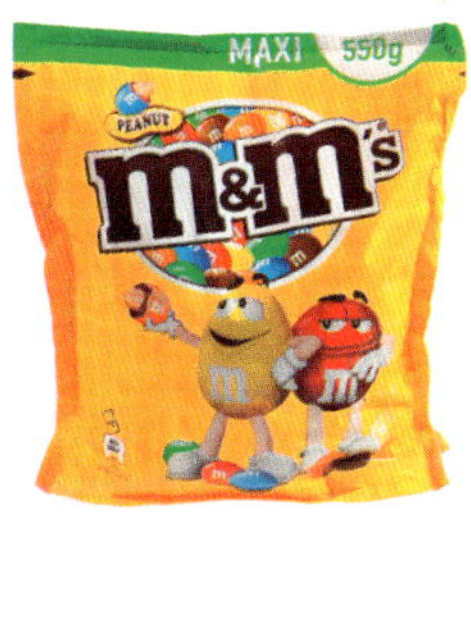

NOUGAT DE MONTÉLIMAR MMM !®, AUCHAN®

Une recette qui limite les additifs et utilise des ingrédients simples, on apprécie! Les graisses sont de bonne qualité car essentiellement apportée par les amandes (30 % de la recette).

Ingrédients :

• Sucre, amandes 30 % (fruits à coque), miel 19 %, sirop de glucose, pain azyme (fécule de pomme de terre, eau, huile végétale : tournesol), albumine d'œuf, arôme naturel de vanille.

Données nutritionnelles pour : 100 g

• Valeur énergétique : 447 kcal
• Protéines : 8,2 g
• Glucides : 65,2 g, dont sucres : 58,5 g
• Lipides : 16,2 g, dont acides gras saturés : 1,3 g
• Fibres alimentaires : 8,2 g

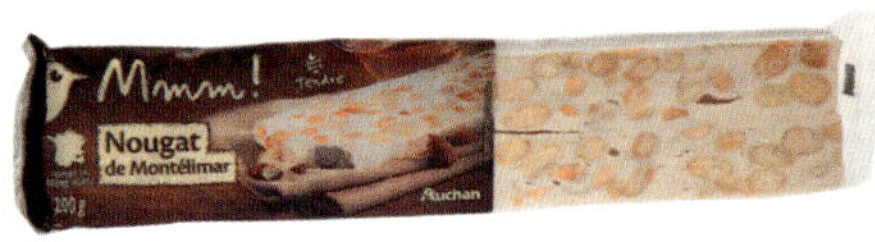

SMARTIES®

Au rayon des bonbons chocolatés, on privilégie encore un emballage qui permet de nous limiter à une portion raisonnable. Les petites boîtes de Smarties® (12,5 g), avec une liste d'ingrédients faisant partie des plus simples de la gamme, se distinguent. Attention : toujours à consommer avec modération !

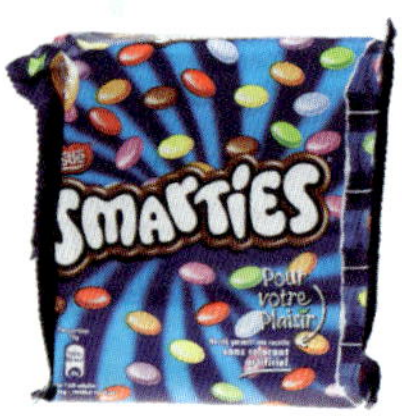

Ingrédients :

• Sucre, beurre de cacao, lait écrémé en poudre, pâte de cacao, petit-lait filtré en poudre, farine de blé, beurre pâtissier, amidon, émulsifiant (lécithine de tournesol), concentrés de fruits et de plantes (carthame, radis, carotte noire, citron, hibiscus), concentré de spiruline, agents d'enrobage (cire de carnauba, cire d'abeille), arôme naturel de vanille, sirop de sucre inverti.

Données nutritionnelles pour : 100 g

• Valeur énergétique : 456 kcal
• Protéines : 4,2 g
• Glucides : 71 g
• Lipides : 17,2 g

BONBONS AU CARAMEL, DAIM®

Du sucre et de l'huile de palme qui arrivent avant le beurre de cacao et la pâte de cacao. C'est décevant !

Ingrédients :

• Sucre, huile de palme, beurre de cacao, pâte de cacao, lactosérum en poudre (lait), lait écrémé en poudre, amandes 2,9 %, beurre concentré, préparation à base de lactosérum (lait), lait écrémé concentré sucré, sel, émulsifiant : lécithine de soja, arômes.

Données nutritionnelles pour : 100 g

• Valeur énergétique : 540 kcal
• Protéines : 3 g
• Glucides : 60 g, dont sucres : 59,5 g
• Lipides : 31,5 g, dont acides gras saturés : 16,5 g

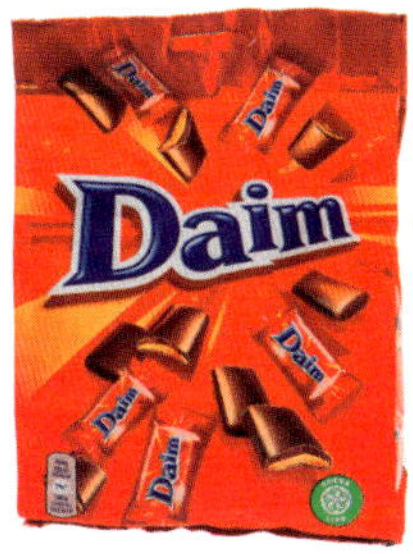

CARAMBAR®, L'ORIGINAL

Le choix de la matière grasse de coprah totalement hydrogénée ne nous séduit guère !

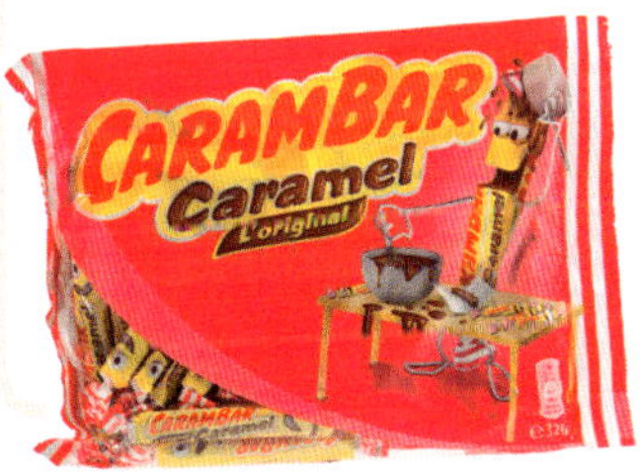

Ingrédients :

• Sirop de glucose, lait écrémé concentré sucré, sucre, huile de coprah totalement hydrogénée, cacao fortement dégraissé, sel, arômes.

Données nutritionnelles pour : 100 g

• Valeur énergétique : 400 kcal
• Protéines : 3,4 g
• Glucides : 75 g, dont sucres : 42,5 g
• Lipides : 9,5 g, dont acides gras saturés : 8,7 g

SUCRES

Les sucres sont obtenus à partir de la canne à sucre et des betteraves sucrières dont on extrait un jus sucré, qui sera ensuite éventuellement filtré et enfin concentré avant sa cristallisation. Le sucre de betterave après cette étape est naturellement blanc, le sucre de canne, lui, aura une coloration naturellement brune. Le sucre blanc de betterave n'est donc pas raffiné, seul le sucre blanc de canne le sera.

On distingue toujours plus de choix dans nos rayons :

- **Le sucre semoule ou sucre en poudre** : il est présent dans toutes les cuisines, il s'agit simplement du sucre blanc cristallisé tamisé, extrait le plus souvent de la betterave sucrière;
- **Le sucre en cubes ou morceaux, blanc ou roux :** concassé brut ou moulé en morceaux n° 3 (7 g) ou n° 4 (5 g), on l'utilise essentiellement dans les boissons chaudes;
- **La cassonade :** comme son nom l'indique, elle est issue de la canne à sucre. C'est un sucre cristallisé roux, à la couleur ambrée naturelle et aux notes aromatiques de rhum, de vanille et de cannelle;
- **La vergeoise, blonde ou brune :** à ne pas confondre avec la cassonnade, elle doit sa coloration et son parfum caramélisé à des cuissons successives de jus de betterave qui s'est caramélisé et coloré;
- **Le sucre glace :** sucre cristallisé finement broyé, auquel est ajouté 2 à 3 % d'amidon, souvent de blé, jouant un rôle d'antiagglomérant. On l'utilise pour les meringues et la décoration des pâtisseries;
- **Le sucre pour les confitures :** il s'agit simplement de sucre semoule auquel sont ajoutés de la pectine et de l'acide citrique, afin de faciliter la prise des gelées et confitures;
- **Le sucre vanillé ou vanilliné :** ce sont des sucres en poudre additionnés d'au moins 10 % d'extrait de vanille naturelle pour le premier et de vanille de synthèse pour le second.
- Il existe également d'autres sucres, moins répandus et plus exotiques :
- **Le sucre complet ou intégral :** c'est du jus de canne, filtré et concassé. Il est non cristallisé;
- **Le demerara :** jus de canne concentré puis déshydraté. Solide, il est ensuite râpé (d'où son nom) ou broyé en petits granulés couleur mastic;
- **Le muscovado ou mascobado :** ils proviennent de l'île Maurice ou des Philippines. Denses, humides, odorants, ses cristaux brun sombre révèlent des notes épicées et torréfiées, des arômes de réglisse, de café, de caramel, de vieux rhum, parfois une pointe de fumé. Le muscovado doit sa couleur ambrée à la présence de mélasse, le résidu non cristallisable du sirop de canne.
- **Le rapadura** (nom d'origine guyanaise) : plus parfumé que la cassonade.

Ce sont tous des sucres, issus de la canne à sucre, bruts ou roux plus ou moins raffinés, et avec une teneur en mélasse plus ou moins importante.
D'un point de vue nutritionnel, tous ces sucres contiennent de 390 à 400 kcal aux 100 g, apportées exclusivement par le saccharose. Il s'agit donc de produits à forte densité énergétique qui, même s'ils ne cessent d'être pointés du doigt dans les campagnes nutritionnelles, ne sont pas néfastes, consommés en juste quantité.

COMMENT LES CHOISIR ?

- On préfère un produit contenant 100 % de saccharose, on évite toujours l'ajout de sirop de sucre inverti, glucose ou glucose-fructose. À noter aussi que, à l'exception du sucre glace, un ajout d'amidon n'est pas nécessaire dans ces produits.
- On fuit ceux qui font apparaître des matières grasses végétales : on est d'ailleurs en droit de se demander que font des matières grasses dans du sucre ?
- Les sucres complets comme le rapadura, muscovado ou mascobado ont l'intérêt d'être plus parfumés, ce qui peut aider à réduire la quantité ajoutée. Mais ils ne sont pas vraiment moins caloriques.

LES PIÈGES

- Sucre roux et sucre blanc ont les mêmes qualités nutritives : ils sont tous les deux composés de saccharose, de minéraux, de matières organiques et de traces d'eau. Même si, effectivement, le roux contient plus de minéraux que le blanc, les quantités sont tellement infimes que cela n'est pas significatif au regard de vos besoins journaliers en ces micronutriments.
- La gamme des sucres dit « complets », tout du moins non raffinés, que l'on trouve dans le commerce, magasin bio, etc., présente, contrairement à ce qu'ils laissent penser, peu de différence nutritionnelle avec le saccharose, votre choix se fera en fonction de vos goûts !
- Les sucres aromatisés vanille... et qui contiennent des arômes de synthèse et autres amidons modifiés. L'assurance d'ajouter des additifs dans un produit pourtant si simple à la base !

CONSEILS DE CONSOMMATION

Comme nous l'expliquions précédemment, le sucre est un fournisseur d'énergie essentielle au fonctionnement de notre organisme, notamment pour nos muscles et notre cerveau.
Aussi, ce n'est pas le produit lui-même qu'il faut mettre en cause dans la constante augmentation des maladies métaboliques, mais l'excès de sa consommation. Le sucre ne devrait pas dépasser 10 % de l'apport énergétique total d'une journée, soit 50 g de sucre environ.
Dans cette portion, il ne faut pas oublier de soustraire les sucres cachés de notre alimentation : les laitages sucrés, les confitures et autres tartinables, les sodas, etc.

SUCRES

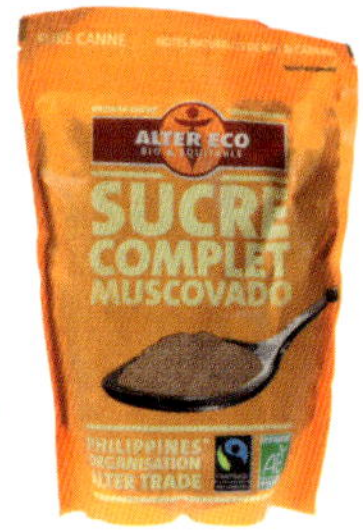

SUCRE DE CANNE BIO EN POUDRE, ALTER ECO®

Un sucre de canne complet non raffiné, certifié AB et équitable, aux notes de miel et caramel.

Ingrédients :

• Sucre de canne complet

DEMI-MORCEAUX PURE CANNE, DADDY®

On aime retrouver un produit 100 % pur canne sous forme de demi-morceaux de 2,5 g afin de doser facilement une juste quantité.

Ingrédients :

• 100 % sucre de canne (sucre de canne + sucre de canne caramélisé).

Données nutritionnelles pour : 100 g

• Valeur énergétique : 400 kcal
• Glucides : 100 g

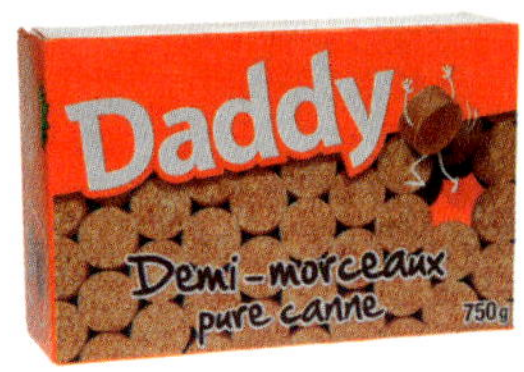

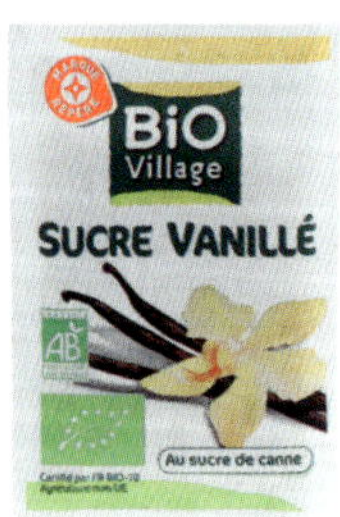

SUCRE VANILLÉ, LECLERC MARQUE REPÈRE®, BIO VILLAGE®

On préfère, de bien meilleure qualité, le sucre vanillé avec un extrait NATUREL de vanille comme ce produit. On apprécie en plus ici particulièrement la présence de gousse de vanille en complément.

Ingrédients :

• Sucre de canne 96,9 %, extrait naturel de vanille, gousse de vanille broyée 1,1 %.

SPÉCIALITÉ SUCRIÈRE SAVEUR VERGEOISE, BLONDE NATURE, BÉGHIN SAY®

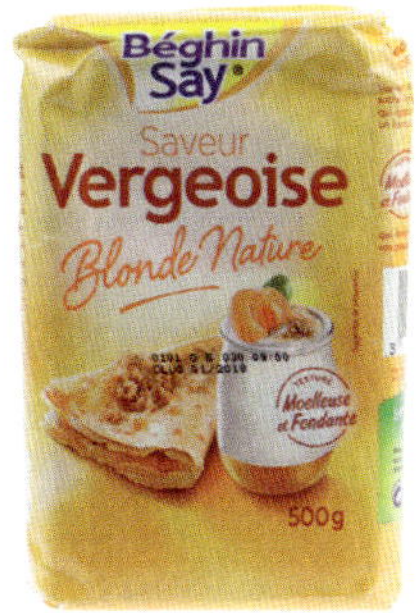

Non, vous n'achetez pas que du sucre en choisissant ce produit, préférez-lui AU QUOTIDIEN une cassonade.

Ingrédients :

• Sucre, sirop de sucre inverti, antiagglomérant : glycérol (origine végétale), sucre caramélisé.

Données nutritionnelles pour : 100 g

• Valeur énergétique : 396 kcal
• Glucides : 99 g

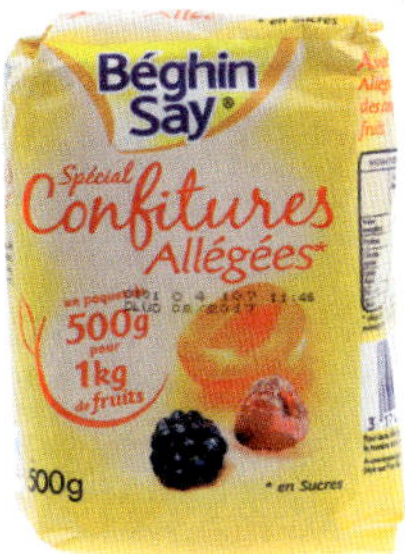

SUCRE GÉLIFIANT SPÉCIAL CONFITURES ALLÉGÉES, BÉGHIN SAY®

Il est tout à fait possible de réaliser des confitures maison plus légères en diminuant simplement la quantité de sucre de moitié, en ajoutant un petit peu plus de pectines, jus de citron et en choisissant des fruits à pleine maturité. Ce produit, contenant en plus de la matière grasse végétale hydrogénée, reste dans le rayon.

Ingrédients :

• Sucre, gélifiant : pectine de fruits, triglycérides à chaîne moyenne, matière grasse végétale hydrogénée, conservateur : acide ascorbique, acidifiant : acide citrique.

SUCRE VANILLÉ, ALSA®

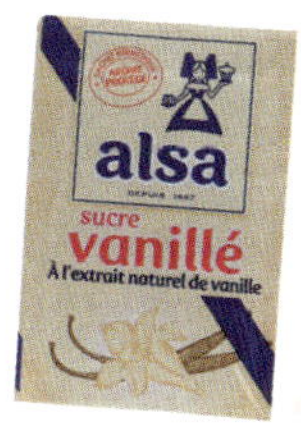

On sait que pour avoir l'appellation de « sucre vanillé », celui-ci doit contenir au moins 10 % d'extrait naturel de vanille. Même si on a tendance à préférer les produits à base d'arômes naturels, on est en droit de se demander pourquoi on retrouve ici de l'amidon ajouté ? Et pourquoi cet additif est encore plus présent que l'arôme (plus de 10 % du produit) ?

Ingrédients :

• Sucre, amidon, extrait naturel de vanille, traces de blé.

SUBSTITUTS DU SUCRE

À côté du « sucre » sans « s » qui désigne le saccharose, extrait de la canne à sucre ou de la betterave vu précédemment, une gamme ne cesse de s'agrandir, nous les appellerons les sucres alternatifs.

En effet, le sucre est au centre de nouvelles recommandations, indiquant de baisser la consommation du sucre à 10 %, voire 5 % de l'apport énergétique total journalier, afin de réduire l'obésité, mais aussi les maladies métaboliques comme le diabète.
Ce sucre ainsi désigné concerne tous les sucres ajoutés : le saccharose, bien entendu, mais aussi le miel, les confitures, le chocolat, les confiseries, etc.
Ainsi, dans ce rayon, on trouve des sucres alternatifs qui surfent sur la vague des régimes « zéro sucres » en vous proposant de baisser votreconsommation de « sucre » tout en gardant le plaisir du goût sucré. On y distingue des édulcorants naturels et d'autres de synthèse.

LES ÉDULCORANTS NATURELS

- **Le sucre de coco :** il s'agit d'un sucre produit à partir de la sève des bourgeons de fleurs du cocotier. Après une très fine incision, les fleurs de noix de coco laissent s'écouler leur nectar qui, après cuisson, permet d'obtenir le sucre de coco. Celui-ci est composé jusqu'à 80 % de fructose. Il a un index glycémique plus bas que le saccharose (25 contre 65), cette mesure évaluant la capacité d'un glucide donné à élever la glycémie, sa consommation par rapport à un standard de référence qui est le glucose pur (index glycémique de 100).
- **Le fructose :** c'est un sucre simple que l'on retrouve essentiellement dans les fruits, le miel notamment. Il apporte autant de calories que le saccharose (sucre), soit 400 kcal aux 100 g, cependant il possède un pouvoir sucrant supérieur (1,5 fois plus élevé) : pour le même goût sucré, on utilisera moins de fructose. Le fructose possède un index glycémique plus faible que le sucre (saccharose) de 20. Cependant, consommé en excès, le fructose favorise l'augmentation de certains lipides sanguins, notamment les triglycérides, et leur accumulation dans le foie (stéatose hépatique).
- **Le sucre de bouleau ou xylitol :** c'est un édulcorant naturel de la famille des polyols (sucre-alcool). Il est extrait de l'écorce de bouleau, il possède le même pouvoir sucrant et la même saveur que le saccharose, en revanche, il est légèrement moins énergétique que ce dernier avec 2,4 kcal par gramme contre 4 kcal.
- **Le sirop d'érable :** il est l'un des ingrédients phares de la cuisine québécoise. On l'obtient par évaporation, à partir de l'eau d'érable à sucre recueillie par coulée au printemps. Il est moins riche en sucre du fait de sa nature de sirop (61,5 % de saccharose, 1,5 % de glucose, 1,5 % de fructose) et contient près de 34 % d'eau,

il est donc moins riche en calories que le sucre pur, soit 270 kcal contre 400 kcal avec un index glycémique de 54.

- **Le sirop d'agave :** c'est le nouveau sirop tendance pour remplacer le sucre blanc. Il est issu de l'extraction de la sève du cœur de cactus, le plus utilisé étant l'agave bleue. Celle-ci est ensuite concentrée afin d'obtenir un sirop riche en fructose (76 %). Il est 22 à 25 % moins calorique que le sucre et son index glycémique est de 19.
- **La stévia :** il s'agit d'une plante originaire d'Amérique du Sud dont on extrait une molécule responsable de son goût sucré : le rébaudioside A. Son pouvoir sucrant est supérieur de plus de 200 fois celui du saccharose tout en n'apportant aucune calorie. À noter que la stévia supporte les cuissons jusqu'à 200 ° C.

LES ÉDULCORANTS DE SYNTHÈSE

L'aspartame, le sucralose, la saccharine, le cyclamate, l'acésulfame de potassium (ou acésulfame-K) sont des édulcorants dits intenses, de synthèse. Les industriels les utilisent pour remplacer le sucre, notamment lors de la fabrication de produits « allégés », « light » ou « zéro ». Ayant tous un fort pouvoir sucrant, une petite quantité suffit pour donner un goût assez sucré sans apport de calories (ou infime, notamment pour l'aspartame).
Comme l'on dispose toujours peu d'informations sur l'impact positif ou négatif de leur usage, il a été défini une dose journalière acceptable (DJA) afin d'éviter toute toxicité à long terme. Ces DJA sont telles qu'il faudrait consommer plusieurs litres de soda light par exemple pour les atteindre.
À noter qu'il semble qu'au rayon édulcorants, souffrant de sa mauvaise presse, l'aspartame soit peu à peu remplacé par la saccharine et l'acésulfame-K ou le sucralose seul. Canderel® met en avant son sucralose et Pepsi® supprime l'aspartame de son soda au cola notamment.

COMMENT LES CHOISIR ?

Si le but est de réduire votre consommation de sucre, il apparaît que ce n'est pas LA solution de vous tourner vers le fructose, les sirops d'agave et d'érable, les sucres de coco et de bouleau : ils font eux aussi partie des sucres ajoutés à limiter au quotidien. Aussi, il faut vous demander si vous préférez consommer du « vrai » sucre en juste quantité ou le remplacer par ceux-ci, toujours en juste quantité, selon vos goûts essentiellement ! Vous pouvez ainsi varier votre consommation parmi tous ces sucres naturels en favorisant la qualité et en ajustant les quantités, car tout excès sera nuisible.

- **Le fructose :** il est vendu sous forme de poudre blanche 100 % fructose.
- **Les sucres de coco et de bouleau :** choisir des produits 100 % naturels, respectivement : sucre de sève de coco et 100 % xylitol extrait d'écorces de bouleau.
- **Le sirop d'érable :** faites bien attention à choisir, comme pour les précédents, un produit 100 % sirop d'érable, les mentions « saveur d'érable » ou « arôme d'érable » ne constituent pas une garantie que le produit contient effectivement du sirop d'érable.

- **Le sirop d'agave :** bio ou non, brun ou blond, c'est selon votre goût! Lisez bien la liste des ingrédients afin de vous assurer d'acheter réellement un produit contenant 100 % de sirop d'agave et non un sirop d'agave coupé à un sirop de blé ou de maïs bien moins cher et dont les propriétés nutritionnelles ne sont pas les mêmes.
- **La stévia :** il est important d'attirer votre attention sur le développement de la production mondiale de stévia, notamment dans les industries chinoises qui la cultivent et étudient sa production génétique, à ce titre une stévia bio a un intérêt certain. On préférera aussi un produit naturel (poudre verte ou blanche, concentré de rébaudioside A) : les nouveaux produits sur le marché vous proposent des argents de charge, additifs et un très faible pourcentage de rébaudioside A (à peine 1,35 % d'extrait de stévia), la feuille verte sur l'emballage n'a plus rien de naturel.
- **Les édulcorants de synthèse :** nous les retrouvons en rayon sous forme de poudre, liquide ou pastilles, choisissez leur présentation suivant votre utilisation.

LES PIÈGES

- Édulcorant ne veut pas dire sans aucune calorie : les produits mi-sucre mi-stévia ou édulcorants de synthèse apportent en moyenne 6 kcal par morceau.
- Le fructose est aussi calorique que le sucre et il n'est pas si naturel puisqu'il est obtenu par un processus de raffinement artificiel. À noter que, naturellement, on le retrouve dans les fruits accompagnés d'eau, de fibres, vitamines et minéraux et qu'ici, il est proposé concentré à 100 %. Aussi, en excès, il est stocké sous forme de graisses, augmentant le taux de triglycérides, facteur de risque des maladies cardio-vasculaires. Il n'est pas à conseiller aux diabétiques.
- Même remarque pour le sirop d'agave, qui est un concentré à 76 % de fructose, et le sucre de coco.
- Le sucre de bouleau, ou xylitol, est un polyol. En excès, il peut provoquer des désordres intestinaux.
- Enfin, les édulcorants comme la stévia et ceux de synthèse, même s'ils permettent réellement de diminuer la quantité de sucre consommé, entretiennent notre goût pour le sucre, il serait plus pertinent de se déshabituer du goût sucré. Par ailleurs, les conséquences potentielles sur la santé d'une consommation d'édulcorants restent à ce jour encore imprécises.

CONSEILS DE CONSOMMATION

Nous l'avons vu, ce qui pose problème dans notre alimentation aujourd'hui, ce n'est pas le « sucre » en soi, mais la quantité que nous consommons et tous les sucres cachés dans les produits industriels. Fructose, sucre de coco, sucre de bouleau et les sirops sont à limiter ; la totalité des sucres ne doit pas dépasser 10 % de l'apport énergétique total journalier (50 g environ).
Pour les édulcorants qui n'apportent aucune calorie, il faut aussi modérer sa consommation : on les soupçonne de provoquer une envie accrue de sucre, notre organisme cherchant à obtenir les glucides promis par leur goût sucré.
Par ailleurs, les conséquences potentielles sur la santé d'une consommation d'édulcorants, restent à ce jour encore imprécises.

MATIÈRES GRASSES

BEURRES, CRÈMES, HUILES, ET AUTRES MATIÈRES GRASSES

Les matières grasses sont indispensables à votre santé, les supprimer totalement serait une erreur. Le plus important est de bien savoir les sélectionner, surtout pour un usage quotidien, car un choix avisé permet d'apporter à votre corps les acides gras en bonnes proportions dont il a besoin. Beurre, huile, margarine ou crème n'ont pas les mêmes apports caloriques, mais surtout pas la même composition nutritionnelle.

LES HUILES

Une huile se définit comme un corps gras ayant la propriété d'être liquide à température ambiante. Mise à part l'huile de foie de morue d'origine animale, il s'agit principalement de produits végétaux extraits de fruits (olive, palme), de graines oléagineuses (tournesol, noix, noisette, colza, lin) ou de germes de céréales (germe de blé, de maïs).
Les huiles végétales, quelles qu'elles soient, contiennent 100 % de lipides et apportent ainsi 90 kcal pour 10 g. Leur intérêt, non négligeable (hors huile de foie de morue), est qu'elles sont dépourvues de cholestérol, ce dernier étant uniquement d'origine animale. Les proportions en acides gras saturés, monoinsaturés et polyinsaturés varient selon les huiles, et c'est en fonction de cette proportion que l'on sélectionne une huile plutôt qu'une autre et que l'on en définit l'usage. Plus une huile est riche en acides gras saturés et monoinsaturés, plus son point de fumée (température à laquelle l'huile commence à fumer) sera élevé et plus celle-ci sera résistante à la chaleur. Toutefois, ces mêmes acides gras saturés consommés en excès ont des effets délétères sur le système cardio-vasculaire. On privilégie les huiles aux points de fumée les plus élevés pour la cuisson (voir tableau plus bas), mais dans tous les cas on évite de surchauffer et donc de faire fumer l'huile dans la poêle. Les huiles utilisées en friture impliquent une surveillance particulière, car les triglycérides se dégradent au cours des cycles d'utilisation. Un filtrage après chaque usage et un changement toutes les cinq utilisations sont conseillés.

Point de fumée des huiles

	Raffinée	Vierge
Huile d'olive	242 °C	207 °C
Huiles d'arachide, de tournesol oléique, de sésame, de soja	232 °C	160 °C/ 177 °C (sésame vierge)
Huile de pépins de raisin	216 °C	-
Huile de colza	204 °C	107 °C
Huiles de noix	204 °C	160 °C

En assaisonnement, on privilégiera les huiles les plus riches en acides gras polyinsaturés afin de préserver leurs bienfaits.

VIERGES OU RAFFINÉES

On distingue les huiles vierges et les huiles raffinées. Les premières dites vierges ou brutes sont extraites de la graine ou du fruit par un seul pressage mécanique à froid (d'où l'appellation « huile vierge de première pression à froid »), suivi d'une clarification et d'une filtration, sans l'intervention de traitement chimique

Pour les secondes dites raffinées, la graine avant pressage mécanique peut éventuellement subir un chauffage, puis un broyage avant un traitement d'extraction par solvant. Enfin s'ensuit le raffinage de l'huile brute obtenue avec : neutralisation, clarification, filtration, désodorisation, décoloration et autres filtrations et éventuellement recoloration. Ces opérations de raffinage détruisent une partie des composants bénéfiques à la santé, tels que les antioxydants comme la vitamine E (pouvant être rajoutés sous forme synthétique à l'issue du procédé de raffinage) et les polyphénols. D'un autre côté, ce procédé de raffinage permet d'obtenir des huiles sans odeur désagréable, stables à la chaleur et de plus longue conservation, mais aussi neutres en goût !

Par ailleurs, il faut noter aussi que, même si certains prêtent aux huiles vierges des propriétés nutritionnelles supérieures, la différence se joue surtout sur le goût et les pesticides, les mycotoxines et les impuretés éventuellement présentes ne sont pas éliminés par les procédés technologiques de raffinage.

LE BEURRE ET LA CRÈME

Le beurre et la crème sont des matières grasses animales, d'origine laitière, qui apportent respectivement 82 % et 30 % de matières grasses (pour la crème entière). Les acides gras saturés et monoinsaturés prédominent dans ces produits et il faut également relever un apport en cholestérol important. Le beurre est l'une des principales sources de vitamine A.
Les versions allégées présentent un gain calorique si l'on prend soin de ne pas augmenter les quantités... mais les saveurs restent incomparables. Et n'oublions pas que pour garder une texture proche du beurre, ces produits allégés compensent la diminution des matières grasses par des additifs nombreux, et notamment des ajouts d'amidons modifiés et autres formes de sucres.
On voit également apparaître des versions de beurre aux graines de céréales, au chocolat qui ont tendance à faire perdre ses repères au consommateur et qui ne présentent aucun intérêt nutritionnel particulier.
Pour les crèmes, seules les versions entières épaisses conservent une recette basique : crème et ferments lactiques. Dans les versions fluides fraîches ou UHT, qu'elles soient liquides ou semi-liquides, allégées ou non, les ajouts d'amidons et autres épaississants sont quasi systématiques.

LA CHANTILLY

La crème Chantilly est une crème laitière fouettée sucrée et parfumée, le plus souvent, à la vanille. Elle contient dans sa version classique autour de 30 % de matières grasses et 300 kcal pour 100 g.
La crème Chantilly allégée à 20 % de MG permet un petit gain calorique puisque l'on passe à 230 kcal pour 100 g.

Ce produit à air incorporé étant léger, une portion pèse environ 20 g, donc le gain calorique rapporté à la quantité consommée est d'environ 15 kcal. Ce qui se révèle vraiment négligeable.
Les additifs et stabilisants étant nombreux dans ce type de produits, une chantilly maison reste à privilégier au vu du caractère occasionnel de sa consommation.

LA MARGARINE

La margarine classique contient 80 % de matières grasses, elle est donc aussi grasse et calorique que le beurre.
Son principe de fabrication repose sur l'émulsion d'eau dans de l'huile végétale. La phase lipidique est constituée de matières grasses végétales, en l'état ou le plus souvent hydrogénées, afin d'assurer une stabilité. La phase aqueuse est constituée d'eau et/ou de lait.
Des additifs et auxiliaires technologiques vont également être ajoutés. Il s'agit d'émulsifiants, de colorants, de vitamines, d'arômes, de conservateurs, de régulateurs de pH et éventuellement de sel.
Dans beaucoup de margarines, des huiles végétales hydrogénées sont utilisées pour assurer la stabilité, c'est-à-dire rendre solide une huile à la base liquide via un ajout d'hydrogène. On sait désormais que ce processus d'hydrogénation partielle contribue à la formation d'acides gras trans, qui ont des effets néfastes sur la santé cardio-vasculaire. En réaction, de plus en plus de produits sont désormais conçus sans hydrogénation, et il est alors spécifié « non hydrogénée » dans la liste des ingrédients. Les margarines sont alors souvent constituées de matières grasses issues d'huile de palme ou de coprah (ou coco) permettant leur solidification sans hydrogénation.
Les margarines enrichies en stérols végétaux ont prouvé des effets bénéfiques sur le taux de cholestérol sanguin. Pensez à rester objectif sur la qualité et l'état des huiles utilisées dans leur fabrication et n'oubliez pas qu'elles ne sont pas destinées à l'usage des enfants, adolescents, femmes enceintes ou encore toute personne ne présentant pas d'excès de cholestérol.

LA MARGARINE EST-ELLE PRÉFÉRABLE AU BEURRE ?

NON, pas toujours selon la margarine choisie. Si certaines margarines ont une composition très équilibrée en acides gras et sont même sources d'acides gras essentiels, de vitamines A (tout comme le beurre) mais également D et E… d'autres, à la composition laissant à désirer, atteignent des niveaux d'acides gras saturés comparables au beurre, contiennent des acides gras trans dont on connaît la nocivité au niveau cardio-vasculaire et peuvent même contenir des graisses animales, donc du cholestérol. Surveillez votre choix.

LES VINAIGRETTES PRÊTES À L'EMPLOI

Ce produit prêt à l'emploi ne présente aucun intérêt nutritionnel. Son seul avantage est de vous faire gagner le temps de préparation d'une sauce salade...
Même pour les versions allégées affichant des apports caloriques intéressants, la qualité des huiles utilisées et/ou la liste d'additifs sans fin les rendent peu recommandables.
Certains produits non émulsionnés à base simplement d'huile et de vinaigre sont apparus sur le marché. Leur qualité est intéressante, mais le rapport qualité-prix reste en faveur d'une recette maison.

LES NOUVEAUX SUBSTITUTS DE MATIÈRES GRASSES D'ORIGINE VÉGÉTALE

Crème de soja, d'avoine, de riz, d'amandes... sont des substituts à la crème qui tentent de se rapprocher de la texture de la crème fraîche laitière.
Les recettes se fondent le plus souvent sur un ajout d'huile qui s'avère généralement de bonne qualité (colza, tournesol), ce qui permet un apport en acides gras intéressant et zéro cholestérol.
Les apports caloriques ne se valent pas du tout d'un produit à l'autre, allant de 71 kcal pour 100 ml et 6 % de lipides pour la crème d'avoine à 190 kcal pour 100 ml et 18 % de lipides pour la crème de soja.
Il est important de surveiller les additifs, et surtout les ajouts de sucres !
La crème de coco est à mettre à part car préparée à partir d'extrait de pulpe de noix de coco, un fruit oléagineux naturellement riche en graisses saturées. La teneur en matière grasse de la crème de coco est de l'ordre de 20 à 25 %, et de 15 à 18 % pour le lait de coco.
Les purées d'amandes ou de noisettes à tartiner sont intéressantes à la place du beurre, de par leur composition en acides gras majoritairement insaturés et l'absence de cholestérol.

COMMENT LES CHOISIR ?

- Il est intéressant de privilégier les huiles riches en acides gras oméga (acide alpha-linolénique) et oméga-6 (acide linoléique), qui sont deux acides gras polyinsaturés que le corps ne sait pas synthétiser. Ils sont dits essentiels, puisqu'à partir de ces deux acides gras, l'organisme est capable de synthétiser les autres acides gras oméga-3 et 6 dont il a besoin. L'équilibre entre ces deux familles d'acides gras est également important.
- La richesse en vitamine E antioxydante d'une huile est un autre point important. Les huiles de germe de blé, huiles combinées et huile de tournesol sont les meilleures sources.
- Certaines huiles combinées sont également supplémentées en vitamine D, ce qui est intéressant quand on sait que cette vitamine est essentiellement synthétisée par une exposition suffisante au soleil.

- Les acides gras monoinsaturés agissent en faisant diminuer le taux de LDL cholestérol et modérément augmenter le taux de cholestérol HDL. C'est sur ce point, couplé à sa teneur en polyphénols qui renforcent cette action, que l'huile d'olive a forgé sa réputation, mais il lui manque pourtant des acides gras essentiels de la série oméga-3 et de la vitamine E. Le tout huile d'olive n'est donc pas l'option idéale!
- Le beurre ou la crème en version classique sont parfaits, nul besoin d'opter pour un produit allégé, un dosage quantitatif suffit!
- Les margarines sont un substitut du beurre intéressant, notamment pour un meilleur équilibre des acides gras saturés/insaturés et une absence de cholestérol. La liste des ingrédients reste à surveiller de près en évitant en priorité les graisses partiellement hydrogénées sources d'acides gras trans et l'huile de palme. Privilégiez un rapport oméga-6/oméga-3 inférieur ou égal à 5. Certaines margarines excluent l'utilisation de produits d'origine laitière, ceci représente une belle évolution pour les personnes allergiques aux protéines de lait de vache ou intolérantes au lactose.
- Préférez les vinaigrettes à la liste des ingrédients la plus simple et à base d'une huile riche en oméga-3 puisque ce produit est destiné à l'assaisonnement.
- Les substituts végétaux sont intéressants dans le cadre d'un régime hypocholestérolémiant ou pour les personnes allergiques aux protéines de lait de vache ou intolérantes au lactose. Elles peuvent aussi vous permettre simplement de varier votre alimentation et découvrir de nouvelles saveurs!

LES PIÈGES

- Les margarines à base de graisses hydrogénées ou partiellement hydrogénées et/ou d'huile de palme.
- Les huiles et graisses spéciales fritures qui peuvent contenir de l'oléine de palme et des graisses hydrogénées ou partiellement hydrogénées, donc une quantité excessive d'acides gras saturés et/ou trans.
- Les beurres et les crèmes allégés si l'on en utilise plus en quantité.
- Les vinaigrettes et sauces toutes prêtes avec ajouts de sucres et nombreux additifs.

CONSEILS DE CONSOMMATION

- Pour les huiles, l'idéal reste de varier sa consommation en ayant plusieurs bouteilles à la maison selon l'utilisation que l'on va en faire ou en choisissant bien son huile combinée.
- En assaisonnement, on privilégiera les huiles vierges extra les plus riches en acides gras polyinsaturés de la famille des oméga-3 comme l'huile de lin, de colza, de soja, de noix, de noisette, de sésame ou une huile combinée avec un ratio oméga-6/oméga-3 inférieur ou égal à 5. Les huiles extra-vierges riches en oméga-3 sont à réserver pour un usage exclusif d'assaisonnement. Certaines de ces huiles, comme l'huile de lin ou de noix, sont à conserver au réfrigérateur car leur forte teneur en oméga-3 les rend sensibles à l'air, à la chaleur et à la lumière. Choisissez ces huiles dans des bouteilles opaques en verre.
- En cuisson, les huiles de tournesol, d'olive et les huiles combinées sont parfaites, à condition d'éviter qu'elles fument. L'huile d'olive, typique du régime méditerranéen, est plus riche en acides gras monoinsaturés et en antioxydants. L'huile de tournesol

est plus riche en oméga-6 déjà fortement présents dans notre alimentation, mais c'est une source intéressante de vitamine E qui manque à l'huile d'olive.

- La friture demeure, même à base d'une huile adaptée un mode de cuisson à limiter à deux fois par semaine.
- 2 cuillerées à soupe par jour reste une bonne quantité à alterner selon votre choix avec une margarine qui convient à la cuisson.
- Pour le beurre, optez pour une version classique sans dépasser 10 à 20 g par jour, en le consommant de préférence cru. Hors régime hyposodé, il n'est pas nécessaire de diaboliser le beurre demi-sel si l'on respecte bien les 10 à 20 g de beurre par jour. On ne dépasse alors pas 0,4 g de sel apporté par le beurre. Le beurre salé est à consommer plus occasionnellement.
- La cuisson au beurre peut être indigeste mais n'est pas réellement nocive si on veille à le faire chauffer sans le laisser brûler. Cela doit toutefois rester occasionnel.
- Pour la margarine, à utiliser en substitut du beurre, comptez comme pour le beurre 10 à 20 g par jour.
- La crème est à mettre en parallèle avec la consommation de beurre. Pensez à varier, selon votre taux de cholestérol, avec des substituts végétaux.

LA DÉNOMINATION DES BEURRES

Tous les beurres sont issus du barattage et c'est le seul procédé autorisé pour fabriquer le beurre.

Traditionnellement, le barattage se faisait en cuves en bois, pouvait durer plusieurs heures et on laissait mûrir la crème pendant un jour ou deux pour développer ses arômes. Aujourd'hui, seules les petites exploitations fermières et certains producteurs de beurre AOP utilisent des procédés qui s'en approchent, dans des barattes mécanisées en inox. Les 90 % restants de beurre industriel que nous consommons sont fabriqués en continu dans des canons à beurre à partir de crèmes pasteurisées et non maturées.

Le terme « beurre de baratte » n'est pas réglementé, mais fait l'objet d'un arrêté qui précise que tout le processus de fabrication doit se faire à la baratte, ce qui exclut l'utilisation de canons à beurre. Le bio ne garantit pas un beurre de baratte.

Autres dénominations :

• beurre cru : fabriqué à partir de crème uniquement réfrigérée, non pasteurisée;

• beurre extra-fin : fabriqué exclusivement à partir de crème pasteurisée, mais non congelée. Pour le beurre fin, jusqu'à 30 % de la crème peut avoir été congelée;

• beurre moulé, motte de beurre : la seule différence est la forme!

Dénominations selon la teneur en matière grasse :

• beurre classique : 82 % de matières grasses;

• beurre allégé : 60 à 65 % de matières grasses;

• beurre léger : 39 à 41 % de matières grasses.

Les spécialités laitières à tartiner, à faible teneur en matière grasse, n'ont pas droit à l'appellation beurre.

BEURRES

BEURRE D'ISIGNY DOUX, MONOPRIX GOURMET®

Un beurre doux extra-fin d'Isigny, d'appellation d'origine protégée (AOP), fabriqué en baratte, un beau produit.

Ingrédients :
- Crème de lait pasteurisée, ferments lactiques (contient lait).

Données nutritionnelles pour : 100 g
- Valeur énergétique : 743 kcal
- Protéines : 0,7 g
- Glucides : 0,50 g
- Lipides : 82 g, dont acides gras saturés : 59 g
- Sel : 0,04 g

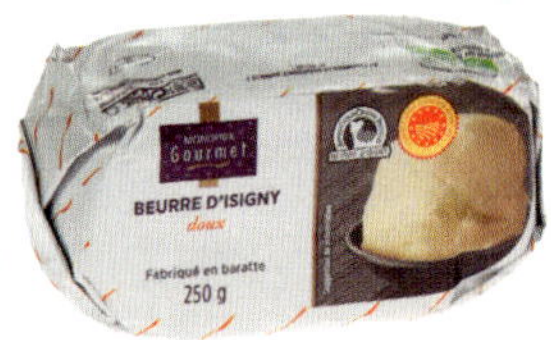

MINI-BEURRES DOUX 82 % DE MG, ELLE & VIRE®

Ces portions individuelles pèsent chacune 12,5 g, ce qui est parfaitement adapté aux conseils de consommation. Ce beurre classique est naturellement riche en vitamine A.

Ingrédients :
- Beurre, origine France.

Données nutritionnelles pour : 100 g
- Valeur énergétique : 744 kcal
- Protéines : 0,7 g
- Glucides : 0,8 g
- Lipides : 82 g
- Sel : 0,5 g

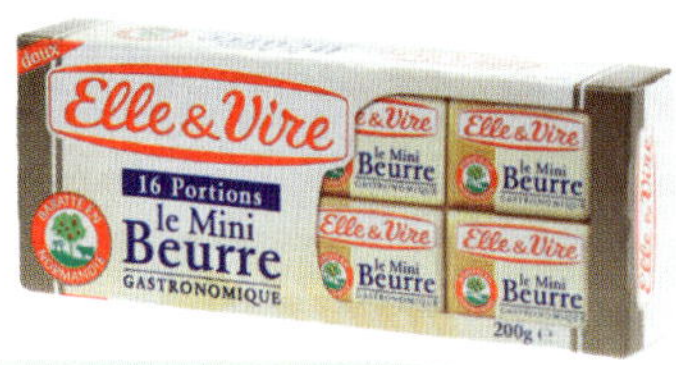

BEURRE TENDRE DOUX 82 % DE MG, AUCHAN®

Un beurre tendre et donc facile à tartiner en fine couche. Il est rendu souple par des procédés technologiques, mais sans aucun additif !

Ingrédients :
- Beurre pasteurisé (contient du lait).

Données nutritionnelles pour : 100 g
- Valeur énergétique : 743 kcal
- Protéines : 0,7 g
- Glucides : 0,5 g
- Lipides : 82 g

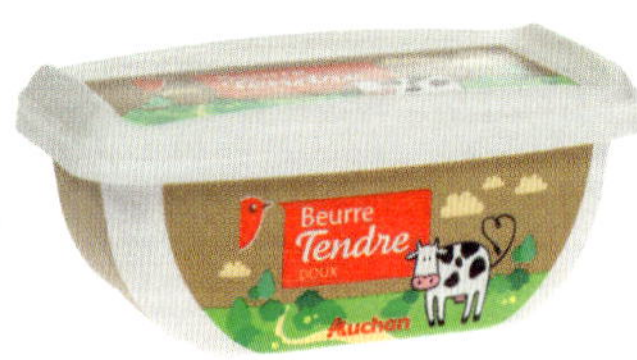

LE FLEURIER®, SANS HUILE DE PALME DOUX

À mi-chemin entre la margarine et le beurre, cette matière grasse contient du beurre et des huiles sans qu'il ne soit précisé leur version hydrogénée ou non et beaucoup d'additifs. Le remplacement de l'huile de palme est intelligent et signalé sur l'emballage, mais sa composition en acides gras reste peu intéressante avec autant d'acides gras saturés que de monoinsaturés. Les huiles de coco ou karité ne sont pas un meilleur choix.

Ingrédients :

• Huiles végétales 38 % (colza, coco, karité), eau, beurre 14,8 %, lait écrémé réhydraté, émulsifiants : mono- et diglycérides d'acide gras et lécithine de soja, sel, arômes (lait), conservateur : sorbate de potassium, correcteur d'acidité : acide lactique, colorant : bêta-carotène.

Données nutritionnelles pour : 100 g

• Valeur énergétique : 468 kcal
• Protéines : 0 g
• Glucides : 0,6 g
• Lipides : 52 g, dont acides gras saturés : 22 g, monoinsaturés : 21 g, polyinsaturés : 9 g
• Sel : 0,4 g

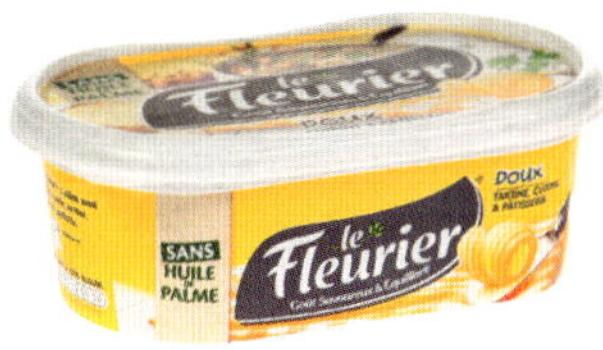

BEURRE AUX ÉCLATS DE CHOCOLAT À TARTINER, PRÉSIDENT®

Il s'agit d'une matière grasse laitière allégée à 59 % de MG avec inclusion de pépites de chocolat. La qualité des ingrédients reste plutôt satisfaisante, mais on arrive tout de même à 601 kcal pour 100 g, soit plus que la célèbre pâte à tartiner !

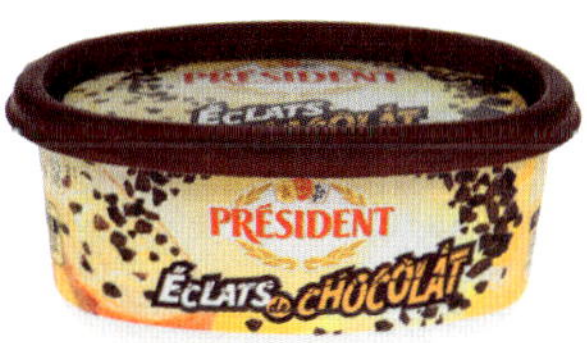

Ingrédients :

• Matière grasse laitière à tartiner (beurre, crème légère, ferments lactiques), éclats de chocolat 25 % (cacao 50 %, sucre, beurre de cacao, émulsifiant : lécithine de tournesol).

Données nutritionnelles pour : 100 g

• Valeur énergétique : 601 kcal
• Protéines : 2,4 g
• Glucides : 15 g
• Lipides : 59 g

BEURRE DOUX TENDRE LÉGER 20 % DE MG, ELLE & VIRE®

On perd totalement le beurre classique dans sa recette de base. On achète, en premiers ingrédients, de l'eau, une grosse quantité d'additifs, avec même un amidon modifié et des maltodextrines, donc des sucres, pour atteindre 8,1 % de glucides et même un ajout de sel… on va trop loin dans l'allégement en matières grasses et on y perd en qualité !

Ingrédients :

• Eau, matière grasse laitière, amidon modifié, maltodextrine, lactose (lait), arômes naturels (lait), émulsifiant : E471 et E476, sel 0,5 %, lactate de calcium, protéines de lait, conservateur : E202, colorant : E160a, vitamine A, vitamine D, vitamine E.

Données nutritionnelles pour : 100 g

• Valeur énergétique : 214 kcal
• Protéines : 0,3 g
• Glucides : 8,1 g, dont sucres : 2,5 g
• Lipides : 20 g
• Sel : 0,5 g

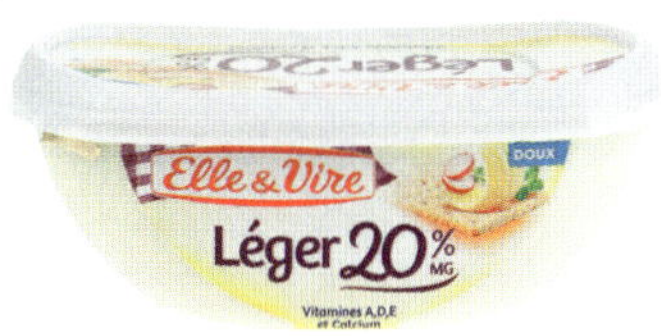

MARGARINES ET AUTRES MATIÈRES GRASSES

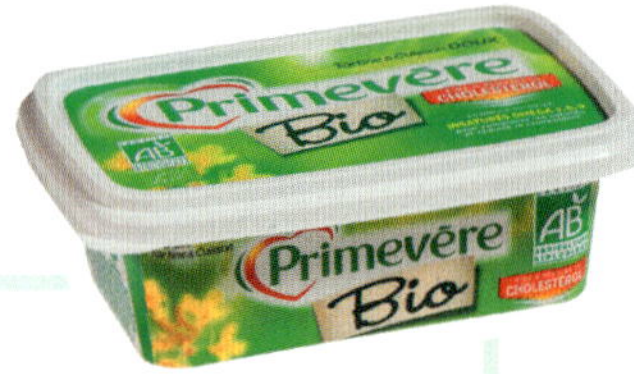

MARGARINE BIO PRIMEVÈRE®

Une recette des plus simples, un rapport oméga-6/oméga-3 à 4,6 (inférieur à 5) et des huiles végétales bio non hydrogénées, on préférerait cependant un choix d'huile encore plus qualitatif !

Ingrédients :

• Huiles et graisses végétales biologiques non hydrogénées 54 % (colza, palme)*, eau, émulsifiant : lécithine de tournesol, sel, arômes naturels (lait), jus de citron concentré biologique.

** Produit issu de l'agriculture biologique.*

Données nutritionnelles pour : 100 g

• Valeur énergétique : 495 kcal ; protéines : 0 g ; glucides : 0 g ; lipides : 55 g, dont acides gras saturés : 14 g, polyinsaturés : 11 g, oméga-6 : 8,9 g, oméga-3 : 1,9 g ; vitamine E : 13 mg

BEURRE DOUX OMÉGA 3, FRUIT D'OR®

On apprécie le choix des huiles et la forte proportion d'acides gras polyinsaturés avec un rapport oméga-6/oméga-3 de 3,2. Les enrichissements en vitamines A et D sont intéressants, ainsi que la teneur en vitamine E.

Ingrédients :

• Huiles végétales 60 % (tournesol, palme, lin, colza), eau, sel 0,4 %, émulsifiants : lécithine de tournesol et mono-, diglycérides d'acides gras, poudre de babeurre (lait), conservateur : sorbate de potassium, correcteur d'acidité : acide citrique, arôme naturel, vitamines A et D, colorant : caroténoïdes.

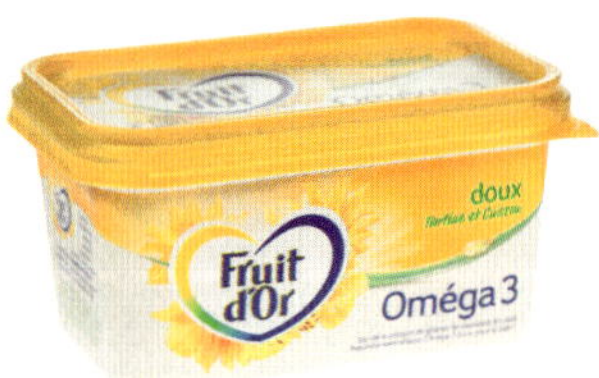

Données nutritionnelles pour : 100 g

• Valeur énergétique : 618 kcal ; protéines : < 0,5 g ; glucides : < 0,5 g ; lipides : 60 g, dont acides gras saturés : 15 g monoinsaturés : 15 g, polyinsaturés : 30 g, dont oméga-3 : 7 g, oméga-6 : 23 g ; vitamine D : 7,5 μg, vitamine A : 800 μg, vitamine E : 18 mg

CUISINE FACILE, PLANTA FIN®

Uniquement des huiles de colza et de tournesol et seulement 7,2 % d'acides gras saturés. Une agréable surprise et un bon choix si vous utilisez de la margarine en cuisson. On déplore tout de même le manque d'information sur la teneur en acides gras oméga-6 et oméga-3. Pensez toutefois à toujours bien doser !

Ingrédients :

• Huiles végétales 82 % (colza en l'état et totalement hydrogénée, tournesol, en proportion variable), eau, sel 1,5 %, émulsifiants : lécithines (dont soja), arômes, acidifiant : acide citrique, colorant : caroténoïdes, vitamines A et D.

Données nutritionnelles pour : 100 g

• Valeur énergétique : 670 kcal ; protéines : < 0,5 g ; glucides : < 0,5 g ; lipides : 74 g, dont acides gras saturés : 7,2 g ; sel : 1,3 g ; vitamine A : 720 μg, vitamine D : 6,8 μg

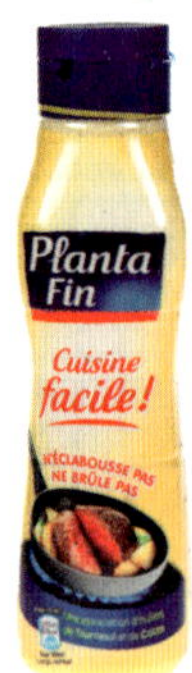

VÉGÉTALINE®

Cette graisse végétale est certes stable à la cuisson à forte température car totalement hydrogénée, ce qui la rend solide à température ambiante, mais on atteint un score sans appel de 100 % d'acides gras saturés, c'est loin d'être un choix idéal !

Ingrédients :

• Huile de noix de coco hydrogénée.

Données nutritionnelles pour : 100 g

• Valeur énergétique : 900 kcal
• 100 % graisses saturées

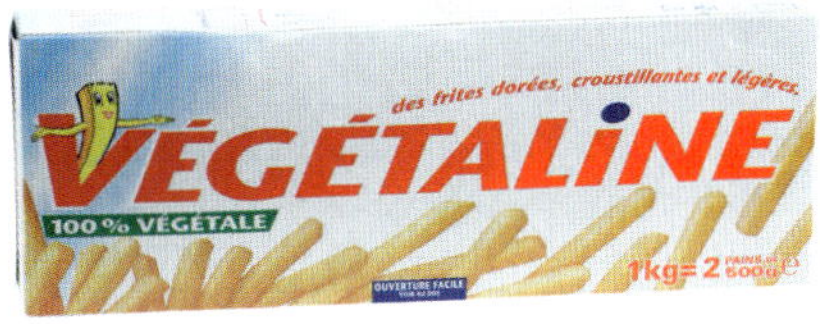

MARGARINE ASTRA®

Une preuve qu'il est parfois préférable de choisir un beurre classique qu'une margarine. On ne connaît pas la nature des huiles végétales et on atteint 37 % d'acides gras saturés. On félicite en revanche la marque de faire figurer sur l'emballage la teneur en acides gras trans, un exemple à suivre pour l'étiquetage, mais pas pour la composition du produit !

Ingrédients :

• Huiles végétales en l'état et hydrogénées, eau, sel 0,7 %, émulsifiants : lécithine, mono- et diglycérides, lactosérum en poudre (lait), correcteurs d'acidité : acide lactique et acide citrique, vitamine A et D3, colorant : bêta-carotène.

Données nutritionnelles pour : 100 g

• Valeur énergétique : 630 kcal
• Protéines : < 0,1 g
• Glucides : 0,2 g
• Lipides : 70 g, dont acides gras saturés : 37 g, trans : < 1 g
• Sel : 0,7 g
• Vitamine A : 800 µg, vitamine D : 7,5 µg

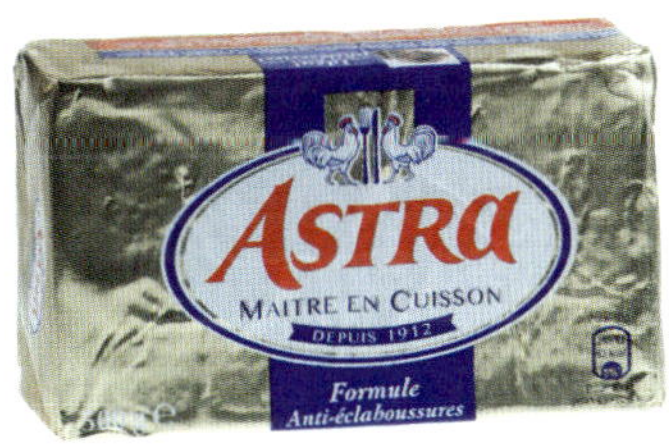

MARGARINE, À TARTINER, 38 % DE MG, ST HUBERT 41®

Ni du beurre, ni une margarine végétale, cette matière grasse à tartiner allégée cumule pas moins de 6 additifs, une composition en acides gras peu intéressante et une teneur en vitamine E des plus basses : il y a mieux en rayon.

Ingrédients :

• Babeurre (lait), huiles végétales 35 % (colza, coprah, palme), lait écrémé réhydraté, beurre concentré 3 %, épaississant : E1422, émulsifiants : mono- et diglycérides d'acide gras, E476, sel, correcteurs d'acidité : E331 et acide lactique, conservateur : sorbate de potassium, arômes (lait), colorant bêta-carotène.

Données nutritionnelles pour : 100 g

• Valeur énergétique : 370 kcal
• Protéines : 1,5 g
• Glucides : 5,6 g, dont sucres : 2,5 g
• Lipides : 38 g, dont acides gras saturés : 19 g monoinsaturés : 14 g, polyinsaturés : 5,4 g
• Vitamine E : 5 mg

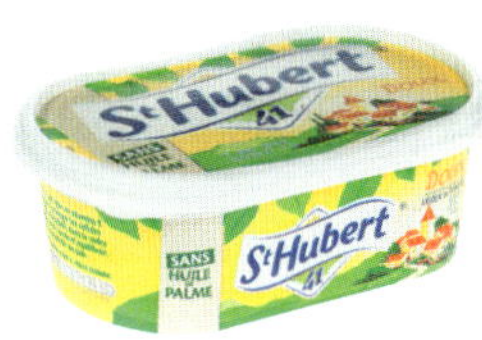

CRÈMES

CRÈME FRAÎCHE ÉPAISSE EN POT, YOPLAIT®

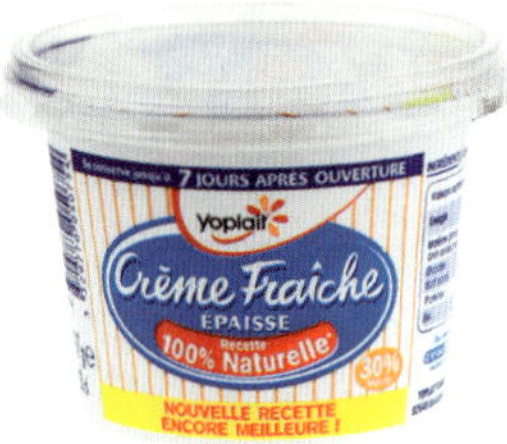

Ou autre crème de marque distributeur en pot à 30 % de MG sans aucun additif ! Une recette classique sans aucun additif. La version de base de la crème apporte moins de 300 kcal pour 100 g, ce qui reste raisonnable dans la quantité d'1 cuillerée à soupe.

Ingrédients :
- Crème, ferments lactiques.

Données nutritionnelles pour : 100 g
- Valeur énergétique : 293 kcal
- Protéines : 2,3 g
- Glucides : 2,9 g
- Lipides : 30,2 g, dont acides gras saturés : 20,2 g

CRÈME DE NORMANDIE ENTIÈRE ÉPAISSE, ELLE & VIRE®

Un conditionnement pratique et une recette des plus simples ! D'autres produits de la même marque contiennent des amidons modifiés... restez vigilant !

Ingrédients :
- Crème entière de Normandie, ferments lactiques.

Données nutritionnelles pour : 100 g
- Valeur énergétique : 292 kcal
- Protéines : 2,3 g
- Glucides : 3,1 g
- Lipides : 30 g, dont acides gras saturés : 21 g
- Sel : 0,08 g

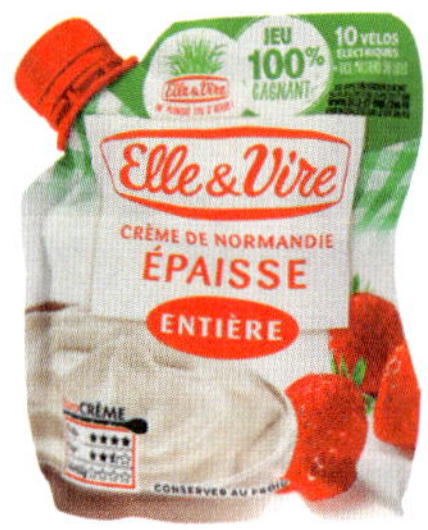

CRÈME FRAÎCHE ENTIÈRE GASTRONOMIQUE EN POT, PRÉSIDENT®

La recette de base de la crème sans aucun additif.

Ingrédients :
- Crème (lait) (origine France),

Données nutritionnelles pour : 100 g
- Valeur énergétique : 291 kcal
- Protéines : 2,3 g
- Glucides : 2,9 g
- Lipides : 30 g, dont acides gras saturés : 20 g
- Sel : 0,07 g

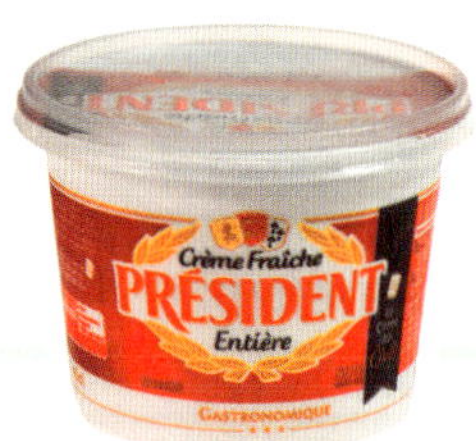

CRÈME DE NORMANDIE SEMI-ÉPAISSE LÉGÈRE, ELLE & VIRE®

Amidon modifié, mono- et diglycérides d'acides gras (émulsifiant), stabilisant, épaississant… STOP, on veut juste de la crème !

Ingrédients :

• Crème de Normandie, amidon modifié, émulsifiant : E471 (origine végétale), stabilisant : pectine, épaississant : carraghénanes.

Données nutritionnelles pour : 100 g

• Valeur énergétique : 170 kcal
• Protéines : 2,7 g
• Glucides : 6,1 g
• Lipides : 15 g, dont acides gras saturés : 10,5 g
• Sel : 0,1 g

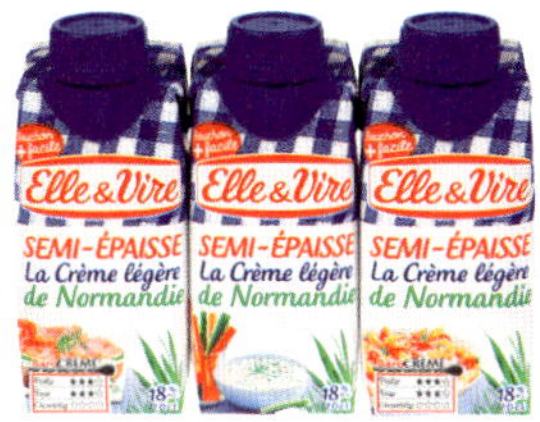

CRÈME ENTIÈRE SEMI-ÉPAISSE GASTRONOMIQUE EN BRIQUE, PRÉSIDENT®

Autant d'additifs pour une crème entière… inutile !

Ingrédients :

• Crème, amidon modifié, émulsifiants : E471 et E472e, épaississant : carraghénanes.

Données nutritionnelles pour : 100 g

• Valeur énergétique : 296 kcal
• Protéines : 2 g
• Glucides : 4,5 g, dont sucres : 3,3 g
• Lipides : 30 g, dont acides gras saturés : 19 g
• Sel : 0,09 g

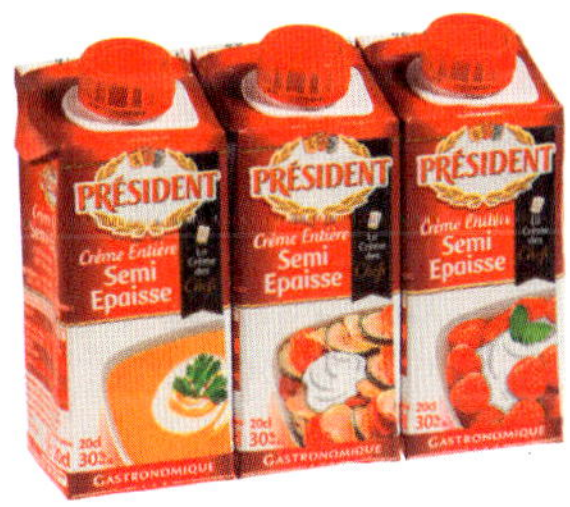

CRÈME SEMI-ÉPAISSE LÉGÈRE UHT EN BRIQUE, BRIDÉLICE®

Un produit qui pèche encore une fois par un excès d'additifs !

Ingrédients :

• Crème légère 98 %, amidon modifié, stabilisants : pectine, carraghénanes, émulsifiant : E472c.

Données nutritionnelles pour : 100 g

• Valeur énergétique : 194 kcal
• Protéines : 2,3 g
• Glucides : 5,7 g
• Lipides : 18 g

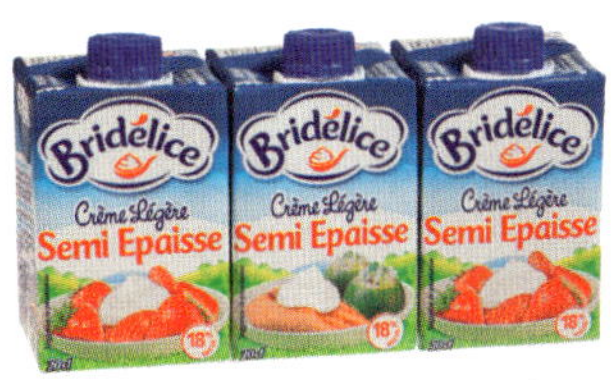

HUILES

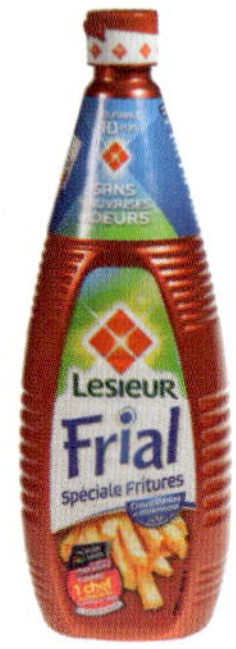

HUILE POUR FRITURE FRIAL®, LESIEUR®

Le choix des huiles et la teneur vitamine E nous séduisent. Cette huile aromatisée à la muscade peut parfaitement être utilisée en assaisonnement et cuisson à la poêle et friture, même s'il convient de limiter ce mode de cuisson.

Ingrédients :

- Huile de tournesol, huile de colza, oléisol (huile de tournesol à haute teneur en acide oléique), huile essentielle de muscade.

Données nutritionnelles pour : 100 ml

- Valeur énergétique : 900 kcal
- Lipides : 100 g, dont acides gras saturés : 10 g, monoinsaturés : 37 g, polyinsaturés : 52 g
- Vitamine E : 53 mg

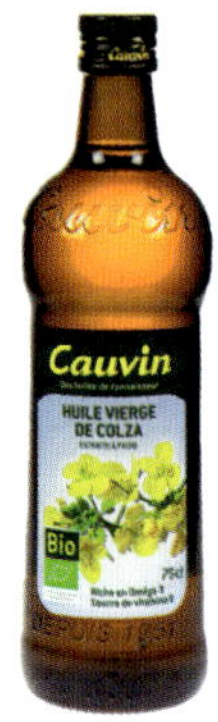

HUILE VIERGE DE COLZA BIO, CAUVIN®

Une huile vierge bio, issue de graines de colza, obtenue par extraction à froid. Naturellement riche en oméga-3 et source de vitamine E. À utiliser en assaisonnement uniquement ! Le + : elle est conditionnée dans une bouteille teintée pour préserver les acides gras essentiels.

Données nutritionnelles pour : 100 ml

- Valeur énergétique : 900 kcal
- Protéines : 0 g
- Glucides : 0 g
- Lipides : 100 g, dont acides gras saturés : 8 g monoinsaturés : 62 g, polyinsaturés : 30 g, dont oméga-3 : 9 g
- Vitamine E : 25 mg

ISIO 4®, LESIEUR® OU HUILE 4 GRAINES, SUPER U® ET MONOPRIX® ; 4 HUILES, AUCHAN®

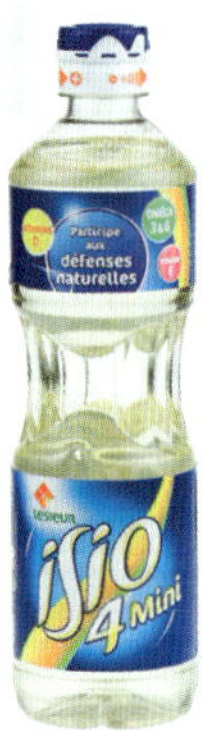

L'idée ici est de combiner quatre huiles aux propriétés différentes et complémentaires pour un excellent équilibre. On obtient ainsi une huile utilisable aussi bien pour l'assaisonnement, la cuisson et la friture, source de vitamines E et D et source d'oméga 3 et 6, avec un rapport oméga-6/oméga-3 idéal égal à 5.

Ingrédients :

- Huile de colza 52 %, oléisol 17 % (huile de tournesol à haute teneur en acide oléique), huile de tournesol 10 %, huile de pépins de raisin 1 %, huile essentielle de coriandre, vitamine D.

Données nutritionnelles pour : 100 ml

- Valeur énergétique : 900 kcal
- Lipides : 100 g, dont acides gras saturés : 8 g, monoinsaturés : 62 g, polyinsaturés : 30 g, oméga-3 : 5,6 g, oméga-6 : 24,4 g
- Vitamine E : 40 mg, vitamine D : 50 µg

DUO HUILE & BEURRE, LESIEUR®

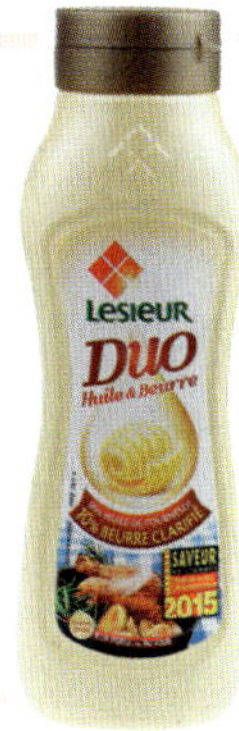

Un produit dont le rapport qualité-prix ne nous séduit pas... Comme pour les vinaigrettes prêtes à l'emploi, on y gagne à faire le mélange soi-même en cas de besoin !

Ingrédients :

- Huile de tournesol 90 % (huile de tournesol, oléisol : huile de tournesol à haute teneur en acide oléique), beurre concentré 10 %, antioxydants : extraits riches en tocophérols, arômes.

Données nutritionnelles pour : 100 ml

- Valeur énergétique : 900 kcal
- Lipides : 100 g, dont acides gras saturés : 15 g
- Vitamine E : 60 mg

HUILE DE COCO, VITA COCO® OU AUTRE MARQUE

Solide à température ambiante, on trouve de nombreux avis la conseillant en remplacement du beurre, et même en vinaigrette. C'est une huile vierge extra, mais une huile riche en acides gras saturés avant tout !

Ingrédients :

- Huile de coco extra-vierge bio.

Données nutritionnelles pour : 784 g

- Valeur énergétique : 630 kcal
- Lipides : 91 g, dont acides gras saturés : 78,7 g

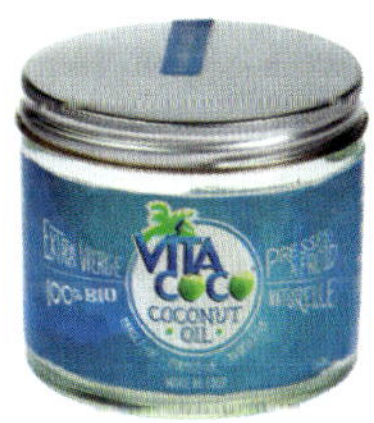

HUILE D'ARACHIDE RUSTICA, LECLERC® OU AUTRE MARQUE

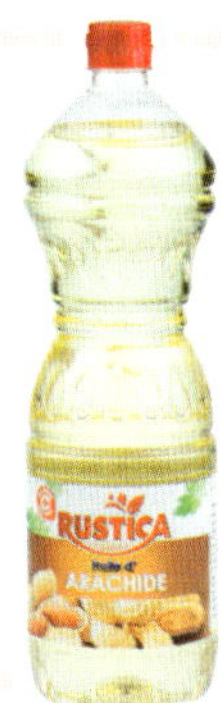

Sans être à éviter totalement, ce n'est pas l'huile idéale au quotidien puisqu'elle est un petit peu plus riche en acides gras saturés et monoinsaturés qui ne manquent pas dans notre alimentation !

Ingrédients :

- Huile d'arachide.

Données nutritionnelles pour : 100 ml

- Valeur énergétique : 824 kcal
- Lipides : 91,6 g, dont acides gras saturés : 15,6 g, monoinsaturés : 53,1 g, polyinsaturés : 22,9 g

VINAIGRETTES ET SAUCES CRUDITÉS

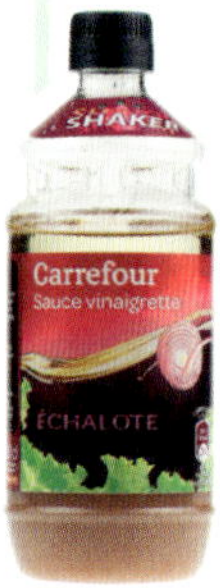

SAUCE VINAIGRETTE À L'ÉCHALOTE, CARREFOUR®

L'une des seules vinaigrettes dont la composition se rapproche d'une recette maison, mais sans être à base d'huile d'olive. L'huile de tournesol est une meilleure source d'oméga-6 et de vitamine E!

Ingrédients :

• Huile de tournesol 50 %, eau, vinaigre de vin rouge, échalote 7,6 %, moutarde de Dijon (graines de moutarde, vinaigre d'alcool, eau, sel), sel, arôme naturel d'échalote.

Données nutritionnelles pour : 100 ml

• Valeur énergétique : 467 kcal
• Protéines : 0,43 g
• Glucides : 0,47 g, dont sucres : 0,4 g
• Lipides : 51 g
• Sel : 2,8 g

SAUCE VINAIGRETTE À L'HUILE D'OLIVE ET AUX TOMATES SÉCHÉES MMM !®, AUCHAN®

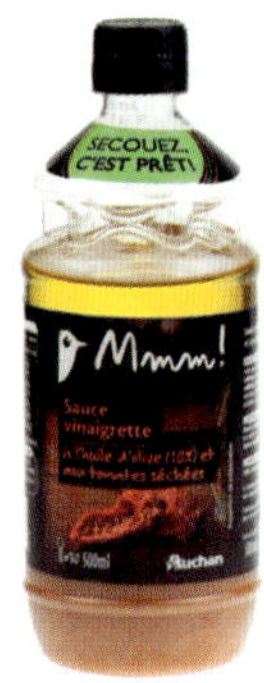

Le mélange d'huiles de colza et d'olive est parfait, la liste des ingrédients courte et satisfaisante. Son seul défaut serait l'apport en sel, mais raisonnable vu la dose consommée.

Ingrédients :

• Huile de colza 40 %, eau, vinaigre de vin rouge*, huile d'olive 10 %, ail, moutarde de Dijon (graines de moutarde, vinaigre, eau, sel), tomates séchées 2,5 % (tomates, sel), concentré de tomate, sel, poivrons verts.

Données nutritionnelles pour : 100 ml

• Valeur énergétique : 426 kcal
• Protéines : 1 g
• Glucides : 4,4 g, dont sucres : 1,26 g
• Lipides : 44,8 g, dont acides gras saturés : 5,3 g
• Sel : 3,56 g

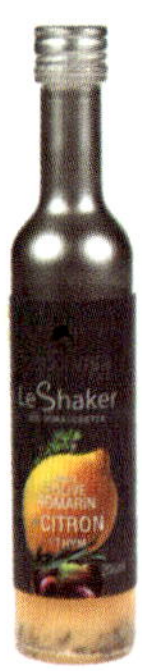

LE SHAKER DE VINAIGRETTE, HUILE D'OLIVE ROMARIN CITRON THYM, À L'OLIVIER®

Une recette simple comme on la ferait à la maison! On apprécie pour une utilisation à cru, le choix d'une huile d'olive vierge extra!

Ingrédients :

• Huile d'olive vierge extra 58 %, jus de citron 30 %, vinaigre de vin blanc 10 %, extrait naturel de romarin 1 %, thym 0,5 %, sel.

SAUCE SALADE NATURE À LA MOUTARDE DE DIJON LÉGÈRE, LESIEUR®

Une sauce plus légère certes, le premier ingrédient est l'eau. Mais le prix au kilo n'est pas allégé pour autant ! Du lait reconstitué, du sucre, des additifs, ce n'est pas un produit intéressant !

Ingrédients :

• Eau, huile de colza 16 %, vinaigres, lait écrémé reconstitué, moutarde de dijon 5 % (eau, graine de moutarde, vinaigre, sel, antioxydant : disulfite de potassium, acidifiant : acide citrique), sucre, amidon modifié, sel, jus de citron concentré, épaississant : gomme xanthane, colorants : lutéine et extrait de paprika, arôme.

Données nutritionnelles pour : 100 ml

• Valeur énergétique : 179 kcal
• Protéines : 0,8 g
• Glucides : 5,6 g, dont sucres : 2,5 g
• Lipides : 17 g
• Sel : 2,2 g

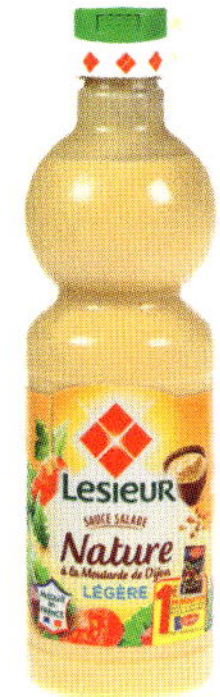

VINAIGRETTE À LA MOUTARDE DE DIJON ET VINAIGRE DE VIN, AMORA®

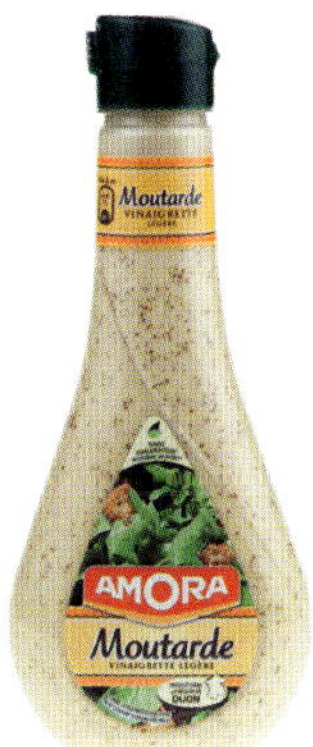

Une recette bien compliquée et une marque qui vante un produit réduit en matières grasses à 65 % par rapport à la vinaigrette classique... Or, 1 portion de 30 ml, ce sont 8 g de lipides, soit un peu moins de 2 cuillerées à café d'huile... où est la réduction de 65 % ?

Ingrédients :

• Eau, huile de colza 25 %, vinaigres de vin rouge et blanc, sucre, sel, amidon modifié, sons de moutarde et moutarde 0,7 %, arômes, épaississants : gomme xanthane, protéines de lait, jus de citron concentré, extraits concentrés de pomme et d'hibiscus, colorant : lutéine (extrait de tagète).

Données nutritionnelles pour : 100 ml

• Valeur énergétique : 250 kcal
• Protéines : < 0,5 g
• Glucides : 3 g
• Lipides : 26 g, dont acides gras saturés : 3 g
• Sel : 1,7 g

SAUCE CRUDITÉS NATURE, BÉNÉDICTA®

La liste d'ingrédients contenant du lait, du sucre et du jaune d'œuf nous éloigne d'une sauce de qualité pour le quotidien ! La version légère à 14 % de MG n'est guère mieux.

Ingrédients :

• Eau, huile de colza, lait fermenté, vinaigre de vin blanc, moutarde de Dijon (eau, graines de moutarde, vinaigre d'alcool, sel), vinaigre d'alcool, sucre, sel, jaunes d'œufs, amidon modifié, stabilisants : gomme xanthane et pectine.

Données nutritionnelles pour : 100 ml

• Valeur énergétique : 286 kcal
• Protéines : 0,9 g
• Glucides : 4,4 g
• Lipides : 29,4 g
• Sel : 1 g

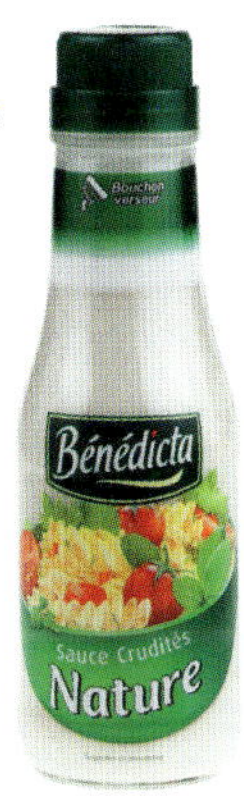

ÉPICERIE SALÉE

PÂTES

Les Français consomment en moyenne 7 kg de pâtes chaque année.

Les pâtes classiques, quelle que soit leur forme, sont fabriquées à partir de blé dur raffiné, d'eau, de sel et parfois d'œufs.

Les nouilles asiatiques sont couramment fabriquées à partir de blé tendre (froment), le même utilisé pour la fabrication du pain et des pâtisseries. Cette caractéristique les rend légèrement plus riches en amidon, et donc plus collantes à la cuisson.

Les pâtes fraîches sont également susceptibles d'être fabriquée à partir de blé tendre.

Les pâtes sèches sont fabriquées par extrusion. La pâte, réalisée à partir de semoule de blé dur, passe à travers différentes buses lui donnant la forme caractéristique de sa dénomination (coquillette, spaghetti, farfalle, penne...). Les pâtes sont ensuite séchées.

La forme des pâtes n'a pas d'impact direct sur les valeurs nutritionnelles. Toutefois, plus le calibre est petit et moins le produit nécessite de mastication, pourtant importante en termes de satiété.

D'un point de vue nutritionnel, il s'agit d'un aliment glucidique de la famille des féculents qui apporte près de 30 g de glucides pour 100 g de pâtes cuites, environ 5 g de protéines, et un peu plus pour les pâtes aux œufs. 100 g de pâtes cuites apportent environ 150 kcal.
Il est intéressant de consommer des pâtes enrichies en fibres (complètes ou intégrales). En plus de l'impact positif sur le transit, la présence des fibres rend l'assimilation des glucides plus lente, ce qui favorise la satiété. Elles apportent également une quantité non négligeable de protéines végétales (13 %) et sont légèrement plus riches en lipides (2,5 %) issus du germe de blé, donc essentiellement des acides gras polyinsaturés de bonne qualité.
Les pâtes ont de nombreux atouts : ce sont des aliments économiques, qui se conservent facilement car déshydratés et qui sont faciles et rapides à cuire.

COMMENT LES CHOISIR ?

- Les pâtes complètes ou semi-complètes sont intéressantes pour leur apport en fibres. Elles favorisent ainsi la satiété. Idéalement, choisissez les pâtes complètes biologiques afin de limiter les pesticides, puisque l'enveloppe externe du grain entier de blé est conservée. Pensez à alterner entre pâtes classiques et complètes selon vos goûts et votre tolérance Les pâtes complètes auront également de meilleures teneurs en vitamines et minéraux, qui sont peu présents dans les versions classiques.
- Évitez les pâtes à cuisson rapide type 3 minutes qui sont davantage précuites et desséchées industriellement. Pour conséquence, elles ont un index glycémique plus élevé, et elles rassasieront moins durablement. D'autant que, étant donné le temps

de cuisson habituel déjà rapide des pâtes, ce type de produit n'est pas intéressant.
- Pour les pâtes fraîches, préférez les nature accompagnées d'une sauce maison.
- Pour les pâtes fraîches farcies, la qualité de la farce est un point à surveiller : on préférera des termes désignant des morceaux de viande de qualité, du vrai fromage et non des « préparations à base de viande », des mélanges de fromage, des graisses de mauvaise qualité ou encore des flocons de pommes de terre en premier ingrédient de la farce. Fuyez également les longues listes d'ingrédients.

LES PIÈGES

- Évitez les Doypack® pour les pâtes, le prix de vente est multiplié par 10 à 15 par les industriels en comparaison aux produits secs.
- Les pâtes dites « aux légumes » ne remplacent en aucun cas une portion de légumes. La présence des légumes y est en effet anecdotique, souvent aux alentours de 5 % de légumes qui jouent davantage un rôle de colorant naturel. Mieux vaut ajouter aux pâtes nature un coulis de tomates 100 % ou une vraie portion de légumes !

CONSEILS DE CONSOMMATION

Les féculents sont un apport en glucides complexes (amidon), donc une source d'énergie importante de notre alimentation. Dans le cadre d'une alimentation équilibrée, il est conseillé de consommer une portion de féculents par repas en veillant à varier les sources. L'important est de raisonner les quantités et la fréquence de consommation qui doit laisser une belle place aux légumes dans les repas. Les assaisonnements sont également à surveiller. On préconise :

- Une portion de 150 à 200 g de pâtes cuites (50 à 70 g sec) une fois par jour en alternance avec d'autres féculents. À moduler selon l'âge, l'activité physique et l'appétit.
- L'ajout de matières grasses dans l'eau de cuisson est inutile. Il est également conseillé de saler modérément l'eau de cuisson.
- Préférez une cuisson *al dente* qui permettra une élévation moins brutale de la glycémie.
- Si vous ajoutez une sauce, préférez les sauces tomate nature sans sucre ni graisses ajoutés ou une petite quantité de ketchup aux sauces industrielles du commerce parfois riches en graisses. Soyez vigilant sur la composition (voir le chapitre des sauces dans la partie épicerie salée).
- Si vous ajoutez une portion de fromage râpé, limitez-vous à 20 g en ne prenant plus d'autre fromage dans la journée.
- Pour le plaisir, il est possible de mettre dans vos pâtes une petite quantité de beurre ou margarine (1 noisette) ou de crème fraîche (1 cuillerée à soupe) ou d'huile d'olive extra-vierge (1 cuillerée à café à 1 cuillerée à soupe).

Les pâtes sont des produits bruts secs. Il n'y a pas ou peu d'ingrédients supplémentaires ou additifs dans leur composition. Il n'est donc pas nécessaire de présenter une sélection qui relève plus du goût de chacun.

LE SAVIEZ-VOUS ?

50 g de pâtes crues = 150 g de pâtes cuites car elles gonflent lors de la cuisson à l'eau et prennent environ trois fois leur volume.
Les pâtes fraîches sont réalisées à partir d'un mélange de semoule de blé dur et/ou tendre et d'eau avec plus ou moins d'œufs. Contrairement aux pâtes sèches, cette pâte est simplement passée au laminoir pour leur donner ensuite leur forme (lasagnes, tagliatelles...) et ne subit pas de séchage. Le produit fini contient ainsi davantage d'eau, ce qui en fait une denrée périssable. Leur conservation est de ce fait limitée et elles sont vendues au rayon frais.
En moyenne, 100 g de pâtes fraîches aux œufs apportent 275 kcal, avec près de 50 g de glucides, 10 g de protéines, 4 g de lipides et 3 g de fibres.
Contrairement aux pâtes sèches qui voient leur poids tripler à la cuisson, les pâtes fraîches, elles, doublent leur poids.
Au rayon des pâtes fraîches, on trouve de plus en plus de pâtes farcies, ce qui augmente réellement l'apport calorique (voir le chapitre des plats préparés).

LE SANS GLUTEN

Les pâtes classiques, à base de farine de blé, font partie des aliments supprimés dans le cadre d'une alimentation sans gluten.
Avec le pain, c'est l'aliment qui manque le plus aux personnes intolérantes au gluten.
Il est possible de les remplacer par d'autres féculents naturellement sans gluten (riz, maïs, sarrasin, pommes de terre, quinoa, millet, tapioca...). Toutefois, la gamme des pâtes sans gluten s'est de plus en plus développée.

Ces pâtes sans gluten sont le plus souvent fabriquées à partir de farine de maïs, avec ou sans autre farine sans gluten et nécessitent souvent l'ajout d'un émulsifiant. Mais certaines recettes sont plus complexes et laissent à désirer. C'est pour cette raison qu'il nous a semblé nécessaire, dans cette édition, de vous proposer en nouveauté une sélection de pâtes sans gluten.

PRODUITS CONSEILLÉS

PÂTES SANS GLUTEN

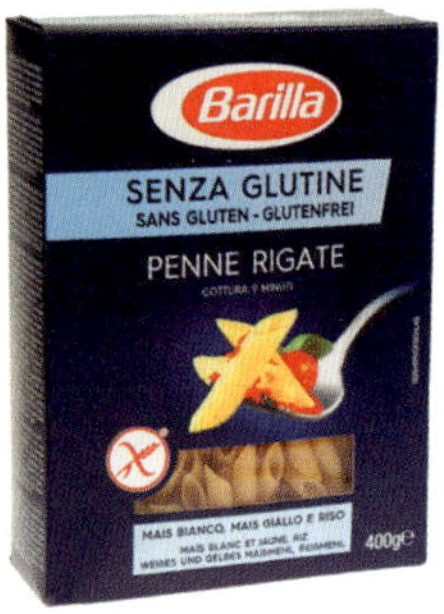

PENNE RIGATE SANS GLUTEN, BARILLA®

Un seul additif, la recette reste satisfaisante !

Ingrédients :

• Farine de maïs blanc 65 %, farine de maïs jaune 29,5 %, farine de riz 5 %, eau, émulsifiant : mono- et diglycérides d'acides gras.

Données nutritionnelles pour : 100 g poids sec

• Valeur énergétique : 359 kcal
• Protéines : 6,5 g
• Glucides : 78,7 g
• Lipides : 1,8 g
• Fibres alimentaires : 1,1 g
• Sel : 0,03 g

COQUILLETTES SANS GLUTEN, BIEN VIVRE MONOPRIX®

Une recette sans aucun additif, c'est possible !

Ingrédients :

• Farine de maïs 70 %, farine de riz 30 %.

Données nutritionnelles pour : 100 g poids sec

• Valeur énergétique : 346 kcal
• Protéines : 6,1 g
• Glucides : 77 g
• Lipides : 1,5 g
• Sel : 0 g

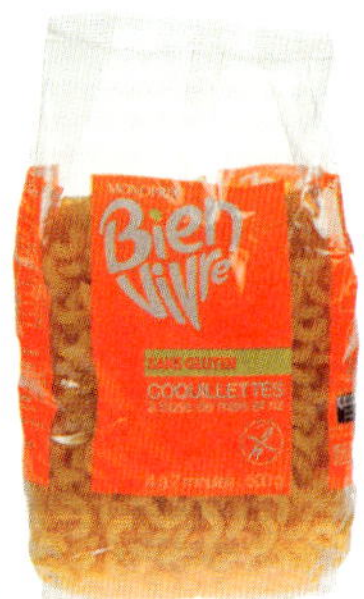

NOUILLES DE SARRASIN, KING SOBA®

Ces nouilles japonaises 100 % farine de sarrasin sont naturellement sans gluten ! Elles présentent également l'avantage d'être plus riches en fibres, protéines et vitamine B1 que toutes celles à base de farine de maïs et riz. De plus, leur impact sur la glycémie est bien moindre que les versions classiques sans gluten !

Ingrédients :

• Farine de sarrasin*, eau.

** Ingrédient issu de l'agriculture biologique.*

Données nutritionnelles pour : 100 g poids sec

• Valeur énergétique : 322 kcal
• Protéines : 6,7 g
• Glucides : 59 g
• Lipides : 2 g
• Fibres alimentaires : NI
• Sel : NI

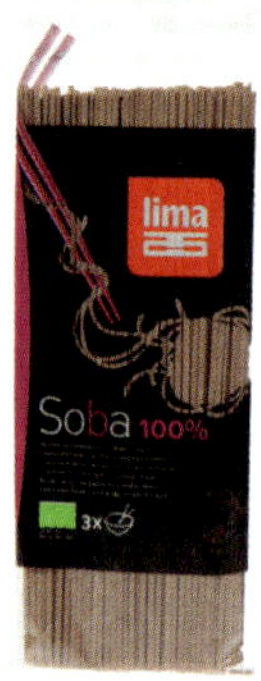

FUSILLI SANS GLUTEN, SCHÄR®

Un ajout de sucre qui n'a rien à faire dans des pâtes…

Ingrédients :
- Farine de maïs, farine de millet, farine de riz, sirop de sucre de canne.

Données nutritionnelles pour : 100 g poids sec
- Valeur énergétique : 363 kcal
- Protéines : 8,3 g
- Glucides : 78 g, dont sucres : 4,4 g
- Lipides : 1,5 g
- Fibres alimentaires : 2 g
- Sel : 0,28 g

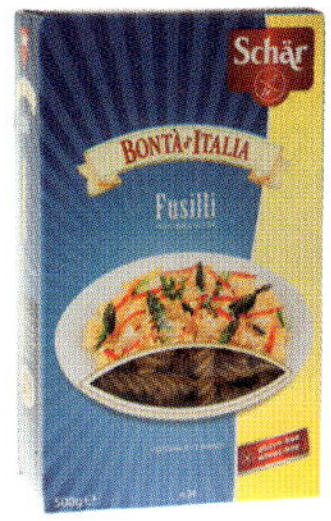

SPAGHETTI SANS GLUTEN, GERBLÉ®

Une recette à base d'amidon et de farine précuite, l'index glycémique de ces pâtes sera très élevé !

Ingrédients :
- Amidons de maïs et de riz, farine de maïs précuite, farine de riz, protéines de pois, farine de lupin, émulsifiant : mono- et diglycérides d'acides gras.

Données nutritionnelles pour : 100 g poids sec
- Valeur énergétique : 365 kcal
- Protéines : 6,7 g
- Glucides : 79 g, dont sucres : 0 g
- Lipides : 2,1 g
- Fibres alimentaires : 1,6 g
- Sel : 0,2 g

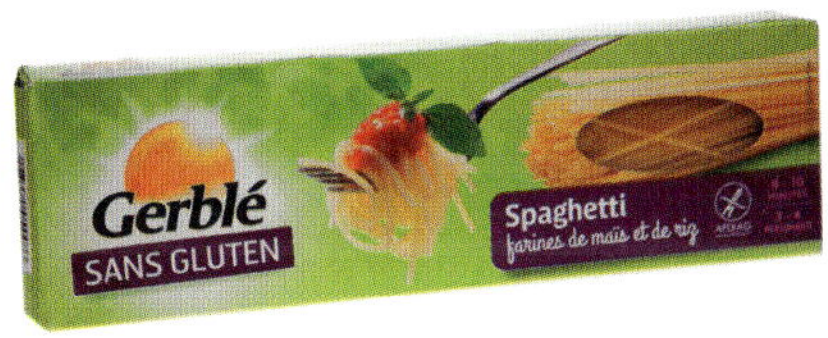

GNOCCHI SANS GLUTEN, SCHÄR®

85 % de flocons de pommes de terre, des additifs et un produit assez salé. La qualité n'est pas au rendez-vous !

Ingrédients :
- Flocons de pomme de terre réhydratés 85 % (eau, pomme de terre, émulsifiant : mono- et diglycérides d'acides gras, stabilisateur : diphosphate disodique, antioxydant : métabisulfite de sodium, palmitate d'ascorbyle), farine de riz, fécule de pomme de terre, sel, régulateur d'acidité : acide lactique, conservateur : acide sorbique.

Données nutritionnelles pour : 100 g poids sec
- Valeur énergétique : 174 kcal
- Protéines : 3,5 g
- Glucides : 38 g, dont sucres : 1,1 g
- Lipides : 0,4 g, dont acides gras saturés : 0,2 g
- Fibres alimentaires : 6,8 g
- Sel : 1,5 g

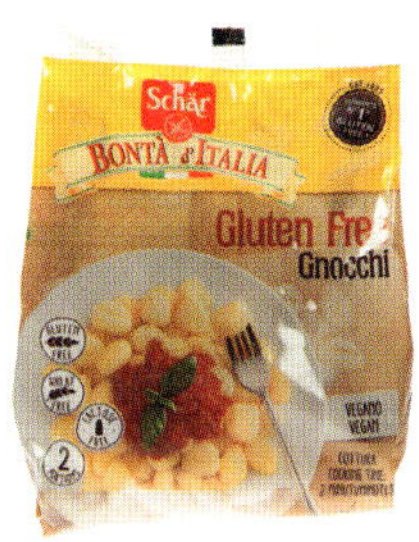

BLÉ ET RIZ

LE BLÉ ET SES DÉRIVÉS

- **Le blé à cuisiner** vendu dans le commerce est un produit précuit. Il est comparable aux pâtes en termes d'apports nutritionnels, avec un petit peu plus de fibres.
- **La semoule de blé** provient de grains humidifiés de blé moulus plus ou moins finement, puis séchés et tamisés. La cuisson par absorption d'eau est particulièrement rapide. Les apports nutritionnels sont comparables aux pâtes sèches sans œufs. La semoule fine se prête également parfaitement à la réalisation de desserts : semoule au lait, gâteau de semoule... On utilisera alors environ 15 à 20 g de semoule pour 150 ml de lait demi-écrémé de préférence et en surveillant les ajouts de sucre.
- **Le boulgour** est un sous-produit du blé dur débarrassé du son qui l'enveloppe, précuit à la vapeur, séché et enfin concassé. Il est comparable aux pâtes en termes d'apports nutritionnels, avec un petit peu plus de fibres.

RIZ

Cultivé depuis l'Antiquité, le riz est aujourd'hui la céréale la plus répandue dans le monde. En France, la consommation est de 4,5 kg par an et par habitant. Il en existe une très grande variété, entre 7 000 et 10 000. On peut les regrouper en trois catégories suivant leur forme : le riz long grain, le riz à grain moyen et le riz à grain court ou riz rond.

- **Le riz blanc** apporte une **grande quantité de glucides complexes,** essentiellement sous forme d'amidon (78 g pour 100 g de riz sec). Les grains d'amidon sont de très petite taille et seront donc très facilement digérés. Il contient par ailleurs peu de protéines (6,5 %) et **ces protéines sont dépourvues de gluten.** Il est donc tout indiqué en cas d'intolérance au gluten ou maladie cœliaque. Le riz blanc subit un blanchiment qui supprime la couche externe du grain de riz, éliminant 80 % des fibres, il est donc préconisé pour certaines infections intestinales. Ce traitement élimine également l'acide phytique et améliore l'absorption de ses minéraux : potassium (98 mg pour 100 g), magnésium (35 mg pour 100 g) et phosphore (100 mg pour 100 g).
- **Le riz complet ou riz brun** est intéressant sur le plan nutritionnel pour sa richesse en fibres et en micronutriments. Il est toutefois plus long à cuire (40 minutes en moyenne). Le riz semi-complet aura subi un ponçage léger et qui réduit son temps de cuisson comparé au riz complet.
- **Le riz rouge de Camargue** est un riz complet teinté de façon naturelle.
- **Le riz étuvé** subit un traitement thermique qui permet de faire migrer les vitamines et minéraux du germe et des enveloppes vers l'intérieur du grain de riz, et ainsi d'améliorer ses valeurs nutritionnelles.
- **Les riz parfumés** sont aujourd'hui la plus grande part de marché de ce rayon : il s'agit de riz long blanc ou étuvé : basmati, thaï, riz du Vietnam ou Surinam; ils se caractérisent par leurs grains plus fins et plus longs et sont surtout plus aromatiques.
- Enfin, on trouve en rayon du **riz sauvage** seul ou en mélange avec du riz blanc. Il se présente sous forme de grains noirs et allongés qui ressemblent à des grains de riz,

mais issus en réalité d'une plante graminée aquatique ou terrestre. Il ne s'agit pas réellement de riz. Sa valeur nutritive est intéressante car il est riche en protéines, et particulièrement en lysine, un acide aminé limité dans les autres céréales.

COMMENT LES CHOISIR ?

- Le riz complet est intéressant pour un complément en fibres. Pour les intestins fragiles, préférez le riz blanc ou encore mieux basmati.
- Au-delà de ce critère, le choix du riz se fera surtout en fonction de vos goûts. Basmati, du Surinam, thaï... présentent chacun des parfums différents.

LES PIÈGES

- Évitez les Doypack® pour le riz, où le prix de vente est multiplié par 10 à 15 par les industriels en comparaison aux produits secs.
- Les sachets cuisson, non indispensables, font également flamber le prix au kilo.
- Les riz à poêler ne sont pas un bon choix : même si leur préparation est ultra rapide et qu'ils sont de ce fait ultra tentants, le prix, encore une fois, grimpe et vous ne maîtrisez plus ce que vous consommez : ajout systématique d'huile, d'arôme et plus ou moins de... sucre!
- De même que pour les pâtes, le riz à cuisson rapide type 3 minutes, qui n'est pas à confondre avec le riz étuvé : c'est un riz précuit puis déshydraté afin d'abréger le temps de cuisson. Il a une apparence sèche et légère. Il a peu de goût, moins de valeur nutritive et est plus coûteux que le riz blanc, avec un impact sur la glycémie plus important.

CONSEILS DE CONSOMMATION

Tout comme les pâtes, le riz se classe parmi les féculents et représente une source d'énergie importante dans le cadre d'une alimentation équilibrée.

- Il est conseillé de consommer une portion de 150 à 200 g de riz cuit (50 à 70 g sec) une fois par jour en alternance avec d'autres féculents. À moduler selon l'âge, l'activité physique et l'appétit.
- Favorisez les cuissons par absorption totale (un volume de riz pour deux volumes d'eau) qui évitent les pertes en nutriments (fuite dans l'eau de cuisson) tout en limitant les ajouts de graisses (riz pilaf).
- En cas de cuisson à la créole, modérez l'ajout de sel.
- Surveillez les ajouts de sauce du commerce (voir le chapitre des sauces dans la partie épicerie salée).
- Pour le plaisir, il est possible d'ajouter dans votre riz une petite quantité de beurre ou margarine (1 noisette) ou de crème fraîche (1 cuillerée à soupe) ou d'huile vierge extra (1 cuillerée à café à 1 cuillerée à soupe).
- Le risotto est une préparation particulière réalisée avec un riz rond et par totale absorption d'un bouillon aromatique et/ou de crème et/ou de vin blanc. C'est surtout la nature du produit utilisé pour hydrater le riz (crème, vin) et les ajouts après cuisson (parmesan, lardons...) qui feront varier les apports nutritionnels du plat.
- Le riz rond se prête également parfaitement à la réalisation de desserts : riz au lait, gâteau de riz... On utilisera alors environ 15 à 20 g de riz pour 150 ml de lait demi-écrémé de préférence et en surveillant les ajouts de sucre.

Le riz est un produit brut sec. Il n'y a pas ou peu d'ingrédients supplémentaires ou additifs dans sa composition. Il n'est donc pas nécessaire de présenter une sélection qui relève plus du goût de chacun.

PURÉES EN FLOCONS

La purée en flocons est réalisée à partir de pommes de terre qui sont cuites, écrasées et déshydratées, permettant ainsi une longue conservation. Avant séchage, du lait, du sel, des stabilisants, des épices et/ou des antioxydants peuvent être ajoutés.

Les purées en flocons industrielles contiennent essentiellement les glucides naturellement présents dans la pomme de terre.

Les valeurs nutritionnelles, une fois les purées reconstituées avec de l'eau et/ou du lait, sont assez proches d'une purée classique, mise à part la vitamine C qui a subi une perte importante.
La cuisson et la déshydratation augmentent également l'hydrolyse de l'amidon, rendant sa digestion et donc l'assimilation des glucides plus rapide. La purée sera moins rassasiante.
Une fois reconstituées, les versions nature ne présentent pratiquement pas de lipides, contrairement aux dénominations spéciales, telles que « Gourmande », « À l'ancienne », qui contiennent des ajouts de fromage, crème, beurre ou huile...

COMMENT LES CHOISIR ?

- Optez pour une purée de pommes de terre en flocons nature, c'est-à-dire qui ne soit pas déjà à base de lait entier, de crème ou de fromage.
- La composition ne doit présenter qu'un unique ingrédient : la pomme de terre.
- Le sel est également un critère important à surveiller. Il est ajouté quasi systématiquement, mais les proportions peuvent varier. Un dosage inférieur à 1 g pour 100 g reste un maximum à retenir.

LES PIÈGES

- Les dénominations comme « Saveurs à l'ancienne », « Saveurs d'autrefois » ou « Gourmande » traduisent l'ajout de matières grasses et souvent d'additifs...
- Les purées de légumes déshydratées, qui restent essentiellement à base de pommes de terre et ne remplacent pas une portion de légumes.

CONSEILS DE CONSOMMATION

- Comptez une portion de 200 g de purée reconstituée pour votre féculent du repas.
- Le sachet de flocons de pommes de terre est à reconstituer avec une quantité d'eau et/ou de lait demi-écrémé en se rapportant aux indications portées sur l'emballage.
- Il est possible, pour une touche de gourmandise, d'ajouter une noisette de beurre ou une petite cuillerée de crème dans votre purée.
- N'hésitez pas à mettre des herbes et épices, comme la noix muscade qui se marie parfaitement avec la purée.
- Évitez toutefois de ressaler un produit qui l'a déjà été industriellement.
- N'oubliez pas que la réalisation d'une purée maison restera toujours garante d'un meilleur goût, d'une texture plus ferme et rassasiante. Les produits en flocons demeurent un dépannage intéressant ou quand il est plus compliqué de cuisiner, comme en camping l'été.

PURÉES

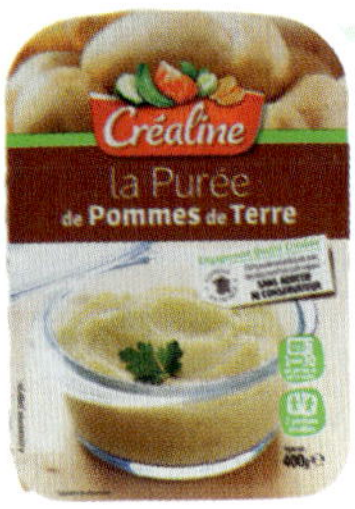

LA PURÉE DE POMMES DE TERRE (RAYON FRAIS), CRÉALINE®

Une purée fraîche sans additif ni conservateur, on aime !

Ingrédients :

• Pommes de terre (61 % minimum), lait demi-écrémé, beurre, sel.

Données nutritionnelles pour : 100 g de produit consommé

• Valeur énergétique : 94 kcal ; protéines : 2,2 g ; glucides : 14 g, dont sucres : < 0,5 g ; lipides : 3 g, dont acides gras saturés : 2 g ; fibres alimentaires : 1,4 g ; sel : 0,52 g

PURÉE BIO, CARREFOUR®

Un seul et unique ingrédient : des pommes de terre, c'est parfait !

Données nutritionnelles pour : 100 g poids sec

• Valeur énergétique : 344 kcal ; protéines : 8,6 g ; glucides : 71 g ; lipides : 0,6 g ; fibres alimentaires : 10 g ; sel : 0,025 g

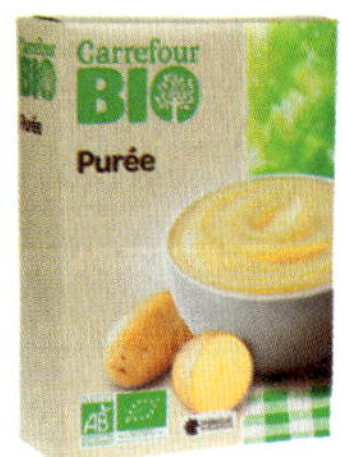

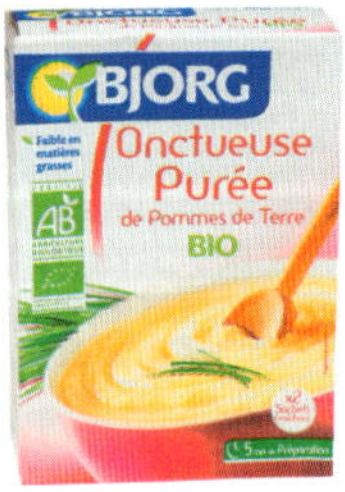

ONCTUEUSE PURÉE DE POMME DE TERRE BIO, BJORG®

99,9 % de pommes de terre et le 0,1 % est de l'extrait de romarin, on aime !

Ingrédients :

• Pommes de terre* 99,9 %, extrait de romarin*.

** Produit issu de l'agriculture biologique.*

Données nutritionnelles pour : 100 g poids sec

• Valeur énergétique : 378 kcal ; protéines : 7,4 g ; glucides : 83 g, dont sucres : 1,2 g ; lipides : 0,3 g, dont acides gras saturés : 0,1 g ; fibres alimentaires : 7 g ; sel : 0,02 g

MOUSLINE® SAVEUR À L'ANCIENNE, EMMENTAL, MAGGI®

Elle bat un record avec 8,3 g de lipides aux 100 g et une quantité de sel trop importante (2,9 g pour 100 g). Un ajout d'arômes de synthèse, pas vraiment à l'ancienne, tout ça !

Ingrédients :

• Pomme de terre 78 %, fromages 12,9 % (emmental 12 %, comté 0,9 %), arômes (lait), sel, fécule de pomme de terre, crème en poudre (lait), beurre de cuisine (lait), émulsifiants : mono- et diglycérides d'acides gras (issu du colza), épice, antioxydant : acide ascorbique, extraits naturels de poivre et de noix de muscade.

Données nutritionnelles pour : 100 g poids sec

• Valeur énergétique : 380 kcal ; protéines : 12 g ; glucides : 61,7 g, dont sucres : 3,3 g ; lipides : 8,3 g, dont acides gras saturés : 5,6 g ; fibres alimentaires : 5,4 g ; sel : 2,9 g

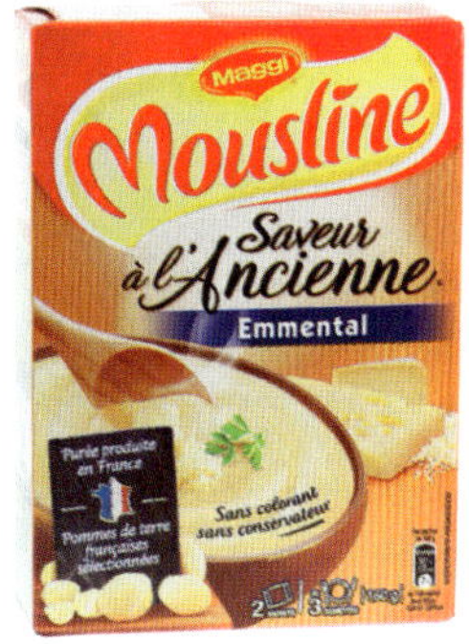

MOUSLINE® SAVEUR À L'ANCIENNE, FAÇON PRESSE-PURÉE, MAGGI®

Pour un produit qui semble proche d'une purée maison d'après la photo, on retrouve seulement 87 % de pommes de terre et un ajout d'huile en plus de la crème et du sirop de glucose inutile ! Le taux de sel est quant à lui clairement excessif !

Ingrédients :

• Pomme de terre 87 %, lait écrémé en poudre, sel, sirop de glucose, huile de tournesol, crème en poudre (lait), protéines de lait, émulsifiants : mono- et diglycérides d'acides gras, épice, arôme, noix de muscade, antioxydant : disulfite de sodium (sulfites).

Données nutritionnelles pour : 100 g poids sec

• Valeur énergétique : 353 kcal ; protéines : 9,3 g ; glucides : 70,3 g, dont sucres : 3,5 g ; lipides : 2,9 g, dont acides gras saturés : 0,6 g ; fibres alimentaires : 4,6 g ; sel : 2,8 g

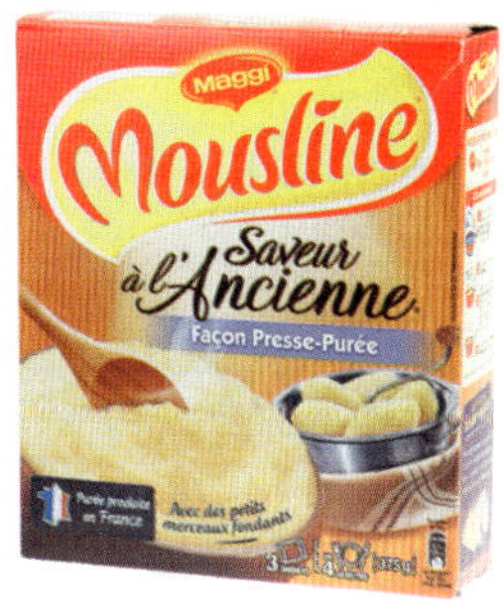

PURÉE SAVEUR D'AUTREFOIS, AUCHAN® OU POM'LISSE SAVEUR® D'ANTAN, LECLERC MARQUE REPÈRE®

Ces produits sont similaires. 88 % de pommes de terre seulement, un ajout de fécule et un taux de sel de 2,3 %, avec émulsifiants, arômes, stabilisant et colorant, on est loin de la saveur d'autrefois !

Ingrédients :

• Pommes de terre déshydratées 88 %, crème en poudre 4,5 % (contient lait), sel, fécule de pomme de terre 2 %, lactose (lait), émulsifiants : mono- et diglycérides d'acides gras, extraits d'épices 0,16 % (curcuma, muscade), arômes (lait), stabilisant : diphosphate disodique, colorant : curcumine, antioxydants : acide ascorbique et extrait de romarin, acidifiant : acide citrique. Traces éventuelles de sulfites.

Données nutritionnelles pour : 100 g poids sec

• Valeur énergétique : 356 kcal ; protéines : 7 g ; glucides : 74 g, dont sucres : 3,7 g ; lipides : 2 g ; fibres alimentaires : 1,4 g ; sel : 2,3 g

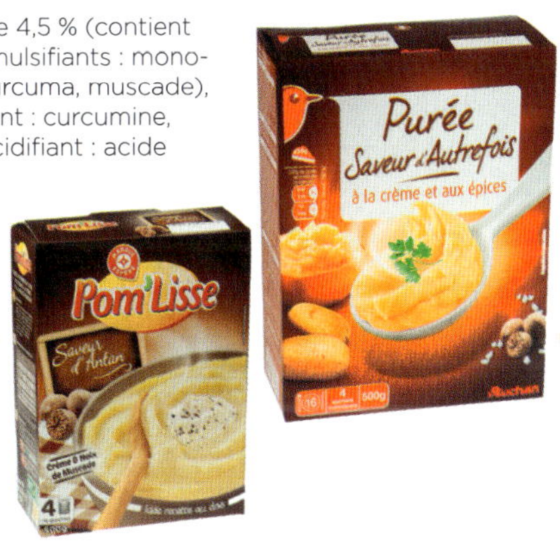

QUINOA ET LÉGUMINEUSES

QUINOA

Le quinoa est une petite graine complète que l'on assimile à une céréale. Il est issu en réalité d'une plante de la famille des Chénopodiacées, tout comme la blette, la betterave et l'épinard. En rayon, on trouve du quinoa blond (le plus courant), rouge ou sauvage, cette différence de couleur n'ayant aucun impact sur la qualité nutritionnelle du produit.
Le quinoa présente une teneur en glucides proche de celle des autres céréales, mais son apport en protéines est particulièrement intéressant, 15 % à 18 %, et surtout une composition en acides aminés supérieure à la majorité des autres céréales. En effet, les protéines de quinoa apportent tous les acides aminés essentiels (AAE) qui font en partie défaut aux autres céréales.
Ces caractéristiques nutritionnelles le rendent intéressant pour les végétariens. Une portion de 70 g de quinoa cru (200 g cuit) pourra alors remplacer la portion de viande d'un repas en termes de protéines, mais occasionnellement, car la viande contient du fer en quantité et sous forme héminique, qui est mieux absorbé que celui contenu dans le quinoa.
Le quinoa est également riche en fibres (plus de 10 % en moyenne), garantissant un confort digestif et une grande sensation de satiété.
Il s'agit d'un féculent dont la consommation est à alterner avec les autres féculents à raison d'une portion de 150 à 200 g cuit (50 à 70 g sec) une fois par jour. À moduler selon l'âge, l'activité physique et l'appétit.
L'autre intérêt du quinoa est qu'il ne contient pas de gluten. Les personnes intolérantes pourront donc tout à fait en consommer en remplacement du blé, des pâtes et de la semoule notamment.

LÉGUMINEUSES

Les légumes secs, également appelés légumineuses, comprennent les haricots rouges, les haricots blancs, les flageolets, les pois cassés, les fèves sèches, les pois chiches, les lentilles grises, vertes ou corail...
De par leur richesse en glucides complexes, ils sont à classer parmi les féculents.
Ces produits, pourtant riches en protéines végétales, en fibres, en magnésium, en fer et en vitamines du groupe B, sont trop peu consommés. Ils sont cependant réellement intéressants d'un point de vue nutritionnel.

Favoriser leur digestion

La mauvaise réputation des légumes secs est due aux difficultés digestives qu'ils peuvent entraîner. Ils contiennent en effet des substances indigestes qui vont fermenter dans le colon, entraînant gaz et ballonnements. Mais ces substances sont en réalité en partie détruites par un trempage avant préparation ; veillez à bien éliminer l'eau de trempage et à bien rincer les légumineuses à l'eau froide.

De plus, en éliminant la peau – en préparant une purée au moulin à légumes par exemple, un potage filtré, ou en ayant recours à une cuisson prolongée –, leurs fibres sont éliminées en partie ou bien attendries, et donc plus digestes.

L'ajout d'une pincée de bicarbonate de sodium lors de la cuisson favorise également leur digestion.

Autre astuce : la plupart des épices ont une action favorable sur les sécrétions digestives, particulièrement sur la sécrétion de salive, et stimulent les fonctions intestinales. Toutefois, n'oubliez pas qu'en fonction de la tolérance de chacun, il est possible que certains intestins fragiles supportent assez mal les plats très épicés ! Testez d'abord cette association sur de petites quantités et n'oubliez pas que le mieux, pour améliorer la digestion des légumes secs, reste le trempage et de commencer par introduire des petites quantités afin de s'habituer progressivement.

CONSEILS DE CONSOMMATION

Il s'agit de féculents dont la consommation est à alterner avec les autres féculents céréaliers à raison d'une portion de 150 à 200 g cuit (50 à 70 g sec) une fois par jour. À moduler selon l'âge, l'activité physique et l'appétit.

Il est recommandé de consommer des légumes secs deux fois par semaine.

Dans le cadre d'une alimentation végétarienne, l'association d'un féculent céréalier (blé, pâte, riz, semoule, boulgour, polenta etc.) avec un légume sec est très importante. En effet, ces protéines végétales étant incomplètes, donc de qualité insuffisante, il s'agit de faire une complémentation protéinée en les associant entre elles. Cette association, à raison de deux tiers de féculents céréaliers et d'un tiers de légumes secs, permet d'assurer un apport en protéines de bonne qualité comme substituts aux protéines animales. Quelques exemples d'association : riz et lentilles ; semoule de blé et pois chiches ; riz et haricots rouges… Cette association n'est pas obligatoirement à mettre en place sur un même repas, mais à intégrer dans la journée.

Il existe à ce titre des mélanges de céréales et légumes secs dans le commerce :

- Méli-Mélo de Tipiak®, sans aucun additif ajouté. C'est une préparation à base de blé dur, flocons d'orge et d'avoine, lentilles, pois verts et carottes déshydratés, apportant 13,8 g de protéines pour 100 g et 3,4 g de lipides.
- Mélange riz, pois, lentilles de Grain de Frais®, qui contient 60 % de riz complet, 20 % de pois cassés, 20 % de lentilles corail sans aucun autre ajout, soit une complémentation protidique au top ! Aux 100 g, il offre 10 g de fibres et 15 g de protéines.

À noter que les légumes secs en bocaux sont traités au rayon Conserves.

FÉCULENTS EXPRESS OU DOYPACK®

Un féculent express ou Doypack® est une céréale ou légumineuse déjà cuite et souvent assaisonnée, se présentant sous forme de sachet plastique souple. Ils offrent une excellente conservation grâce au traitement thermique subi.

On peut distinguer 3 types de féculents express : ceux à base de céréales (pâtes, riz ou blé), ceux à base de légumineuses et les mélanges céréales et légumineuses.

COMMENT LES CHOISIR ?

- Les Doypack® peuvent s'avérer intéressants en dépannage et offrent un réel gain de temps pour les légumineuses qui sont plus longues à cuire, mais en ce qui concerne le blé, les pâtes et le riz, rien de mieux que de les cuire soi-même pour 5 minutes de plus !
- Pour un plat végétarien, privilégiez les mélanges de céréales et légumineuses, se rapprochant de la complémentation idéale de deux tiers de féculents céréaliers et d'un tiers de légumes secs.
- Encore une fois, optez pour les listes d'ingrédients les plus courtes. On évitera également les ajouts excessifs de lipides (> 5 %) et les ajouts de sucres.

LES PIÈGES

- Les préparations à base de pâtes ou riz, dont le prix a été multiplié par 15 en comparaison au produit brut non cuit.
- Les recettes plus complexes qui cachent des ajouts de lipides parfois excessifs.

CONSEILS DE CONSOMMATION

- Il s'agit de produits de dépannage. Une portion normale de féculents se situe entre 150 et de 200 g. Adaptez bien la portion car le poids proposé est souvent supérieur.
- Les Doypack® de féculents céréaliers et légumes secs (300 g) peuvent remplacer un plat de féculents et viande de temps en temps. Associez-leur idéalement une portion de légumes. On évitera les ajouts de graisses et autres sauces. À réchauffer 2 minutes au micro-ondes ou au bain-marie.

N'oublions pas que le réchauffage directement dans un emballage plastifié susceptible de relarguer des substances toxiques doit rester du dépannage !

FÉCULENTS EXPRESS OU DOYPACK®

CUISINÉ LENTILLES RIZ & SOJA, BIO EXPRESS, CÉRÉAL BIO®

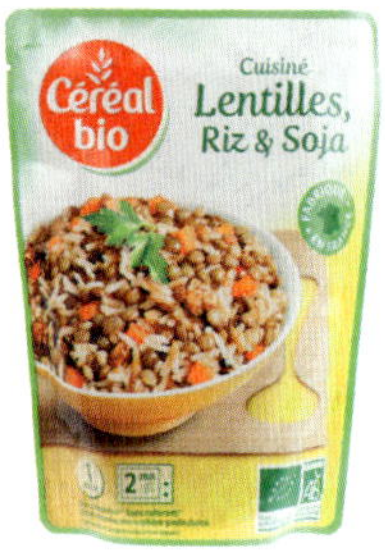

Un mélange équilibré en protéines végétales pour un repas végétarien qui nous apportera 15 g de protéines par portion. Petit bémol seulement sur les carottes, qui sont en premier ingrédient sans aucune indication dans le titre ni dénomination du produit…

Ingrédients :

• Carotte* 24 %, eau, lentilles vertes* 14 %, riz basmati complet* 12 %, oignons*, huile d'olive*, texturés de soja* 6 %, sauce soja* (eau, graines de soja*, blé*, sel de mer, ferment : Aspergillus oryzae), sel marin.

** Ingrédients issus de l'agriculture biologique.*

Données nutritionnelles pour : 100 g

• Valeur énergétique : 155 kcal
• Protéines : 6,8 g
• Glucides : 13 g, dont sucres : 1,8 g
• Lipides : 6,9 g, dont acides gras saturés : 1,2 g
• Fibres alimentaires : 6,8 g
• Sel : 0,89 g

POIS CASSÉS À LA PAYSANNE BIO, JARDIN BIO'®

La portion de 300 g nous apporte 12 g de protéines et 10,5 g de fibres, le tout avec peu de matière grasse ajoutée, des ingrédients de qualité et zéro additif.

Ingrédients :

• Eau, pois cassés* 24 %, carottes* en morceaux 6,5 %, pommes de terre* en morceaux 4 %, sel marin, oignons* en morceaux, purée d'ail*, huile de tournesol*, persil*, poivre noir*.

** Ingrédient issu de l'agriculture biologique.*

Souligné : origine France (85 % des ingrédients agricoles bio).

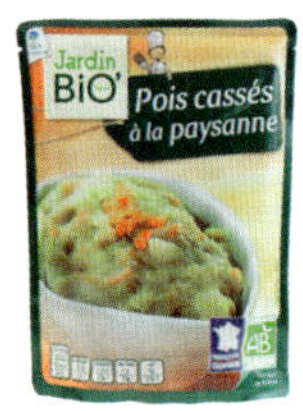

Données nutritionnelles pour : 100 g

• Valeur énergétique : 72 kcal
• Protéines : 4 g
• Glucides : 9,6 g, dont sucres : 1 g
• Lipides : 1,2 g, dont acides gras saturés : 0,4 g
• Fibres alimentaires : 3,5 g
• Sel : 1 g

LE BLÉ NATURE À L'HUILE D'OLIVE, EBLY®

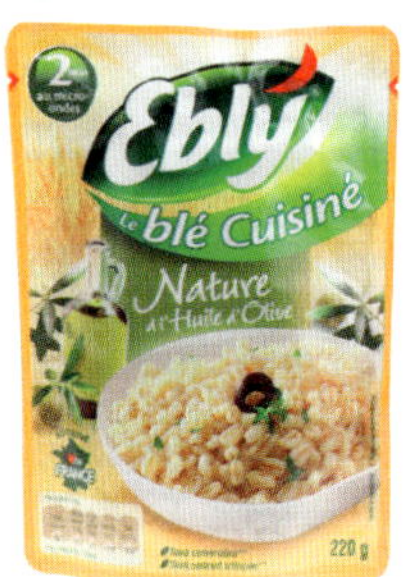

Juste du blé, de l'huile d'olive et une petite portion de sel. Même si cuire du blé reste rapide, c'est un produit de dépannage de qualité.

Ingrédients :

• Blé 97 %, huile d'olive 2 %, sel.

Données nutritionnelles pour : 100 g

• Valeur énergétique : 152 kcal
• Protéines : 4,7 g
• Glucides : 27,1 g, dont sucres : 0,5 g
• Lipides : 2,3 g, dont acides gras saturés : 0,4 g
• Fibres alimentaires : 2,2 g
• Sel : 0,88 g

COQUILLETTES NATURE AVEC UNE NOIX DE BEURRE, PANZANI®

4 additifs avec présence d'émulsifiants, d'un épaississant et d'un colorant… Mieux vaut prendre 5 minutes pour cuire soi-même ses coquillettes, surtout quand on voit la différence incroyable de prix entre le produit brut et le Doypack®…

Ingrédients :

- Pâtes précuites 93 % (eau, semoule de blé dur, blanc d'œuf), eau, huile de tournesol, sel, beurre (lait) 0,5 %, émulsifiants : E471 et E472e, épaississant : E412, colorant : lutéine, arôme naturel de poivre.

Données nutritionnelles pour : 100 g

- Valeur énergétique : 147 kcal
- Protéines : 4,5 g
- Glucides : 27 g
- Lipides : 1,8 g
- Fibres alimentaires : 2,2 g
- Sel : 0,7 g

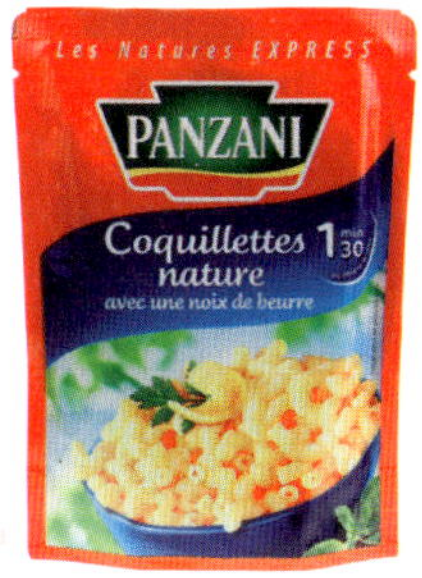

RIZ PAËLLA, UNCLE BEN'S®

Avec seulement 4 % de poulet de piètre qualité et 6 % de chorizo, ne comptez pas y trouver des morceaux…

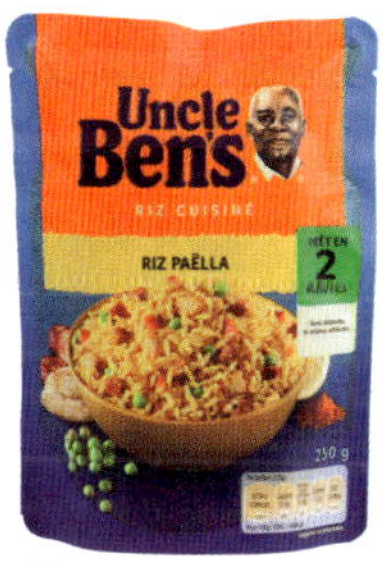

Ingrédients :

- Riz long grain précuit à la vapeur, 70 %, chorizo 6,4 % (porc, eau, fécules de pomme de terre, herbes, épices, viande de porc, sel, colorant : extrait de paprika, ail, conservateur : nitrite de sodium) poivrons rouges, jus de citron 4,6 %, préparation à base de poulet 4 % (filet de poulet, eau, fécules de pomme de terre, sel), huile d'olive, petits pois 3 %, sauce poisson (extrait de poisson, sel, sucre), oignons en poudre, arômes naturels, ail, épices, extrait de levure, sel, extrait d'épices, safran.

Données nutritionnelles pour : 100 g

- Valeur énergétique : 166 kcal
- Protéines : 4,9 g
- Glucides : 26,6 g, dont sucres : 0,98 g
- Lipides : 4,2 g, dont acides gras saturés : 0,7 g
- Fibres alimentaires : 0,9 g
- Sel : 0,78 g

RIZ CANTONAIS EXPRESS, COMPTOIR DU GRAIN®, LECLERC MARQUE REPÈRE®

On ne compte pas moins de 7 additifs pour ce produit, avec une teneur en sel record de 1,83 g aux 100 g.

Ingrédients :

- Eau, riz long 35 % (soit 76 % précuit), viande de porc marinée 6,6 % (épaule de porc, eau, sel, conservateur : E250, stabilisants : E451, E410 et E407a, amidon modifié de maïs, arôme naturel, dextrose), omelette 6,4 % (œuf, sel, épaississant : E415), petits pois 5,2 %, huile de colza, arômes (dont blé), stabilisant : E471, sel.

Données nutritionnelles pour : 100 g

- Valeur énergétique : 167 kcal
- Protéines : 4,9 g
- Glucides : 28,2 g
- Lipides : 3,5 g
- Fibres alimentaires : 1,6 g
- Sel : 1,83 g

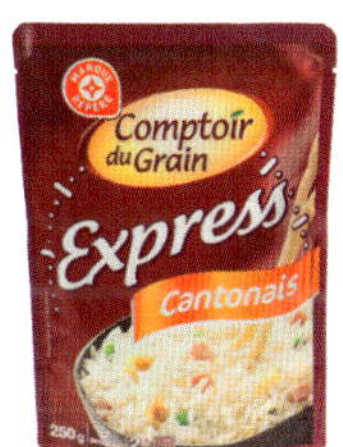

SOUPES ET POTAGES

La soupe est un élément incontournable de nos repas d'hiver qui gagne peu à peu nos tables toute l'année avec la gamme grandissante de soupes froides ou gaspachos.

Si elle est préparée maison, vous pouvez facilement en contrôler la composition, mais il devient plus difficile de consommer un produit de qualité quand on se tourne vers les produits proposés au supermarché !
Une soupe est initialement un potage ou un bouillon, le plus souvent à base d'eau, mais qui peut être préparé à partir de bière, de lait, de vin et servi sur des tranches de pain.
Aujourd'hui, elle est constituée d'aliments non mixés, en morceaux généralement assez gros, avec des ajouts de pâtes, pain, légumes secs, viande... Elle peut être servie en entrée ou en guise de plat unique, du fait de son côté plus consistant.
Un potage est une préparation avec une base de légumes mixés plus ou moins finement ou avec de petits morceaux, consommée chaude ou froide en début de repas. Les potages dits « clairs » sont appelés « consommés ». Ils sont liquides, contrairement aux potages dits « liés » (veloutés).
Toutefois, actuellement, les termes « soupe » et « potage » sont utilisés indifféremment. Seul le terme « velouté » fait encore référence à un produit lié par un épaississant (crème ou autre), moins liquide et plus onctueux.

Du point de vue nutritionnel, la recette de base consiste à cuire des légumes avec ou sans des féculents (pommes de terre, pâtes, légumes secs, pain...) à petits bouillons dans de l'eau, agrémentée, au choix, d'herbes, d'épices et d'aromates. Des ajouts de matières grasses, de fromage ou de petits morceaux de viande ou poisson sont également possibles. Pendant cette cuisson, les éléments hydrosolubles (c'est-à-dire solubles dans l'eau) vont se diffuser dans le bouillon de cuisson qui sera consommé. On y retrouvera une grande quantité de composés aromatiques, mais également de minéraux, comme le calcium, le magnésium, le potassium, le fer, et de vitamines, comme la vitamine C (en partie détruite par la cuisson) et les vitamines du groupe B. Autre avantage : les fibres des légumes ainsi cuites sont rendues plus digestes et mieux tolérées par les intestins fragiles, et encore plus si la soupe est mixée.

La soupe présente donc de nombreux atouts : elle participe à la couverture des apports en eau, en fibres, en vitamines et en minéraux. Peu calorique dans sa recette de base lorsqu'elle est essentiellement composée de légumes, elle est également un bon moyen de se rassasier dès le début du repas et de favoriser la consommation d'une portion de légumes.

Dans les différents rayons du supermarché, on trouve des soupes :

- **En briques ou en bouteilles,** ce sont celles qui sont les plus consommées. Soit de longue conservation stérilisées UHT, soit au rayon frais et juste pasteurisées.

Ces méthodes entraînent une perte vitaminique mais qui est souvent compensée par un enrichissement.

- **Déshydratées instantanées :** tous les aliments sont alors déshydratés par des procédés industriels et le contenu vitaminique est fortement abaissé. Pour permettre leur stabilité, les matières grasses utilisées sont souvent de l'huile de palme ou des graisses animales. Ces produits peuvent pourtant être peu gras et s'avèrent très pratiques à emporter.
- **Surgelées :** vous trouverez des soupes de légumes sans matières grasses ni féculents, voire, pour ceux qui le souhaitent, sans sel ajouté et qui sont portionnables. Ces produits sont très pratiques et se rapprochent le plus du fait maison.
- **Froides ou gaspachos :** ce sont des soupes glacées à base de légumes crus mixés, consommées aux beaux jours. Ces produits sont intéressants car leurs teneurs en vitamines sont plus importantes que les soupes chaudes de par l'absence de cuisson.

BOUILLONS

Les bouillons aux vermicelles, thaïe ou à la chinoise, ainsi que la fameuse soupe miso, ont une place importante dans l'épicerie des supermarchés. Ils sont à classer à part, puisqu'ils ne sont finalement qu'un bouillon aromatique très salé, auquel sont ajoutés des petites pâtes ou des vermicelles de blé ou de riz et contiennent un très faible pourcentage de légumes. Il est difficile de trouver en rayon un produit qui ne présenterait ni sirop de glucose, ni huile de palme, ni exhausteur de goût (glutamate monosodique notamment)... Ces bouillons ne sont pas à intégrer chaque jour à votre alimentation et il reste préférable de les réaliser maison !

COMMENT LES CHOISIR ?

- Privilégiez d'abord les soupes les plus riches en légumes (légumes en première position dans la liste des ingrédients).
- Surveillez en parallèle la qualité des ingrédients. Plus la liste est courte, plus on limite les additifs et plus on se rapproche du fait maison. Évitez également les ajouts d'huile de palme ou de sirop de glucose-fructose et de glutamate monosodique.
- Les industriels utilisent différents épaississants : les gommes (xanthane) seront à privilégier par rapport aux amidons modifiés, amidons transformés de maïs, etc. Rien étant encore préférable !
- Pour un produit raisonnable, vérifiez enfin les valeurs nutritionnelles et préférez celles qui apportent, pour 100 ml de soupe : moins de 1,5 g de lipides, 7 g de glucides maximum et moins de 45 kcal.
- On privilégie un potage qui contient moins de 700 mg de sel (0,7 g) pour 100 ml.

LES PIÈGES

- Faites bien attention à l'appellation « riche en légumes » ou au pourcentage de légumes qui intègre souvent les pommes de terre considérées nutritionnellement comme un féculent.
- La soupe a généralement une faible valeur calorique. Payer plus cher pour des versions allégées ne présente que peu d'intérêt.
- Les ajouts de dés de viande... qui sont souvent de piètre qualité et anecdotiques en quantité.
- Enfin, dans le même rayon, vous sont présentés des accompagnements tels que les croûtons : ceux-ci ne vous apportent que graisses et sucres en supplément; ceux aux fromages n'en contiennent même pas, ou alors en poudre... Préférez ajouter quelques morceaux de pain de boulangerie que vous pouvez frotter à l'ail si cela vous plaît et du vrai fromage si la recette de votre soupe n'en contient pas!

CONSEILS DE CONSOMMATION

- Pour préserver les fibres et vitamines des soupes, on prendra soin de les faire réchauffer à feu doux, sans jamais les faire bouillir.
- Pour les soupes déshydratées, préparez tout le sachet d'un coup : le remplissage des sachets se faisant ingrédient par ingrédient, par couches successives, n'en utiliser qu'une partie ne sera pas adapté. Ou secouez-le avant emploi et ajustez la quantité d'eau.
- Ne resalez pas une soupe industrielle, à l'exception de certains produits surgelés non salés qui vous laissent le soin d'assaisonner à votre goût
- Un bol ou une grande assiette de soupe (250-300 ml) peut remplacer une portion de légumes chaque jour.
- Même si certaines soupes contiennent un peu de viande ou de poisson, elles ne sont jamais suffisamment riches en protéines pour vous abstenir d'un complément. Pour un repas équilibré, il est recommandé de compléter avec une portion de protéines (viande, poisson, œufs, protéines végétales), puis un laitage et un fruit (de préférence cru) et une portion de pain ou de féculents à ajuster en fonction de la présence d'autres, féculents (vermicelles, pommes de terre...) dans la recette de la soupe choisie.
- Attention aux choix des aliments : le repas constitué d'un potage (industriel), de fromage et de pain n'est pas idéal au quotidien car il ne combine que des aliments riches en sel!
- Enfin, il vous faudra rester vigilant quant à la fréquence de consommation des recettes gourmandes et identifiées comme grasses : « crèmes de... », avec ajout de fromage, de lardons... Une consommation limitée de deux à trois fois par semaine semble raisonnable dans le cadre d'une alimentation équilibrée et variée.

LES SOUPES DE POISSON

Il s'agit à la base d'un mélange de poissons, de crustacés et de légumes. Aussi, comme pour les soupes de légumes, choisissez les recettes qui se rapprochent le plus du fait maison. Les produits qui ne font apparaître que des fumets de poissons reconstitués et/ou des extraits de crustacés sont à laisser en rayon. On regarde ensuite le pourcentage de poisson, en privilégiant ceux en contenant au moins 35 %. Les recettes régionales ou de conserveries locales sont ici pour une fois un gage de qualité ! Enfin, même s'il est possible de s'en passer, faites attention au choix de la rouille que vous ajouterez pour parfaire le goût : l'huile de colza ou de tournesol est préférable à l'huile de palme et 1 cuillerée à café suffit.

Pour un repas équilibré, comptez 250-300 ml de soupe de poisson avec une pincée d'emmental râpé, quelques croûtons maison, une belle portion de crudités, un fruit et une à deux tranches de pain. Ce repas sera tout de même restera plus salé, alors pensez à ajuster sur vos autres repas de la journée.

SOUPES ET POTAGES

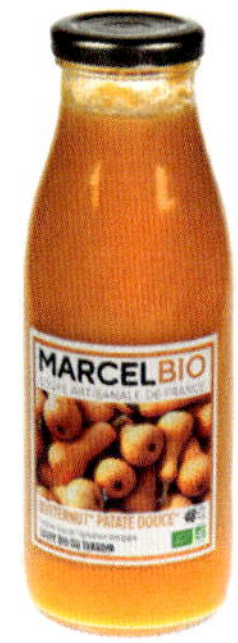

SOUPE BUTTERNUT PATATE, MARCEL BIO®

Une marque qui s'est spécialisée dans les soupes et jus bio et propose des produits de qualité. Une recette sans aucun additif. PARFAIT!

Ingrédients :

• Légumes > 62 % (butternut* 26,4 %, patate douce* 26,4 %, pomme de terre*, oignon*), eau, huile d'olive vierge extra*, sel, épices : cumin*, curry*, cannelle*.

** Ingrédient issu de l'agriculture biologique. Teneur en légumes > 62 %.*

Données nutritionnelles pour : 100 ml

• Valeur énergétique : 31 kcal
• Protéines : 0,7 g
• Glucides : 5 g, dont sucres : 1,9 g
• Lipides : 0,7 g, dont acides gras saturés : 0,1 g
• Fibres alimentaires : NI
• Sel : 0,6 g

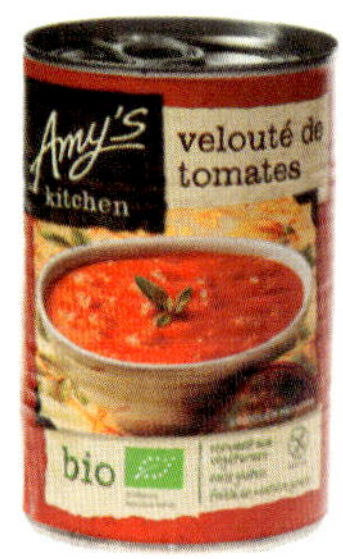

VELOUTÉ DE TOMATES BIO, AMY'S KITCHEN®

Que des aliments identifiables, aucun additif, on valide!

Ingrédients :

• Purée de tomates* 34 %, tomates en dés* 33 %, eau, crème* (lait) 4 %, sucre*, oignons*, sel, poivre noir moulu*.

** Ingrédient issu de l'agriculture biologique.*

Données nutritionnelles pour : 100 ml

• Valeur énergétique : 53 kcal
• Protéines : 1,2 g
• Glucides : 8,6 g, dont sucres : 5,7 g
• Lipides : 1,4 g, dont acides gras saturés : 0,8 g
• Fibres alimentaires : 1,2 g
• Sel : 0,3 g

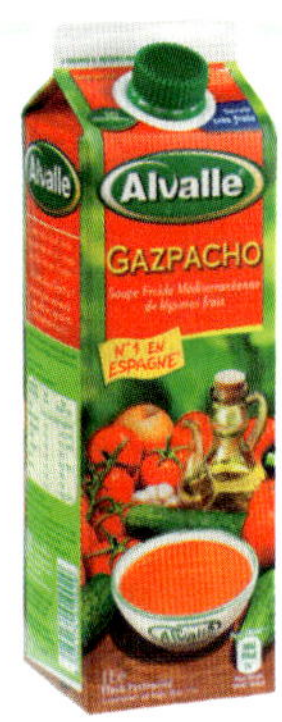

GAZPACHO ORIGINAL (RAYON FRAIS), ALVALLE®

Une recette simple où tous les aliments sont identifiables. On apprécie également l'utilisation d'une huile d'olive extra-vierge pour cette recette traditionnelle de gazpacho.

Ingrédients :

• Tomate, poivron, concombre, oignon, huile d'olive vierge extra, eau, vinaigre de vin, sel, ail et jus de citron. Teneur en légumes : 93 %.

Données nutritionnelles pour : 100 ml

• Valeur énergétique : 44 kcal
• Protéines : 0,7 g
• Glucides : 4,4 g, dont sucres : 2,2 g
• Lipides : 2,6 g, dont acides gras saturés : 0,4 g
• Fibres alimentaires : 1,7 g
• Sel : 0,5 g

FONDUE DE POIREAUX AUX SAINT-JACQUES, LES GOURMANDES (BRIQUE, RAYON ÉPICERIE), LIEBIG®

Seulement 2,3 % de saint-jacques, mais surtout amidon modifié, arômes et du glutamate ! On laisse en rayon !

Ingrédients :

• Eau, légumes 43 % (poireau 16 %, pomme de terre, carotte), crème 5,3 %, saint-jacques* 2,3 %, vin blanc, amidon transformé de maïs, huile de tournesol oléique, sel, beurre de cuisine, arômes (contient : poisson), exhausteur de goût : glutamate de sodium, lactose et protéines de lait. Peut contenir des traces de céleri, blé, œuf et crustacés.

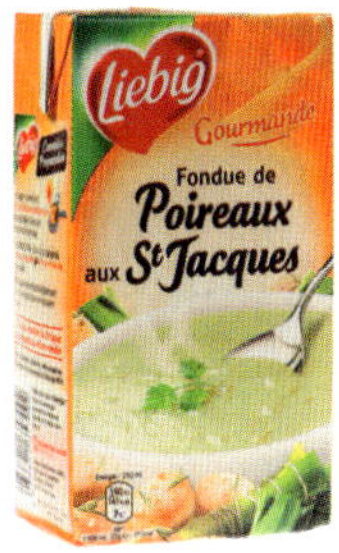

** Noix de Saint-Jacques (A :* Zygochlamys patagonica, *Argentine ou B :* Argopecten circularis, *USA).*

Données nutritionnelles pour : 100 ml

- Valeur énergétique : 57 kcal
- Protéines : 1,8 g
- Glucides : 4,9 g, dont sucres : 0,9 g
- Lipides : 3,1 g, dont acides gras saturés : 1,5 g
- Fibres alimentaires : 0,9 g
- Sel : 0,78 g

VELOUTÉ DE CRESSON (SACHET DÉSHYDRATÉ), KNORR®

Il est difficile de trouver une soupe déshydratée de qualité, mais ici on consomme des pommes de terre et de la fécule de pomme de terre avec seulement 2,3 % de cresson, de la matière grasses végétale non spécifiée et du sucre, il y a tout de même mieux !

Ingrédients :

• Légumes 33 % (pommes de terre, cresson 2,3 %, oignon), fécule de pommes de terre, sel, matière grasse végétale, extrait de levure, lactose, protéines de lait, sucre, épices et aromates (persil, curcuma, noix de muscade), arômes.

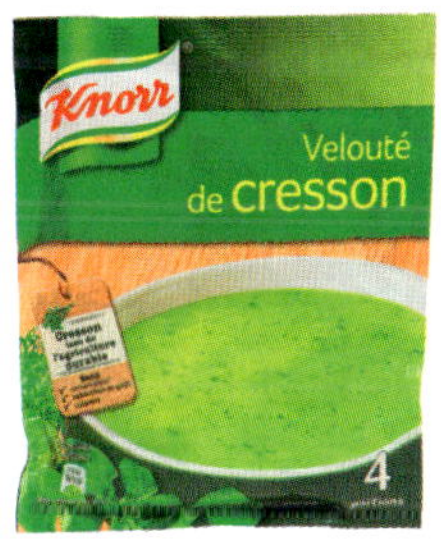

Données nutritionnelles pour : 100 ml

- Valeur énergétique : 20 kcal
- Protéines : 0,4 g
- Glucides : 2,8 g, dont sucres : 0,3 g
- Lipides : 0,8 g
- Fibres alimentaires : NC
- Sel : 0,66 g

SOUPE CHORBA HALAL (SACHET DÉSHYDRATÉ), MAGGI®

On nous propose ici une chorba vermicelles sans la moindre viande... ce n'est finalement qu'un bouillon aromatique enrichi en exhausteur de goût, dont du glutamate, et arômes avec de l'huile de palme et divers sucres, on est loin de la tradition.

Ingrédients :

• Pâtes 35 % (semoule de blé dur), légumes 24 % (tomates 13 %, oignons 11 %), farine de blé, sel, exhausteurs de goût : glutamate monosodique, guanylate et inosinate disodiques, huile de palme, sirop de glucose, sucre, huile d'olive, persil, coriandre, paprika, poivre blanc, sucre caramélisé, arômes (blé, œuf).

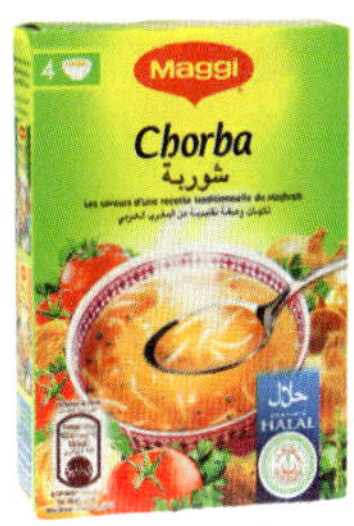

Données nutritionnelles pour : 100 ml

- Valeur énergétique : 40 kcal
- Protéines : 1,5 g
- Glucides : 6,4 g, dont sucres : 1,4 g
- Lipides : 0,8 g
- Fibres alimentaires : 0,8 g
- Sel : 0,76 g

POTAGE MÉLANGE DE LÉGUMES (SURGELÉ), PICARD®

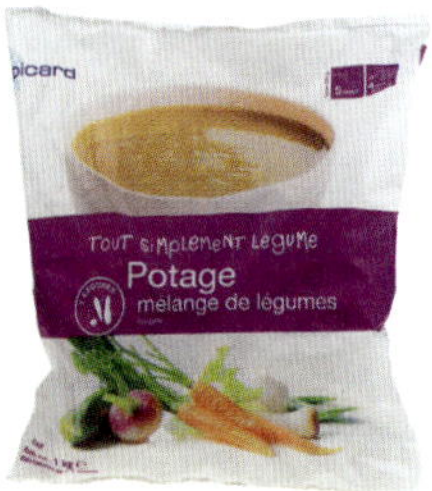

Un produit portionnable à assaisonner à son goût (pauvre en sel : 0,02 g aux 100 g) et avec une teneur de 56 % de légumes : il a tout bon !

Ingrédients :

• Eau, poireau 16 %, courgette 11 %, carotte 10 %, haricot mange-tout 6 %, céleri-branche 5 %, oignon 5 %, navet 3 %, farine de riz.

Données nutritionnelles pour : 100 ml

• Valeur énergétique : 15 kcal
• Protéines : 0,7 g
• Glucides : 2,5 g, dont sucres : 1,7 g
• Lipides : < 0,2 g
• Fibres alimentaires : 1 g
• Sel : 0,02 g

POTAGE AUX 6 LÉGUMES BIO (SURGELÉ), THIRIET®

La recette est digne d'un potage maison sans amidon, sans matières grasses, sans ajout de sel et seulement 8,5 % de pommes de terre. Un excellent produit !

Ingrédients :

• Mélange de légumes 55 % (carottes* 20 %, poireaux* 9,5 %, pommes de terre* 8,5 %, haricots mange-tout* 7,5 %, oignons* 4,8 %, céleri-rave* 4,7 %), eau.

** Produit issu de l'agriculture biologique.*

Données nutritionnelles pour : 100 ml

• Valeur énergétique : 20 kcal
• Protéines : 0,9 g
• Glucides : 3,4 g, dont sucres : 1,4 g
• Lipides : 0 g
• Fibres alimentaires : 1,3 g
• Sel : 0,014 g

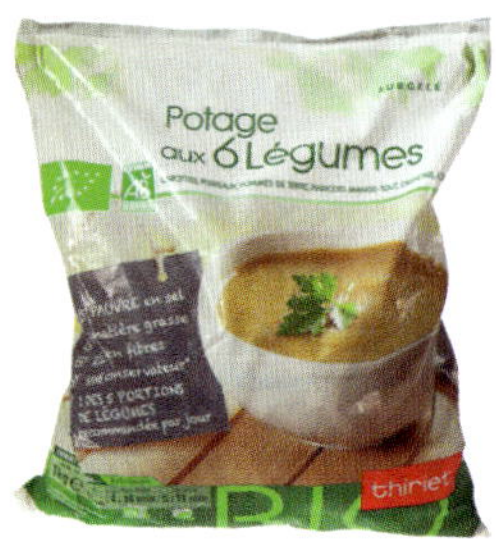

VELOUTÉ 7 LÉGUMES DU POTAGER (RAYON FRAIS), CRÉALINE®

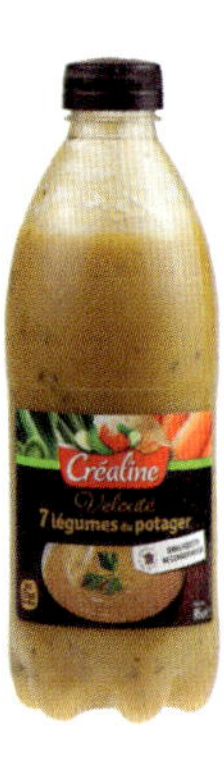

Une recette simple comme on pourrait la préparer à la maison. L'apport en sel de 0,66 g/100 ml reste raisonnable et on apprécie l'absence d'amidon ajouté. On aurait simplement préféré que les pommes de terre ne soient pas incluses dans le pourcentage de légumes.

Ingrédients :

• Légumes 51 % (carottes, pommes de terre, céleri-branche, oignons, haricots verts, brocolis, poireaux), eau, sel, crème fraîche, persil.

Données nutritionnelles pour : 100 ml

• Valeur énergétique : 27 kcal
• Protéines : 0,7 g
• Glucides : 5 g : dont sucres : 1 g
• Lipides : 0,2 g, dont acides gras saturés : 0,1 g
• Fibres alimentaires : 1,1 g
• Sel : 0,64 g

SOUPE INSTANTANÉE, MOULINÉ 7 LÉGUMES VERTS (SACHET DÉSHYDRATÉ), ROYCO®

Il s'agit surtout d'un mouliné de pommes de terre avec seulement 12,9 % de légumes, sans compter l'huile de palme, le sirop de glucose, les épaississants et émulsifiants... et un antioxydant BHA classé potentiellement cancérogène... une recette désastreuse !

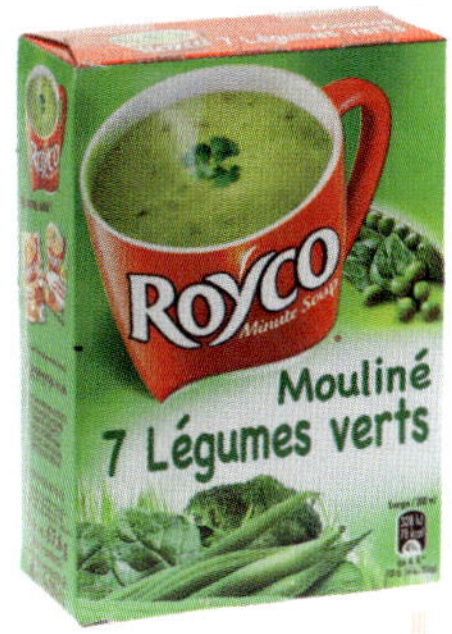

Ingrédients :

- Légumes 51 % dont légumes verts 12,9 % (pomme de terre, poireau, épinard, oignon, petits pois, chou, brocoli, haricot vert, cresson), huile de palme, amidon modifié de pomme de terre, sel, arômes (contient lait, orge, céleri), sirop de glucose, beurre en poudre, protéines de lait, cerfeuil, lait écrémé, persil, amidon de maïs, émulsifiant : E471, acidifiant : acide citrique, antioxydant : E320, farine de blé. Peut contenir des traces de soja.

Données nutritionnelles pour : 100 ml

- Valeur énergétique : 39 kcal
- Protéines : 0,7 g
- Glucides : 4,7 g, dont sucres : NI
- Lipides : 1,8 g
- Sel : 0,66 g

SOUPE FORESTIÈRE AUX CÈPES (BRIQUE, RAYON ÉPICERIE), KNORR®

Il s'agit principalement d'un bouillon de piètre qualité contenant 8,6 % de champignons dont moins de 3 % de cèpes et lié à la crème ! Les additifs sont nombreux.

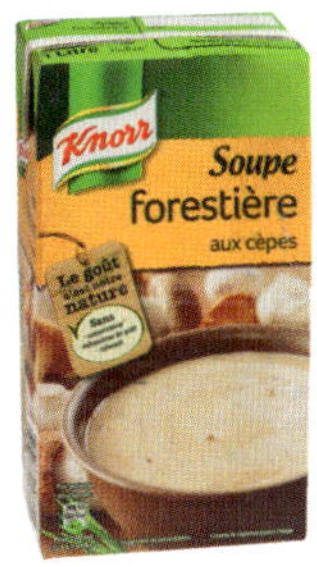

Ingrédients :

- Eau, crème fraîche 7,7 %, champignon de Paris 5,2 %, amidon modifié, cèpe 2,8 %, bouillon de légumes (eau, champignon, maltodextrine, sel, huile de palme, oignon), farine de blé, girolle 1 %, sel, huile de tournesol, épices et aromates (échalote, ciboulette 0,2 %, ail, curcuma), extrait de levure, arômes (dont blé et orge), sucre, lactosérum (lait).

Données nutritionnelles pour : 100 ml

- Valeur énergétique : 49 kcal
- Protéines : 0,9 g
- Glucides : 4,1 g, dont sucres : < 0,5 g
- Lipides : 3,1 g
- Fibres alimentaires : < 0,5 g
- Sel : 0,68 g

VELOUTÉ GLACÉ DE CONCOMBRE À LA MENTHE (SURGELÉ), PICARD®

Pour une soupe froide, il faut aussi être vigilant quant à la quantité de matières grasses : ici, ce velouté glacé en apporte 10 g pour 100 ml, c'est trop ! Dommage car la recette est correcte. Autrement, veillez à ajuster la portion consommée.

Ingrédients :

- Concombre 68 %, crème liquide 9 % (crème (lait), stabilisant : carraghénanes), huile d'olive vierge extra 8,8 %, brunoise de concombre 8 %, échalote, eau, sel, menthe douce 0,48 %, ail, préparation à base de citron (jus concentré de citron et d'orange, pulpe de citron, correcteur d'acidité : acide citrique, extrait naturel de citron), poivre.

Données nutritionnelles pour : 100 ml

- Valeur énergétique : 108 kcal
- Protéines : 0,7 g
- Glucides : 3,9 g
- Lipides : 10 g
- Sel : 0,61 g

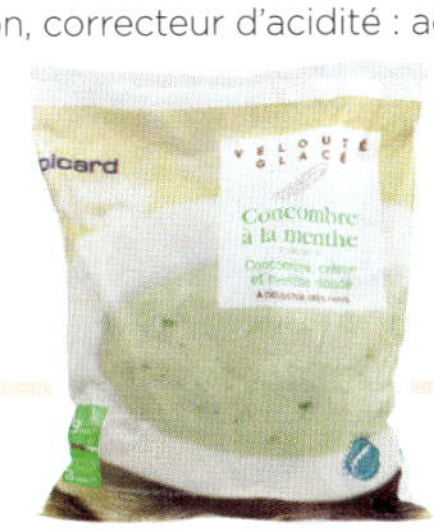

CONSERVES

La mise en conserve, ou appertisation *(du nom de son inventeur Nicolas Appert), est une méthode de préservation des aliments qui consiste à les mettre dans des récipients rendus étanches à l'air puis chauffés pour détruire les micro-organismes pathogènes. En raison des risques d'intoxication alimentaire, une des meilleures façons de mettre en conserve la plupart des aliments reste de les soumettre à une température élevée (généralement de 110 °C à 120 °C) pendant le temps nécessaire à la destruction ou l'inactivation des micro-organismes. Les aliments mis en conserve ainsi soumis à de hautes températures sont les légumes, les viandes et volailles, les poissons et fruits de mer, et les produits laitiers. Les seuls aliments qui peuvent être mis en conserve sans subir de traitement thermique élevé sont ceux qui sont naturellement acides, comme les fruits, ou d'autres auxquels de l'acide est alors ajouté.*

Les qualités organoleptiques des aliments sont altérées lors de l'appertisation. C'est la conséquence du traitement thermique qui dénature certaines molécules, sans risque pour autant sur la santé.

VERRE, PLASTIQUE OU MÉTAL ?

Les conserves appertisées se font dans n'importe quel contenant pourvu que celui-ci soit parfaitement étanche et qu'il soit capable de résister sans s'altérer au traitement thermique adéquat à la destruction ou l'inhibition totale des micro-organismes, toxines ou enzymes dont la multiplication rendrait impropre la consommation de l'aliment conservé.

Toutefois, on considère que les bocaux en verre sont moins susceptibles de relarguer des substances potentiellement toxiques que les conserves métalliques basiques ou recouvertes d'un film plastique intérieur, ou encore les barquettes en plastique. Mis à part les pots en verre, on évitera systématiquement de faire chauffer la préparation directement dans le contenant d'origine, même lorsque le plastique est dit « micro-ondable ».

Le chauffage à une température élevée détruit une grande partie des vitamines les plus fragiles, comme la vitamine C, mais permet une stabilité bactériologique, gage de la longue conservation de ces produits. Par la suite, le stockage à l'abri de la lumière et à température ambiante limite les pertes vitaminiques.

La stabilité bactériologique est garantie tant que la boîte reste intacte, c'est-à-dire ni gonflée, ni cabossée et surtout pas altérée au niveau des jointures.

Une fois la conserve ouverte, les restes doivent être conservés au frais dans un récipient hermétique adapté et consommés dans les 3-4 jours.

FRUITS AU SIROP

Il s'agit de fruits souvent pelés, dénoyautés et éventuellement coupés, recouverts d'un jus sucré (sirop sucré ou jus de fruits). Ces conserves de fruits pourront être conservées sur une longue durée, grâce aux procédés d'appertisation.

Les variétés les plus connues sont les demi-poires, les oreillons de pêches ou d'abricots, l'ananas en tranches ou en dés et les « salades de fruits », mais il n'est plus rare aujourd'hui de découvrir dans ce rayon un bien plus large choix de fruits allant de la griotte à la mangue en passant par la fraise.

COMMENT LES CHOISIR ?

- On essaie de les choisir les plus proches possible d'une conserve maison, c'est-à-dire sans colorant ni correcteur d'acidité, etc.
- On préfère des conserves au jus de fruits plutôt qu'au sirop (eau + sucre) et encore plus si le sirop est préparé avec un sirop de glucose-fructose.
- On les préfère sans ajout de conservateur également, l'appertisation étant déjà en elle-même un mode de conservation.

LES PIÈGES

- Avec un produit simple et une gamme peu élargie, les pièges sont peu nombreux. On retiendra de se méfier de la fameuse appellation « au sirop léger », qui bien souvent cache malgré tout un ajout de sucre : de sirop de glucose-fructose !
- Surveillez les mentions « sans sucres ajoutés » : le produit contient tout de même le sucre naturel du fruit.

CONSEILS DE CONSOMMATION

Le Programme national nutrition santé (PNNS) recommande de consommer 5 fruits ou légumes par jour. Une portion de fruits au sirop peut tout à fait s'intégrer à cette proposition en alternance avec des fruits frais à consommer crus. Les fruits au sirop ont l'avantage de se conserver longtemps, qu'ils soient en bocaux ou en conserves et se stockent facilement. Ils sont également peu chers et peuvent tout à fait remplacer les fruits frais s'ils sont égouttés et consommés sans le sirop.
Il en existe de nombreuses variétés et c'est une bonne façon d'avoir toujours des fruits de toutes saisons dans vos placards.
À la place d'un fruit frais, vous pouvez consommer 2 oreillons de pêche, 2 demi-poires, 6 litchis, 4 demi-abricots, 4 demi-prunes, 100 g de macédoine de fruits, 100 g de fruits rouges ou 80 g de griottes.
Mais ils restent à considérer comme une portion de fruits cuits. Pour assurer vos besoins en vitamine C, veillez à bien consommer une crudité par repas (légume cru ou fruit cru).

FRUITS AU SIROP

FRUITS EXOTIQUES AU SIROP LÉGER ET AU JUS, ROCHEFONTAINE®

Un mélange de fruits exotiques conservé dans un sirop au sucre et jus de fruits de la passion pour améliorer l'apport en vitamine C (on aurait aimé connaître la teneur), juste un acidifiant...

Ingrédients :

- Morceaux de fruits 62 % en proportion variable : ananas, papaye rouge, papaye jaune, eau, sucre, jus de fruits de la passion, acidifiant : acide citrique.

Données nutritionnelles pour : 100 g

- Valeur énergétique : 64 kcal
- Glucides : 16,4 g, dont sucres : 11,4 g
- Fibres alimentaires : 1,4 g

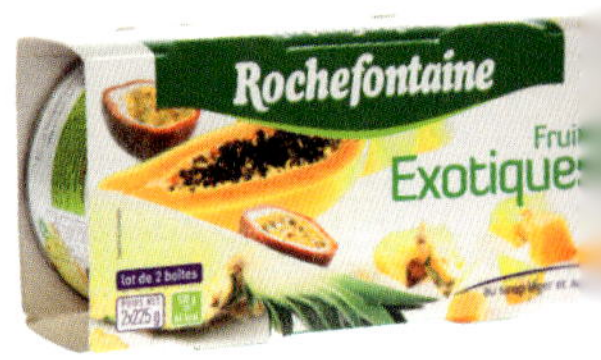

ANANAS EN MORCEAUX AU JUS SANS SUCRES AJOUTÉS, DEL MONTE®

Une recette toute simple sans ajout de sucres ni de conservateurs, à base de jus d'ananas plutôt que de sirop. Très bien !

Ingrédients :

- Ananas, jus d'ananas.

Données nutritionnelles pour : 100 g

- Valeur énergétique : 63 kcal
- Glucides : 14 g, dont sucres : 12 g

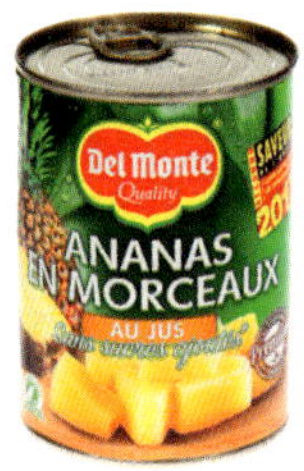

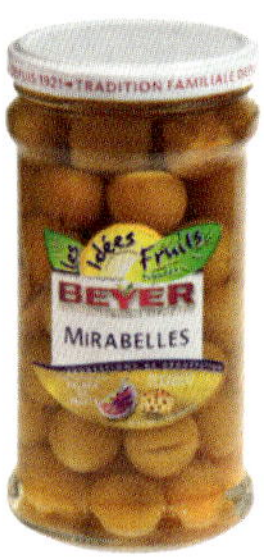

MIRABELLES AU SIROP, BEYER®

Ici également la recette est digne d'une conserve maison. On apprécie la proposition moins commune des mirabelles.

Ingrédients :

- Mirabelles, eau, sucre.

Données nutritionnelles pour : 100 g

- Valeur énergétique : 87 kcal
- Glucides : 19 g, dont sucres : 17 g

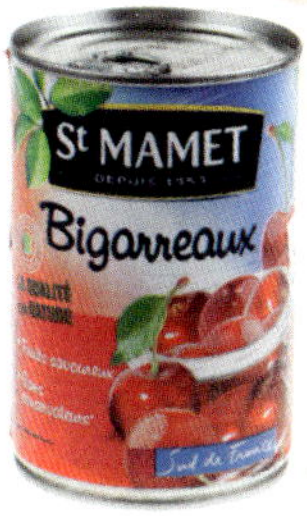

CERISES BIGARREAUX, SAINT-MAMET®

De la même façon, on retrouve ici le sirop de glucose-fructose que l'on cherche à fuir et le colorant E127... ce n'est pas indispensable.

Ingrédients :
- Bigarreaux, eau, sirop de glucose-fructose, sucre, colorant : E127.

Données nutritionnelles pour : 100 g
- Valeur énergétique : 77 kcal
- Glucides : 16,2 g

POIRES DEMI-FRUITS AU SIROP LÉGER, CARREFOUR®

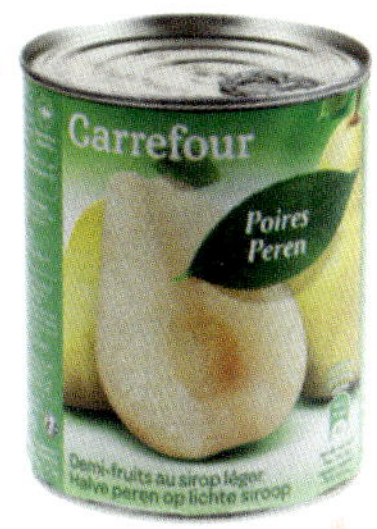

On est vite tenté de choisir ces poires au « sirop léger », pensant qu'elles sont meilleures pour la santé. Belle erreur ! Il ne s'agit pas d'un jus de poires mais d'un sirop industriel réalisé avec du sirop de glucose-fructose et un acidifiant. À éviter !!

Ingrédients :
- Poires williams, eau, sirop de glucose-fructose, sucre, acidifiant : acide citrique.

Données nutritionnelles pour : 100 g
- Valeur énergétique : 62 kcal
- Glucides 14 g, dont sucres : 12 g
- Fibres alimentaires : 2,2 g

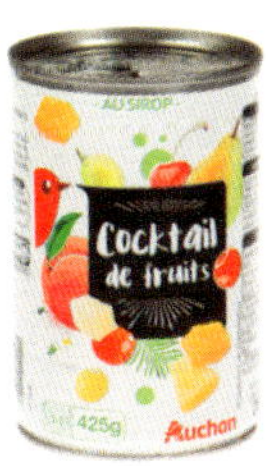

COCKTAIL DE FRUITS, AUCHAN®

On attend une amélioration sur ce produit : retirer le sirop de glucose-fructose que beaucoup de marques ont déjà supprimé, moins de sucre... il y a mieux en rayon.

Ingrédients :
- Fruits (poires en cubes, pêches en cubes, segments d'ananas, raisins, demi-bigarreaux (dont colorant : érythrosine)), eau, sucre, sirop de glucose-fructose, acidifiant : acide citrique, antioxydant : acide ascorbique.

Données nutritionnelles pour : 100 g
- Valeur énergétique : 75,2 kcal
- Glucides : 17,3 g

COMPOTES

Il s'agit de fruits seuls ou mélangés, cuits et mixés, plus ou moins lisse et plus ou moins liquide, avec ou sans adjonction de sucre. On les trouve en bocaux de 500 g ou 1 kg, en pots individuels de 90 à 100 g ou en gourdes à emporter, de tailles variables et, nouveauté : en bouteilles. Le rayon conserves des compotes est particulièrement développé. À cela s'ajoutent les compotes du rayon frais que nous traiterons ici pour une meilleure cohérence dans la comparaison des produits.

COMMENT LES CHOISIR ?

La priorité reste de choisir de VRAIES compotes et non des pseudo-desserts à base de fruits... On choisit des compotes « sans sucres ajoutés », ou à défaut « allégées en sucres », le sucre naturellement contenu dans le fruit étant en réalité suffisant.
Le parfum importe peu, il s'agit là d'une affaire de goût. Attention cependant au mélange pomme-châtaigne bien plus sucré. On fuit le sirop de glucose-fructose et on évite au maximum les additifs.

On remarque de nouvelles gourdes en rayon qui contiennent 120 g de compote, contre 90 g pour les produits précédents. Cette portion supérieure est intéressante pour une vraie portion de fruit, principalement pour les adultes.
La marque Vitabio® propose des produits qui contiennent un ajout d'acérola, permettant un enrichissement en vitamine C naturelle. Elle précise la teneur en vitamine C de ces produits et nous souhaitons saluer ce bel effort !

LES PIÈGES

- Les compotes qui n'en sont pas et les compotes sucrées avec du sirop de glucose-fructose.
- Les liégois aux fruits ou mousses de fruits qui contiennent de nombreux ajouts d'ingrédients, dont la qualité laisse à désirer. Mieux vaut, de temps en temps, ajouter pour un dessert gourmand un petit peu de chantilly sur une compote sans sucres ajoutés.

CONSEILS DE CONSOMMATION

Le PNNS recommande de consommer 5 fruits ou légumes par jour. 100 g de compote peuvent tout à fait s'intégrer dans ce programme. Attention cependant à ne pas consommer uniquement des fruits sous cette forme, car ici le fruit est cuit dans un jus et la vitamine C est peu, voire plus du tout présente. Il est ainsi préférable d'alterner avec des fruits frais à croquer pour un apport vitaminique supérieur et solliciter une mastication.

Par ailleurs, il peut être utile de rappeler que les compotes pomme-banane et pomme-coing sont intéressantes en cas de diarrhée et que, a contrario, les compotes pomme-pruneaux sont à favoriser en cas de transit paresseux.

Enfin, avec plus de 10 résidus de pesticides sur les pommes (sans compter ceux sur les autres fruits...), la consommation de compotes bio présente un réel attrait ! Il apparaît également évident qu'une compote maison sans sucres ajoutés sera de meilleure qualité organoleptique et nutritionnelle, et plus économique.

Pour des raisons écologiques et de réduction des déchets, les pots de verre, ensuite recyclés, sont à favoriser. Il conviendra tout de même de bien doser la quantité consommée dans un petit ramequin.

Pour les enfants, les gourdes sont surtout pratiques hors de la maison. Récupérez bien le bouchon OU choisissez une marque qui propose des bouchons adaptés pour éviter tout risque d'étouffement

UNE BONNE SURPRISE POUR LES COMPOTES DE POMMES !

Nous sommes agréablement surpris par l'évolution des recettes. Le sirop de glucose-fructose incriminé dans les compotes de pommes déconseillées de l'édition précédente a pour ainsi dire totalement disparu au profit du vrai sucre, que l'on préfère.

Il nous semble ainsi inutile de vous conseiller certaines marques plutôt que d'autres.

On gardera simplement en tête les conseils de la rubrique « Comment les choisir ? » et ensuite suivez votre goût !

COMPOTES DE FRUITS

COMPOTE POMMES PÊCHES SANS SUCRES AJOUTÉS, CHARLES & ALICE®

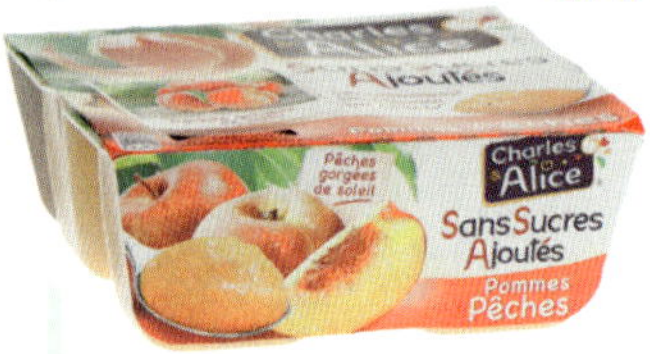

Tout bon pour cette compote double goût avec 99,9 % de fruits et de la vitamine C (acide ascorbique). Sans édulcorant, sans conservateur ni colorant.

Ingrédients :

- Purée et pulpe de pêches 60 %, purée de pommes 39,9 %, antioxydant : acide ascorbique.

Données nutritionnelles pour : 100 g

- Valeur énergétique : 57 kcal
- Protéines : 0,6 g
- Glucides : 13 g, dont sucres : 11 g
- Lipides : < 0,5 g, dont acides gras saturés : < 0,1 g
- Fibres alimentaires : 1,5 g
- Sel : < 0,01 g

COOL FRUITS®, POMME, MANGUE, ANANAS, VITABIO®

Une recette sans sucres ajoutés qui tient sa promesse en contenant tout de même 35 % de mangue. On apprécie l'ajout d'acérola afin de compléter naturellement la teneur en vitamine C du produit. Cette teneur nous est de plus précisée sur l'étiquetage. Bravo !

Ingrédients :

- Pommes* 40 %, mangues* 35 %, jus d'ananas* 22 %, acérola* 3 %.

** Ingrédients issus de l'agriculture biologique.*

Données nutritionnelles pour : 100 g

- Valeur énergétique : 58 kcal
- Glucides : 13 g
- Vitamine C : 21,5 mg

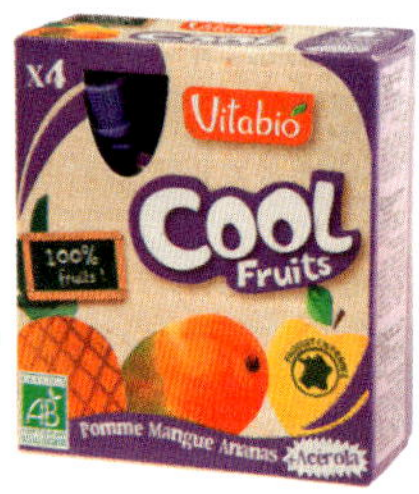

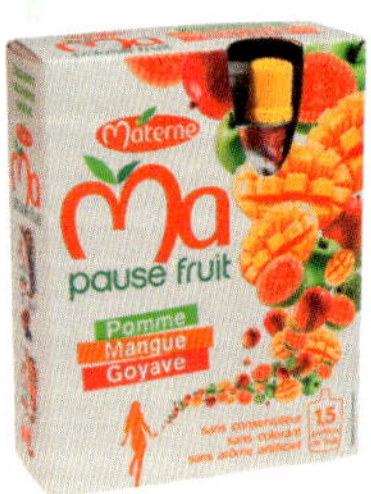

MA PAUSE FRUIT®, POMME, MANGUE, GOYAVE, MATERNE®

Une bonne composition, et une portion de 120 g adaptée pour une collation d'adulte.

Ingrédients :

- Pomme 52 % (purée et purée concentrée), mangue 40 %, goyave 5 %, sucre, antioxydant : acide ascorbique, acidifiant : acide citrique.

Données nutritionnelles pour : 100 g (85 kcal par gourde)

- Valeur énergétique : 70 kcal
- Glucides : 14,9 g
- Vitamine C : NI

RECETTE VELOUTÉE, ABRICOT, ANDROS®

Un ajout d'amidon et de gélifiant pour atteindre 22 % de sucres et 95 kcal pour 100 g, soit bien plus que la moyenne du rayon.

Ingrédients :

- Abricots 50 %, pêches 27 %, sucre, eau, amidon, gélifiant : pectine de fruits, arôme naturel, correcteur d'acidité : citrate de calcium, antioxydant : acide ascorbique.

Données nutritionnelles pour : 100 g

- Valeur énergétique : 95 kcal
- Glucides : 22 g
- Vitamine C : 12 mg

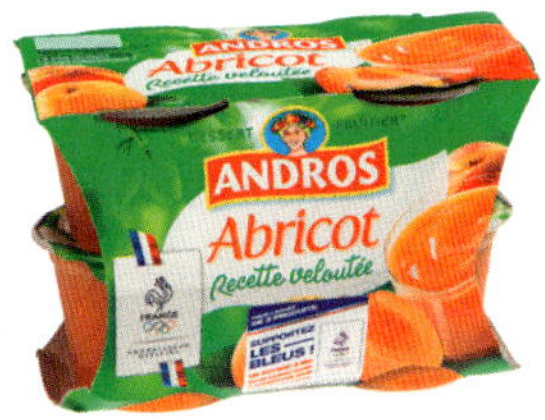

COMPOTES POMME MANGUE PASSION ALLÉGÉES EN SUCRE, MATERNE®

Un produit qui se veut allégé mais qui comporte tout de même 13 g de sucres pour 100 g. Peu de fibres, peu de vitamine C... on laisse en rayon !

Ingrédients :

- Pomme 75,5 % (purée et purée concentrée, mangue 15 % jus de fruits de la passion 7 %, sucre, arômes naturels, concentré (carotte et pomme), antioxydant : acide ascorbique. Sans gluten.

Données nutritionnelles pour : 100 g

- Valeur énergétique : 69 kcal
- Glucides : 13 g
- Fibres alimentaires : 0 g

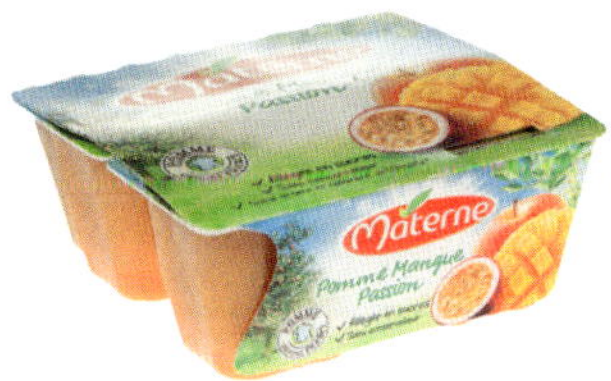

LIÉGEOIS POMME-ABRICOT COULIS DE FRAMBOISES, ANDROS®

Dommage de ne pas s'en tenir à la recette de base de la compote. On obtient ici un dessert à seulement 72 % de fruits. Le reste se compose de crème, de sucre ajouté, avec plusieurs amidons et arômes. On est loin du dessert traditionnel.

Ingrédients :

- Fruits 72 % (pommes 46 %, abricots 22 %, framboises 4 %, jus de citron concentré), crème 17,2 %, sucre, amidons, gélifiant : pectine de fruits, arôme naturel, arôme naturel de vanille, antioxydant : acide ascorbique.

Données nutritionnelles pour : 100 g

- Valeur énergétique : 128 kcal
- Glucides 17 g, dont sucres : 17 g
- Lipides : 6 g, dont acides gras saturés : 3,8 g
- Fibres alimentaires : 1,5 g
- Vitamine C : NI

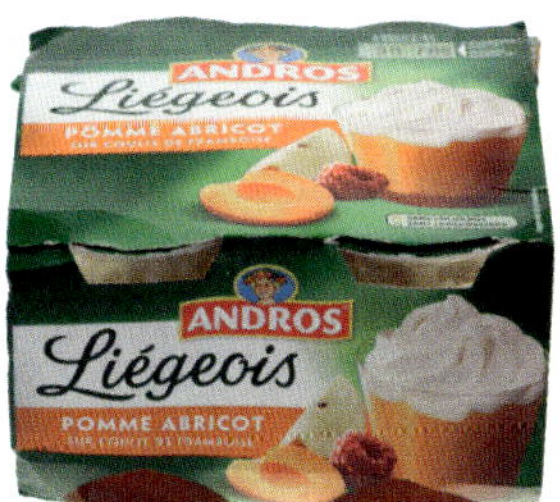

LÉGUMES EN CONSERVE

Il s'agit de légumes seuls ou mélangés, au naturel ou cuisinés, stockés en bocaux ou en boîtes métalliques pour une longue conservation. Ce rayon est très diversifié et permet de varier son alimentation en consommant régulièrement des légumes à bas prix tout au long de l'année.

Ces légumes trempent dans un jus de couverture appelé saumure et constitué d'une base d'eau, de sel et parfois d'un petit peu de sucre (les petits pois, par exemple). Ils sont assez salés.

Le chauffage à une température élevée détruit une grande partie des vitamines les plus fragiles comme la vitamine C, mais permet cette stabilité bactériologique, gage de la longue conservation de ces produits.

COMMENT LES CHOISIR ?

- En priorité les légumes « au naturel ». Pour les légumes cuisinés, on privilégie ceux apportant moins de 1,5 % de matière grasse.
- La qualité des graisses utilisées a également son importance : on évite les ajouts d'huile de palme, pour privilégier une huile d'olive extra-vierge, ou bien de colza, tournesol de meilleure qualité.
- On limite les recettes trop complexes, qui multiplient les additifs, avec ajouts d'amidons, de sucres, d'épaississants...
- On limite la présence de plusieurs acides *a priori* présents pour des raisons techniques de conservation, l'appertisation remplissant pourtant déjà un rôle de conservation
- On privilégie les plus modérément salés, autour de 0,5 g de sel pour 100 g (200 mg de sodium) et dans tous les cas, on garde en tête 1 g de sel pour 100 g comme limite maximale à ne pas dépasser.

LES PIÈGES

- La présence d'additifs sous forme d'acidifiants et de raffermissants en tout genre et, pour les légumes cuisinés, la teneur en lipides, parfois bien supérieure à 1,5 %.
- Les produits « vapeur » : il s'agit tout de même de conserves et la dénomination « vapeur » ne garantit en rien l'absence d'additifs.
- Les produits cuisinés à la tomate, qui multiplient parfois les additifs, alors qu'un simple coulis de tomates ajouté sur un produit nature serait parfait !

CONSEILS DE CONSOMMATION

Le PNNS (Programme national nutrition santé) recommande de consommer cinq fruits ou légumes par jour. Une portion de légumes en conserve peut tout à fait s'intégrer à cette recommandation.
On privilégie les légumes nature et on garde les recettes cuisinées pour varier les plaisirs de façon plus occasionnelle.
Comme de nombreux produits en conserve, les légumes appertisés sont riches en sel. Cette concentration en sel rend ces produits déconseillés pour les personnes qui doivent, pour des raisons médicales, limiter leur consommation de sel.
Pour les autres, le jus peut être consommé, d'autant qu'il contient une partie des vitamines et minéraux hydrosolubles du légume. Évitez ensuite de surcuire ces produits déjà cuits qui ne nécessitent en réalité qu'un simple réchauffage.
Dans tous les cas, évitez toujours de les resaler et de les consommer en association avec des produits naturellement salés, comme les charcuteries, les fromages, ou un autre produit en conserve.
Pour finir, les qualités organoleptiques des légumes en conserve s'éloignent souvent de l'équivalent frais, du fait du procédé d'appertisation. Pensez alors à varier avec des légumes frais pour diversifier les saveurs et connaître le vrai goût du légume.

COULIS DE TOMATES, PULPE DE TOMATES, TOMATES PELÉES, ETC.

Pour le coulis de tomates, on note des compositions très correctes et homogènes pour toutes les marques, à savoir de la purée de tomates plus ou moins réduite (7 à 11 %) avec un ajout de sel. Il serait ainsi intéressant de les démarquer en fonction de leur teneur en sel, malheureusement cette valeur n'est que trop rarement précisée sur les emballages. On retient cependant le Tomacouli® de chez Panzani® avec 100 % de tomates et aucun sel ajouté.

Pour les tomates pelées et la pulpe de tomates, ça se complique. On retrouve malheureusement du sel, mais également des acidifiants ou un correcteur d'acidité et des affermissants. Une préférence pour les tomates entières pelées fraîches d'origine Italie Carrefour® bio avec simplement des tomates, du jus de tomates et une pointe d'acide citrique.

Dans tous les cas, on privilégie les produits nature à base de tomates et non de concentré dilué (sinon, on peut le faire soi-même à la maison).

LÉGUMES NATURE

Les légumes nature sont à peu près équivalents, on a choisi de mettre en avant les conserves sans aucun acidifiant ni antioxydant. Dommage de ne pas avoir sur les emballages la teneur en sel de chaque produit.

HARICOTS BEURRE EXTRA FINS COUPÉS, JARDIN BIO®

Une recette d'une simplicité séduisante !

Ingrédients :

- Haricots beurre* extra-fins coupés, eau, sel.

** Produit issu de l'agriculture biologique.*

Données nutritionnelles pour : 100 g

- Valeur énergétique : 30 kcal
- Protéines : 1,4 g
- Glucides : 4,1 g, dont sucres : 0,7 g
- Lipides : 0,3 g
- Fibres alimentaires : 2,5 g
- Sel : 0,63 g

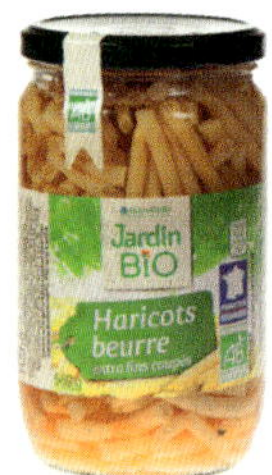

HARICOTS VERTS BIO, D'AUCY®

Un produit également sans surprise pour une conserve, le légume, de l'eau et du sel de mer. Avec un petit plus : il s'agit de légumes bio.

Ingrédients :

- Haricots verts issus de l'agriculture biologique, eau, sel de mer.

Données nutritionnelles pour : 100 g

- Valeur énergétique : 25,8 kcal
- Protéines : 1,6 g
- Glucides : 3 g
- Lipides : 0,2 g
- Fibres alimentaires : 2,8 g
- Sel : 0,62 g

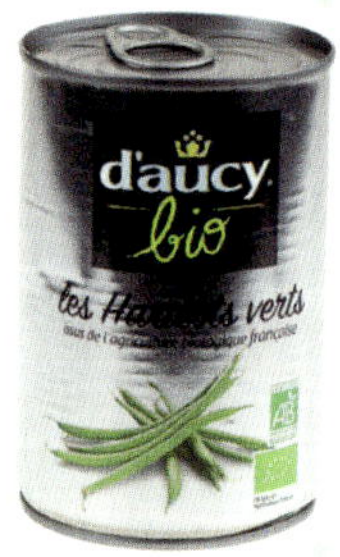

CHAMPIGNONS DE PARIS ÉMINCÉS AU NATUREL, BONDUELLE®

On aime la recette toute simple et les produits déjà émincés, réellement prêts à l'emploi !

Ingrédients :

- Champignons, eau, sel.

Données nutritionnelles pour : 100 g

- Valeur énergétique : 19 kcal
- Protéines : 2,2 g
- Glucides : 0,9 g
- Lipides : 0,4 g
- Fibres alimentaires : 2,2 g
- Sel : 0,58 g

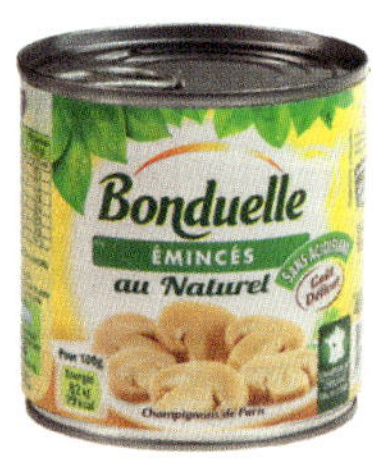

COURGETTES EN RONDELLES PRÉPARÉES VAPEUR, BONDUELLE®

Un produit vapeur avec un ajout de sucre, des arômes et acidifiants, on est bien loin d'une qualité de courgettes vapeur, à éviter !

Ingrédients :

• Courgettes, eau, sucre, sel, acidifiants : acide lactique et acide citrique, arômes naturels, vinaigre de vin blanc, antioxydant : acide ascorbique.

Données nutritionnelles pour : 100 g

• Valeur énergétique : 24 kcal
• Protéines : 1,6 g
• Glucides : 3,5 g, dont sucres : 2,5 g
• Lipides : 0,1 g
• Fibres alimentaires : 1,5 g
• Sel : 0,63 g

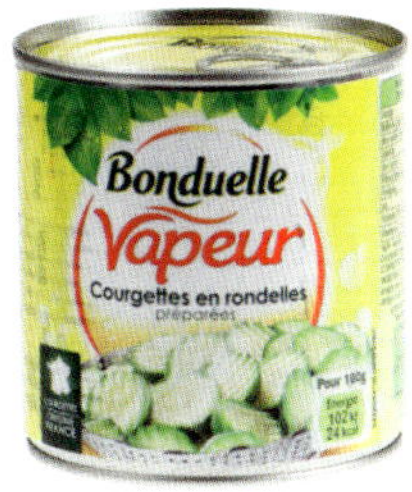

CAROTTES EN RONDELLES CUISSON VAPEUR, AUCHAN®

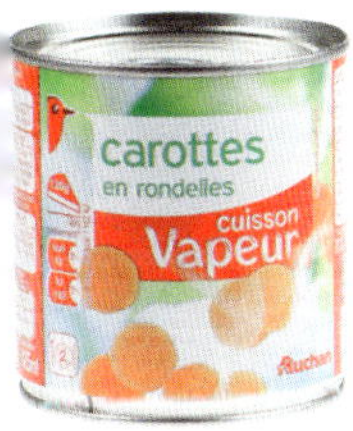

Des légumes en conserve, mais pas que... Alors que les carottes sont connues pour être légèrement sucrées, on retrouve ici un ajout de sucre et deux additifs.

Ingrédients :

• Carottes, eau, sucre, sel, antioxydant : acide ascorbique, acidifiant : acide lactique.

Données nutritionnelles pour : 100 g

• Valeur énergétique : 36,1 kcal
• Protéines : 0,6 g
• Glucides : 6,4 g
• Lipides : 0,3 g
• Fibres alimentaires : 2,7 g
• Sel : 0,63 g

BETTERAVES ROUCES COUPÉES EN DÉS, D'AUCY®

Un produit qui serait intéressant si du sucre n'était pas ajouté aux betteraves naturellement sucrées...

Ingrédients :

• Betteraves rouges, eau, sucre, sel, jus concentré de citron, vinaigre d'alcool.

Données nutritionnelles pour : 100 g

• Valeur énergétique : 40 kcal
• Protéines : 0,6 g
• Glucides : 6,4 g
• Lipides : 0,3 g
• Fibres alimentaires : 2,7 g
• Sel : 0,62 g

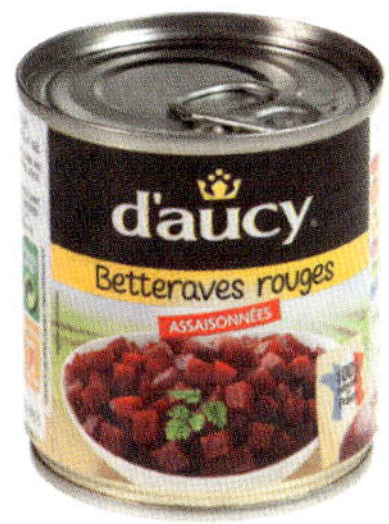

LÉGUMES CUISINÉS

COURGETTES CUISINÉES, JARDIN BIO

La qualité des ingrédients sort du lot pour ce produit cuisiné ! On aimerait une petite réduction du sel.

Ingrédients :

• Morceaux de courgettes* 62,5 %, purée de tomates* mi-réduite 21 %, tomates cubées*, morceaux d'oignons*, double concentré de tomates*, huile de tournesol*, sel marin, morceaux de poivrons verts*, huile d'olive* vierge extra, purée d'ail*, plantes aromatiques*, épices*.

** Produit issu de l'agriculture biologique.*

Données nutritionnelles pour : 100 g

• Valeur énergétique : 43 kcal ; protéines : 1,3 g ; glucides : 4,6 g, dont sucres : 3,1 g ; lipides : 1,9 g, dont acides gras saturés : 0,2 g ; fibres alimentaires : 1 g ; sel : 0,76 g

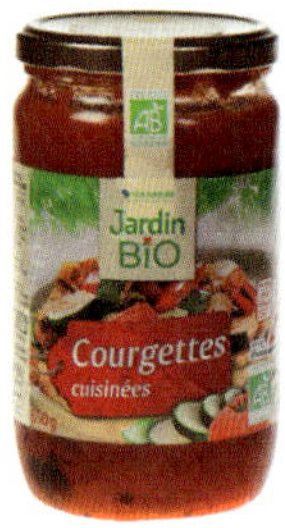

LA PROVENÇALE À POÊLER, BONDUELLE®

Une poêlée en conserve, plutôt novateur avec 2 % de MG, 92 % de légumes et de l'huile d'olive vierge extra. À adopter !

Ingrédients :

• Haricots verts coupés 59 %, carottes en rondelles 13 %, dés d'aubergines grillées 11 %, poivrons rouges en dés 9,3 %, huile d'olive vierge extra, tomates séchées en dés 1,6 % (acidifiant : acide citrique), persil, ail, eau, arômes naturels*, jus de citron concentré, sel, antioxydant : acide ascorbique, extrait naturel de romarin.

** Présence d'ingrédients d'origine animale (poule)*

Données nutritionnelles pour : 100 g

• Valeur énergétique : 54 kcal ; protéines : 2,1 g ; glucides : 5 g, dont sucres : 3,7 g ; lipides : 2 g, dont acides gras saturés : 0,3 g ; fibres alimentaires : 3,7 g ; sel : 0,67 g

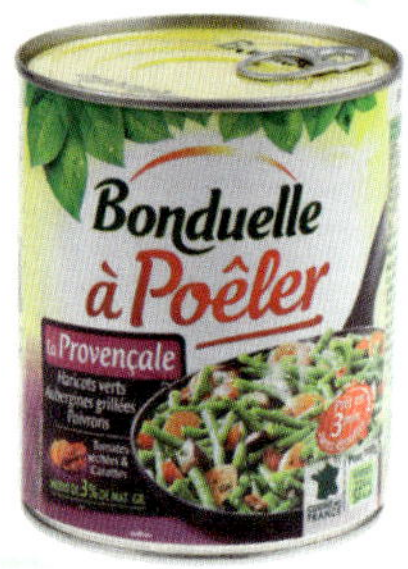

POÊLÉE JARDINIÈRE AU JUS DE CAROTTES, D'AUCY®

On apprécie cette recette simple sans additifs. Seul un arôme naturel est ajouté et pourrait être évité, mais cela reste un bon produit. Comptez bien qu'il se compose d'un tiers de pommes de terre, et donc de féculents.

Ingrédients :

• Carottes en rondelles 27 %, pommes de terre en cubes 27 %, petits pois 27 %, eau, huile de tournesol, jus concentré de carottes 0,6 %, persil, sel, ail, arôme naturel, oignon grillé poudre, poivre blanc.

Données nutritionnelles pour : 100 g

• Valeur énergétique : 66 kcal ; protéines : 3 g ; glucides : 8,2 g, dont sucres : 2,4 g ; lipides : 1,2 g ; fibres alimentaires : 3,7 g ; sel : 0,63 g

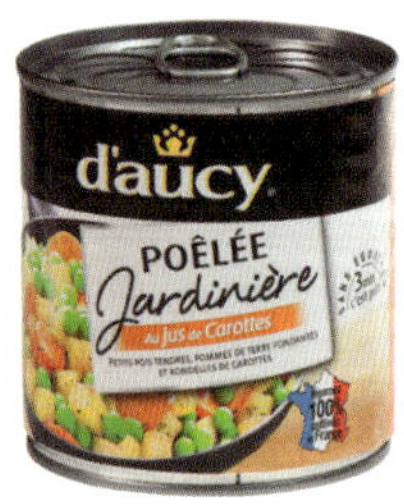

RISTE D'AUBERGINE TOMATES ET POIVRONS, MONOPRIX GOURMET®

Des huiles d'olive et de tournesol utilisées mais un ajout d'amidon modifié et de sucre, cette préparation affiche tout de même 11 % de matières grasses et 131 kcal aux 100 g, ce qui est conséquent alors qu'il s'agit uniquement d'un plat à base de légumes. Le taux de sel est un des plus élevés du rayon avec 1,2 g pour 100 g.

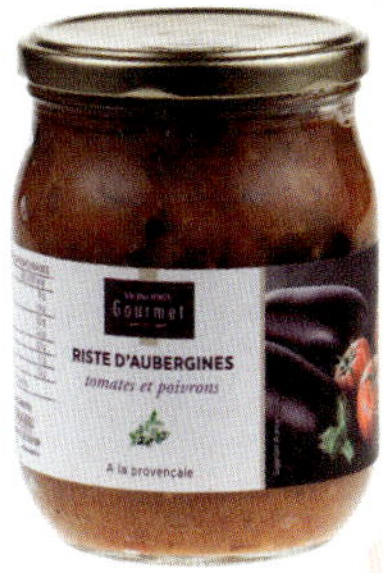

Ingrédients :

• Aubergines préfrites 57 % (aubergine 48 %, huile de tournesol), tomates pelées et jus de tomate 27 %, oignons 7,5 %, poivrons rouges 4 %, sucre, huile d'olive vierge 1 %, sel, amidon transformé de pomme de terre, jus de citron concentré, ail en poudre 0,06 %, poivre, thym 0,02 %.

Données nutritionnelles pour : 100 g

• Valeur énergétique : 131 kcal ; protéines : 1,1 g ; glucides : 5,5 g ; lipides : 11 g ; fibres alimentaires : 2,6 g ; sel : 1,2 g

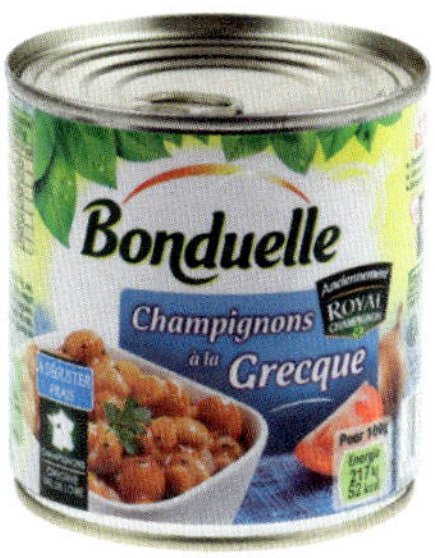

CHAMPIGNONS À LA GRECQUE, BONDUELLE®

Alors que le choix des huiles reste correct (colza et tournesol), on est vite déçu par l'ajout de sucre, la présence d'amidon modifié, d'arôme et d'épaississant. Le taux de sel est réellement trop élevé !

Ingrédients :

• Champignons de Paris précuits 45 %, eau, concentré de tomates 8.6 %, huile végétale de colza, vinaigre d'alcool, oignons 2,25 %, sel, oignons frits 1,14 % (oignons, huile végétale de tournesol), sucre, amidon modifié de maïs, arôme, concentré de jus de citron, épaississants : gommes de guar et xanthane, extrait d'épices, persil, poivre.

Données nutritionnelles pour : 100 g

• Valeur énergétique : 66 kcal ; protéines : 1,7 g ; glucides : 4,8 g, dont sucres : 3,2 g ; lipides : 4,1 g, dont acides gras saturés : 0,3 g ; fibres alimentaires : 1,6 g ; sel : 1,18 g

ÉPINARDS À LA CRÈME, TENDREMENT CUISINÉS D'AUCY®

On retrouve dans cette préparation de l'amidon modifié, des émulsifiants, épaississants… Mieux vaut les assaisonner soi-même !

Ingrédients :

• Épinards en branches, eau, crème 10 %, oignons, carottes, amidon modifié, huile de tournesol, sel, protéines de lait, émulsifiants : esters mono- et diacétyltartriques des mono- et diglycérides d'acides gras, épaississants : gomme xanthane et gomme guar, ail, muscade, poivre.

Données nutritionnelles pour : 100 g

• Valeur énergétique : 70 kcal ; protéines : 2,1 g ; glucides : 2,8 g, dont sucres : 1,2 ; lipides : 5,1 g, dont acides gras saturés : 2,8 g ; fibres alimentaires : 2,1 g ; sel : 0,74 g

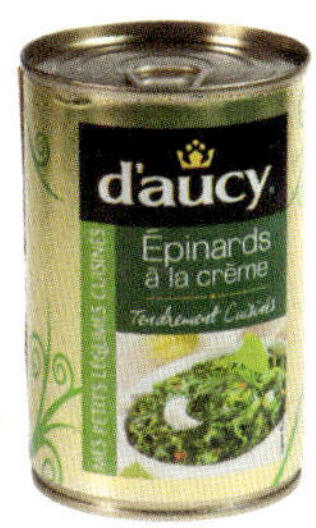

FÉCULENTS EN CONSERVE

Il s'agit de légumineuses (lentilles, pois chiches, haricots rouges ou blancs, flageolets...), de maïs, de châtaignes ou de pommes de terre, seuls ou mélangés, au naturel ou cuisinés stockés en bocaux, sachets, barquettes plastique ou boîtes métalliques. Ce rayon est très diversifié et permet d'équilibrer et de varier son alimentation avec un réel gain de temps de préparation

Ceci est d'autant plus valable pour les légumes secs qui nécessitent un temps de trempage et une cuisson longue. Ici déjà cuits, ils demandent simplement à être réchauffés. C'est un vrai atout qui devrait nous pousser à en mettre davantage au menu.

COMMENT LES CHOISIR ?

- En priorité nature, à accommoder soi-même.
- Pour les produits cuisinés, on privilégie ceux apportant moins de 1,5 % de matières grasses. On surveille également la qualité des graisses utilisées en privilégiant les huiles végétale (colza tournesol, et d'olive...).
- On limite les recettes trop complexes qui multiplient les additifs, ajouts d'amidons, de sucre, épaississants... On limite la présence de plusieurs acidifiants *a priori* présents pour des raisons techniques de conservation.
- On privilégie les plus modérément salés, autour de 0,5 g de sel pour 100 g (200 mg de sodium) et dans tous les cas, on garde en tête 1 g de sel pour 100 g comme limite maximale à ne pas dépasser.

LES PIÈGES

La teneur en sel, voire en sucre pour le maïs et pour les produits cuisinés, la teneur en lipides, parfois bien supérieure à 1,5 %.

CONSEILS DE CONSOMMATION

Le PNNS recommande de consommer des féculents à chaque repas, dont au moins deux fois par semaine des légumineuses. Une portion de féculents en conserve peut tout à fait s'intégrer à cette proposition.
Comme de nombreux produits en conserve, les féculents appertisés sont déjà plus ou moins salés, vous pouvez les rincer à l'eau claire avant préparation ou consommation. Dans tous les cas, évitez toujours de les resaler et de les consommer en association avec des produits naturellement salés, comme les charcuteries, les fromages, ou un autre produit en conserve.

FÉCULENTS

MAÏS DOUX SANS OGM ET SANS SEL AJOUTÉ, GÉANT VERT®

Le produit rien que le produit. Ici, le maïs est non seulement conservé sans sel ajouté – ce qui est particulièrement rare au rayon conserves –, mais il est aussi précisé qu'il s'agit bien de maïs sans OGM, ce qui n'est malheureusement pas le cas de beaucoup de boîtes de maïs... On note également l'absence de sucre ajouté à cette préparation prête à l'emploi.

Ingrédients :

- Maïs doux en grains sans OGM, eau.

Données nutritionnelles pour : 100 g

- Valeur énergétique : 77 kcal
- Protéines : 2,4 g
- Glucides : 11,8 g
- Lipides : 1,7 g
- Fibres alimentaires : 2,5 g
- Sel : NI

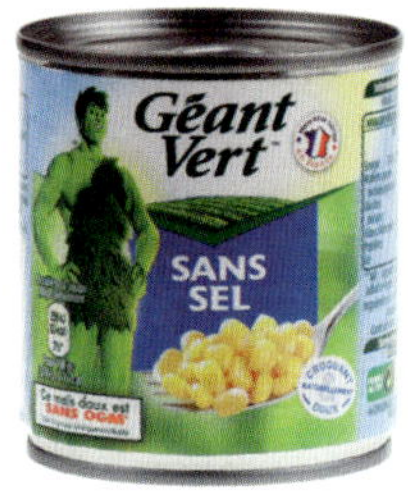

POMMES DE TERRE, BONDUELLE®

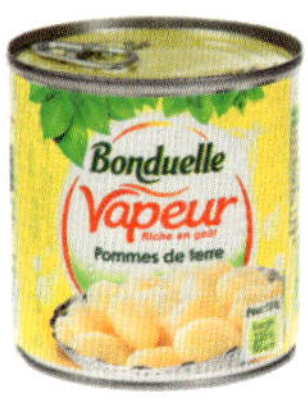

Le produit pur : des pommes de terre avec un ajout de sel modéré pour la conservation et c'est tout. Rien à redire, si ce n'est une différence certaine en texture et en goût par rapport à des pommes de terre cuites maison. Mais c'est un bon dépannage !

Ingrédients :

- Pommes de terre, eau, sel.

Données nutritionnelles pour : 100 g

- Valeur énergétique : 56 kcal
- Protéines : 1,3 g
- Glucides : 11,7 g
- Lipides : 0,1 g
- Fibres alimentaires : 1,3 g
- Sel : 0,39 g

LENTILLES CUISINÉES AUX PETITS LÉGUMES, JARDIN BIO'®

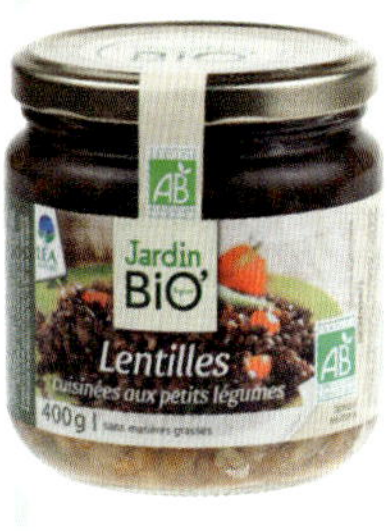

Voici des lentilles cuisinées très intéressantes, on y retrouve 12 % de légumes, aucune matière grasse ajoutée et aucun additif !

Ingrédients :

- Eau, lentilles sèches trempées* 36 %, légumes* en morceaux 12 % (carottes*, poireaux*, oignons*), sel marin, purée d'ail*, poivre noir*, thym*.

** Produit issu de l'agriculture biologique.*

Données nutritionnelles pour : 100 g

- Valeur énergétique : 79 kcal
- Protéines : 4 g
- Glucides : 13,8 g
- Lipides : 0,3 g
- Fibres alimentaires : 2,7 g
- Sel : 0,7 g

HARICOTS BLANCS CUISINÉS À LA GRAISSE D'OIE, AUCHAN®

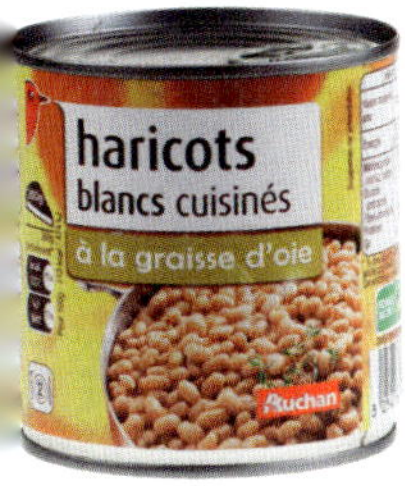

Un choix de préparation à base de graisses animales saturées et contenant du cholestérol et de l'amidon modifié et des arômes, voilà des haricots à laisser dans le rayon, préférez des haricots nature à assaisonner vous-même d'un coulis de tomates nature.

Ingrédients :

• Haricots blancs secs trempés 48 %, eau, graisse d'oie 4 %, purée de tomates double concentrée, amidon modifié de maïs, sel, arômes, oignon en poudre.

Données nutritionnelles pour : 100 g

• Valeur énergétique : 127 kcal
• Protéines : 4,7 g
• Glucides : 13 g, dont sucres : 1,7 g
• Lipides : 4 g, dont acides gras saturés : 1,1 g
• Fibres alimentaires : NI
• Sel : NI

LENTILLES CUISINÉES À L'AUVERGNATE, RAYNAL ET ROQUELAURE®

On pourrait apprécier la recette traditionnelle de temps en temps même si le saindoux (graisse de porc) est riche en acides gras saturés, mais avec seulement 42 % de lentilles précuites, on achète donc 58 % de bouillon salé, sucré et épaissi à la farine de blé.

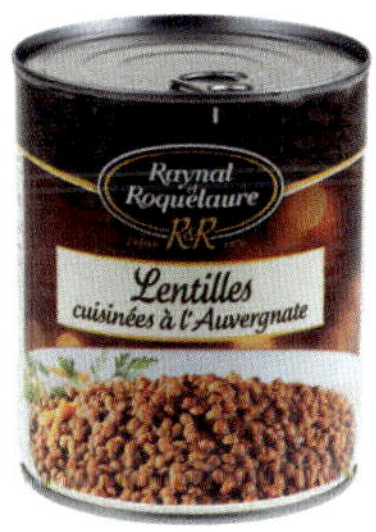

Ingrédients :

• Eau, lentilles précuites 42 %, couenne, saindoux, oignons, arômes naturels, farine de blé, graisse de canard, carottes, sel, sucre, ail en poudre, céleri en poudre.

Données nutritionnelles pour : 100 g

• Valeur énergétique : 111 kcal
• Protéines : 6,6 g
• Glucides : 11 g
• Lipides : 3,6 g
• Fibres alimentaires : 3,6 g
• Sel : 0,8 g

FLAGEOLETS VERTS EXTRA-FINS, MONOPRIX®

Des flageolets et du sel pour la conservation, très bien, on a vu ça ailleurs, alors pourquoi rajouter ici inutilement un affermissant ?

Ingrédients :

• Flageolets verts, eau, sel, affermissant : chlorure de calcium.

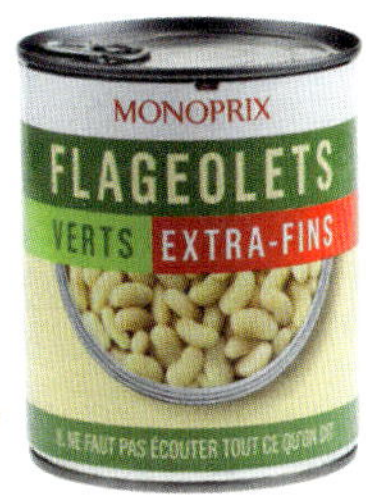

Données nutritionnelles pour : 100 g

• Valeur énergétique : 87 kcal
• Protéines : 5,4 g
• Glucides : 12 g
• Lipides : 0,6 g
• Fibres alimentaires : 5,9 g
• Sel : 0,81 g

POISSONS EN CONSERVE

Il s'agit de poissons gras ou semi-gras, principalement thon, sardine et maquereau, mais également saumon, truite, hareng ou anchois cuit, mis en boîte au naturel avec de l'huile ou un assaisonnement, une marinade. Certains peuvent également être fumés avant mise en boîte.

Ces produits présentent un double intérêt : ils se conservent longtemps et permettent, à peu de frais, de consommer du poisson, une excellente source de protéines animales et de bonnes graisses, notamment des acides gras oméga-3 à longues chaînes (EPA et DHA). Les poissons gras sont également une bonne source de vitamine D.

COMMENT LES CHOISIR ?

- Nature ou au naturel ! Pour être sûr de ne pas faire de faux pas.
- Les poissons à l'huile sont certes plus gras, même une fois égouttés, mais les huiles utilisées sont de bonne qualité et ces conserves présentent une composition simple : poisson, huile et sel. Choisissez de préférence du poisson à l'huile d'olive, tournesol ou de colza.
- On évite les poissons à la tomate, en marinade et moutardés, qui sont plus gras et contiennent des additifs (épaississants, sulfites...), voire des graisses saturées.
- Il existe de nombreuses marinades sans huile. Cependant, elles sont souvent riches en additifs. Il n'est pas intéressant de les consommer.
- Comme pour les autres conserves, le taux de sel reste à surveiller. On choisira le plus bas possible.
- Privilégiez les conserves de poisson label MSC (Marine Stewardship Council), qui correspond à une des méthodes de pêche durable, et les labels Rouge et biologiques qui sont également de bons indicateurs.

LES PIÈGES

- Les assaisonnements « tomate » parce qu'on serait tenté de se dire qu'il s'agit d'un légume et que c'est nutritionnellement correct. Seulement, il peut y avoir des rajouts d'huile végétale et d'additifs.
- Les marinades, qui semblent donner du goût grâce aux herbes ou épices, mais sont parfois très grasses (sauf celles sans huile), jusqu'à doubler la quantité de lipides de la portion !
- Les dénominations « vapeur », qui concernent uniquement le mode de cuisson utilisé pour le poisson, mais n'exclut pas un ajout d'huile ou autre par la suite.

CONSEILS DE CONSOMMATION

Le Programme national nutrition santé (PNNS) recommande de consommer du poisson au moins deux fois par semaine, dont au moins une fois du poisson gras, et de veiller à varier les espèces. Les conserves de poisson, à condition de bien les choisir, peuvent donc tout à fait être consommées comme telles.

Il existe des boîtes de plusieurs tailles. Achetez le format adapté à votre consommation et pensez à bien conserver les restes au réfrigérateur dans un contenant hermétique (pas la boîte de conserve d'origine), et à les consommer sous 48 heures.

Les personnes devant réduire leur consommation de sel devront préférer un filet de poisson frais à cuire.

La présence de métaux lourds dans les poissons prédateurs, à durée de vie longue et de grosse taille comme le thon, implique, pour les femmes enceintes et allaitantes et les enfants de moins de 3 ans, de limiter la consommation de thon au profit d'autres espèces comme la sardine et le maquereau.

Si vous aimez, consommez les sardines entières avec l'arête, qui sont une source intéressante de calcium, et en plus moins chères que les filets de sardines.

POISSONS

THON VAPEUR NATURE, PETIT NAVIRE®

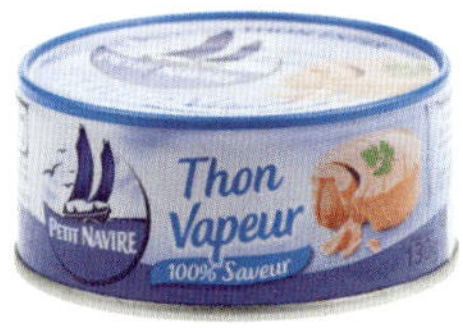

Juste du thon et du sel pour la conservation. Le petit plus ici : une cuisson à la vapeur qui préserve tous les nutriments.

Ingrédients :

- Thon 97 %, eau, sel.

Données nutritionnelles pour : 100 g

- Valeur énergétique : 112 kcal ; protéines : 26 g ; glucides : 0 g ; lipides : 0,9 g ; sel : 1 g

FILET DE SAUMON BIO, BJORG®

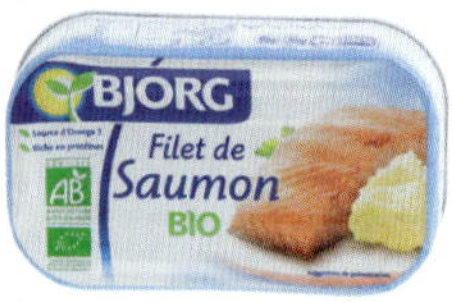

Juste du saumon et du sel pour la conservation. Le petit plus ici : le côté biologique du produit.

Ingrédients :

- Filet de saumon* 72 %, eau, sel.

** Produit biologique.*

Données nutritionnelles pour : 100 g

- Valeur énergétique : 154 kcal ; protéines : 22 g ; glucides : 0,7 g ; lipides : 10 g, dont acides gras saturés : 2 g ; sel : 0,56 g

SARDINES GRILLÉES, CONSERVERIE PARMENTIER®

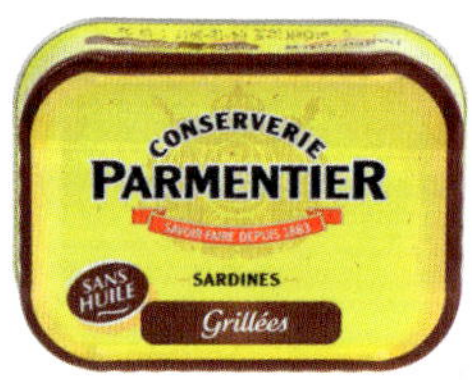

Un produit également intéressant car préparé sans ajout de matière grasse. Les sardines ne sont pas conservées dans un jus mais ont simplement été grillées et salées au préalable.

Ingrédients :

- Sardines grillées 99 %, sel.

Données nutritionnelles pour : 100 g

- Valeur énergétique : 185 kcal ; protéines : 22,5 g ; glucides : 0 g ; lipides : 10,5 g, dont acides gras saturés : 4,4 g ; sel : 1,2 g

FILETS DE MAQUEREAUX AU NATUREL, SAUPIQUET®

Juste du maquereau et du sel pour la conservation.

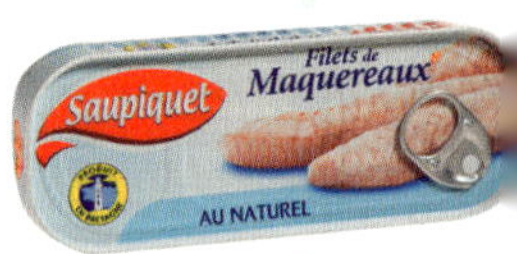

Ingrédients :

- Filets de maquereaux, eau, sel.

Données nutritionnelles pour : 100 g

- Valeur énergétique : 206 kcal ; protéines : 18 g ; glucides : 0 g ; lipides : 15 g ; sel : 1,2 g

ÉMIETTÉ DE THON LE MARINÉ BASILIC, PETIT NAVIRE®

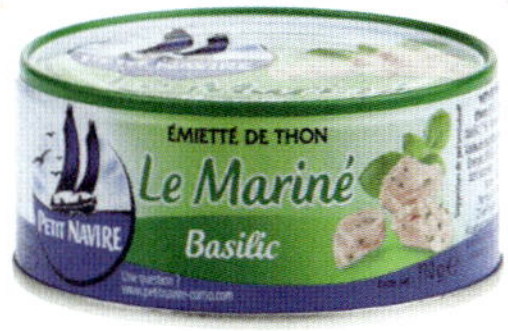

Ce produit piège le consommateur car il est rangé dans la catégorie « thon nature » alors qu'il est mariné avec 12 % d'huile! On retrouve également un épaississant et un arôme naturel dans sa composition.

Ingrédients :

• Thon 81 %, huile d'olive vierge extra 12 %, basilic 1 %, arôme naturel, sel, épaississant : gomme de guar.

Données nutritionnelles pour : 100 g

• Valeur énergétique : 218 kcal; protéines : 25 g; glucides : 0 g; lipides : 13 g, dont acides gras saturés : 1,8 g; sel : 1 g

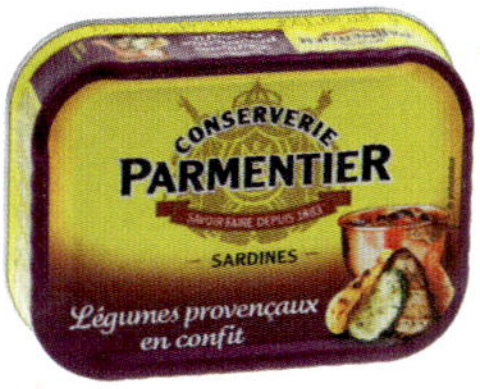

SARDINES LÉGUMES PROVENÇAUX EN CONFIT, CONSERVERIE PARMENTIER®

Les légumes utilisés (1,7 %) sont des légumes déshydratés, donc à moindre teneur vitaminique, et on retrouve dans la liste des ingrédients de l'amidon transformé, un ajout de sucre et un épaississant. Autant dire que la sauce aux légumes provençaux n'est pas d'un grand intérêt!

Ingrédients :

• Sardines 65 %, eau, concentré de tomate, huile d'olive vierge extra, tomates, amidon transformé de maïs, vinaigre d'alcool, poivrons jaunes 0,8 %, sel, sucre, aubergines déshydratées 0,3 %, courgettes déshydratées 0,3 %, poivrons rouges déshydratés 0,3 %, ail, épaississant : gomme de guar, extrait d'épices, herbes de Provence, épices. Traces éventuelles de moutarde.

Données nutritionnelles pour : 100 g

• Valeur énergétique : 208 kcal; protéines : 15,9 g; glucides : 2,5 g; lipides : 14,8 g, dont acides gras saturés : 5,4 g; sel : 1 g

MIETTES DE THON À LA TOMATE, SAUPIQUET®

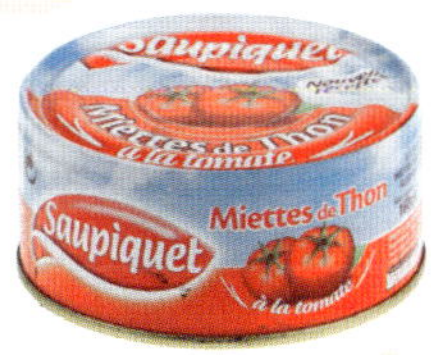

Des miettes de thon, dont la proportion n'est pas indiquée, sont assaisonnées à la sauce tomate à base de concentré sucré, épaissie avec un amidon transformé et de la gomme, et enfin aromatisé chimiquement. On trouve mieux ailleurs!

Ingrédients :

• Thon*, eau, concentré de tomate 20 %, huile de tournesol, sucre, sel, amidon transformé de maïs, arômes, épaississant : gomme de guar.

* *Euthynnus (katsuwonus) pelamis*

Données nutritionnelles pour : 100 g

• Valeur énergétique : 104 kcal; protéines : 13 g; glucides : 4,6 g; lipides : 3,4 g, dont acides gras saturés : 0,5 g; sel : 1,1 g

FILETS DE MAQUEREAUX AUX DEUX MOUTARDES, MONOPRIX®

Trop d'additifs pour un produit qui se veut simple. Acidifiant, conservateur, épaississant, tout y est, même un ajout de sucre! On note aussi un rapport protéines/lipides inférieur à 1 et seulement 56 % de filets, donc 44 % de sauce : on laisse en rayon!

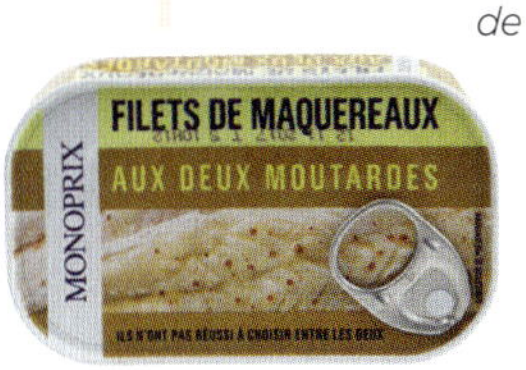

Ingrédients :

• Filets de maquereaux 56 %, eau, moutarde forte de Dijon 6,6 % et moutarde à l'ancienne 3,4 % (eau, graines de moutarde, vinaigre, sel, vin blanc, sucre, acidifiant : acide citrique, conservateur : E224, épices), huile de colza, vinaigres de vin blanc et d'alcool, vin blanc muscadet, sucre, épices et aromates, sel, amidon modifié de maïs, épaississants : gomme xanthane et gomme de guar. Traces de lait.

Données nutritionnelles pour : 100 g

• Valeur énergétique : 214 kcal; protéines : 14 g; glucides : 1,2 g, dont sucres : 0,9 g; lipides : 17 g, dont acides gras saturés : 2,9 g; sel : 1,2 g

ASSAISONNEMENTS

MOUTARDES

La moutarde est un condiment préparé à partir de graines de moutarde broyées dans du vinaigre.

Ce terme vient de l'ancien français moustarde, *issu du mot moût, lui-même issu du latin* mustum *et* arde *qui donne aussi le verbe* arder *(« brûler ») ou* ardant.

Il existe aujourd'hui plusieurs textures, saveurs et couleurs de moutardes. De la moutarde à l'ancienne à la moutarde à l'estragon ou au champagne en passant par la moutarde au miel, il y en a pour tous les goûts.
À noter également que la moutarde représente la quatrième allergie infantile !

COMMENT LES CHOISIR ?

La plus simple possible, en version « à l'ancienne » ou non. Mais, surtout, on n'oublie pas que la recette de base, c'est du vinaigre, des graines de moutarde, de l'eau et du sel ! Dans l'idéal, on la choisit sans additifs, et ça, croyez-moi, c'est bien plus difficile qu'il n'y paraît !
À noter que l'appellation « moutarde de Dijon » correspond à un mode de fabrication et non à une appellation d'origine contrôlée. En revanche, il existe une indication géographique protégée « moutarde de Bourgogne ».

LES PIÈGES

Les moutardes avec un packaging élégant qui renvoient une image de gastronomie et d'authenticité et qui, au final, regorgent d'additifs et sont riches en huile.

CONSEILS DE CONSOMMATION

Si elles ne contiennent ni huile ni sucre, vous pouvez en consommer quotidiennement. Attention toutefois à leur acidité en cas de soucis gastriques et à leur teneur en sel toujours très élevée, qui impose une limitation en quantité, mais également de surveiller le contenu en sel du reste du repas. Les moutardes sucrées, les chutneys et les moutardes aux goûts variés, riches en huile, sont à consommer occasionnellement lors de repas festifs, à raison de 1 cuillerée à soupe au maximum par repas.

MOUTARDES

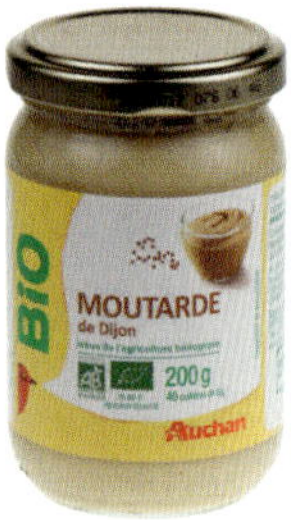

MOUTARDE DE DIJON, MIEUX VIVRE BIO AUCHAN®

Une recette des plus simples avec l'eau en troisième ingrédient. Rien à redire.

Ingrédients :

- Vinaigre d'alcool*, graines de moutarde*, eau, sel marin.

** Ingrédient issu de l'agriculture biologique.*

Données nutritionnelles pour : 100 g

- Valeur énergétique : 165 kcal
- Protéines : 6,3 g
- Glucides : 7,4 g, dont sucres : 2,1 g
- Lipides : 11,3 g, dont acides gras saturés : 0,7 g
- Fibres alimentaires : 4,3 g
- Sel : 5,62 g

MOUTARDE À L'ANCIENNE AU VINAIGRE DE CIDRE, MONOPRIX BIO ! ®

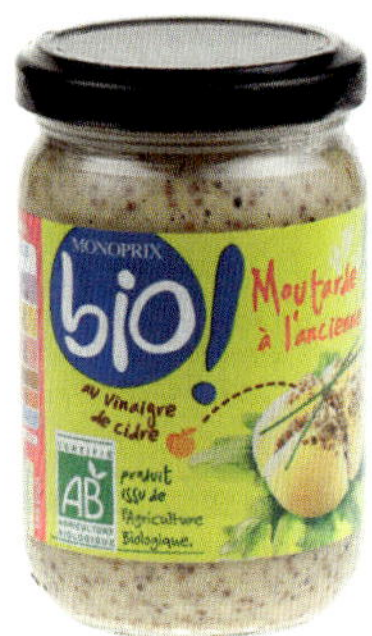

De la même façon mais dans une version à l'ancienne, une recette des plus simples avec l'eau en troisième ingrédient. Rien à redire.

Ingrédients :

- Vinaigre de cidre* 51 %, graines et téguments de moutarde* 28 %, eau, sel marin non raffiné.

** Ingrédient issu de l'agriculture biologique.*

Données nutritionnelles pour : 100 g

- Valeur énergétique : 161 kcal
- Protéines : 7 g
- Glucides : 2,4 g, dont sucres : 1,7 g
- Lipides : 13 g, dont acides gras saturés : 0,9 g
- Fibres : 3,4 g
- Sel : 5,1 g

MOUTARDE DE DIJON, FINE ET FORTE, AMORA®

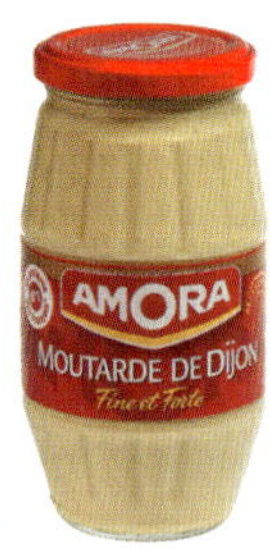

Une recette qui se veut simple, sans ajout de sucre ni d'huile !

Ingrédients :

- Eau, graines de moutarde, vinaigre d'alcool, sel, acidifiant : acide citrique, conservateur : E224 (sulfites).

Données nutritionnelles pour : 100 g

- Valeur énergétique : 161 kcal
- Protéines : 7,9 g
- Glucides : 4,4 g, dont sucres : 2,3 g
- Lipides : 12 g, dont acides gras saturés : 0 g
- Sel : 6,4 g

MOUTARDE AIGRE-DOUCE, KHÜNE®

Le « miel destiné à l'industrie » est un miel dont les qualités gustatives ont été dégradées par un surchauffage ou un début de fermentation, aussi n'est-il destiné qu'à des fins industrielles. À ce bien médiocre ingrédient des conservateurs, s'ajoutent un colorant et des arômes... Il ne reste pas grand-chose de bon ici et le résultat donne une sauce bien plus sucrée que les autres moutardes, on laisse en rayon!

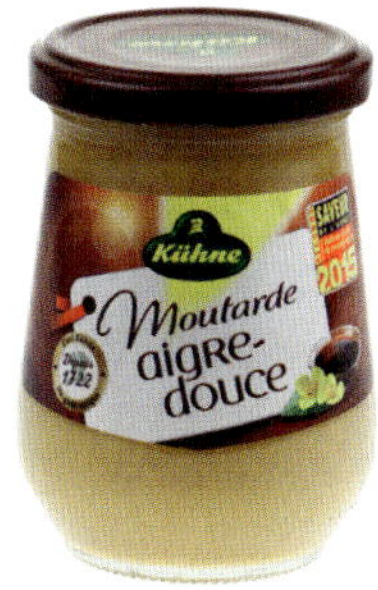

Ingrédients :

- Eau, vinaigre d'alcool, graines de moutarde, sucre, miel destiné à l'industrie, sel, épices, acidifiant : acide citrique, colorant : E150c (caramel), antioxydant : disulfite de potassium, arômes.

Données nutritionnelles pour : 100 g

- Valeur énergétique : 148 kcal
- Protéines : 5,1 g
- Glucides : 24,9 g, dont sucres : 24,4 g
- Lipides : 2,4 g
- Sel : 3,6 g

FINS GOURMETS®, SPÉCIALITÉ AUX DEUX MOUTARDES ET AU VIN BLANC, MAILLE®

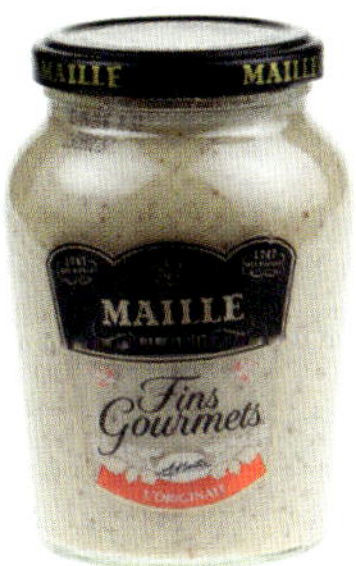

Bien qu'assimilée à une moutarde, il s'agit en réalité d'une spécialité à la moutarde, qui n'apporte pas moins de 35 % de lipides, ce qui en fait une sauce grasse. On ajoute à ça un quatuor catastrophique d'amidon modifié, d'acidifiant, d'épaississant et de conservateur et cette sauce n'a plus rien de « Fins gourmets ». Ne vous laissez pas berner.

Ingrédients :

- Moutarde de Dijon 52 % (eau, graines de moutarde, vinaigre d'alcool, sel, acidifiant : acide citrique, conservateur : E224 (sulfites)), huile de tournesol, moutarde à l'ancienne 17,5 % (eau, graines de moutarde, vinaigre d'alcool, sel, sons de moutarde, acidifiant : acide citrique, épices (dont céleri)), vin blanc 1,9 %, amidon modifié, eau, stabilisant : gomme xanthane, farine de moutarde, sel, épices (dont céleri).

Données nutritionnelles pour : 100 g

- Valeur énergétique : 360 kcal
- Protéines : 5 g
- Glucides : 4,5 g
- Lipides : 35 g
- Sel : 4,2 g

MOUTARDE DOUCE, AMORA®

De l'huile, du dextrose et des conservateurs, on est loin de la recette originale! Bilan : ici aussi, on est déçus.

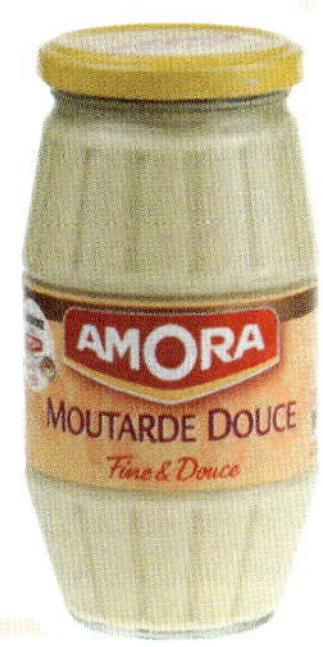

Ingrédients :

- Eau, graines de moutarde, vinaigre d'alcool, huile de tournesol, sel, dextrose, stabilisant : gomme xanthane, acidifiant : acide citrique, arôme, conservateur : E224. Sulfites.

Données nutritionnelles pour : 100 g

- Valeur énergétique : 230 kcal
- Protéines : 5,1 g
- Glucides : 7,1 g
- Lipides : 20 g
- Sel : 4,4 g

KETCHUPS

Le ketchup est un condiment populaire, habituellement élaboré à partir de la tomate cultivée (Lycopersicum esculentum), *de vinaigre et de sucre en majorité, puis on retrouve le plus souvent du sel, du piment, de l'oignon, du céleri et des épices.*

Très apprécié des enfants, ce condiment est souvent fortement critiqué et associé à la malbouffe alors qu'il s'agit d'un aliment pauvre en graisses et réalisé (le plus souvent) à base d'aliments sains et simples comme la purée de tomates et le sucre.

COMMENT LES CHOISIR ?

Nature ou épicé selon vos goûts mais avec un maximum de tomates, un minimum d'additifs et, si possible, moins de 20 % de sucre.
On privilégie les produits qui utilisent du sucre plutôt que du sirop de glucose-fructose.
La qualité des sauces barbecue est inférieure à celle des ketchups : elles sont moins riches en tomate, contiennent plus d'additifs et sont légèrement plus caloriques.

LES PIÈGES

L'appellation ketchup léger ou allégé et les ketchups pour enfants, qui sous prétexte d'être moins riches en sucre sont un ramassis d'additifs.
Les ketchups Heintz® pour enfant ou plaisir+ d'Amora® pour lesquels on apprécie la réduction significative du sucre… mais l'ajout d'édulcorant (stévia) est en trop.
On ne veut pas seulement réduire le sucre, mais aussi ne pas habituer les enfants à une saveur trop sucrée, et encore moins leur faire consommer des édulcorants quels qu'ils soient.

CONSEILS DE CONSOMMATION

On n'oublie pas qu'il s'agit d'un condiment et non d'une sauce à proprement parler. Aussi, on le consomme avec parcimonie, comme la moutarde, à raison d'1 cuillerée à soupe par plat au maximum.
Pour les enfants, il n'est pas conseillé d'ajouter systématiquement du ketchup afin de les inciter à manger. Cette habitude entretient l'appétence pour le goût sucré et vient à l'encontre de l'éveil au goût, puisque tout fini par avoir un goût commun… celui du ketchup !

KETCHUPS

PUR KETCHUP®

Une recette comme on pourrait la préparer à la maison, bravo pour ce produit! Une réduction de la quantité de sucre serait toutefois un plus.

Ingrédients :

• Tomates 46 %, sucre, oignons, poivrons rouges, vinaigre blanc, sel, épices. Zéro conservateur, zéro colorant, sans gluten.

Données nutritionnelles pour : 100 g

• Valeur énergétique : 131 kcal
• Protéines : 1,2 g
• Glucides : 30,6 g, dont sucres : 28,7 g
• Lipides : 0,4 g
• Sel : 1,8 g

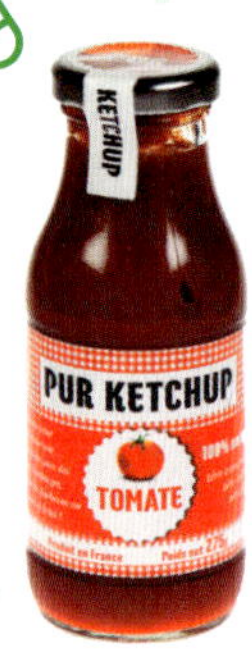

KETCHUP 100 % INGRÉDIENTS D'ORIGINE NATURELLE, AMORA®

Un bel effort de la part de cette grande marque qui utilise du miel pour sucrer et des tomates issues de l'agriculture durable! Un taux du sucre très raisonnable!

Ingrédients :

• Tomates** (201 g de tomates pour 100 g de ketchup), vinaigre de vin blanc, miel 12,5 %, sel 1,4 %, épices.

Données nutritionnelles pour : 100 g

• Valeur énergétique : 76 kcal
• Protéines : 1,7 g
• Glucides : 16 g, dont sucres : 15 g
• Lipides : 0,5 g, dont acides gras saturés : < 0,1 g
• Sel : 1,5 g

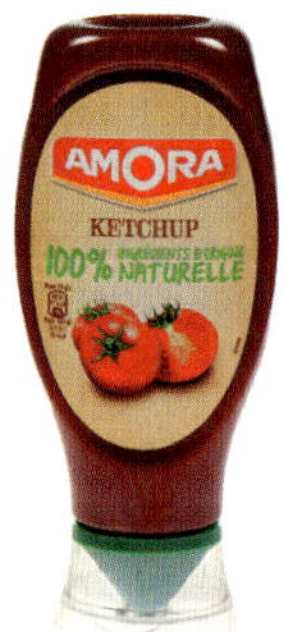

KETCHUP HOT CHILI, HEINZ®

Un ketchup à base d'ingrédients de qualité satisfaisante et simplement épicés pour les adeptes de plats relevés!

Ingrédients :

• Tomates (148 g pour 100 g de tomato ketchup), vinaigre, sucre, sel, piment de Cayenne en poudre, herbes et épices, extraits d'épices et herbes (contient du céleri), extrait de piment.

Données nutritionnelles pour : 100 g

• Valeur énergétique : 107 kcal
• Protéines : 1,2 g
• Glucides : 23,3 g
• Lipides : 0,1 g
• Sel : 3,1 g

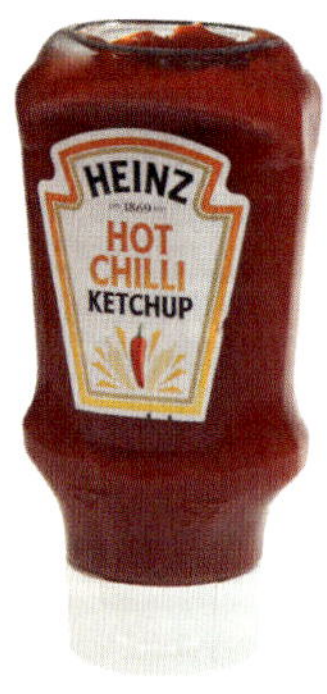

KETCHUP RUSTICA SANS CONSERVATEUR SANS COLORANT, LECLERC MARQUE REPÈRE®

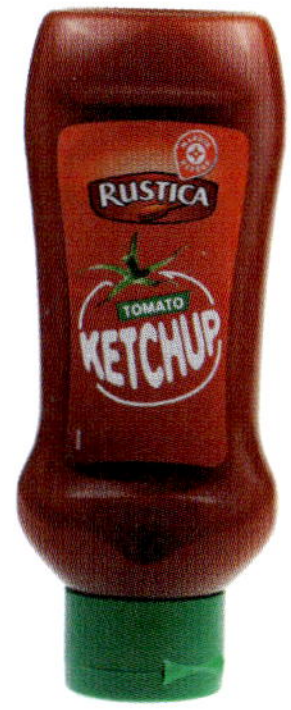

Une recette qui se vante d'être « sans conservateur sans colorant » mais qui n'a aucun scrupule à mettre de l'eau en premier ingrédient, et de l'amidon transformé de maïs ! On se sent trahi et on n'achète pas un tel produit quand il y a mieux chez le concurrent.

Ingrédients :

• Eau, purée de tomates double concentré 22 %, soit 123 g de tomates pour 100 g de produit, sucre, vinaigre d'alcool, amidon transformé de maïs, sel, épices.

Données nutritionnelles pour : 100 g

• Valeur énergétique : 110 kcal
• Protéines : 1 g
• Glucides : 24,6 g, dont sucres : 20,6 g
• Lipides : 0,1 g
• Sel : 2,5 g
• Fibres alimentaires : 1,3 g

KETCHUP NATURE, P'TIT PRIX MONOPRIX®

Du sirop de glucose fructose et des amidons transformés, la qualité ici aussi n'est pas au rendez-vous !

Ingrédients :

• Purée de tomates mi-réduite 59 %, sirop de glucose-fructose, vinaigre d'alcool, amidon transformé de maïs et de pomme de terre, sel, épices et aromate (céleri).

Données nutritionnelles pour : 100 g

• Valeur énergétique : 106 kcal
• Protéines : 1,1 g
• Glucides : 25 g, dont sucres : 21 g
• Lipides : 0 g
• Fibres alimentaires : NI
• Sel : 3 g

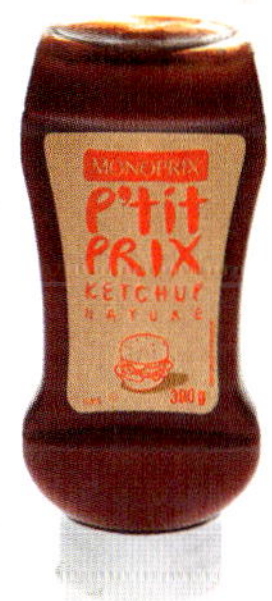

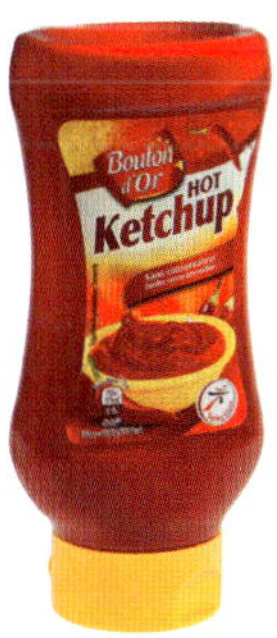

HOT KETCHUP ÉPICÉ, BOUTON D'OR®

Les épices sont remplacées par des arômes, le sucre par du sirop de glucose-fructose et de l'amidon transformé de maïs est ajouté… on cherche à faire des économies en jouant sur la qualité des ingrédients ! Il y a beaucoup mieux dans le rayon !

Ingrédients :

• Purée de tomates 67 %, sirop de glucose-fructose de blé, vinaigre d'alcool, amidon transformé de maïs, sel, sucre, piment fort 0,05 %, arôme naturel d'épices et autres arômes naturels.

Données nutritionnelles pour : 100 g

• Valeur énergétique : 111 kcal
• Protéines : 1,2 g
• Glucides : 25,9 g, dont sucres : 17,1 g
• Lipides : < 0,3 g
• Sel : 0,99 g

SAUCES CHAUDES

Alors que l'on mijotait volontiers, il n'y a encore pas si longtemps, de bons petits plats en sauce, l'industrie se propose de réaliser ces sauces pour nous, toujours dans un souci de gain de temps.

Bien que la grande majorité des sauces en bocaux soient à base de tomate, on retrouve aujourd'hui une gamme très étendue de sauces chaudes, de la béchamel au pesto, disponibles également en brique ou en sachet plastique déjà reconstituées ou déshydratées et à reconstituer à l'eau, voire surgelées.

COMMENT LES CHOISIR ?

Bien sûr, dans l'idéal, on essaie de préparer soi-même ses sauces et on garde l'option sauce industrielle en dépannage. Si l'on n'a pas le temps ou que l'on n'aime pas cuisiner, on apprend à bien les choisir en optant en priorité pour des recettes simples, proches des recettes originales que l'on trouverait dans un livre de cuisine. Si les sauces à base de tomates sont assez maigres, les béchamel, beurre blanc ou autres sauces au roquefort sont, de par leur recette de base, plus riches.

LES PIÈGES

- Les marques qui ont pignon sur rue et à qui on voue une confiance aveugle et les appellations alléchantes type « gourmet ».
- Les sauces bolognaises ou à base de viande qui en contiennent une quantité anecdotique et de qualité médiocre. Cela ne remplace en rien la portion de viande, poisson ou œufs du repas.

CONSEILS DE CONSOMMATION

On essaie de se limiter à trois plats en sauce par semaine et on n'abuse pas du bocal entier. Ne pas dépasser 2 à 3 cuillerées à soupe par repas plaisir.
On peut être plus souple sur la fréquence de consommation des sauces à base de tomate sans fromage.

SAUCE BOLOGNAISE ET MINERAI DE VIANDE

Qu'est-ce que le minerai de viande? Il s'agit, une fois les morceaux les plus nobles prélevés sur l'animal (filet, bavette...), des parties restantes et raclées sur la carcasse, qui se composent donc de morceaux de viande débarrassés des membranes et glandes, que l'on ne peut pas vendre en l'état (trop petits, trop durs...) et de tissus graisseux. En clair, c'est un mélange à base de morceaux de muscles, d'os, de collagène et de gras, des restes qui s'avèrent propres à la consommation, une aubaine pour la rentabilité!

Après un broyage, on reconstitue des pains de 10 ou 25 kilos qui seront vendus sous vide ou surgelés pour entrer dans la composition de plats préparés : lasagnes, raviolis, hachis Parmentier... et les sauces bolognaises!

Avec un tel produit, on est bien loin des apports en protéines, en lipides et en fer d'un vrai morceau de viande rouge!

SAUCES CHAUDES

TOMATE PARMESAN BIO SANS GLUTEN, SACLA®

Des ingrédients de belle qualité et un produit de plus naturellement sans gluten.

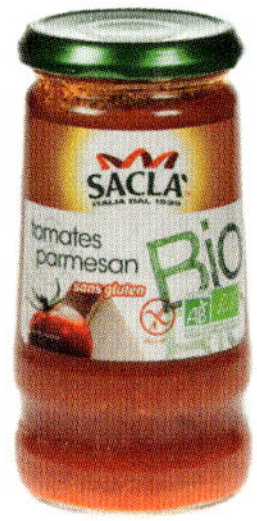

Ingrédients :

• Tomates* (dés, jus) 79 %, double concentré de tomate* 8 %, huile de tournesol*, parmigiano reggiano DOP* (lait*) 4 %, oignon*, sel, carotte*, correcteur d'acidité : acide lactique, poivre noir*.

** Ingrédient issu de l'agriculture biologique. Sans gluten.*

Données nutritionnelles pour : 100 g

- Valeur énergétique : 75 kcal
- Protéines : 1,8 g
- Glucides : 5,3 g, dont sucres : 3,8 g
- Lipides : 4,7 g, dont acides gras saturés : 0,9 g
- Fibres alimentaires : 1,9 g
- Sel : 0,88 g

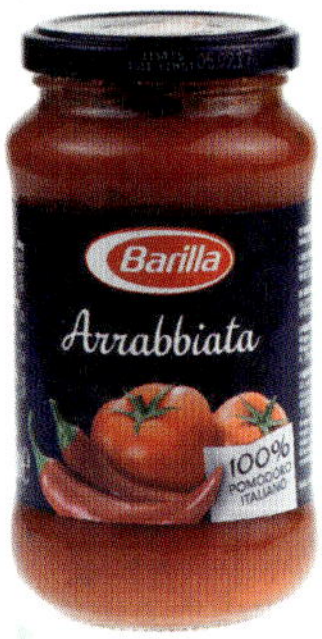

SAUCE ARRABBIATA, BARILLA®

Près de 90 % de tomates, un bon choix d'huile, le sucre en avant-dernier dans la liste des ingrédients et un taux de matières grasses raisonnable, avec seulement 3,1 % de lipides. On se laisse tenter par l'Italie !

Ingrédients :

• Pulpe de tomates 82 %, concentré de tomate 7,9 %, huile de tournesol, poivrons rouges, ail, sel, persil, sucre, piment 0,1 %. Importé d'Italie.

Données nutritionnelles pour : 100 g

- Valeur énergétique : 58 kcal
- Protéines : NI
- Glucides : 5,2 g
- Lipides : 3,1 g, dont acides gras saturés : 0,3 g
- Fibres alimentaires : 2 g
- Sel : 1 g

BISQUE DE HOMARD BLEU, ALBERT MÉNÈS®

La bisque peut être utilisée en potage ou en sauce. On salue ici une recette maison dans laquelle on est heureux de trouver du homard bleu entier ! On apprécie également la teneur en lipides inférieure à 5 %.

Ingrédients :

• Fumet de poissons de la Méditerranée (eau, plusieurs variétés de poissons (rougets, rascasses, rubans, capelans...), légumes d'assaisonnement (poireaux, oignon), huile d'olive vierge extra, plantes aromatiques, safran), tomate, lait frais, jus de tomate, homard bleu entier 5,3 % (origine Atlantique nord-ouest), amidon transformé de maïs, crème fraîche (lait), vin blanc des coteaux d'Aix-en-Provence (sulfites, œufs, lait), sel, oignon, beurre de Bresse AOP (lait), carotte, huile de tournesol, cognac fine champagne à usage professionnel, poivre. Allergènes : poissons, lait, œufs, crustacés, sulfites.

Données nutritionnelles pour : 100 g

- Valeur énergétique : 66 kcal
- Protéines : 2,5 g
- Glucides : 7,2 g
- Lipides : 3,6 g, dont acides gras saturés : 1,4 g
- Sel : 1,5 g

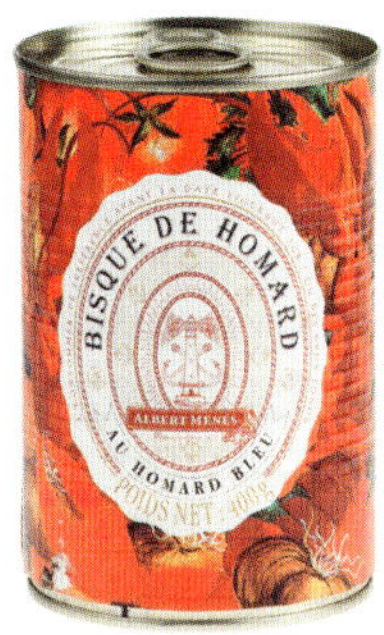

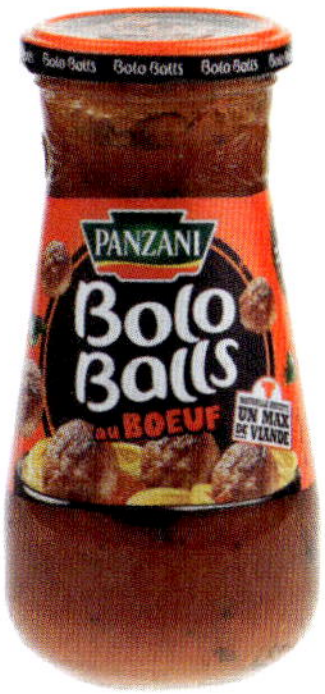

BOLO BALLS®, PANZANI®

On pense acheter de véritables boulettes de viande, aussi aurait-on tendance à préférer cette sauce aux autres bolognaises, à tort ! On ne retrouve que 9 % de bœuf et 4 % de viande de porc en tout et pour tout, le reste étant sans scrupule un aggloméré de protéines végétales !

Ingrédients :

• Pulpe de tomates avec morceaux et purée de tomates 51 %, produit à base de viande de bœuf avec protéines végétales 18 % (viande de bœuf 60 %, soit 10,8 % dans le produit fini, protéines végétales de soja 29 %, soit 5,2 % dans le produit fini, oignons, sel, arôme, persil, poivre), eau, oignons, carottes, viande de porc 4 %, sucre, sel, amidon transformé de maïs, arômes, plantes aromatiques, huile de tournesol. Peut contenir de l'œuf.

Données nutritionnelles pour : 100 g

- Valeur énergétique : 87 kcal
- Protéines : 6 g
- Glucides : 8,2 g, dont sucres : 4.9 g
- Lipides : 2,9 g, dont acides gras saturés : 1 g
- Fibres alimentaires : 1,8 g
- Sel : 1,7 g

SAUCE AU POIVRE, LES SURFINES, KNORR®

Certes une sauce vraiment peu calorique. mais il s'agit d'eau principalement épaissie par un amidon modifié, des arômes, du sucre et même le fameux glutamate de sodium, un exhausteur de goût peu recommandable !

Ingrédients :

• Eau, amidon modifié, tomate, huile de soja, crème fraîche : 2,3 %, sel, lait en poudre écrémé, arômes, protéines de lait, exhausteur de goût : glutamate de sodium, sucre, poivre noir : 0,3 %, extrait de levure, brandy, épaississant : gomme xanthane, extrait de malt d'orge, sirop de glucose.

Données nutritionnelles pour : 100 ml

- Valeur énergétique : 60 kcal
- Protéines : 1,3 g
- Glucides : 5,7 g, dont sucres : 1,7 g
- Lipides : 3,5 g, dont acides gras saturés : 1 g
- Sel : 1,3 g

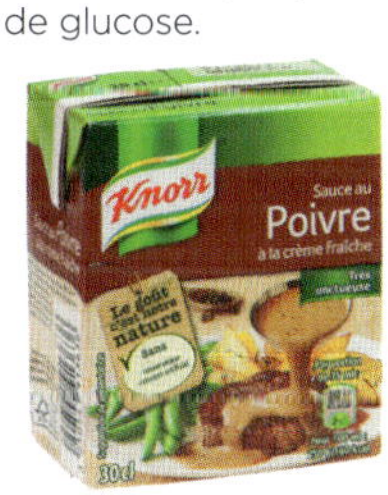

SAUCE HOLLANDAISE FINES HERBES, KNORR®

La qualité des ingrédients est loin d'être au rendez-vous ! On laisse en rayon, au même titre que la béchamel déshydratée de la même marque !

Ingrédients :

• Fécule de pomme de terre, matière grasse végétale, jaune d'œuf : 16 %, extrait de levure, sel, lactose, amidon (riz, pois), maltodextrine, protéines de lait, épices et aromates 4,1 % : dont fines herbes : 2,8 % (aneth, cerfeuil, ciboulette, persil), sucre, farine de blé, acidifiant : acide citrique, jus de légumes concentrés (céleri, carotte, oignon, poireau), colorant : extrait de paprika, extrait de romarin.

Données nutritionnelles pour : 100 g

- Valeur énergétique : 470 kcal
- Protéines : 16 g
- Glucides : 39 g, dont sucres : 11 g
- Lipides : 27 g
- Sel : 3,2 g

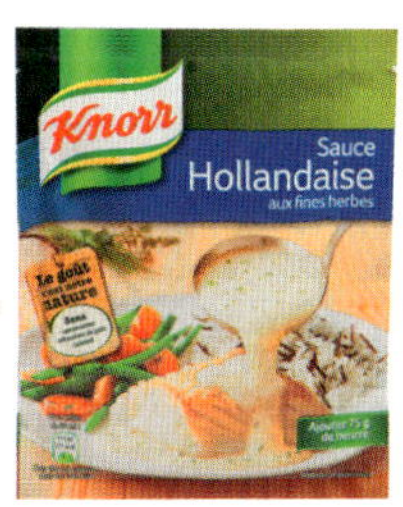

MAYONNAISES ET AUTRES SAUCES FROIDES

Le rayon des sauces froides ne cesse de s'enrichir.

Des classiques mayonnaises, béarnaises, tartare, on arrive à une multitude de recettes spéciales frites, burger… qui copient les produits de fast-food et les font entrer à la maison.

La mayonnaise est une sauce froide typique de la cuisine française, à base d'huile émulsionnée dans un mélange de jaune d'œuf et de vinaigre ou jus de citron et parfois d'une pointe de moutarde.

Les autres sauces traitées dans cette rubrique ont des recettes et surtout des saveurs variées, nous avons choisi de les comparer aux mayonnaises en tenant compte de leur utilisation.

COMMENT LES CHOISIR ?

- Pour les mayonnaises, on privilégie celles dont la composition semble la plus proche de la recette maison : huile, jaune d'œuf, moutarde, vinaigre, sel, poivre.
- Pour les autres sauces, on privilégie les listes d'ingrédients les plus courtes, à base de produits les plus nobles. On surveille principalement la qualité de l'huile utilisée.
- Les petits formats vendus en kit spécial fondue ou pierrade sont une bonne option, même au quotidien, pour varier les plaisirs, mais surtout pour éviter de gaspiller. Un kit de 4 petits pots est déjà suffisant, inutile de craquer pour les promotions qui en proposent 6 ou 8.
- On note que le choix du contenant est un bon indicateur de la qualité : les recettes en pots mettent souvent en avant un produit plus traditionnel que les présentations en flacon souple ou tube ; attention à rester vigilant cependant.
- On privilégie l'utilisation d'huile de bonne qualité (colza olive, tournesol) et un petit ajout de sucre plutôt qu'un sirop de sucre.
- Il s'agit de produits salés. 1,5 g de sel pour 100 g de produit semble une dose suffisante.

LES PIÈGES

- Presque toutes les mayonnaises industrielles tant il est difficile d'en trouver des recommandables, mais en particulier les mayonnaises allégées. Mieux vaut en consommer moins et moins souvent mais une de qualité, d'autant que le goût sera incomparable !
- Les sauces, certes peu grasses, mais très sucrées et liées avec un ramassis d'additifs !
- Les ajouts de glutamate.

CONSEILS DE CONSOMMATION

• Avec 75 % de matières grasses et en moyenne 700 kcal pour 100 g, la mayonnaise est une sauce très grasse. On évite d'en consommer lorsque l'on suit un programme minceur et on la réserve aux jours de fête le reste du temps. Une portion d'1 cuillerée à soupe semble raisonnable.
• Les autres sauces sont moins riches en lipides que la mayonnaise, avec en moyenne 25 %.
• 1 cuillerée à soupe semble tout de même une quantité à ne pas dépasser, et de façon occasionnelle.

Ces sauces se conservent toutes au réfrigérateur après ouverture.

MAYONNAISES ET AUTRES SAUCES FROIDES

LA MAYONNAISE COMME À LA MAISON, BÉNÉDICTA®

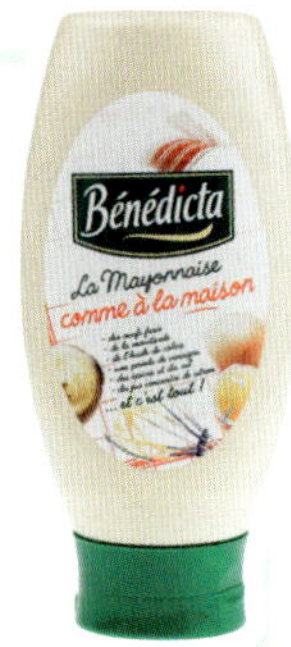

Comme son nom l'indique, une vraie mayonnaise maison à l'huile de colza riche en oméga-3, un bon point, et le choix de la moutarde est parfait. On aurait apprécié connaître le mode d'élevage des poules pour la provenance des jaunes d'œufs utilisés ici.

Ingrédients :

• Huile de colza 77 %, moutarde de Dijon 8,2 % (eau, graines de moutarde, vinaigre d'alcool, sel), jaunes d'œufs frais 6,9 %, vinaigres d'alcool et de vin blanc 6,1 %, sel 0,9 %, jus de citron à base de concentré 0,4 %, épices 0,3 % (poivre blanc, curcuma, paprika).

Données nutritionnelles pour : 100 g

• Valeur énergétique : 731 kcal
• Glucides : 0,9 g, dont sucres : 0,2 g
• Lipides : 80,1 g, dont acides gras saturés : 6 g
• Sel : 1,3 g

MAYONNAISE GOURMANDE, MONOPRIX GOURMET®

Une recette simple et l'utilisation d'œufs de poules élevées en plein air. On apprécie cet effort !

Ingrédients :

• Huile de tournesol, moutarde de Dijon (graines de moutarde, vinaigre d'alcool, eau, sel) (contient des sulfites), jaune d'œuf 8,9 % de poules élevées en plein air, vinaigre de vin blanc (contient des sulfites), eau, sel, citron, extrait de curcuma. Traces de gluten et de soja.

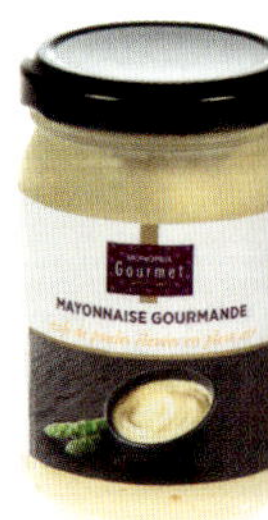

Données nutritionnelles pour : 100 g

• Valeur énergétique : 740 kcal
• Protéines : 1,9 g
• Glucides : 0,2 g, dont sucres : 0,2 g
• Lipides : 81 g, dont acides gras saturés : 8,8 g
• Sel : 1,7 g

MAYONNAISE BIO NATURE, AMORA®

Un petit ajout de sucre certes, mais des ingrédients de bonne qualité et l'utilisation de jaunes d'œufs bio !

Ingrédients :

• Huile de soja* 78 %, jaune d'œuf* 7,4 %, eau, vinaigre d'alcool*, sucre de canne*, sel, condiment balsamique blanc* (vinaigre de vin*, moût de raisin concentré*), jus de citron concentré*, arôme naturel (dont moutarde).

** Ingrédient issu de l'agriculture biologique.*

Données nutritionnelles pour : 100 g

• Valeur énergétique : 722 kcal
• Protéines : 1,2 g
• Glucides : 1,6 g, dont sucres : 1,6 g
• Lipides : 80 g, dont acides gras saturés : 13 g
• Sel : 1,2 g

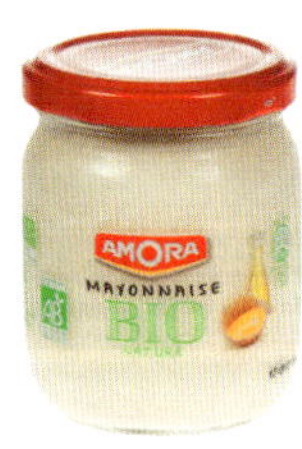

MAYONNAISE ALLÉGÉE EN MATIÈRES GRASSES, AUCHAN®

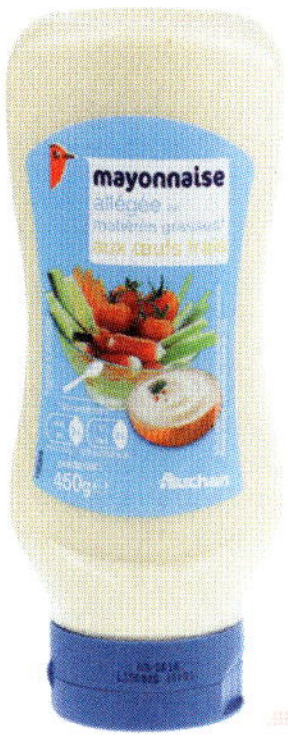

De l'eau en premier ingrédient et un taux de sel excessif pour masquer la pauvreté gustative de la recette. La tonne d'additifs qui suit finit de nous écœurer et on laisse sans complexe cette mayonnaise en rayon.

Ingrédients :

• Eau, huile de colza 22,5 %, moutarde de Dijon (eau, graine de moutarde, vinaigre, sel, antioxydant : disulfite de potassium, acidifiant : acide citrique), sucre, amidon modifié, jaune d'œuf frais 3,7 %, sel, vinaigre, acidifiant : acide lactique, épaississant : gomme xanthane, arôme, colorants : lutéine (extrait de tagète) et extrait de paprika, conservateur : sorbate de potassium, antioxydant : E385.

Données nutritionnelles pour : 100 g

• Valeur énergétique : 258 kcal
• Protéines : 0,9 g
• Glucides : 9,5 g, dont sucres : 5,2 g
• Lipides : 24 g, dont acides gras saturés : 2 g
• Sel : 3,1 g

MAYONNAISE ALLÉGÉE, LÉGÈRE ET ONCTUEUSE, MONOPRIX®

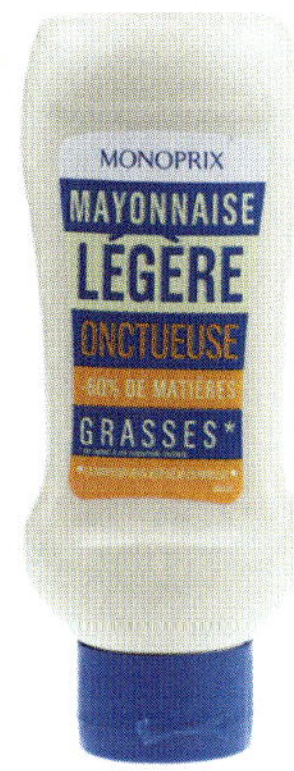

Une nouvelle recette qui surpasse la précédente ! Du sirop de glucose-fructose, un amidon transformé de maïs et un nombre d'additifs démesuré !

Ingrédients :

• Eau, huile de colza 25 %, jaune d'œuf 5 %, sirop de glucose-fructose, amidon transformé de maïs, moutarde de Dijon 3 % (eau, graines de moutarde, vinaigre d'alcool, sel, acidifiant : acide citrique), vinaigre d'alcool, amidon de maïs, sel, acidifiants : glucono-delta-lactone, acide lactique, acide tartrique, conservateur : sorbate de potassium, épaississants : gomme xanthane, gomme guar, arômes (dont œuf), colorants : extrait de paprika, lutéine, jus de citron concentré.

Données nutritionnelles pour : 100 g

• Valeur énergétique : 286 kcal
• Protéines : 1,2 g
• Glucides : 9,5 g, dont sucres : 4,7 g
• Lipides : 27 g, dont acides gras saturés : 2,5 g
• Sel : 1,8 g

SAUCE STEAK ET OIGNONS, BÉNÉDICTA®

Des oignons grillés dans une matière grasse dont on ignore l'origine, du sucre et un amidon modifié, des arômes de synthèse et même du colorant caramel... mieux vaut une belle fondue d'oignon maison !

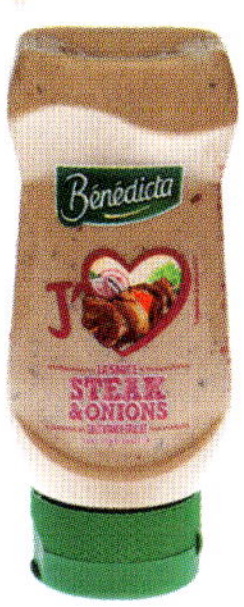

Ingrédients :

• Eau, huile de colza, oignon 9,5 % (oignon, matière grasse végétale, antioxydant : extrait de romarin), vinaigre d'alcool, moutarde de Dijon (eau, graines de moutarde, vinaigre d'alcool, sel), sucre, amidon modifié, jaunes d'œufs, sel, arôme et arôme de fumée 1,4 % (goût steak), ail, poivre noir, colorant : E150c.

Données nutritionnelles pour : 100 g

• Valeur énergétique : 314 kcal
• Protéines : 1 g
• Glucides : 9,8 g, dont sucres : 4,8 g
• Lipides : 29,9 g, dont acides gras saturés : 2,3 g
• Sel : 1,9 g

SAUCE BÉARNAISE, BÉNÉDICTA®

On apprécie d'identifier chaque ingrédient de la recette même si on aurait préféré qu'il n'y ait pas d'amidon modifié ajouté. C'est une recette riche en graisses à consommer en juste quantité, qui cependant – il faut le souligner – contient peu d'acides gras saturés (3,8 g pour 100 g).

Ingrédients :

• Huile de colza, eau, vinaigre d'alcool, jaunes d'œufs, sel, estragon 1,5 %, échalotes 1,5 %, cerfeuil, jus de citron à base de concentré, piment de Cayenne, sucre, arôme naturel, amidon modifié, colorant : bêta-carotène.

Données nutritionnelles pour : 100 g

• Valeur énergétique : 477 kcal
• Protéines : 0,5 g
• Glucides : 4 g
• Lipides : 50,9 g, dont acides gras saturés : 3,8 g
• Sel : 2,1 g

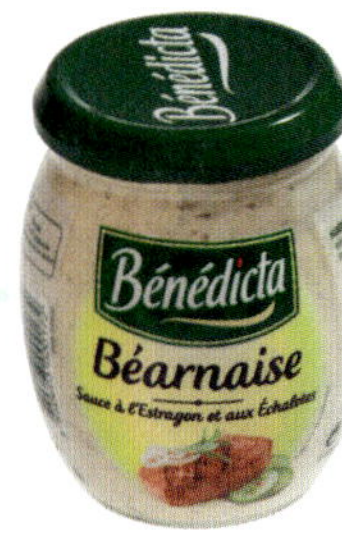

SAUCE KEBAB, AMORA®

Une bonne surprise avec une liste des ingrédients plus courte que les autres produits de la gamme. On salue l'utilisation de l'huile de colza qui permet de limiter les acides gras saturés à 2 %. Reste tout de même un amidon modifié et 2 additifs.

Ingrédients :

• Eau, huile de colza, lait écrémé fermenté, vinaigre d'alcool, sucre, amidon modifié, ail, jaune d'œuf, sel, herbes et épices, arômes, antioxydant : E385.

Données nutritionnelles pour : 100 g

• Valeur énergétique : 266 kcal
• Protéines : 1 g
• Glucides : 8,8 g
• Lipides : 26 g, dont acides gras saturés : 2 g
• Sel : 1,5 g

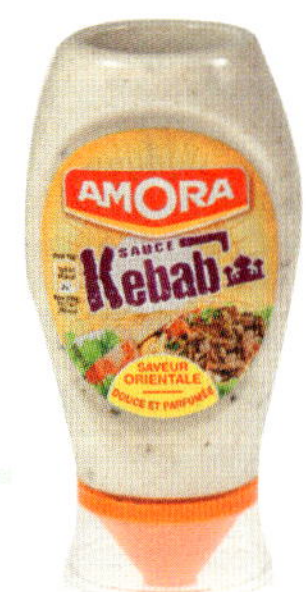

SAUCE BURGER, AMORA®

Une liste d'ingrédients interminable : trop d'additifs, du sirop de glucose-fructose et de l'amidon modifié, préférez un mélange ketchup-mayo de bonne qualité !

Ingrédients :

• Eau, huile de soja, purée de tomates mi-concentrée 14 %, vinaigre, sirop de glucose-fructose, moutarde (eau, graines de moutarde, vinaigre, sel, épices, arômes), amidon modifié, sauce Worcestershire (eau, sirop de glucose, vinaigre de malt (orge), sucre, sel, arômes, épices, pâte d'anchois (anchois, sel, eau, huile d'olive, vinaigre), jus de citron concentré, huile de tournesol), jaune d'œuf, sucre, épices 1,3 %, sel, arômes, colorant : curcumine, stabilisant : gomme xanthane, antioxydant : E385.

Données nutritionnelles pour : 100 g

- Valeur énergétique : 240 kcal
- Protéines : 1 g
- Glucides : 12 g, dont sucres : 7 g
- Lipides : 21 g, dont acides gras saturés : 3,5 g
- Sel : 1,4 g

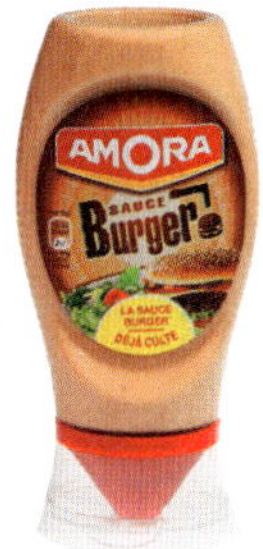

SAUCE SPÉCIALE POMMES DE TERRE, BÉNÉDICTA®

Nous cherchons l'utilité de ce produit ? Une crème fraîche entière avec ciboulette, sel et poivre sera faite en un tour de main et sera de bien meilleure qualité !

Ingrédients :

• Eau, huile de colza, vinaigre d'alcool, crème fraîche de Normandie 2,9 % (lait), jaunes d'œufs, sucre, amidon modifié, ciboulette 2 %, sel, stabilisants : pectine, gomme xanthane, arômes, acidifiant : acide lactique, conservateur : sorbate de potassium, antioxydant : E385.

Données nutritionnelles pour : 100 g

- Valeur énergétique : 372 kcal
- Protéines : 0,6 g
- Glucides : 5,1 g
- Lipides : 38,8 g, dont acides gras saturés : 2,9 g
- Sel : 1,9 g

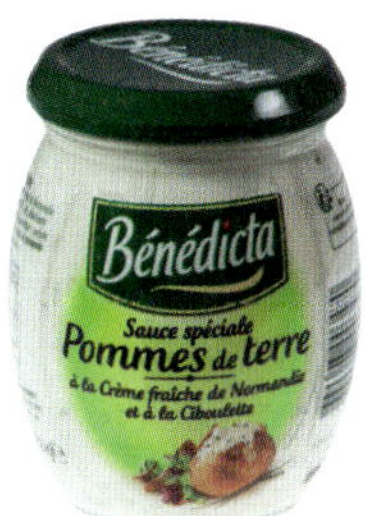

BOUILLONS CUBES - PAPILLOTES

Les bouillons cubes, fond de veau et autres aides culinaires sont des bouillons et autres jus de cuisson qui ont été réduits puis gélifiés, compactés ou lyophilisés.

De légumes, de poule, de bœuf, sous forme de cubes, de sachets, secs ou surgelés, il en existe de toutes sortes. Leurs compositions sont souvent riches en additifs, en sel et en matières grasses, mais ils restent très pratiques pour assaisonner nos recettes du quotidien.

COMMENT LES CHOISIR ?

On privilégie la liste d'ingrédients la plus courte et la plus simple possible. On fuit l'huile de palme, le sirop de glucose-fructose et le glutamate.

LES PIÈGES

La présence d'huile de palme, les listes à rallonge d'additifs.
Les bouillons et fonds de sauce dégraissés qui sont certes moins gras mais aussi plus sucrés, il n'y a donc pas de grande différence d'un point de vue énergétique.

Le glutamate de sodium ou glutamate monosodique (E621) est dérivé de l'acide glutamique biosynthétisé à partir de micro-organismes (potentiellement transgéniques). Il est utilisé dans l'industrie agroalimentaire comme additif alimentaire et agit comme exhausteur de goût.

Dans l'organisme, l'acide glutamique existe naturellement. Il s'agit d'un acide aminé qui agit comme neurotransmetteur du système nerveux.

En tant qu'additif alimentaire, le glutamate est associé depuis longtemps au « syndrome du restaurant chinois », qui se manifeste par des maux de tête, nausées, oppression thoracique, rougissement du visage, du cou... à la suite d'une surdose au cours d'un repas (au moins 3 grammes). On le soupçonne également sur le long terme d'impacts importants sur le cerveau : dérèglement de la faim et de la satiété, mais également développement de maladies neurodégénératives notamment.

Par principe de précaution, on évitera les excès, d'autant plus en cas de terrain allergique, chez les enfants, les femmes enceintes et en cas d'intolérance au glucose !

CONSEILS DE CONSOMMATION

- On essaie de ne pas les utiliser systématiquement pour cuisiner et on respecte bien les indications de reconstitution du produit.
- On n'ajoute pas de sel dans la préparation lorsque l'on utilise ce type de bouillon.
- On les supprime ainsi chez les personnes sujettes à l'hypertension, à la rétention d'eau ou devant suivre un régime hyposodé.

- Dès que l'on a l'occasion et le temps de réaliser un bouillon aromatique maison, on n'hésite pas à le préparer en grande quantité et à le congeler portionné dans un bac à glaçons pour une qualité optimale !

SAUCES SOJA, SAUCES MAGGI®, ETC.

On trouve de plus en plus de sauces salées aromatisées au rayon assaisonnement. De la simple sauce soja à la sauce Arome Maggi® en passant par le Viandox®, ces sauces donnent du goût à vos préparations en quelques gouttes seulement !

Lorsqu'on a le choix (par exemple pour les sauces soja), on privilégie les listes d'ingrédients les plus courtes et on évite le sirop de glucose-fructose, les colorants et autres additifs.

Pour les autres sauces, on reste tolérant du fait que l'on n'en consomme pas tous les jours et en très petites quantités. Cependant, ces sauces type Arome de Maggi® ou Viandox® ne sont composées que d'arômes de synthèse, de glutamate, de sel et de sucre... vous comprendrez qu'elles n'ont donc aucun intérêt nutritionnel ni réellement gustatif !

On n'oublie pas qu'elles sont riches en sel, aussi pas besoin de saler les plats assaisonnés avec de telles sauces. On les déconseille ainsi chez les personnes sujettes à l'hypertension ou à la rétention d'eau ou devant suivre un régime hyposodé.

ÉPICES, HERBES

La teneur en calories des herbes et des épices est négligeable, on peut donc en consommer autant que l'on souhaite. Il est même conseillé d'en ajouter quotidiennement à ses préparations pour bénéficier de leurs qualités nutritionnelles, comme leur richesse en antioxydants. De plus, l'usage des herbes et des épices permet de limiter celle du sel. C'est un atout incontestable pour relever toutes vos préparations naturellement.

Les herbes fraîches sont bien sûr à favoriser en termes de saveur, mais également en termes d'apports en vitamines et minéraux.

Les herbes aromatiques lyophilisées sont toutefois intéressantes pour la praticité de leur conservation et ne présentent aucune adjonction de produits. Vous pouvez donc les consommer sans souci, même si les apports en vitamines, minéraux et substances antioxydantes seront fortement diminuées

Les herbes, l'ail, l'oignon et les échalotes surgelés contiennent souvent de l'huile qui agit comme antiagglomérant, afin de « rester saupoudrables ». La teneur en huile est minime, inférieure à 5 %, cependant veillez dans ce cas à privilégier les marques qui utilisent des huiles de tournesol ou de colza par rapport à celles utilisant de l'huile de palme.

Les épices sont des produits agricoles. Elles peuvent être issues d'écorces (cannelle), de fleurs (safran, clou de girofle), de feuilles (thé, laurier), de fruits (poivre, aneth, moutarde), de bulbes (gingembre) ou de graines (fenouil, coriandre). Elles contiennent des substances organiques volatiles, souvent appelées arômes. Ces substances organiques appartiennent à des groupes chimiques, tels que les alcools ou les aldéhydes, et stimulent les perceptions olfactives et gustatives. Elles sont donc responsables des odeurs, des arômes et des saveurs et sont utilisées en petite quantité en cuisine comme conservateur, assaisonnement ou colorant naturel (exemple du curcuma).

De même que pour les herbes, on peut en consommer au quotidien et les varier selon ses goûts et ses envies pour bénéficier de leurs propriétés tonifiantes et antioxydantes.

À noter que les herbes et épices sont à limiter *a priori* pour les personnes atteintes de colopathie ou sujettes à l'acidité gastrique, mais cela sera en fonction de la tolérance de chaque personne.

BOUILLONS CUBES - PAPILLOTES

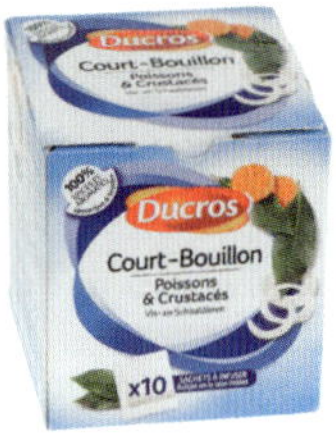

COURT-BOUILLON POISSONS & CRUSTACÉS, DUCROS®

Un court-bouillon maison simplement déshydraté et une teneur en lipides raisonnable, ça fait plaisir. Sous forme de sachet à infuser, l'apport calorique est ainsi négligeable. On adhère !

Ingrédients :

• Carotte déshydratée 31,6 %, sarriette, oignon déshydraté 10,5 %, ail déshydraté, graines de coriandre, poivre noir, piment de la Jamaïque, basilic, laurier 5,3 %, fenouil.

Données nutritionnelles : NI

FOND DE VOLAILLE, PICARD®

Une recette comme on en trouve dans les livres de cuisine, avec seulement 0,7 % de matières grasses et moins de 2 % de sel. Pensez aux aides culinaires surgelées !

Ingrédients :

• Fond de poulet 79,8 % (eau, os et viande de poulet), eau, oignon, carotte, concentré de carotte, poireau, concentré de légumes, céleri, sel, graisse de poulet (graisse de poulet, antioxydant : extrait de romarin), persil, extrait de poivre, thym, romarin, laurier.

Données nutritionnelles pour : 100 g

- Valeur énergétique : 85 kcal
- Protéines : 17,8 g
- Glucides : 1,9 g, dont sucres : 1,9 g
- Lipides : 0,6 g, dont acides gras saturés : 0,1 g
- Fibres alimentaires : 0,5 g
- Sel : 1,75 g

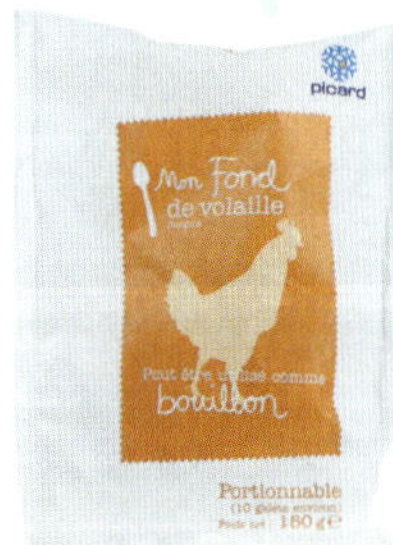

CŒUR DE BOUILLON DE LÉGUMES, MAGGI®

Une recette à base de 39 % de jus de légumes concentré, c'est une belle base qui se démarque des produits déshydratés !

Ingrédients :

• Jus de légumes à base de concentrés 39 % : eau, carotte 2,3 %, oignon 0,9 %, céleri 0,5 %, panais, fenouil, chou-fleur, eau, sel, sucre, fécule de maïs, extrait de levure (gluten), huile de tournesol, vinaigre d'alcool, légumes en semoule 1,7 % : carotte, oignon, poireau, persil, poivre blanc, arômes naturels (lait).

Données nutritionnelles pour : 100 g

- Valeur énergétique : 127 kcal
- Protéines : 3,4 g
- Glucides : 18 g, dont sucres : 11 g
- Lipides : 4,1 g, dont acides gras saturés : 3 g
- Sel : 15,9 g

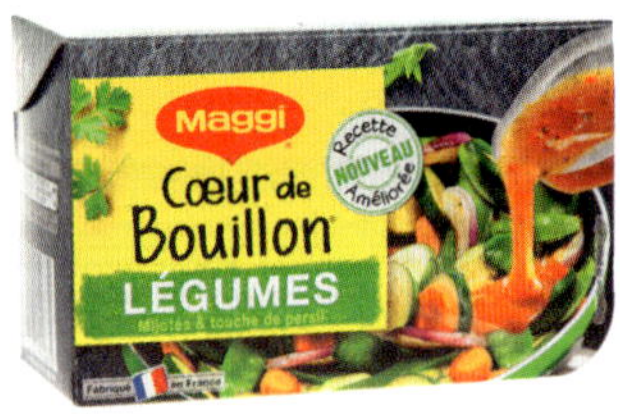

KUB OR®, MAGGI®

Un des best-sellers de ce rayon, et pourtant sa qualité est loin d'être au rendez-vous. C'est un amalgame de sel, de divers sucres (sirop de glucose, sucre, sucre caramélisé), de l'huile de palme et des additifs en nombre, dont du glutamate.

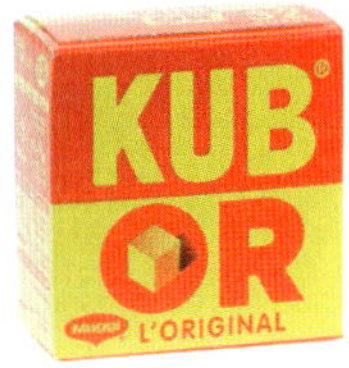

Ingrédients :

- Sel, sirop de glucose, arômes (blé, céleri), exhausteurs de goût : glutamate monosodique, guanylate et inosinate disodiques, huile de palme non hydrogénée, sucre, oignon, huile de tournesol, acidifiant : acide citrique, ail, sucre caramélisé, graines de coriandre, extraits naturels de poivre, de céleri et de girofle.

Données nutritionnelles pour : 100 g

- Valeur énergétique : 168 kcal
- Protéines : 6,4 g
- Glucides : 18 g, dont sucres : 6,2 g
- Lipides : 7,6 g, dont acides gras saturés : 4,2 g
- Sel : 62,8 g

BOUILLON FAIT TOUT 100 % VÉGÉTAL, KNORR®

Ici, on est attiré par la mention 100 % végétal, mais quelle déception à la lecture de ces ingrédients tous plus synthétiques les uns que les autres! Les exhausteurs de goût, dont le glutamate, sont le deuxième ingrédient de la recette.

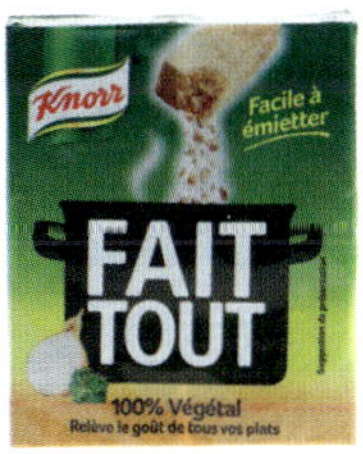

Ingrédients :

- Sel, exhausteurs de goût : glutamate, inosinate et guanylate de sodium, graisse de palme, amidon, maltodextrine, oignon 5,5 %, sucre, épices et aromates (ail, graines de céleri, poivre, laurier, livèche), extrait de levure, acidifiant : acide citrique, jus de légumes concentré (céleri, carotte, poireau, oignon), caramel, bolet. Peut contenir : blé, lait, œuf.

Données nutritionnelles pour : 100 g

- Valeur énergétique : 260 kcal
- Protéines : 9 g
- Glucides : 23 g, dont sucres : 6 g
- Lipides : 14 g, dont acides gras saturés : 9 g
- Sel : 46 g

PAPILLOTES SPÉCIAL POÊLE POUR SAUMON, ANETH ET JUS DE CITRON, MAGGI®

Très pratique, ce type de papillotes fait un carton… à tort! De l'huile de palme et plus de 33 % de matières grasses, on s'abstient.

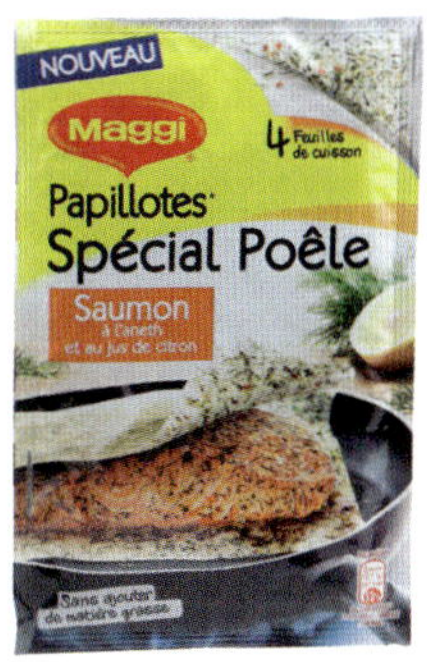

Ingrédients :

- Sel, huile de palme, plantes aromatiques : ail, aneth 4,4 %, persil, huile de tournesol, légumes : oignon, tomates, arôme blé, acidifiant : acide citrique, sucre, fibre de pois, jus de citron concentré 0,7 %, poivre, curcuma, antioxydant : extraits de romarin.

Données nutritionnelles pour : 100 g

- Valeur énergétique : 448 kcal
- Protéines : 6,9 g
- Glucides : 21,8 g, dont sucres : 7,5 g
- Lipides : 33,7 g, dont acides gras saturés : 13,7 g
- Sel : 20,7 g

APÉRITIFS

GRIGNOTAGE, CHIPS ET TARTINABLES

Si, autrefois, les produits apéritifs se limitaient à quelques chips, olives, cacahuètes ou autres oléagineux, il y a désormais profusion de ce type de produits que nous prenons un malin plaisir à conserver et stocker dans nos placards.

Il s'agit en majorité, en rayon, de chips ou autres biscuits secs salés de formes, saveurs et textures variées.

Les chips sont traditionnellement de fines rondelles de pommes de terre cuites en friture dans de la graisse de plus ou moins bonne qualité, puis salées en quantité importante.
Les pommes de terre utilisées sont donc une base de glucides pour lesquelles l'huile est un agent de cuisson extrêmement important, assurant le croustillant caractéristique du produit, mais faisant aussi monter en flèche l'apport calorique de la recette. Le sel suffit en général à masquer la « misère culinaire » de ce produit.
Sont apparues ensuite des recettes à base de fécule de pommes de terre (et non de vraies rondelles de pommes de terre) ou autres farines ou fécules, permettant d'obtenir des pétales soufflés.

Les biscuits salés sont des produits panifiés secs, comme des crackers, des gressins, des tuiles, des bretzels... dont la composition est essentiellement faite de différentes farines ou fécules, de graisses et de sel.
Cette gamme se diversifie également avec des produits, farcis avec des crèmes, comme les petits choux ou autres déclinaisons, les torsades... La composition de ces produits est stupéfiante, car on y trouve des semoules (souvent de la semoule de maïs) amalgamées avec des graisses (assez souvent de l'huile de palme), du sel et de nombreux additifs permettant d'obtenir la texture et forme désirées. La qualité des fourrages est bien souvent catastrophique !
On trouve même des graines qui ont été cuisinées dans de l'huile d'arachide, ou encore de la pâte de cacahuètes dans des cônes soufflés, ce qui rend le produit encore plus riche. Il y a surenchère dans cette catégorie de produits, pour en définitive une pauvreté nutritionnelle !
Dans tous les cas, les chips et biscuits apéritifs sont des produits essentiellement gras et salés, donc très riches en calories et avec une densité nutritionnelle nulle, ce sont donc des calories vides !
Même si quelques variations sont possibles, la moyenne de ces produits se situe à 500 kcal pour 100 g, avec des taux de graisse moyen de 20 %, mais qui évoluent entre 10 à 45 %, ce qui situe assez rapidement le problème, couplé à 50 % de glucides en moyenne et sous une forme hautement digestible.
L'autre problème de ces produits est que l'on a pendant longtemps utilisé des huiles de moindre qualité, comme la fameuse huile de palme ou l'huile de coprah (coco), autant pour des raisons industrielles (conservation, bonne tenue du produit) que pour des raisons économiques. Ces huiles saturées ne sont pas intéressantes pour la santé, car associées à un risque plus élevé de maladies cardio-vasculaires !

Les graines oléagineuses sont des graines particulièrement riches en matières grasses (45 % en moyenne), puisque l'on peut, comme leur nom l'indique, en extraire de l'huile. Ces graisses sont toutefois principalement insaturées (mono- et polyinsaturés), bénéfiques pour la santé cardio-vasculaire, associées à de bonnes teneurs en minéraux et vitamine E. Il s'agit des amandes, cacahuètes, pistaches, diverses noix (de cajou, de pécan, de Grenoble, du Brésil...), noisettes, graines de tournesol...
Cette richesse naturelle en lipides en fait des produits riches en calories sous un faible volume, ce qui incite à les consommer en quantités raisonnables., Au rayon apéritif, ces graines sont fréquemment proposées grillées (avec ou sans rajout d'huile) et très salées, préférez-les au naturel !
D'autres recettes vous proposent ces mêmes graines enrobées d'une coque biscuitée ou encore caramélisées, ce qui augmente encore l'apport calorique. À éviter !

La nouvelle mode en termes d'apéritifs est apparue grâce au portionnage, c'est-à-dire que l'on a présenté des produits, comme la charcuterie, sous forme de mini-saucissons, le fromage sous forme de dés... Ces produits n'ont pas amélioré le statut nutritionnel de la catégorie, car il s'agit encore une fois de produits gras et salés, même si, dans le cas du fromage, on trouve un peu plus de protéines.

De même, la gamme des produits tartinables s'est beaucoup développée : tarama, tapenade ou autres tartinables, dont la composition pose le plus souvent le même problème : excès de graisse et de sel, et c'est sans compter le support (toasts, crackers) sur lequel nous allons tartiner généreusement ces préparations, qui ne fera qu'augmenter l'apport calorique global.
Depuis quelque temps, apparaissent des produits de la mer, comme des crevettes, des moules marinées ou simplement en saumure, mais qui recueillent moins la faveur des consommateurs.

Fort heureusement, la gamme s'est également développée sur des produits plus intéressants, comme des légumes marinés, des crudités prêtes à consommer...

COMMENT LES CHOISIR ?

Il y a réellement quatre indicateurs essentiels :

- **La quantité de matière grasse :** on essaie de trouver des produits qui ne dépassent pas 25 % de matière grasse.
- **La nature des graisses utilisées :** on préfère consommer des produits qui contiennent de l'huile de tournesol ou de colza, on évite les graisses de palme et coprah (coco).
- **Le taux de sel :** 600 mg de sodium (soit 1,5 g de sel) pour 100 g est vraiment la dose maximale.
- **Les additifs :** on préfère les recettes les plus simples, on limite le nombre d'additifs !

LES PIÈGES

- On peut considérer que le piège principal, c'est l'emballage, qui présente un produit de façon très alléchante, ne correspondant pas à la réalité nutritionnelle. Pour les chips, c'est particulièrement évident, avec des déclinaisons aromatiques dans tous les sens : barbecue, paysanne, à l'ancienne, qui en réalité ne signifient pas grand-chose car la recette reste toujours la même sauf quand on y ajoute des arômes... artificiels. Préférez les produits nature sans arôme original. Mieux vaut manger du poulet rôti si l'on a envie de cette saveur que de prendre des chips avec un arôme qui s'en approchera, mais qui n'aura jamais croisé l'ombre d'un poulet!
- L'autre piège, c'est la portion de produit qui n'est souvent pas standardisée, nous faisant passer d'un niveau de consommation à l'autre. On trouve des paquets de chips de 30 g comme de 135 g.
- Le terme « huile végétale » qui figure encore parfois sur certains produits et qui ne permet pas de connaître la vraie nature de la graisse utilisée mais qui présage de sa médiocrité.
- Les produits fourrés sous forme de choux ou bâtonnets. La qualité du fourrage est systématiquement catastrophique!
- Les formes qui attirent vos enfants : frites, mini-pizzas, crackers animaux et petits fantômes... rappelez-vous qu'ils n'ont aucun intérêt!
- Les graines oléagineuses grillées à sec, riches en additifs!
- Les mélanges japonais qui, sous leur air de légèreté, sont composés en majorité d'amidon et de multiples additifs!

CONSEILS DE CONSOMMATION

Puisque ce sont des produits secs qui se conservent assez facilement, on a tendance à les stocker en trop grand nombre dans nos placards.
Pour les produits secs comme les biscuits ou les chips, la portion recommandée est de 30 g par personne une à deux fois par semaine. Cela vous permet, en multipliant le nombre de personnes, de savoir combien de paquets acheter au maximum. C'est un produit à considérer comme une friandise, à ce titre, il n'est pas obligatoire en plus grande quantité dans nos cuisines, car nous savons très bien que plus il y en a, plus nous en consommerons.
Pour les tartinables que nous avons observés, la quantité à respecter est à peu près identique : 30 g par personne une à deux fois par semaine, en alternance avec les autres produits apéritifs.

CHIPS ET BISCUITS

CURLY® CACAHUÈTE, VICO®

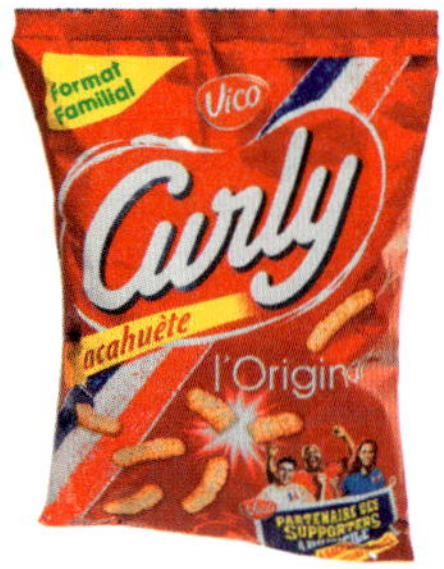

Un grand classique avec une recette assez simple et un choix judicieux d'huile de tournesol.
Le taux de lipides est dans la moyenne. Une petite diminution de sel est attendue !

Ingrédients :

• Semoule de maïs 59 %, arachides grillées moulues 30 %, huile de tournesol, sel, base aromatisante épice (arôme naturel, tomate). Traces éventuelles de lait, dérivés laitiers et fruits à coque.

Données nutritionnelles pour : 100 g

• Valeur énergétique : 490 kcal
• Protéines : 13 g
• Glucides : 52 g
• Lipides : 24 g
• Sel : 1,67 g

CRUNCHY NACHIPS® ORIGINAL, OLD EL PASO®

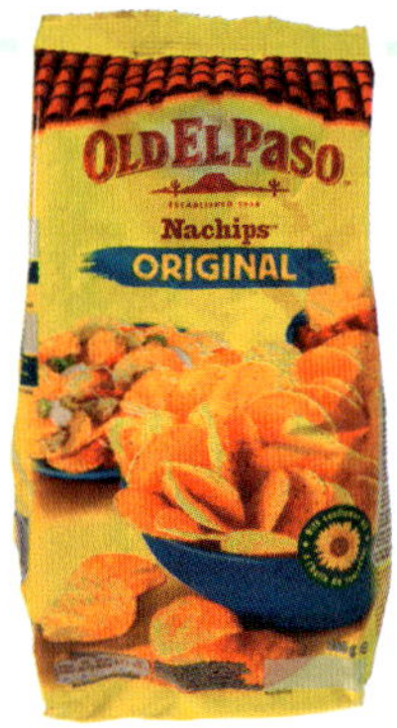

Une nouvelle recette pour ce produit qui reste simplissime sans aucun additif. Même si l'on est passé de 20 à 26 % de matières grasses, le choix de l'huile de tournesol nous séduit et le taux de sel reste remarquablement bas !

Ingrédients :

• Grain de maïs, huile de tournesol, sel.

Données nutritionnelles pour : 100 g

• Valeur énergétique : 500 kcal
• Protéines : 6,2 g
• Glucides : 56,4 g, dont sucres : 0,5 g
• Lipides : 26,7 g, dont acides gras saturés : 3 g
• Fibres alimentaires : 4,7 g
• Sel : 0,49 g

RICE CRACKERS POIVRE NOIR, N.A !® - NATURE ADDICTS

On aime la simplicité de la recette et le taux de matières grasses très raisonnable, dont seulement 2,2 % d'acides gras saturés !

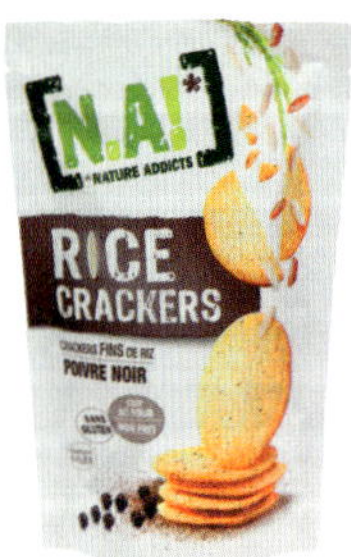

Ingrédients :

• Farine de riz 85 %, huile de son de riz 9,8 %, assaisonnement (poivre noir en poudre, poudre de chili, flocon d'algue), sucre, maltodextrine de maïs, sel. Peut contenir des traces de soja et lait.

Données nutritionnelles pour : 100 g

• Valeur énergétique : 431 kcal
• Protéines : 7 g
• Glucides : 78 g, dont sucres : 0,6 g
• Lipides : 9,8 g, dont acides gras saturés : 2,2 g
• Sel : 1,7 g

BÂTONS AU GOUDA, DELACRE®

Une recette bien complexe avec huile de palme et un fourrage à base de poudre de fromage, de lait, d'œuf et nombreux additifs. On atteint 32,5 % de lipides et un taux de sucre particulièrement élevé. On laisse en rayon !

Ingrédients :

• Fourrage de pâte gouda 65 % [huile végétale (palme, palmiste), poudre de fromage de gouda 5 %, lactose et protéines de lait, sel, arôme], farine de froment, farine de pommes de terre, huile végétale (palme, palmiste), lactose et protéines de lait, sel, jaunes d'œufs en poudre, colorants : bixine et caramel, émulsifiant : lécithine de soja, dextrose monohydraté, poudres à lever : diphosphate disodique et carbonates de sodium, poivre. Peut contenir des graines de sésame.

Données nutritionnelles pour : 100 g

- Valeur énergétique : 533 kcal
- Protéines : 5,8 g
- Glucides : 51,3 g, dont sucres : 26,1 g
- Lipides : 32,5 g, dont acides gras saturés : 15,4 g
- Sel : 1,1 g

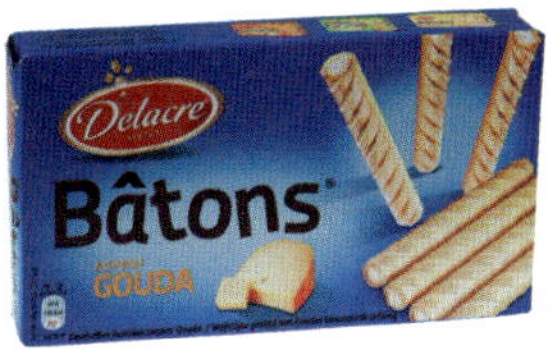

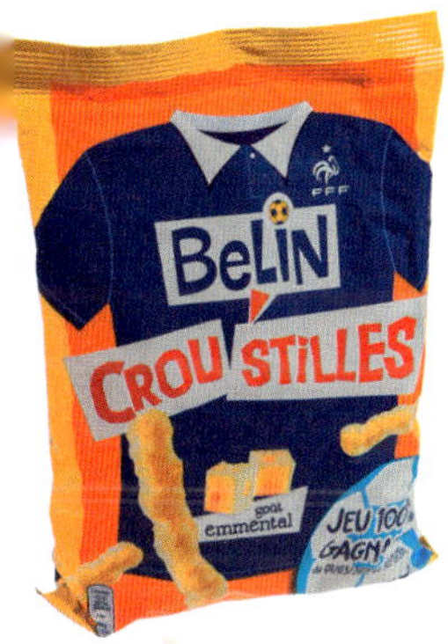

CROUSTILLES À L'EMMENTAL, BELIN®

Avec 33 % de lipides dont près de la moitié d'acides gras saturés et un cocktail d'exhausteurs de goût, vraiment un produit à éviter !

Ingrédients :

• Semoule de maïs 62,5 %, huile de palme, lactosérum en poudre (du lait), fromage en poudre 3,1 % (dont emmental 2,9 %), arôme, sel, exhausteurs de goût : glutamate monosodique, inosinate disodique et guanylate disodique. Peut contenir blé, arachide.

Données nutritionnelles pour : 100 g

- Valeur énergétique : 543 kcal
- Protéines : 7,2 g
- Glucides : 53 g, dont sucres : 5,8 g
- Lipides : 33 g, dont acides gras saturés : 15 g
- Sel : 1,5 g

TUC ORIGINAL®, LU®

De prime abord, on pourrait être séduit par la teneur en matières grasses, relativement faible avec 18 %, ainsi que par la valeur calorique qui est à peu près normale pour ce type de produit, mais la graisse de palme essentiellement utilisée et le taux de sel laissent un goût amer, d'autant que l'on retrouve dans ce produit du sirop de glucose, c'est-à-dire du sucre dont on ne comprend pas vraiment la présence dans un produit de type apéritif et qui renforce probablement le désir d'une consommation exagérée.

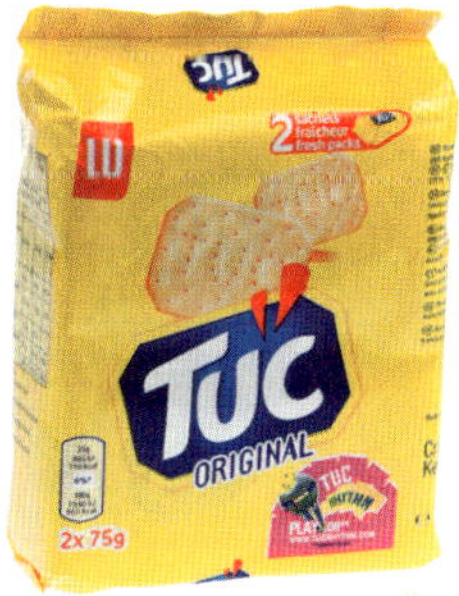

Ingrédients :

• Farine de blé, graisse de palme, extrait de malt d'orge, sirop de glucose, poudres à lever : carbonate acide d'ammonium et carbonate acide de sodium, œufs, sel, arôme, agent de traitement de la farine : sulfite de sodium, émulsifiant : lécithine de tournesol.

Données nutritionnelles pour : 100 g

- Valeur énergétique : 465 kcal
- Protéines : 8,1 g
- Glucides : 65 g, dont sucres : 7,5 g
- Lipides : 19 g, dont acides gras saturés : 8,4 g
- Sel : 2,45 g

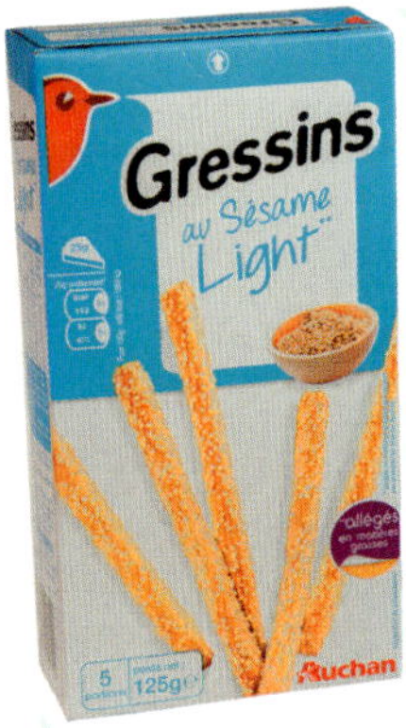

GRESSINS AU SÉSAME LIGHT, AUCHAN®

Une bonne recette avec 17 % de lipides dont seulement 3,5 g d'acides gras saturés grâce aux graines de sésame riches en acides gras polyinsaturés de bonne qualité. 1,25 % de sel, c'est également satisfaisant. Un produit qui sort du lot !

Ingrédients :

• Farine de blé (contient gluten), graines de sésame 21 %, lait écrémé en poudre, sel, levure, farine de malt d'orge (contient gluten), agent de traitement de la farine : acide ascorbique.

Données nutritionnelles pour : 100 g

• Valeur énergétique : 449 kcal
• Protéines : 17 g
• Glucides : 54 g, dont sucres : 3,5 g
• Lipides : 17 g, dont acides gras saturés : 3 g
• Sel : 1,25 g

CHIPS LÉGÈREMENT SALÉES, AU SEL DE MER, TYRRELL'S®

Une recette simplissime, un petit peu moins de 25 % de lipides, et surtout 0,5 % de sel, un produit qui se démarque !

Ingrédients :

• Pomme de terre, huile de tournesol, sel de mer.

Données nutritionnelles pour : 100 g

• Valeur énergétique : 501 kcal
• Protéines : 5,9 g
• Glucides : 49 g, dont sucres : 2 g
• Lipides : 24,4 g, dont acides gras saturés : 2,5 g
• Sel : 0,5 g

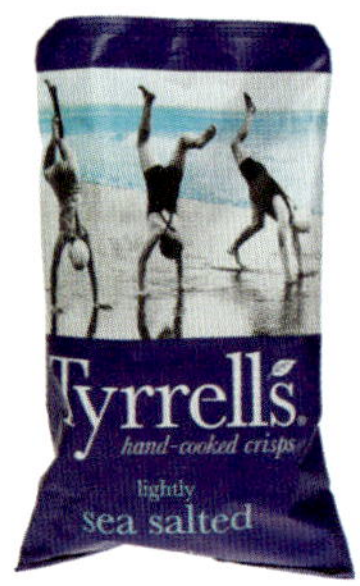

TORTILLAS CHILI SANS GLUTEN, JARDIN BIO®

Une recette de qualité, assaisonnée uniquement avec de vrais aromates ! 20,5 % de lipides et un taux de sel raisonnable. BRAVO !

Ingrédients :

• Farine de maïs*, huile de tournesol*, mélange chili* 4 % (sel, poivron*, ail*, oignon*, sucre*, coriandre*, piment*, fenugrec*, livèche*).

** Ingrédient issu de l'agriculture biologique.*

Données nutritionnelles pour : 100 g

• Valeur énergétique : 477 kcal
• Protéines : 5,8 g
• Glucides : 65 g, dont sucres : 0,6 g
• Lipides : 20,5 g, dont acides gras saturés : 1,7 g
• Sel : 1,2 g

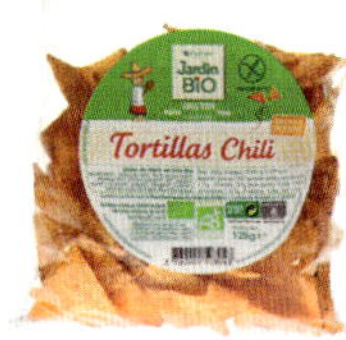

SOUFFLÉS GOÛT JAMBON-FROMAGE, MONSTER MUNCH®, VICO®

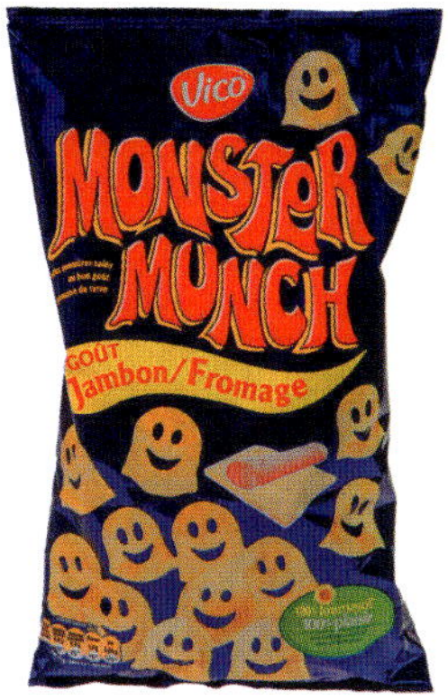

3,3 % de sel, on est proche d'un record ! Les autres saveurs de Monster Munch® ne sont guère mieux !

Ingrédients :

• Pomme de terre déshydratée 24 %, huile de tournesol 21 %, amidon de maïs, farine de blé, amidon de pomme de terre, base aromatisante. jambon-fromage (lactose, sel, arôme, fromage en poudre 0,3 %, sucre, lactosérum en poudre, arôme fumée), sucre, sel, émulsifiant : E471, épice.

Données nutritionnelles pour : 100 g

• Valeur énergétique : 468 kcal
• Protéines : 4,3 g
• Glucides : 62,4 g, dont sucres : 6,6 g
• Lipides : 21,9 g, dont acides gras saturés : 1,9 g
• Sel : 3,3 g

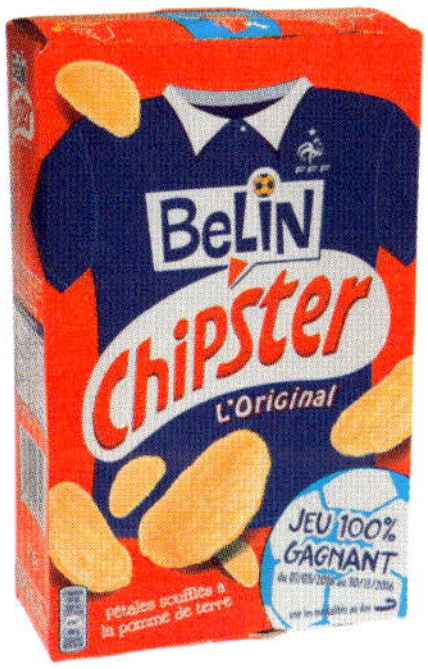

PÉTALES SOUFFLÉS CHIPSTER®, BELIN®

Ce grand classique a tout faux : l'utilisation d'huile de palme et un salage réellement excessif !

Ingrédients :

• Flocons et fécule de pomme de terre 76,6 %, huile de palme, sel 3,6 %, antioxydant (extrait de romarin), curcuma.

Données nutritionnelles pour : 100 g

• Valeur énergétique : 485 kcal
• Protéines : 4 g
• Glucides : 61 g, dont sucres : 0,6 g
• Lipides : 24 g, dont acides gras saturés : 12 g
• Sel : 3,98 g

CHIPS DE CREVETTES, AUCHAN®

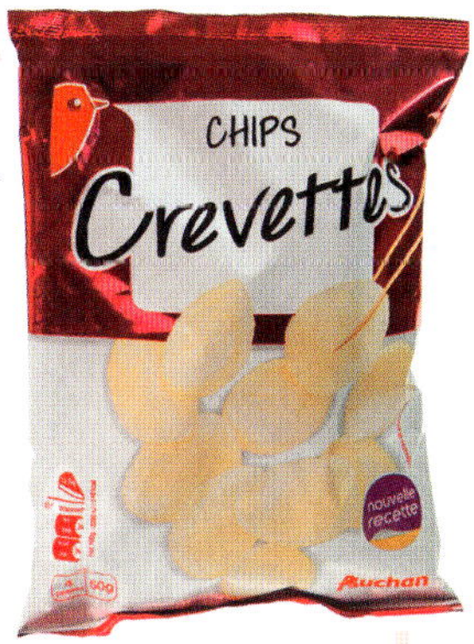

Si vous pensiez économiser les calories en choisissant ces chips de crevettes, c'est raté ! Elles contiennent même moins de protéines que les autres produits de la gamme et sont beaucoup trop grasses et salées.

Ingrédients :

• Farine de manioc 47 %, huile de tournesol, chair de crevettes 17 % (crustacés), sucre, sel, ail, poudre à lever : carbonates de sodium.
Traces éventuelles d'arachide, gluten, œufs et lait.

Données nutritionnelles pour : 100 g

• Valeur énergétique : 548 kcal
• Protéines : 2,3 g
• Glucides : 62 g, dont sucres : 7 g
• Lipides : 32 g, dont acides gras saturés : 2,5 g
• Sel : 2,1 g

TARTINABLES

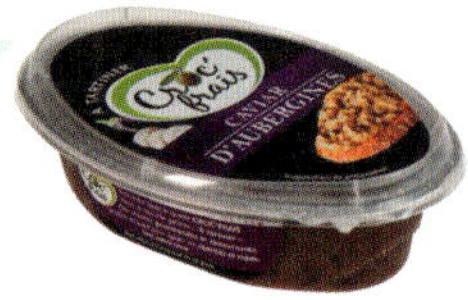

CAVIAR D'AUBERGINES À TARTINER, CROC'FRAIS®

Une recette telle que l'on pourrait la préparer à la maison avec seulement 10,5 % de lipides, un bon produit !

Ingrédients :

• Aubergines préfrites 81 % (aubergines 91 %, huile de colza 9 %), oignons, huile d'olive vierge extra, persil, ail sel, jus de citron à base de concentré.

Données nutritionnelles pour : 100 g

• Valeur énergétique : 136 kcal ; protéines : 1,1 g ; glucides : 9,3 g ; lipides : 10,5 g ; sel : 1,5 g

TZATZIKI, BLINI®

La composition explique à elle seule la qualité de ce produit : 66 % de fromage frais à 0 % de matière grasse, 20 % de concombre, de l'huile de colza et des herbes… c'est à la fois un produit extrêmement maigre, approprié pour l'apéritif est très simple à consommer. La valeur calorique n'excédera pas 102 kcal pour 100 g. C'est probablement un grand produit de référence dans cette catégorie.

Ingrédients :

• Fromage frais à 0 % de matière grasse 66 % (lait), concombres 20 %, huile de colza, aneth, vinaigre d'alcool, sel, persil, ail déshydraté, conservateur : E202, poivre.

Données nutritionnelles pour : 100 g

• Valeur énergétique : 102 kcal ; protéines : 1,2 g ; glucides : 2,6 g, dont sucres : 2,6 g ; lipides : 9,6 g, dont acides gras saturés : 0,8 g ; sel : 0,1 g

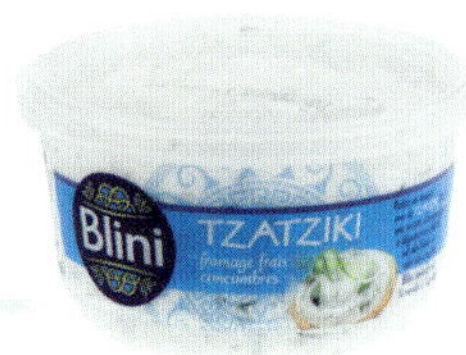

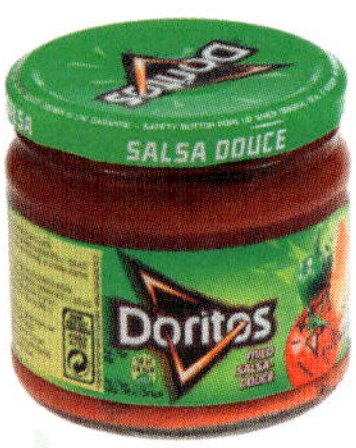

SAUCE SALSA DOUCE, DORITOS DIPPAS®

Une sauce tomate légèrement sucrée et seulement 35 kcal pour 100 g ! On aurait apprécié un autre liant que l'amidon modifié.

Ingrédients :

• Tomates (purée et dés 57 %), purée de tomates concentrée 13 %, oignons 12 %, poivrons grillés 11 %, piment jalapeño 3 %, vinaigre d'alcool, sel, amidon modifié, sucre, herbes et épices.

Données nutritionnelles pour : 100 g

• Valeur énergétique : 35 kcal ; protéines : 1,2 g ; glucides : 6,5 g, dont sucres : 4 g ; lipides : < 0,1 g ; sel : 1,38 g

DÉLICE DE POIVRONS ROUGES, LES METS DE PROVENCE®

Une très belle marque artisanale ! Ce produit est de plus l'un des moins gras de la sélection, Made in France et à base de produits locaux !

Ingrédients :

• Poivrons rouges 61,5 % (poivrons rouges préfrits, poivrons rouges), huile d'olive vierge extra, tomates, ail, oignons, carottes, tomates en poudre, olives vertes, sel, huile de tournesol, basilic, poivre, vinaigre de vin rouge, laurier, jus concentré de citron.

Données nutritionnelles pour : 100 g

• Valeur énergétique : 88 kcal ; protéines : 1,2 g ; glucides : 6,4 g, dont sucres : 5,1 g ; lipides : 5,7 g, dont acides gras saturés : 0,5 g ; sel : 1,9 g

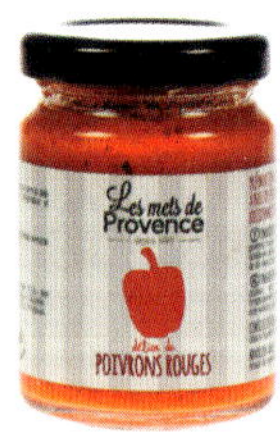

TARAMA, BLINI®

La composition est édifiante : en premier ingrédient, on trouve l'huile de colza – c'est donc l'ingrédient principal de cet aliment –, puis les œufs de cabillaud pour 25 %, de l'eau, de la chapelure, de la crème fraîche, plusieurs colorants et conservateurs, du sirop de glucose... on dépasse les 500 kcal pour 100 g avec un produit de surcroît salé.

Ingrédients :

• Huile de colza, œufs de cabillaud fumés 25 %, eau, chapelure (farine de blé, eau, levure, sel), crème UHT (stabilisant : E407), colorant : E120, conservateurs : E262, E211 et E202, acidifiant : E270, sel, sirop de glucose, extraits d'épices.

Données nutritionnelles pour : 100 g

• Valeur énergétique : 562 kcal ; protéines : 4,7 g ; glucides : 3,4 g ; lipides : 58,9 g ; sel : 1,36 g

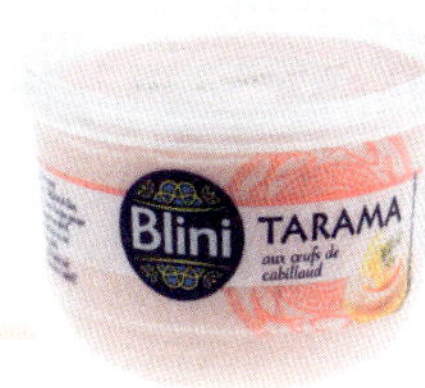

TARAMA DE SAUMON, CARREFOUR®

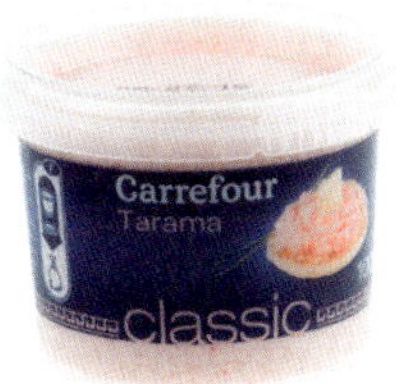

On se situe dans la lignée exacte du précédent produit.

Ingrédients :

• Huile de colza 63 %, œufs de cabillaud salés et fumés 25 %, chapelure de blé, acidifiant : acide citrique, conservateur : sorbate de potassium, colorant : carmins.

Données nutritionnelles pour : 100 g

• Valeur énergétique : 598 kcal ; protéines : 5,8 g ; glucides : 4,1 g ; lipides : 62 g ; sel : NI

RILLETTES DE THON, CARREFOUR®

C'est aujourd'hui la tendance pour ce genre de produit. Sur le plan énergétique, le produit est satisfaisant comparé aux autres tartinables, avec peu de calories, mais quand même un peu de matières grasses. C'est plutôt la composition de cette pâte au poisson qui est à contester ici, malgré l'utilisation exclusive d'huiles de colza et tournesol. Un peu surprenant dans les ingrédients : avec de la protéine de lait, de la fécule de manioc, de l'extrait de thon et du poisson qui n'est même pas nommé... des épaississants et arôme... vraiment pas intéressant !

Ingrédients :

• Thon 39 %, huile végétale (colza et tournesol en proportion variable), poisson 17,5 %, eau, protéine de lait, fécule de manioc, sel, extrait de thon, jus de citron concentré, extrait de citron, ciboulette, fibre de blé, arôme (contient : poisson, lait, blé), épaississants : gomme de guar et gomme xanthane.

Données nutritionnelles pour : 100 g

• Valeur énergétique : 229 kcal ; protéines : 12 g ; glucides : 1,6 g ; lipides : 19 g, dont acides gras saturés : 2,8 g ; sel : 1,3 g

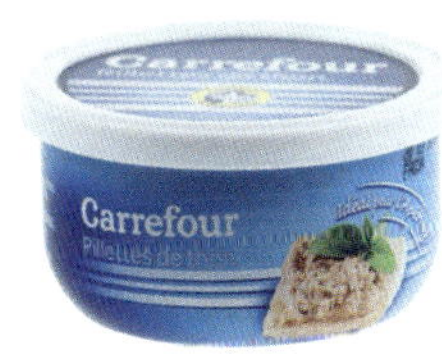

TAPENADE NOIRE, LES APÉRITIFS, PUGET®

Pâte à base d'olives noires à l'huile d'olive vierge extra. Une bonne recette mais un excès de sel, d'autant plus si l'on y trempe des biscuits salés !

Ingrédients :

• Olives noires 80,6 %, huile d'olive vierge extra 4,2 %, câpres (câpres, eau, vinaigre d'alcool), sel, pâte d'anchois (anchois, huile d'olive), ail, jus de citron, herbes aromatiques, acidifiant : acide citrique, poivre.

Données nutritionnelles pour : 100 g

• Valeur énergétique : 247 kcal ; protéines : 1,8 g ; glucides : 2,6 g ; lipides : 24,3 g ; sel : 3 g

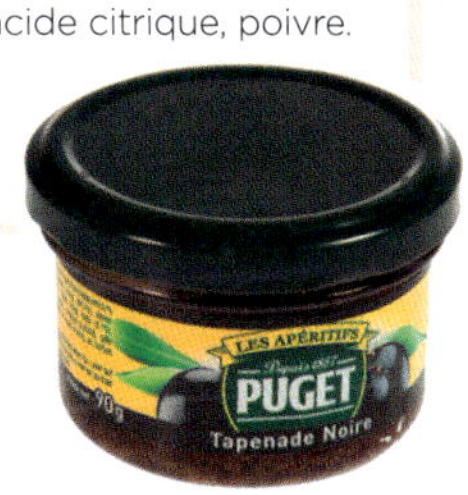

LÉGUMES PRÉPARÉS ET OLIVES

OLIVES FARCIES AUX POIVRONS, CROC'FRAIS®

Une bonne recette et on souligne un rapport oméga 6/oméga 3 de 2,5 intéressant. Le taux de sel est raisonnable pour ce produit, les olives atteignent généralement 3 à 6 % de sel.

Ingrédients :

- Olives vertes (sel), huile de colza, poivrons 6,88 %.

Données nutritionnelles pour : 100 g

- Valeur énergétique : 222 kcal
- Protéines : 1,1 g
- Glucides : 1,8 g
- Lipides : 22,9 g, dont acides gras saturés : 2,1 g
- Fibres alimentaires : 1,5 g
- Sel : 2,6 g

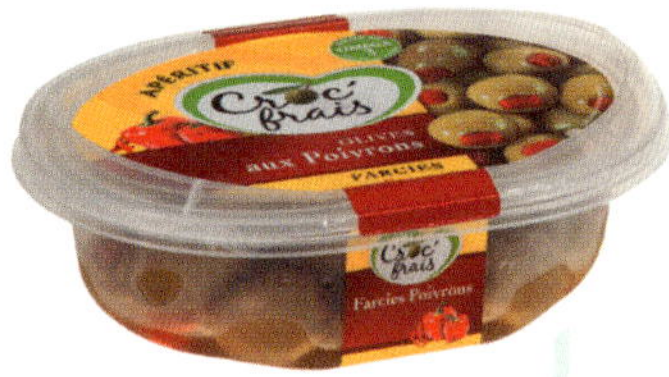

POIVRONS GRILLÉS ROUGES ET JAUNES À L'HUILE, U SAVEURS®, SUPER U®

Même si la quantité d'huile utilisée est importante, il s'agit de bonnes huiles, et en égouttant on obtient un produit final intéressant pour cette gamme.

Ingrédients :

- Poivrons rouges et jaunes 57 %, huile de tournesol 34,6 %, huile d'olive extra-vierge 5 %, vinaigre de vin, sucre, sel, antioxydant : acide ascorbique.

Données nutritionnelles pour : 100 g

- Valeur énergétique : 52 kcal
- Protéines : 0,6 g
- Glucides : 4,8 g, dont sucres : 4,4 g
- Lipides : 2,7 g
- Fibres alimentaires : 2,8 g
- Sel : 1,4 g

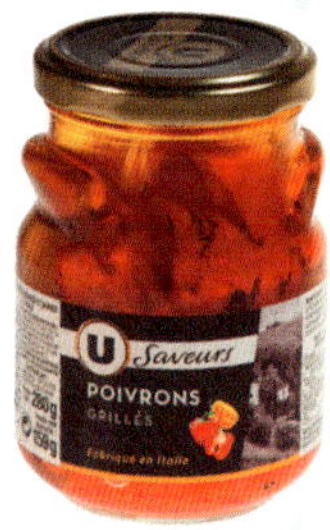

ASPERGES BLANCHES MINIATURES, GÉANT VERT®

Un produit nature tout simple et pauvre en calories avec un taux de sel modeste contrairement à ce que l'on reproche aux conserves.

Ingrédients :

- Asperges blanches, eau, sel, acidifiant : acide citrique.

Données nutritionnelles pour : 100 g

- Valeur énergétique : 17 kcal
- Protéines : 1 g
- Glucides : 2 g, dont sucres : 1,5 g
- Lipides : 0,3 g
- Fibres alimentaires : 1,1 g
- Sel : 0,73 g

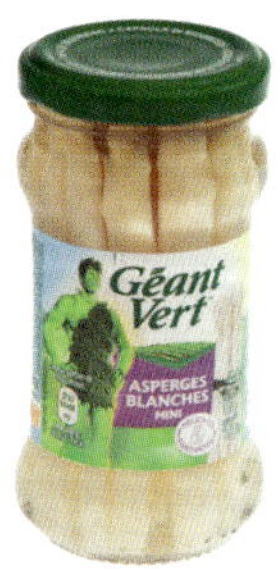

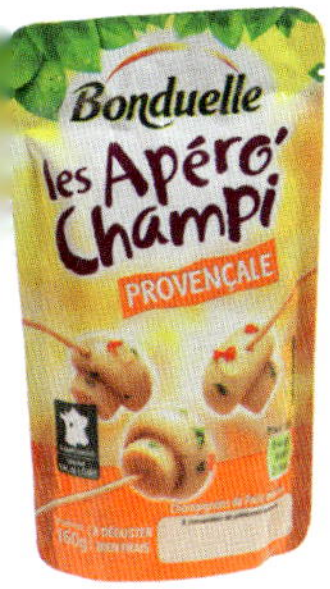

LES APÉRO' CHAMPI PROVENÇALE, BONDUELLE®

On pourrait facilement s'y laisser prendre, mais il s'agit d'un produit qui paraît faussement léger, puisque l'on atteint plus de 20 % de lipides, c'est plus que certaines chips !

Ingrédients :

• Champignons de Paris précuits 74 %, huile de colza, vinaigre d'alcool, sel, huile d'olive 2 %, épices et aromates, acidifiant : acide lactique, arômes.

Données nutritionnelles pour : 100 g

• Valeur énergétique : 211 kcal ; protéines : 3,4 g ; glucides : 1,9 g ; lipides : 20,7 g, dont acides gras saturés : 2,1 g ; fibres alimentaires : 1,5 g ; sel : 1,2 g

OLIVES NOIRES ENTIÈRES À LA GRECQUE, TRAMIER®

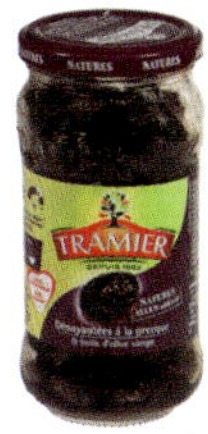

Bien plus grasses que les autres olives, elles sont également excessivement riches en sel !

Ingrédients :

• Olives noires, sel, huile de tournesol, conservateur : E202.

Données nutritionnelles pour : 100 g

• Valeur énergétique : 335 kcal ; protéines : 2,2 g ; glucides : 8,2 g, dont sucres : 4,7 g ; lipides : 31 g, dont acides gras saturés : 4,1 g ; fibres alimentaires : 9,4 g ; sel : 9 g

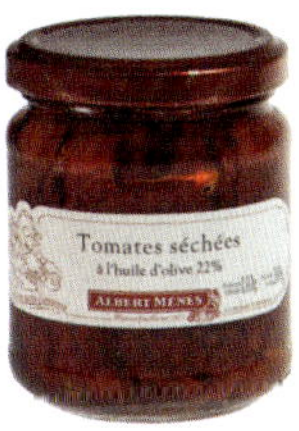

TOMATES SÉCHÉES À L'HUILE D'OLIVE, ALBERT MÉNÈS®

La base de tomates n'en fait pas un produit si léger en calories et le taux de sel est réellement trop élevé.

Ingrédients :

• Tomates séchées partiellement réhydratées au court-bouillon 55 % (tomate 32 %, sel, composition du court-bouillon : eau, vin blanc, vinaigre d'alcool, oignons frais, sucre, épices) huile d'olive vierge extra 22 %, huile de tournesol 22 %, basilic, origan.

Données nutritionnelles pour : 100 g

• Valeur énergétique : 221 kcal ; protéines : 4,3 g ; glucides : 21 g, dont sucres : 5,5 g ; lipides : 13 g ; sel : 7,3 g

LES FROMAGES POUR L'APÉRITIF

Les marques de fromage ont pour beaucoup développé des gammes de produits adaptées à l'apéritif. Il s'agit de produits déjà portionnés, qui vous évitent simplement le temps de découpe ; mais également d'autres recettes plus originales à base de fromage frais compacté, fourré, ou encore des fameux cubes que tout le monde connaît !

Ne nous faisons pas d'illusions, pour qu'un fromage frais tienne sous forme de petites billes très régulières, de nombreux additifs y sont ajoutés, ce qui en fait des recettes peu recommandables pour la santé. Le taux de matières grasses est rarement inférieur à 30 % et le taux de sel est en moyenne de 1,5 %, ce qui reste raisonnable, mais atteint parfois plus de 2 %.

Ces préparations ne sont pas particulièrement intéressantes pour deux raisons : il s'agit soit de fromage simplement coupé avec un prix au kilo qui a flambé, soit de produits riches en additifs, sel et graisses.

Seules les petites billes de mozzarella nature sortent du lot avec moins de 15 % de lipides et un salage modeste.

FRUITS SECS

CACAHUÈTES GRILLÉES SALÉES, BÉNENUTS®

Nettement moins caloriques que celles grillées à sec auxquelles sont ajoutés arôme et autres additifs. Le taux de sel reste raisonnable et le choix de l'huile de tournesol judicieux.

Ingrédients :

• Cacahuètes, huile de tournesol, sel.

Données nutritionnelles pour : 100 g

• Valeur énergétique : 606 kcal ; protéines : 27 g ; glucides : 5,8 g ; lipides : 53 g ; dont acides gras saturés : 8,9 g ; sel : 0,98 g

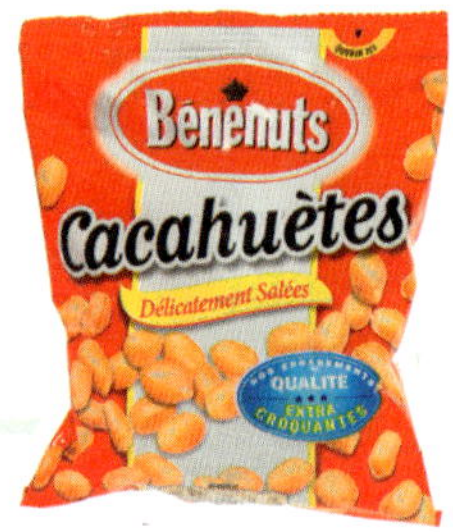

MY M!X, BLUE BOOST, N.A !® - NATURE ADDICTS

Un produit de jolie qualité, même si les valeurs énergétiques de cette gamme appellent à une modération des quantités consommées, on est tout de même sur un produit plus « naturel ».

Ingrédients :

• 34 % noisettes, 27 % cranberries séchées (canneberges, jus de pomme concentré, huile de tournesol), 22 % cassis séchés (cassis, jus de pomme concentré, huile de tournesol), 17 % graines de courge.

Données nutritionnelles pour : 100 g

• Valeur énergétique : 491 kcal ; protéines : 10 g ; glucides : 37 g, dont sucres : 32 g ; lipides : 32 g, dont acides gras saturés : 3,7 g ; fibres alimentaires : 7,6 g ; sel : 0,5 g ; magnésium : 130 mg

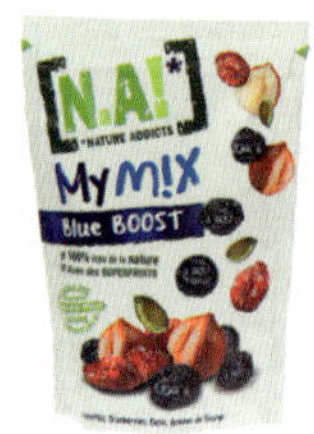

SOYA PARTY, SOY®

Un produit à base de graines de soja toastées qui sort réellement du lot puisque l'on atteint 39 % de protéines, moitié moins de lipides que les cacahuètes, qui plus est de bonne qualité, et un salage raisonnable !

Ingrédients :

• Graines de soja* (1) entier toasté 96 %, huile de tournesol* désodorisée, sel.

** Ingrédient issu de l'agriculture biologique. (1) Soja français sans OGM issu d'une filière Bio Solidaire contrôlée par Ecocert Environnement.*

Données nutritionnelles pour : 100 g

• Valeur énergétique : 452 kcal ; protéines : 39 g ; glucides : 12 g, dont sucres : 5,7 g ; lipides : 24 g, dont acides gras saturés : 3,6 g ; sel : 0,98 g

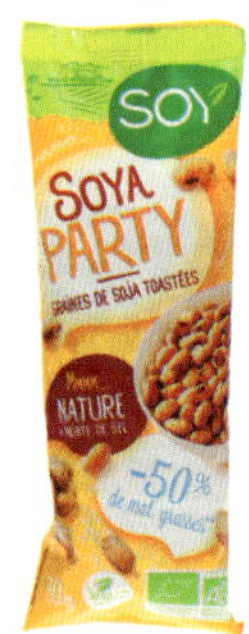

NB : Bravo à NATUR' & BON de Vico® et à PLAISIR BRUT de Bénenuts®, de nouvelles gammes en version nature, non salées.

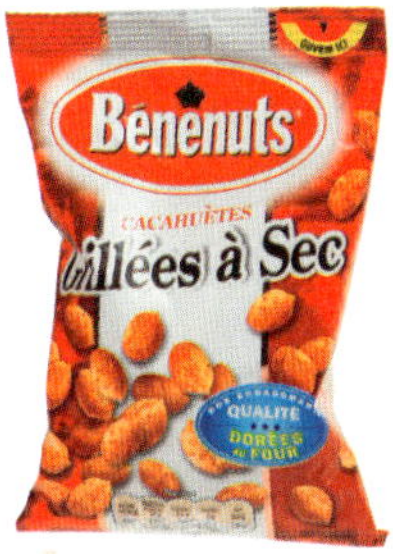

CACAHUÈTES GRILLÉES À SEC NATURE, BÉNENUTS®

La qualité de l'enrobage des cacahuètes laisse à désirer, et tout cela pour atteindre plus de 50 % de lipides et 2 % de sel. On évite !

Ingrédients :

• Cacahuètes base aromatisante (sel, amidon modifié, farine de riz, extrait et poudre de levure, sucre caramélisé, dextrose, arôme, poudre de paprika et d'oignon), stabilisants : gomme d'acacia et sorbitol.

Données nutritionnelles pour : 100 g

• Valeur énergétique : 620 kcal ; protéines : 25 g ; glucides : 11 g, dont sucres : 6,5 g ; lipides : 52 g, dont acides gras saturés : 7,5 g ; sel : 2 g

NUTS & CRACKS SPICY CACAHUÈTES, VICO®

Des cacahuètes biscuitées et riches en sel et en additifs ! On préfère le produit juste salé.

Ingrédients :

• Cacahuètes, huiles végétales (tournesol, palme), amidon de pomme de terre, semoule de maïs, riz, amidon de maïs, sucre, arôme naturel, pomme de terre déshydratée, farine de riz, farine de maïs, sel, dextrose, fibres alimentaires, amidon de blé, base aromatisante goût barbecue (arôme (dont arôme de fumée), oignon, lactosérum en poudre, farine d'orge, tomate, ail), amidon de pomme de terre pré-gélatinisé, amidon de tapioca, sauce soja (eau, soja, blé, sel), base aromatisante goût barbecue (arôme (dont arôme de fumée), oignon, ail), extrait de curcuma, sucre caramélisé, ail en poudre, colorants : E150a et E160a, maltodextrine, base aromatisante goût herbes et épices (arôme naturel, tomate), émulsifiants : mono- et diglycérides d'acide gras, réglisse en poudre, exhausteurs de goût : E627 et E631, extrait de poivron.

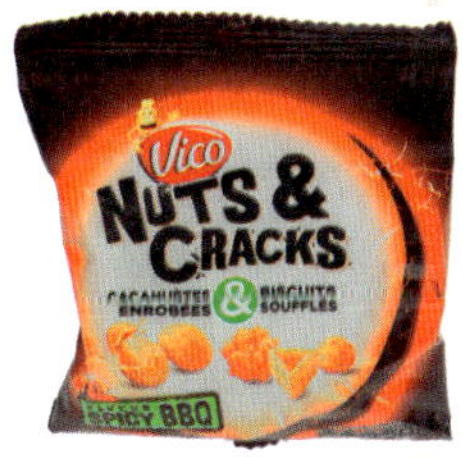

Données nutritionnelles pour : 100 g

• Valeur énergétique : 532 kcal ; protéines : NI ; glucides : 47 g, dont sucres : 7,8 g ; lipides : 33 g, dont acides gras saturés : 6,4 g ; fibres alimentaires : NI ; sel : 2,2 g

AMANDES GOÛT FUMÉ GRILLÉES SALÉES, MONOPRIX®

Une recette tout simplement catastrophique par sa grande richesse en additifs ! Plus aucun intérêt de consommer des amandes avec une telle recette !

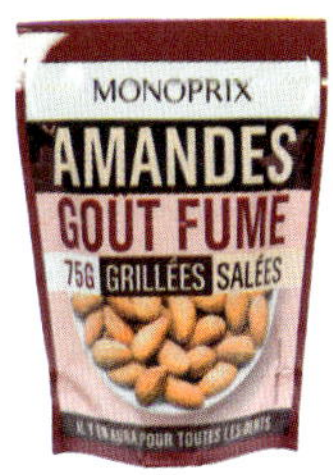

Ingrédients :

• Amandes, arômes et arômes de fumée (contient exhausteur de goût : E621, colorant : E150a, épaississant : E415, conservateur : E211, émulsifiants : E472c, E472b), sel, huile de tournesol, épaississant : gomme d'acacia. Traces d'arachides, d'autres fruits à coque, de gluten et de soja.

Données nutritionnelles pour : 100 g

• Valeur énergétique : 629 kcal ; protéines : 26 g ; glucides : 5 g, dont sucres : 3,2 g ; lipides : 54 g, dont acides gras saturés : 4,5 g ; fibres alimentaires : 9,7 g ; sel : 1,5 g

NB : les surimis sont traités dans la partie Traiteur, page 310, les saucisses cocktail dans les Charcuteries, page 290.

PRODUITS FRAIS

PRODUITS LAITIERS

Leur catégorie est tellement importante qu'il convient de souligner que le futur Programme national nutrition santé 2017-2021 recommande de consommer deux produits laitiers par jour pour les adultes (au lieu de trois) et jusqu'à trois à quatre pour les enfants, adolescents et personnes âgées. Cette consommation est intéressante pour ses apports en protéines de bonne qualité et en calcium autant pour des raisons de santé osseuse que pour des raisons d'équilibre alimentaire, de satiété et pour favoriser la consommation des probiotiques en faveur d'une « bonne » flore intestinale que beaucoup renferment (notamment les yaourts).

PRODUITS LAITIERS FRAIS

C'est l'une des plus importantes catégories alimentaires puisqu'elle regroupe une grande variété de produits : le lait, les yaourts, les fromages blancs, les petits-suisses et... les desserts lactés.

Le lait est un produit qui contient beaucoup d'eau, puis dans la composition duquel on trouve principalement des protéines (la caséine notamment, qui fournit au lait sa couleur blanche), des matières grasses et un sucre, le lactose, qui a un pouvoir sucrant relativement faible par rapport au saccharose, des vitamines, des minéraux et des oligoéléments, avec bien entendu le calcium et le phosphore.

Malgré toutes les contre-vérités que l'on entend actuellement, le lait et ses produits dérivés, c'est-à-dire les produits laitiers, sont des produits indispensables aux êtres humains. Les seuls vrais problèmes concernent les personnes allergiques aux protéines de lait de vache (caséines et/ou lactoglobuline et/ou lactalbumine), qui doivent recourir à des produits de substitution sans protéines de lait de vache (comme ce que l'on fait pour les enfants avec des préparations particulières), ou bien celles qui présentent une intolérance au lactose (pas de réaction allergique grave) qui provoque des inconvénients comme des douleurs digestives justifiant, soit l'utilisation de lait sans lactose ou de boissons végétales, soit une augmentation de produits comme le fromage contenant peu de lactose, principalement les fromages à pâte pressée cuite (emmental, cantal, comté, beaufort, abondance etc.).

DONNÉES NUTRITIONNELLES ET CONSERVATION

Le lait apporte 3,2 g de protéines pour 100 g (100 ml), 4,8 g de glucides et, selon qu'il est écrémé, demi-écrémé ou entier, respectivement 0 %, 1,5 % et 3 % de lipides. La valeur calorique du lait varie de 34 calories pour 100 ml de lait écrémé à 65 calories environ pour le lait entier. On constate donc que seuls les gros buveurs de lait ou ceux devant limiter leurs apports en graisses ont intérêt à consommer du lait écrémé étant donné la faible différence. Toutes les vitamines sont présentes dans le lait en quantité plus ou moins grande, à l'exception de la vitamine B12, et on notera une richesse en vitamine B2 mais une pauvreté en vitamine C. L'apport en vitamine A est intéressant, et également en vitamines E et D (en plus faible quantité). Mais n'oublions pas que, pour disposer de ces vitamines (A, E et D) que l'on trouve seulement s'il y a de la graisse, il faut prendre des laits demi-écrémés, entiers ou écrémés mais avec enrichissement en ces vitamines.
Il faut également souligner qu'il s'agit d'un produit sensible et propice au développement de germes. On réduit ce risque en achetant du lait pasteurisé ou stérilisé UHT et en le stockant après ouverture au réfrigérateur, hermétiquement fermé, tout en veillant à le consommer dans les 48 heures.

LES VARIÉTÉS DE LAIT

Il existe, en plus du lait classique, de très nombreuses variétés de lait. La mode est au lait enrichi, car la législation le permet.

- **Les laits enrichis,** notamment en calcium ou en vitamine D qui sont les principales carences dans la population. Certains autres sont enrichis en vitamines ou en protéines mais avec un intérêt très faible.
- **Les laits appauvris en lactose** se démarquent et présentent un réel intérêt pour les personnes intolérantes, mais n'ont aucun bénéfice pour le reste de la population.
- **Les laits aromatisés** sont simplement des produits auxquels on a ajouté un arôme ou du cacao, mais surtout du sucre, ce qui a pour effet principal d'augmenter à la fois la valeur calorique et la quantité de sucre.
- **Le lait de chèvre et le lait de brebis** sont très proches du lait de vache entier mais sont en général un peu plus gras. Toutefois, face à une demande grandissante, des produits au lait de chèvre et brebis demi-écrémés et même écrémés ont vu le jour.

Substituts de lait :

- **Les boissons végétales.** L'appellation « lait » est inappropriée pour ces jus végétaux aux compositions assez variées et assez éloignées du lait. Le plus consommé reste le « lait de soja », dont la teneur en protéines est satisfaisante, la nature des acides gras intéressante et même supérieure et le cholestérol absent, cependant le calcium est insuffisant en dehors d'un enrichissement. On recommandera le « lait de soja » aux intolérants ou allergiques au lait, à ceux devant réduire leurs apports en cholestérol, ou simplement à ceux qui apprécient son goût.
- En ce qui concerne les autres boissons végétales, même si, d'aspect, elles ressemblent au lait, leur composition est bien différente, mis à part l'enrichissement en calcium souvent constaté. Toutefois, elles présentent de temps

en temps des intérêts en quantité de minéraux et oligoéléments. Leur valeur nutritionnelle n'est absolument pas comparable à celle du lait. Une nouvelle législation va d'ailleurs strictement contrôler cette appellation afin de limiter les abus.

COMPRENDRE LA TENEUR EN MG DES LAITAGES

Le pourcentage en matières grasses des produits laitiers est aujourd'hui donné par rapport au produit fini. Sur certains produits, un double étiquetage persiste, montrant un pourcentage exprimé par rapport à l'extrait sec, c'est-à-dire après extraction de l'eau du produit. Par exemple, un fromage blanc à 4 % de MG sur produit fini apporte 4 g de lipides par pot de 100 g. Ceci correspond à 20 % de MG sur extrait sec, selon l'ancien étiquetage.

On notera aussi sur les différents laits et laitages nature un code couleurs pour se repérer :

- **le rouge pour le lait entier, le bleu pour le demi-écrémé et le vert pour le lait écrémé ;**
- **le bleu foncé pour les laitages au lait entier, le bleu clair pour les laitages au lait demi-écrémé et enfin le rose pour les laitages à base de lait écrémé (0 % de MG).**

YAOURTS ET FROMAGES BLANCS

Les **yaourts** ne sont rien d'autre que du **lait fermenté** par deux souches bactériennes bien précises (*Lactobacillus bulgaricus* et *Streptococcus thermophilus*) qui permettent de convertir le lait tiède liquide en sa forme coagulée et qui réduisent une partie du lactose du lait en acide lactique, lequel améliore d'ailleurs l'absorption du calcium chez l'homme.
Les yaourts possèdent donc exactement les mêmes propriétés que le lait bien que la catégorie, du fait de l'essor industriel, en a largement augmenté le nombre. On peut donc distinguer les yaourts nature classiques qui sont faits avec du lait demi-écrémé, les yaourts au lait entier et les yaourts allégés faits avec du lait écrémé. À partir de cette base, on a le choix de les sucrer, avec des fruits, de la confiture, du sucre, ou des édulcorants lorsque l'on veut les alléger totalement.
La valeur calorique du produit dépend donc, pour les graisses, du lait que l'on choisit et/ou d'un enrichissement en crème, et pour les sucres, du produit que l'on a utilisé pour les sucrer, et du lactose naturellement contenu dans le lait ! Cela va de 40 calories pour le yaourt nature sans sucre jusqu'à 110 calories pour le yaourt aux fruits avec du lait entier. Le facteur qui a changé ces derniers temps, c'est la taille du pot, qui a tendance à passer à 150 g, voire 180 g au lieu des 125 g classiques que nous connaissions. On trouve également des yaourts avec des ferments différents comme les bifidobactéries, lesquels peuvent avoir des effets bénéfiques sur le plan digestif, ce qui est parfois controversé mais fortement apprécié des consommateurs.
Les **yaourts à boire** sont assez comparables, mais quasi systématiquement sucrés, de plus leur présentation incite les enfants à les demander plus souvent dans la version sucrée pour des raisons que nous connaissons.
Les **fromages frais** sont plutôt des fromages non affinés que des yaourts. Il faut en général 2 litres de lait pour en fabriquer un kilo (pour les yaourts il en faut un seul)

auxquels on ajoute de la présure et des ferments pour le faire cailler. La fermentation lactique est ensuite stoppée par refroidissement. Le lait s'est alors séparé en deux composantes : le caillé qui est solide et le lactosérum, ou « petit-lait », liquide.
Le fromage obtenu subit différents traitements selon la texture recherchée : égouttage, centrifugation, fouettage, ajout de crème, moulage... On distingue ainsi différents types de fromages frais : fromage blanc de campagne, fromage blanc battu ou lissé, petit-suisse et faisselle. Comme pour les yaourts, il peut être élaboré à partir de lait entier, demi-écrémé ou écrémé. C'est ce qui détermine sa quantité de matières grasses. Cependant, le fait que l'on utilise une quantité de lait supérieure lui confère une teneur plus élevée en protéines et en matières grasses, notamment pour les versions 3-4 % ou 6-8 % sur poids total (20 % ou 40 % de MG extrait sec). Ainsi, un fromage blanc à 20 % équivaut plutôt à un yaourt au lait entier qu'à un yaourt nature fait avec du lait demi-écrémé. Les valeurs caloriques vont bien entendu dépendre également de la nature du lait que l'on utilise, plus ou moins riche en matières grasses, ainsi que des ajouts éventuels de sucre ou de crème, faisant évoluer la valeur calorique entre 45 à 120 calories pour 100 g, voire plus avec des additions importantes de sucre ou de crème.

LES DESSERTS LACTÉS

Il faut clairement identifier la catégorie des desserts lactés, même s'il s'agit bien de produits à base de lait, ils s'apparentent réellement à des desserts plutôt qu'à des produits laitiers, même s'ils sont classés comme tels dans les supermarchés. La matière principale est bien entendu le lait, mais on a la possibilité d'y ajouter toutes sortes d'ingrédients dont systématiquement du sucre, puis au choix : de la crème Chantilly à la crème de marrons en passant par différents types de fruits, de confitures, du chocolat, des œufs, du sucre, du miel, des céréales... Il est préférable de les considérer comme des friandises ou d'un dessert plaisir plutôt que comme un apport lacté exclusif. C'est une catégorie qui s'enrichit sans arrêt, car plus il y a de nouveaux produits, plus nous sommes tentés de les consommer et plus nous augmentons les quantités absorbées de graisse et de sucre. Ainsi, par exemple, les mousses au chocolat ne contiennent du lait qu'« accidentellement », en raison de la recette, mais sont souvent classées dans les desserts lactés par erreur.
Dans cette catégorie, on retrouve également les crèmes brûlées, les crèmes dessert, les viennois, les liégeois, les riz au lait, etc. Ce sont en effet des desserts à base de lait, mais ce sont surtout des friandises à acheter occasionnellement. Les riz et semoules au lait sont cependant intéressants, car ils apportent également des glucides complexes qui favorisent le rassasiement.
Pour synthétiser rapidement, les valeurs caloriques tournent régulièrement entre 130 et 180 kcal pour 100 g avec, en moyenne, 15 à 20 g de graisses et 20 à 25 g de sucre, ce qui n'est pas exagéré pour un dessert. Pour cette catégorie également on sera très vigilant sur la taille du pot. Certaines marques proposent en effet des pots de 70 g, bien adaptés aux enfants ou à un plaisir raisonnable, alors que d'autres jouent la carte de la gourmandise avec des pots de 150 g, en faisant de véritables bombes caloriques. Dans cette catégorie, les additifs sont souvent très nombreux !
Quelle que soit la marque, il est préférable d'acheter les produits simples comme riz ou semoule au lait sans privilégier ceux qui rajoutent du caramel, des crèmes, des nappages ou encore des ajouts de billes de chocolat ou de bonbons...

CONSOMMER UN YAOURT 1 MOIS APRÈS SA DATE LIMITE DE CONSOMMATION ?

Le yaourt est un produit ensemencé en deux bactéries non pathogènes. Ces deux bactéries vont en effet limiter le développement d'autres bactéries potentiellement pathogènes, aussi bien par la conservation au frais que par le conditionnement en pots hermétiques. Cette constatation est en faveur d'une consommation possible de yaourts une fois la date limite de consommation dépassée. Toutefois, cela implique que le produit ait été conservé au frais, sans rupture de la chaîne du froid, et que le pot ne soit en rien altéré. Dans le cas contraire, l'entrée d'air dans le pot permettra le développement de germes de surface pouvant rester invisibles.

De plus, si cela est vrai pour un yaourt nature, cette affirmation n'est pas valable pour les autres laitages, les desserts lactés et les yaourts avec ajout de fruits... On évitera dans tous les cas de dépasser les dates pour les enfants, femmes enceintes ou personnes immunodéprimées. Et n'oubliez pas de faire confiance à votre palais, tout goût piquant est anormal !

COMMENT LES CHOISIR ?

- **La liste des ingrédients** permet de vérifier à la fois la nature du lait et les différents additifs. Rappelons que l'ingrédient qui figure en premier est celui qui compose en majorité le produit. On préférera les listes d'ingrédients les plus courtes, limitant les ajouts de sirops de sucre et d'additifs en tous genres.
- **Le tableau nutritionnel** qui vous donne la possibilité de connaître les quantités de graisse et de sucre. Bien entendu, tout dépend de vos désirs et de votre situation, selon que vous êtes en période de contrôle de votre poids, avec ou sans problème d'ordre médical.
- Il faut savoir qu'au-delà de 5 % de matières grasses, il s'agit d'un produit relativement gras et peu comparable à un produit laitier traditionnel. Pour la quantité de sucre, il n'est pas raisonnable de dépasser 10 à 12 g pour 100 g. Au-delà de ces valeurs, il s'agit plutôt de desserts gourmands, que rien n'interdit de consommer à condition de savoir que si la valeur calorique dépasse les 120 kcal pour 100 g, il faudra rééquilibrer soigneusement le repas pour éviter de le rendre trop riche.
- Il est préférable de diversifier ses achats, entre les fromages blancs, les yaourts, ou même crèmes dessert, ce qui garantira non seulement une meilleure variété des goûts, mais aussi une meilleure variété des différents ferments utilisés, ce qui semble favorable à notre santé et à notre tube digestif.
- Rappelons que les yaourts aux fruits ne remplacent pas les fruits, car la teneur de 10 % environ, soit 12,5 g par pot, de fruits souvent au préalable surgelés, n'égale pas un fruit frais. Contrairement à une idée reçue, leur quantité de sucre n'est pas si problématique que cela, notamment lorsqu'ils sont à 0 %, car l'utilisation du lait écrémé contrebalance le nombre de calories apportées par le sucre, qui reste relativement faible. Il serait préférable de pouvoir les acheter à l'unité, bien que cela soit difficile, pour pouvoir gérer au mieux sa consommation.

LES PIÈGES

- Les fausses appellations allégées, quand la promesse ne porte que sur une seule catégorie de nutriment. Un yaourt à 0 % de graisse ne contient pas nécessairement aucun sucre.
- La taille du pot, qui a tendance à grandir de plus en plus et fausse nos repères de consommation.
- Les emballages très sophistiqués avec des appellations très folkloriques qui sont la plupart du temps simplement des yaourts normaux pour lesquels on paie plus l'emballage que le produit.
- Les produits qui ne sont étiquetés ni yaourt ni fromage blanc mais qui contiennent le mot lait dans leur appellation et qui ne sont pas, la plupart du temps, le produit que vous recherchez, car il y a adjonction de crème fraîche par exemple. C'est une façon de contourner la législation. Ainsi, on peut très bien appeler un produit « fleur de lait », par exemple, le placer dans le rayon des produits laitiers sans que cela soit pour autant un yaourt ou un fromage blanc, et donc sans présence de ferments par exemple !
- Les yaourts à boire, dans lesquels la tendance est d'ajouter du sucre en excès. Ces produits souvent destinés aux enfants peuvent les conditionner au goût du sucre. De plus, les portions oscillent de 100 à 250 ml ! Certains conditionnements en bouteille (850 g) obligent à terminer le produit entamé sous les 3 à 4 jours, ne permettent pas de doser sa consommation : ce n'est pas de l'eau !
- Les promotions qui n'en sont pas lorsqu'on vend plus de produits que ce que nous sommes capables de consommer. Lorsqu'il y a une trop grande variété d'arômes, certains risquent de rester dans votre réfrigérateur.
- La date de péremption des produits, car dans une économie ménagère prudente, il est raisonnable de compter le nombre de produits laitiers que chacun d'entre nous doit consommer et de les acheter sur une période d'une semaine pas plus, ce qui détermine le nombre à acheter.
- Les « yaourts de soja », ou plus spécifiquement « desserts fermentés au soja », qui ne sont pas vraiment comparables aux yaourts de lait de vache et dont la version aromatisée est vraiment beaucoup plus riche que la version nature. Ces spécialités au soja restent intéressantes car naturellement sans lactose et avec un profil de graisses différent (moins de saturées et plus d'insaturées).
- Les produits trop compliqués, ce que vous pouvez vérifier sur la liste des ingrédients lorsqu'il y a trop de produits pour épaissir, ou bien encore trop de gomme, trop de colorants, trop d'arômes, d'édulcorants... Bien qu'autorisé par la législation, cela ne présente pas d'intérêt dans une catégorie de produits où le choix est tellement important qu'on peut toujours trouver ce que l'on souhaite

CONSEILS DE CONSOMMATION

Selon les recommandations nationales, il est préférable d'intégrer à ses repas deux produits laitiers par jour, c'est-à-dire une portion de fromage et/ou une portion de produits laitiers. Cette recommandation est sage non seulement pour les apports en calcium, mais aussi pour la qualité des protéines, pour l'ensemble des micronutriments que l'on trouve dans les produits laitiers (oligoéléments, vitamines, micro-organismes) et l'indispensable diversification de notre alimentation. Mais elle est sage également en raison de la qualité gustative de ces produits.
Il n'est pas nécessaire de ne consommer que des produits allégés, bien que notre préférence aille plutôt vers des produits peu sucrés en raison des nouvelles recommandations de l'OMS (Organisation mondiale de la santé), qui nous incite à limiter de plus en plus la consommation de sucres simples. Il faut reconnaître que, pour les matières grasses, en dehors des desserts lactés, la différence est suffisamment faible pour éviter de se priver des produits entiers - sauf pour les personnes qui contrôlent leur poids ou bien le taux de graisse dans leur sang, où une version demi-écrémée peut être privilégiée.
Ma préférence va plutôt vers deux yaourts ou fromages blancs et une portion de fromage, en acceptant les yaourts aux fruits à 0 % de MG et sans édulcorants (sauf pour les enfants), et, pour se faire plaisir, une ou deux fois par semaine une crème dessert lactée.
Rappelons pour finir que 200 ml de lait sont équivalents à un yaourt, et que pour les amateurs de café au lait ou autre boisson lactée, cela remplace un autre produit laitier.

Rappelons qu'il existe deux appellations : « glucides », terme en dessous duquel figure « dont sucres », qui indique la quantité de sucres simples.
La catégorie est tellement importante qu'il a bien fallu choisir quelques produits, ceux que j'aurais tendance à mettre dans mon réfrigérateur. L'intérêt est de mixer tous ces types de produits pour pouvoir, selon la nature du repas, choisir entre le plus gourmand et le plus diététique.

PRODUITS LAITIERS « DOUBLE PROTÉINE »

Nous mettons à part aujourd'hui les nouveaux produits laitiers « double protéine ».

Il s'agit en réalité de produits concentrés, puisque fabriqués avec 3 litres de lait pour obtenir 1 kilo de produit. Leur apport plus important en protéines (9 g aux 100 g contre 4 g pour les produits classiques) semble avoir un effet intéressant sur la satiété au cours de la journée. Leur valeur calorique varie entre 75 kcal et 100 kcal pour 100 g. Leur taille est toutefois conséquente (150 g), et si ce type de produit s'adresse à ceux qui veulent contrôler leur appétit, leur poids, ou leur culpabilité du grignotage… il faut toutefois tenir compte de leur apport calorique non négligeable.

Les deux marques dominantes sont Danone® et Yoplait®, mais les marques de distributeurs ne sont aujourd'hui pas en reste ! On notera que les pots de 100 g sont à privilégier afin de limiter l'apport calorique.

Il faudra également surveiller le pourcentage de matières grasses, allant de 0 % à 2,5 %, et les ajouts de sucres non négligeables dans les versions aux fruits ou même chocolat…

Ce sont cependant des produits intéressants pour les personnes âgées, permettant de renforcer leur consommation en protéines fréquemment insuffisante.

LAITS NATURE ET AROMATISÉS

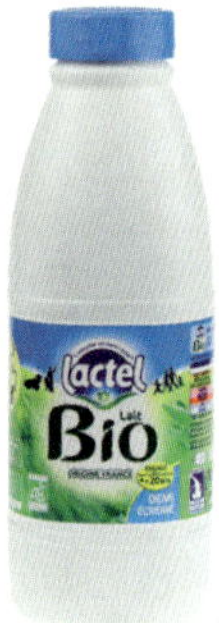

LAIT DEMI-ÉCRÉMÉ BIO, LACTEL®

Parce qu'il a les caractéristiques du lait demi-écrémé avec les valeurs nutritionnelles que nous lui connaissons, mais aussi parce que voilà un des produits de l'agriculture biologique qui est vraiment intéressant puisqu'il protège tout à la fois : les sols et l'animal.

Données nutritionnelles pour : 100 ml

- Valeur énergétique : 45 kcal
- Protéines : 3,2 g
- Glucides : 4,8 g, dont sucres : 4,8 g
- Lipides : 1,5 g
- Sel : 0,1 g
- Calcium : 120 mg

GRANDLAIT® LÉGER & DIGESTE SANS LACTOSE, CANDIA®

Il permet à tous les intolérants au lactose de bénéficier des avantages du lait et est d'une façon générale beaucoup plus digeste, toujours avec les mêmes valeurs caloriques que le lait demi-écrémé.

Ingrédients :

- Lait demi-écrémé, lactase.

Données nutritionnelles pour : 100 ml

- Valeur énergétique : 46 kcal
- Protéines : 3,2 g
- Glucides : 4,8 g
- Lipides : 1,6 g
- Sel : 0,1 g
- Calcium : 120 mg

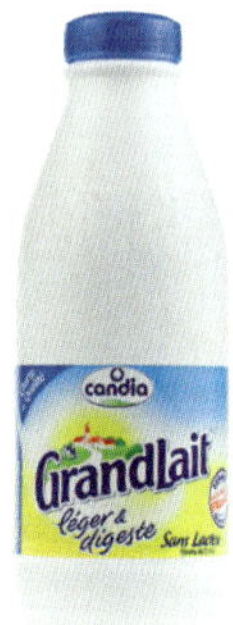

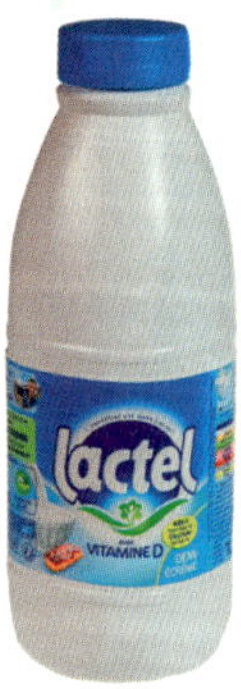

LAIT DEMI-ÉCRÉMÉ UHT AVEC VITAMINE D, LACTEL®

Le lait demi-écrémé apporte environ 0,01 µg de vitamine D aux 100 ml. Ce produit enrichi atteint 0,8 g aux 100 ml, ce qui est intéressant puisque la carence en vitamine D est assez courante. On salue l'utilisation de lait 100 % français.

Ingrédients :

- Lait stérilisé UHT demi-écrémé.

Données nutritionnelles pour : 100 ml

- Valeur énergétique : 45 kcal
- Protéines : 3,2 g
- Glucides : 4,8 g, dont sucres : 4,8 g
- Lipides : 1,5 g, dont acides gras saturés : 1 g
- Calcium : 120 mg
- Vitamine D : 0,8 µg

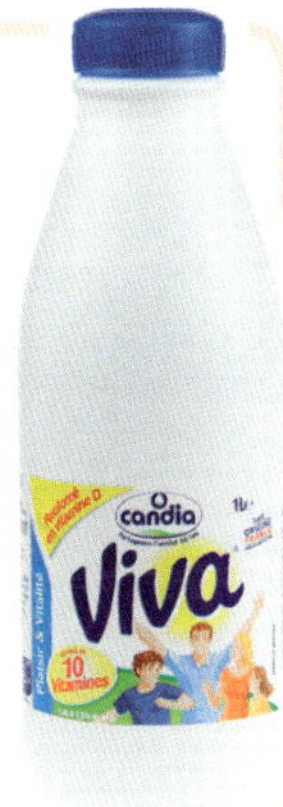

LAIT VIVA DE CANDIA®

Un lait demi-écrémé, qui contient de la lactase pour aider à la digestion du lactose, auquel on a ajouté une multitude de vitamines. Pourquoi pas, mais cela ne présente pas de réel intérêt dans la mesure où l'on peut facilement trouver ces vitamines dans une alimentation variée et équilibrée. On dépasse 1 euro le litre.

Ingrédients :

- Lait à 1,2 % de matières grasses, lactase, vitamines : A, B1, B2, B5, B6, B8, B9, B12, E, PP et D.

Données nutritionnelles pour : 100 ml

- Valeur énergétique : 43 kcal
- Protéines : 3,2 g
- Glucides : 4,8 g
- Lipides : 1,2 g, dont acides gras saturés : 0,8 g
- Acide folique : 30 µg
- Calcium : 120 m µg
- Biotine : 7,5 g
- Vitamine D : 0,75 µg ; vitamine A : 120 µg ; vitamine E : 1,8 mg

CACOLAC®

Une vraie boisson lactée non reconstituée, mais avec 11 % de glucides, soit 22 g par bouteille, on la laisse en rayon.

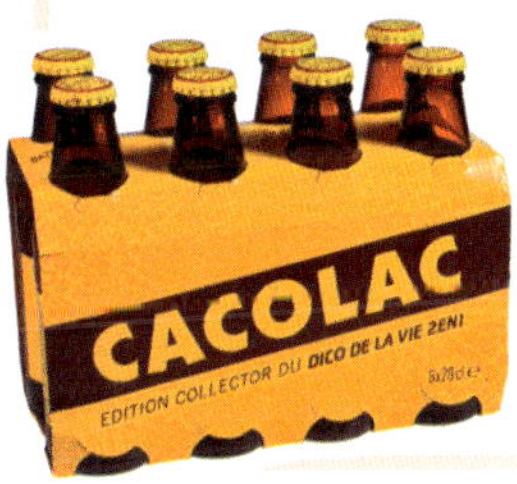

Ingrédients :

- Lait à 8 g MG/L 92,1 %, sucre, cacao 1,2 %, stabilisants : carbonate acide de sodium, carraghénanes.

Données nutritionnelles pour : 100 ml (1 bouteille = 200 ml)

- Valeur énergétique : 70 kcal
- Protéines : 3,2 g
- Glucides : 11 g
- Lipides : 0,95 g
- Calcium : NI
- Vitamine D : NI

LAIT CHOCOLATÉ ALLÉGÉ EN SUCRES CANDY'UP®, CANDIA®

60 % de lait seulement, suivi d'un perméat reconstitué, d'un stabilisant et d'acésulfame K... On préfère un lait écrémé enrichi en vitamine D auquel on ajoutera un cacao en poudre maigre non sucré, on laisse ce produit en rayon.

Ingrédients :

- Lait écrémé 60 %, perméat de lait reconstitué, chocolat en poudre 3,1 % (cacao, sucre), cacao en poudre, stabilisant : E407, édulcorant : E950, vitamine D.

Données nutritionnelles pour : 100 ml (1 briquette = 200 ml)

- Valeur énergétique : 44 kcal
- Protéines : 2,4 g
- Glucides : 7,3 g, dont sucres : 7,1 g
- Lipides : 0,5 g, dont acides gras saturés : 0,2 g
- Calcium : 87 mg
- Vitamine D : 0,75 µg

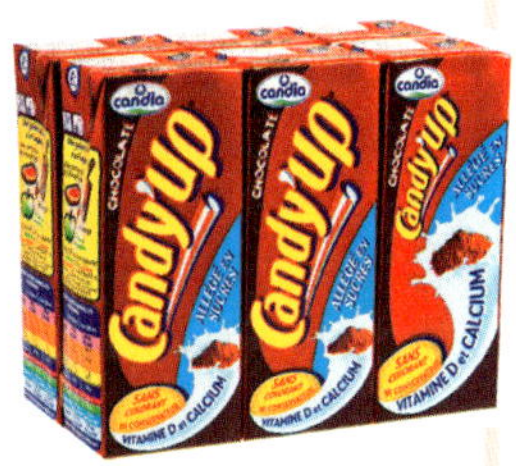

LAIT AU CHOCOLAT MAX, LACTEL®

La nouvelle recette nous séduit : 90 % de lait demi-écrémé, 6 % de chocolat en poudre, un enrichissement intéressant en vitamine D avec une teneur suffisante en calcium !

On regrette l'utilisation d'amidon modifié dans une simple boisson lactée dont on préfère modérer la fréquence de consommation au regard du taux de sucre non négligeable.

Ingrédients :

• Lait demi-écrémé 90 %, chocolat en poudre 5,9 % (sucre, cacao), sucre, stabilisants : carraghénanes, amidon modifié, arôme, minéraux : phosphate de calcium, vitamines : D, B1, B2, B5, B6, B8, B9, B12, PP, E et K.

Données nutritionnelles pour : 100 ml (1 briquette = 200 ml)

• Valeur énergétique : 65 kcal
• Protéines : 2 g
• Glucides : 11,8 g, dont sucres : 10,4 g
• Lipides : 1 g, dont acides gras saturés : 0,8 g
• Calcium : 90 mg
• Vitamine D : 0,75 µg

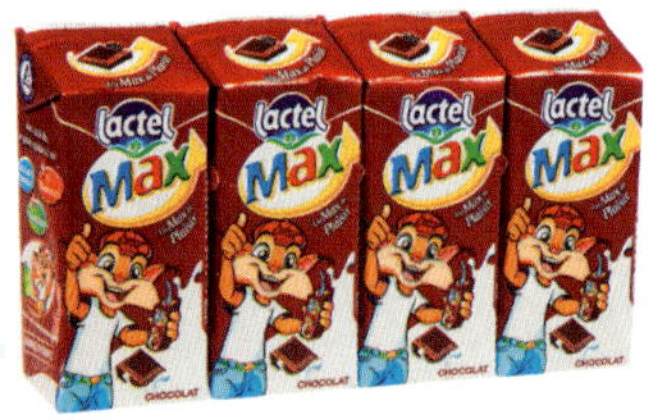

LAIT DE CHÈVRE DEMI-ÉCRÉMÉ, LACTEL®

Pour changer de saveurs, la consommation de lait de chèvre devient accessible en grande surface. En version demi-écrémé, le taux de lipides est comparable au lait de vache et l'apport en calcium équivalent. Pourquoi un stabilisant dans ce lait ?

Ingrédients :

• Lait de chèvre demi-écrémé, stabilisant E 339 ii.

Données nutritionnelles pour : 100 ml

• Valeur énergétique : 45 kcal
• Protéines : 3,3 g
• Glucides : 4,5 g, dont sucres : 4,5 g (lactose : < 0,5 g)
• Lipides : 1,5 g, dont acides gras saturés : 1 g
• Calcium : 120 mg

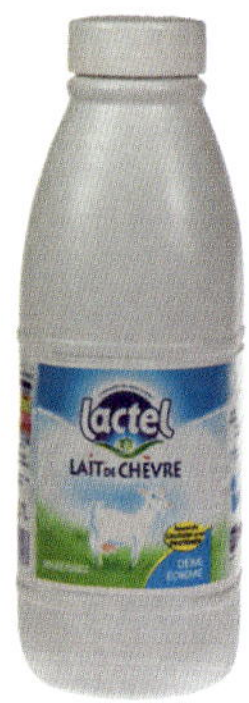

LABAN LAIT FERMENTÉ, LACTEL®

Un produit parfait pour booster sa consommation de probiotiques. La valeur calorique est modeste.

Ingrédients :

• Lait pasteurisé à 10,5 g de MG par litre (pasteurisation haute), ferments lactiques.

Données nutritionnelles pour : 100 ml

• Valeur énergétique : 42 kcal
• Protéines : 3,4 g
• Glucides : 4,8 g, dont sucres : 4,8 g (lactose : < 0,5 g)
• Lipides : 1,05 g, dont acides gras saturés : 0,7 g
• Calcium : NI

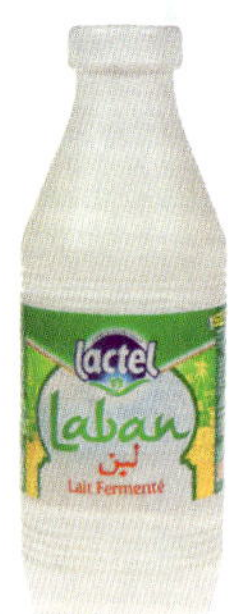

NESQUIK® PETIT DÉJEUNER, NESTLÉ®

De même que pour le produit Candy Up®, on ne compte que 65 % de « vrai » lait, on atteint près 20 g de sucre par brique avec l'ajout de dextrose, puis d'arômes et même de sel ! À faire maison avec un bon choix de cacao !

Ingrédients :

• Lait demi-écrémé 65 %, eau, sucre, poudre de perméat de lait, cacao maigre 1 %, dextrose, émulsifiant : lécithine de soja, stabilisant : carraghénanes, vitamines : B1, C et D, minéraux : phosphate de calcium, pyrophosphate de fer et sulfate de zinc, sel, cannelle, arômes.

Données nutritionnelles pour : 100 ml (1 briquette = 200 ml)

- Valeur énergétique : 60 kcal
- Protéines : 2,4 g
- Glucides : 10 g, dont sucres : 9.8
- Lipides : 1,1 g, dont acides gras saturés : 0,7 g
- Calcium : 120 mg
- Vitamine D : 0,75 µg

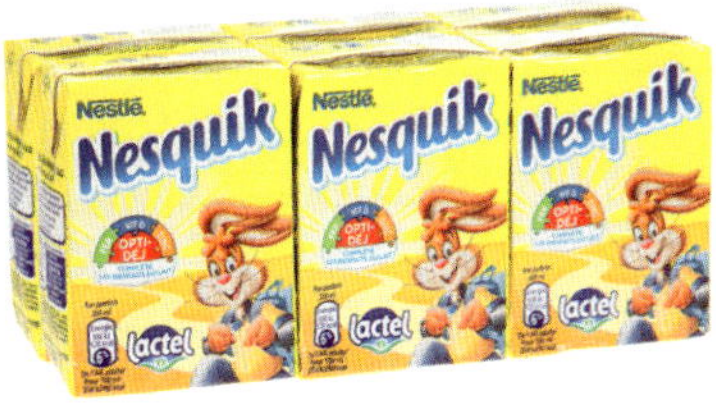

LES PROBIOTIQUES

Il s'agit de bactéries non pathogènes présentes dans les produits fermentés ou ensemencés.

De nombreuses études relatives aux probiotiques ont révélé que leurs effets positifs sur la santé vont bien au-delà du confort intestinal.

En plus des yaourts classiques, au bifidus, etc., il faut signaler l'intérêt du lait caillé, le kéfir, qui permet également de varier le goût.

BOISSONS VÉGÉTALES

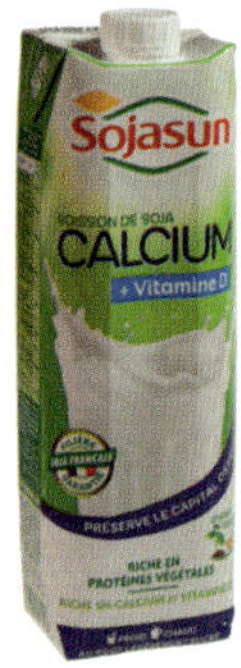

BOISSON DE SOJA CALCIUM + VITAMINE D, SOJASUN®

Une bonne alternative au lait de vache avec des teneurs proches de ce dernier.

Ingrédients :

• Jus de soja 97 % (eau de source, graines de soja garanties sans OGM 7 %), sucre, phosphate de calcium, stabilisant : gomme gellane, arôme naturel, sel, vitamine D.

Données nutritionnelles pour : 100 ml

• Valeur énergétique : 43 kcal
• Protéines : 3,6 g
• Glucides : 2,3 g, dont sucres : 2,3 g
• Lipides : 2 g, dont acides gras saturés : 0,3 g
• Calcium : 144 mg
• Vitamine D : NI

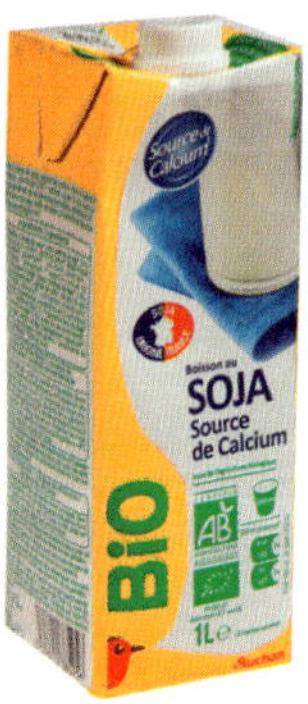

BOISSON AU SOJA UHT, AUCHAN MIEUX VIVRE BIO®

Comme le précédent, on apprécie sa composition en matières grasses de bonne qualité, son enrichissement en calcium et sa composition proche du lait.

Ingrédients :

• Préparation à base de soja (eau, graine de soja 7,4 % origine France), concentré de jus de raisin, sucre de canne, extrait d'algue *Lithothamnium calcareum*, sel marin, stabilisant : carraghénanes.

Données nutritionnelles pour : 100 ml

• Valeur énergétique : 51 kcal
• Protéines : 3,7 g
• Glucides : 4 g, dont sucres : 3,6 g
• Lipides : 2,1 g, dont acides gras saturés : 0,4 g
• Calcium : 120 mg
• Vitamine D : NI

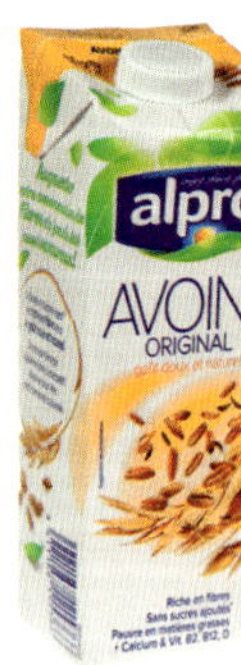

AVOINE ORIGINAL, ALPRO®

Certes, cette boisson reste assez éloignée du lait, notamment par une teneur en protéines faible, mais elle ne manque pas d'atouts avec l'ajout d'inuline qui agit en prébiotique, et des enrichissements en calcium, vitamine D, mais surtout en vitamine B12 déficitaire chez les personnes végétariennes.

Ingrédients :

• Eau, avoine 10 %, inuline, huile de tournesol, orthophosphate tricalcique, maltodextrine, sel marin de table, stabilisant : gomme gellane, vitamines : riboflavine (B2), B12 et D2.

Données nutritionnelles pour : 100 ml

• Valeur énergétique : 44 kcal ; protéines : 0,3 g ; glucides : 6,8 g, dont sucres : 3,3 g (lactose : < 0,5 g) ; lipides : 1,5 g, dont acides gras saturés : 0,1 g ; fibres alimentaires : 1,4 g ; calcium : 120 mg ; vitamine D2 : 0,75 µg ; vitamine E : 1,8 mg ; riboflavine (B2) : 0,21 mg ; vitamine B12 : 0,38 µg

LAIT D'AMANDE, ALPRO®

La composition suffit à expliquer le produit et ma réaction, car les ingrédients sont : eau, sucre, amandes 2 %, orthophosphate tricalcique, sel marin de table, stabilisant... que fait donc ce produit au rayon du lait ? Je vous laisse juge.

Ingrédients :

- Eau, sucre, amande (2 %), orthophosphate tricalcique, sel marin de table, stabilisants (farine de graines de caroube, gomme gellane), émulsifiant (lécithines (tournesol), vitamines (riboflavine (B2), B12, E, D2).

Données nutritionnelles pour : 100 ml

- Valeur énergétique : 24 kcal
- Protéines : 0,5 g
- Glucides : 3 g
- Lipides : 1,1 g
- Calcium : 120 mg
- Vitamine D : 0,75 µg

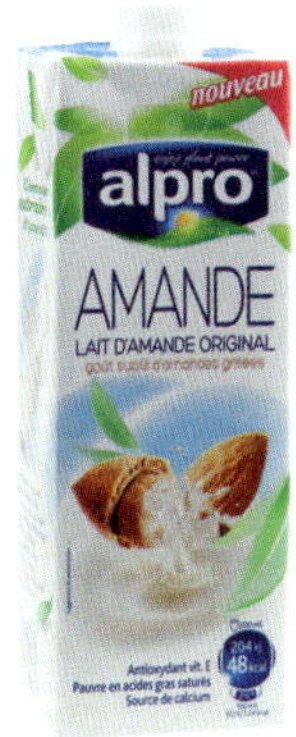

NOISETTE ORIGINAL, ALPRO®

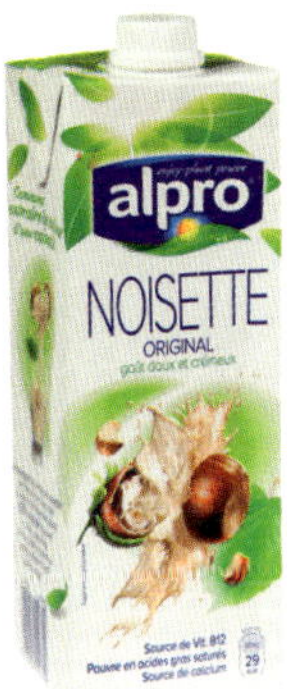

Malgré les enrichissements, une boisson composée principalement d'eau et de sucre n'est pas satisfaisante !

Ingrédients :

- Eau, sucre, noisettes 2,5 %, orthophosphate tricalcique, sel marin de table, stabilisants : farine de graines de caroube et gomme gellane, émulsifiants : lécithines (tournesol), vitamines : riboflavine (B2), B12, E et D2.

Données nutritionnelles pour : 100 ml

- Valeur énergétique : 57 kcal
- Protéines : 0,4 g
- Glucides : 3,1 g, dont sucres : 3,1 g
- Lipides : 1,0 g
- Calcium : 120 mg
- Vitamine D : 0,75 µg

LAIT D'AMANDE CALCIUM BIO, BJORG®

Un produit cher qui ne contient que 2,8 % d'amande, vous achetez donc 90 % d'eau, puis du sucre, un peu d'amande et un épaississant... on laisse en rayon.

Ingrédients :

- Eau, sucre de canne roux, amande 2,8 %, amidon de riz, algue marine *Lithothamnium calcareum* 0,4 %, sel marin.

Données nutritionnelles pour : 100 ml

- Valeur énergétique : 45 kcal
- Protéines : 0,6 g
- Glucides : 5,8 g
- Lipides : 2,1 g, dont acides gras saturés : 0,4 g
- Fibres alimentaires : 1,5 g
- Calcium : NI
- Vitamine D : NI

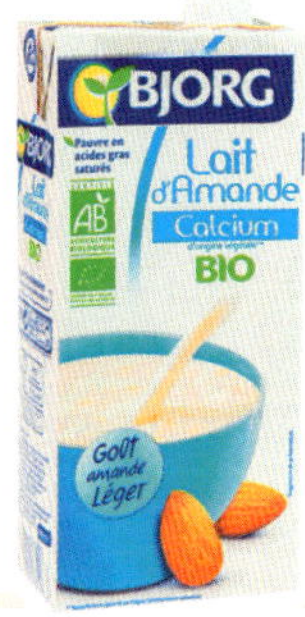

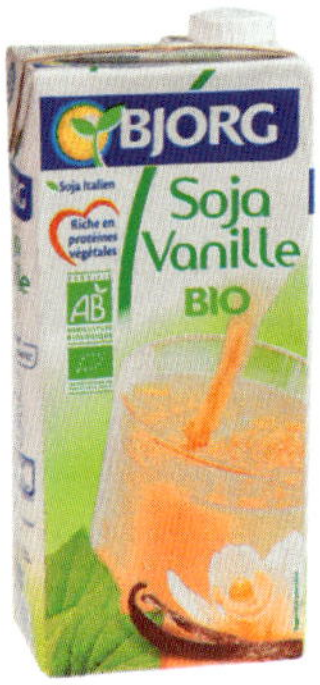

BOISSON SOJA VANILLE BIO, BJORG®

Un produit aromatisé qui reste modérément sucré !

Ingrédients :

• Tonyu (eau, fèves de soja sans OGM décortiquées 8,4 %), sucre de canne blond, arôme naturel de vanille, sel marin.

Données nutritionnelles pour : 100 ml

• Valeur énergétique : 54 kcal
• Protéines : 3,8 g
• Glucides : 4 g, dont sucres : 4 g
• Lipides : 2,5 g, dont acides gras saturés : 0,5 g
• Calcium : NI
• Vitamine D : NI

BOISSON SOJA DOUX SAVEUR NOISETTE, GERBLÉ®

Une bonne composition et un enrichissement en calcium et vitamine D significatifs. On aime l'ajout d'arôme noisette pour séduire ceux à qui le goût du soja déplaît.

Ingrédients :

• Jus de soja 94,9 % (eau, soja décortiqué 7,7 %), sirop de fructose, calcium, sel marin, stabilisants : cellulose et gomme de guar, arôme naturel de noisette, vitamine D.

Données nutritionnelles pour : 100 ml

• Valeur énergétique : 51 kcal
• Protéines : 3,6 g
• Glucides : 4,6 g, dont sucres : 4,2 g
• Lipides : 1,9 g, dont acides gras saturés : 0,3 g
• Calcium : 125 mg
• Vitamine D : 1 µg

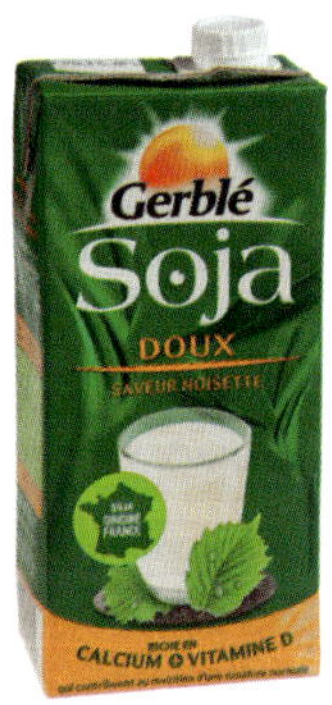

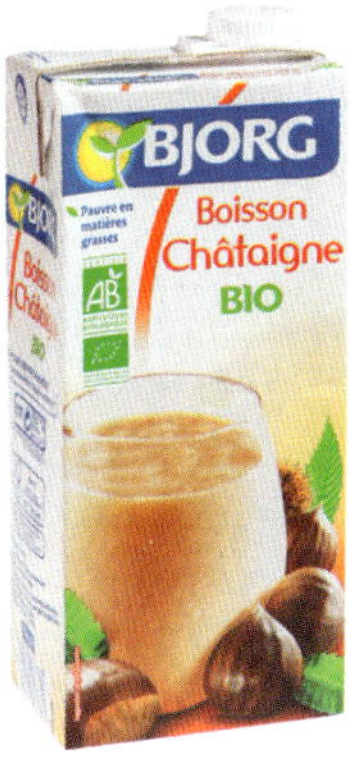

BOISSON CHÂTAIGNE BIO, BJORG®

Une boisson châtaigne qui en contient 15 % seulement et atteint 16 % de glucides et 75 kcal pour 100 ml, pas d'enrichissement en calcium. C'est tout simplement une boisson sucrée à éviter!

Ingrédients :

• Eau, purée de châtaigne* 15 %, riz 15 %, malt de riz*, huile de tournesol pressée à froid*, sel marin.

** 100 % des ingrédients d'origine agricole ont été obtenus selon les règles de la production biologique.*

Données nutritionnelles pour : 100 ml

- Valeur énergétique : 75 kcal
- Protéines : 0,3 g
- Glucides : 16 g, dont sucres : 9,9 g
- Lipides : 1 g, dont acides gras saturés : 0,1 g
- Calcium : NI

BOISSON AU RIZ NATURE, AUCHAN BIO®

Le rayon des laits végétaux ne cesse de grandir, malheureusement avec ce produit on est très loin d'un substitut du lait. Avec 200 ml, on consomme autant de sucres que dans un soda.

Ingrédients :

• Eau, riz* 13 %, 14 %, huile végétale (tournesol)*, arôme naturel, sel marin*.

** Ingrédients issus de l'agriculture biologique.*

Données nutritionnelles pour : 100 ml

- Valeur énergétique : 57 kcal
- Protéines : 0,1 g
- Glucides : 11,2 g, dont sucres : 4,7 g
- Lipides : 1,3 g
- Calcium : NI
- Vitamine D : NI

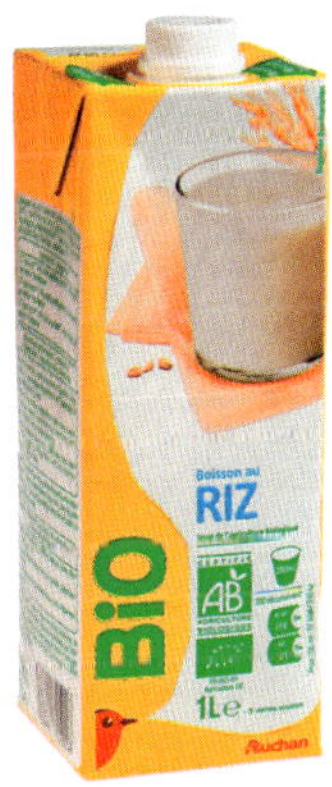

LAITAGES NATURE

YAOURTS NATURE, DANONE®

Une recette simple pour un yaourt doux et onctueux.

Ingrédients :

• Lait écrémé 92,07 % lait écrémé concentré ou en poudre crème (lait) ferments lactiques (lait).

Données nutritionnelles pour : 1 pot de 125 g

• Valeur énergétique : 57,5 kcal
• Protéines : 5 g
• Glucides : 6,6 g
• Lipides : 1,25 g
• Calcium : 178 mg

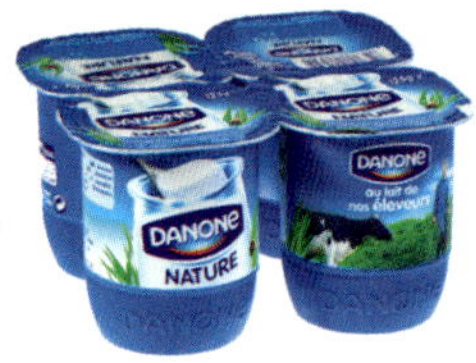

YAOURTS NATURE AU SUCRE DE CANNE, MAMIE NOVA®

Il s'agit de l'un des yaourts les moins sucrés de la gamme, avec 7,2 % de sucres ajoutés (en plus du lactose naturellement présent dans le lait). Cet ajout de sucre a été diminué par rapport à notre précédente édition.

Ingrédients :

• Lait entier 92,2 %, sucre de canne roux 7,2 %, poudre de lait écrémé et/ou lait écrémé concentré, minéraux du lait, ferments lactiques (lait).

Données nutritionnelles pour : 1 pot de 125 g

• Valeur énergétique : 106 kcal
• Protéines : 3,75 g
• Glucides : 13,75 g
• Lipides : 4 g, dont acides gras saturés : 2,6 g
• Calcium : NI

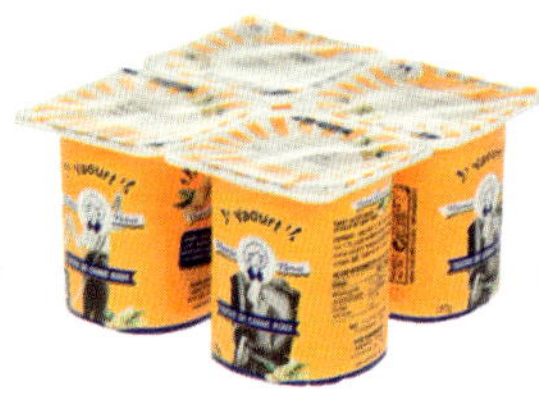

FROMAGE BLANC CALIN®, YOPLAIT®

Cette recette de fromage blanc au lait demi-écrémé atteint seulement 78 kcal par pot et sort du lot avec 200 mg de calcium et 1,25 µg de vitamine D.

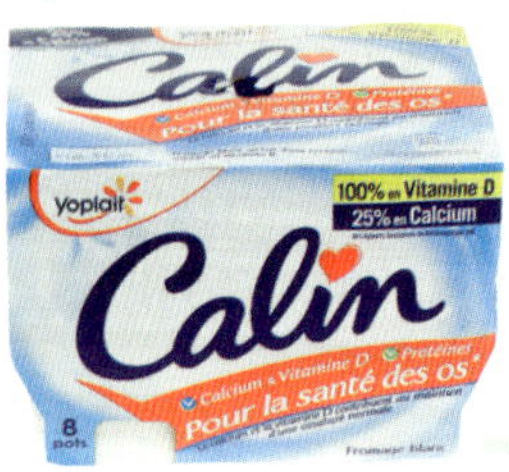

Ingrédients :

• Lait écrémé et crème pasteurisés, concentré de minéraux du lait et protéines de lait, vitamine D, ferments lactiques.

Données nutritionnelles pour : 100 g

• Valeur énergétique 78 Kcal
• Protéines : 6,9 g
• Glucides : 5 g
• Lipides : 3,2 g
• Calcium : 200 mg
• Vitamine D : 1,25 µg

PERLE DE LAIT® NATURE, YOPLAIT®

Dans la même gamme, yaourts aromatisés et aux fruits. Il s'agit ici d'une spécialité laitière riche en graisses, deux fois plus calorique qu'une portion de fromage, on est loin d'un simple yaourt.

Ingrédients :

• Lait écrémé, crème, amidon transformé de riz, poudre de lait écrémé, ferments lactiques.

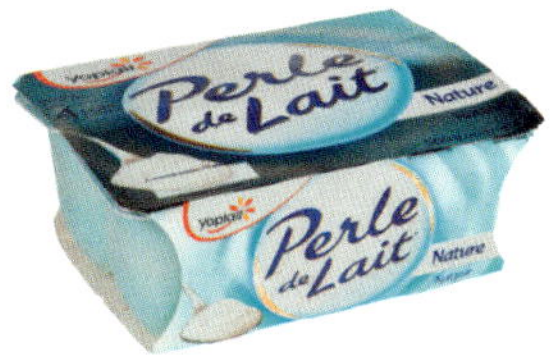

Données nutritionnelles pour : 1 pot de 125 g

• Valeur énergétique : 151 kcal
• Protéines : 3,9 g
• Glucides : 4,6 g, dont sucres : 3,4 g
• Lipides : 12,4 g, dont acides gras saturés : 8,3 g
• Calcium : NI

MOUSSE SUR FROMAGE FRAIS, AUCHAN®

Une recette (un peu trop) originale avec de la crème fouettée et de la gélatine pour tenir le tout, multipliant par deux les calories d'un simple fromage frais : on laisse en rayon.

Ingrédients :

• Fromage frais au lait pasteurisé 71,4 %, crème fouettée 28,5 % (contient lait), gélatine de porc, ferments lactiques (contient lait).

Données nutritionnelles pour : 1 pot de 100 g

• Valeur énergétique : 146 kcal
• Protéines : 6,9 g
• Glucides : 3,6 g
• Lipides : 11,5 g, dont acides gras saturés : 7,5 g
• Calcium : NI

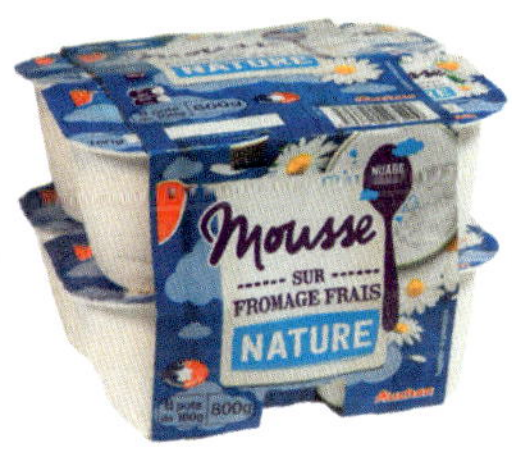

GERVITA® NATURE, DANONE®

Dans la même gamme : yaourts aromatisés et aux fruits. On atteint ici 10,3 % de lipides pour un simple fromage blanc : ne vous fiez pas à sa mousse, ce n'est pas un dessert léger!

Ingrédients :

• Fromage blanc au lait pasteurisé 75,3 %, crème (lait) 24,6 %, gélatine, ferments lactiques (lait).

Données nutritionnelles pour : 1 pot de 100 g

• Valeur énergétique : 135 kcal
• Protéines : 6,9 g
• Glucides : 3,8 g
• Lipides : 10,3 g, dont acides gras saturés : 6,9 g
• Calcium : NI
• Vitamine D : NI

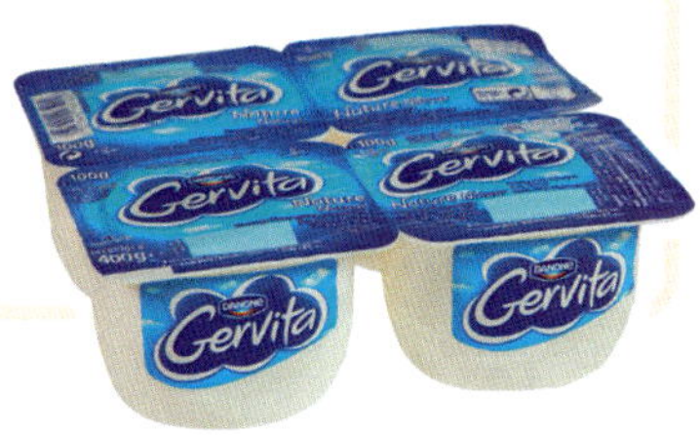

FROMAGE BLANC NATURE, AUCHAN®

Un produit de marque de distributeur, riche en protéines avec des ingrédients de qualité.

Ingrédients :

- Lait demi-écrémé pasteurisé, protéines de lait, ferments lactiques.

Données nutritionnelles pour : 1 pot de 100 g

- Valeur énergétique : 72 kcal
- Protéines : 6,4 g
- Glucides : 3,2 g
- Lipides : 3,7 g, dont acides gras saturés : 2,4 g
- Calcium : NI
- Vitamine D : NI

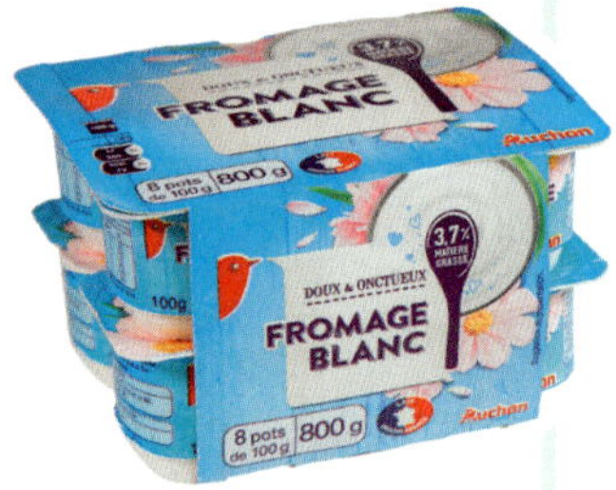

PETITS-SUISSES, PETIT YOPLAIT®, YOPLAIT®

Une référence consommée par les plus petits et les grands, riche en protéines et pauvre en glucides comparée aux autres produits de la gamme.

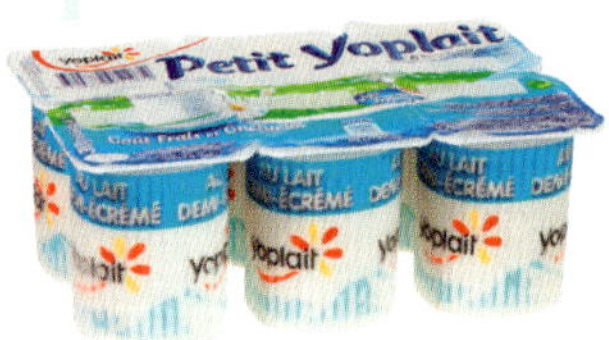

Ingrédients :

- Lait écrémé et crème pasteurisés, poudre de lait écrémé, ferments lactiques, papier traité au sorbate de calcium.

Données nutritionnelles pour : 1 pot de 60 g

- Valeur énergétique : 52,2 kcal
- Protéines : 5,4 g
- Glucides : 2,46 g
- Lipides : 2,1 g
- Calcium : NI
- Vitamine D : NI

YAOURT NATURE BIO, VRAI®

Un produit bio, de qualité, mais pas trop gras !

Ingrédients :

- Lait à 2 % de matières grasses*, lait écrémé en poudre*, ferments lactiques sélectionnés.

** Ingrédient issu de l'agriculture biologique*

Données nutritionnelles pour : 1 pot de 125 g

- Valeur énergétique : 68,75 kcal
- Protéines : 5,25 g
- Glucides : 7 g
- Lipides : 2,25 g
- Calcium : NI
- • Vitamine D : NI

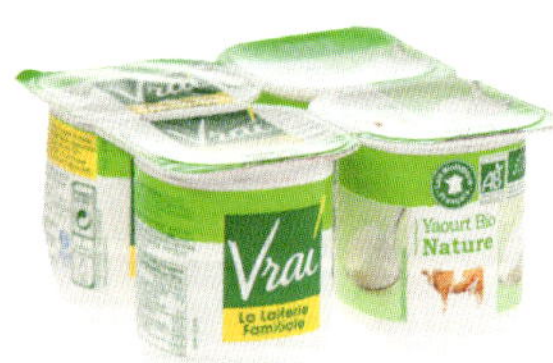

YAOURTS À LA GRECQUE NATURE, NESTLÉ®

Il s'agit d'un produit trop gourmand pour un laitage nature proche de l'apport calorique d'une crème dessert, la portion est inutilement plus grande (150 g). On note cependant une belle teneur en calcium représentant près d'un quart des besoins journaliers.

Ingrédients :
- Yaourt au lait entier 86,5 %, crème 13,5 %.

Données nutritionnelles pour : 1 pot de 150 g
- Valeur énergétique : 160,5 kcal
- Protéines : 4,65 g
- Glucides : 5,4 g
- Lipides : 12,9 g, dont acides gras saturés : 8,5 g
- Calcium : NI
- Vitamine D : NI

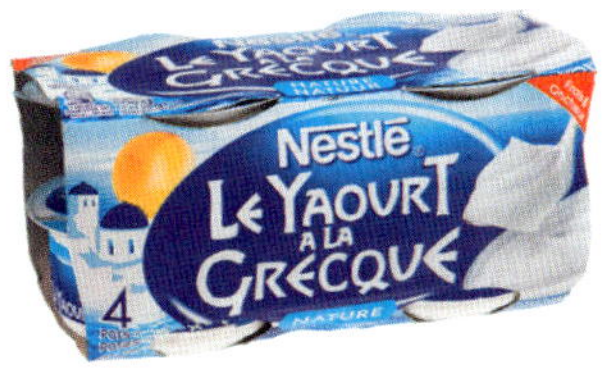

FJORD® NATURE, DANONE®

Un grand classique qui apporte 12,5 % de lipides, soit dix fois plus qu'un simple yaourt nature !

Ingrédients :
- Lait entier, crème (lait), protéines de lait, ferments lactiques (lait).

Données nutritionnelles pour : 1 pot de 125 g
- Valeur énergétique : 148 kcal
- Protéines : 3,9 g
- Glucides : 4,9 g, dont sucres : 9 g
- Lipides : 12,5 g, dont acides gras saturés : 8 g
- Calcium : NI
- Vitamine D : NI

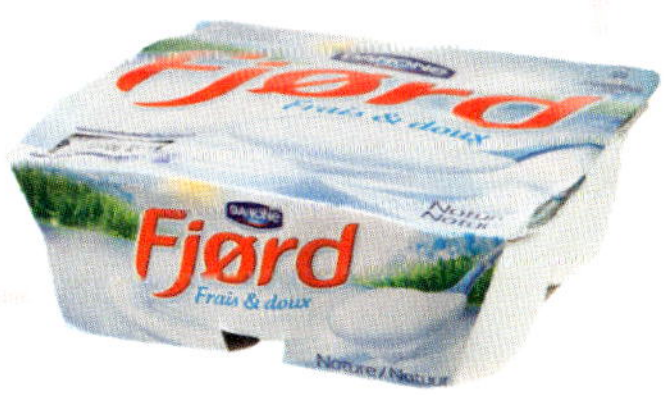

LAITAGES AROMATISÉS ET AUX FRUITS

YAOURT BRASSÉ FRAISE OU FRAMBOISE FRULOS SLURPS®, YOPLAIT®

Sans colorant ni conservateur, ces yaourts sont faiblement caloriques malgré leur goût fruité et sucré, à noter en plus que chaque gourde peut se conserver 8 heures hors du réfrigérateur : pratique!

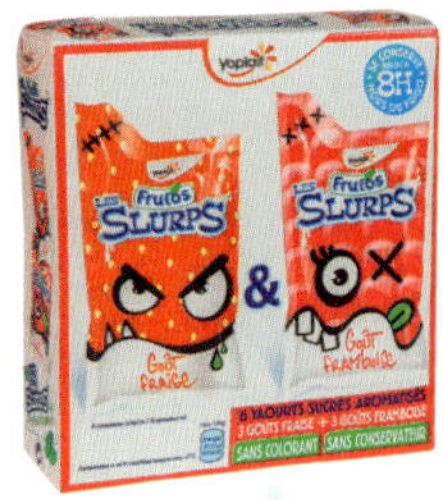

Ingrédients :
- Yaourt, sucre 10,3 %, jus concentré de fruits (fraise 2 % ou framboise 2 %), arômes.

Données nutritionnelles pour : 1 gourde de 80 g
- Valeur énergétique : 78 kcal
- Protéines : 2,6 g
- Glucides : 10,7 g, dont sucres : 10,6 g
- Lipides : 2,4 g, dont acides gras saturés : 1,6 g
- Calcium : NI

MON YAOURT RIGOLO, DANONINO DE GERVAIS®, DANONE®

À la cuillère ou à la paille, il s'agit d'un produit ludique qui plaît aux enfants et séduit les parents avec une composition simple sans additifs et un bon apport de calcium et de vitamine D.

Ingrédients :
- Lait écrémé 86 %, sucre 6,9 %, crème (lait), lait écrémé concentré ou en poudre, arômes (lait), ferments lactiques (lait), vitamine D.

Données nutritionnelles pour : 1 pot de 125 g
- Valeur énergétique : 89 kcal
- Protéines : 4,4 g
- Glucides : 15 g
- Lipides : 1,3 g, dont acides gras saturés : 0,8 g
- Calcium : 150 mg
- Vitamine D : 1,56 µg

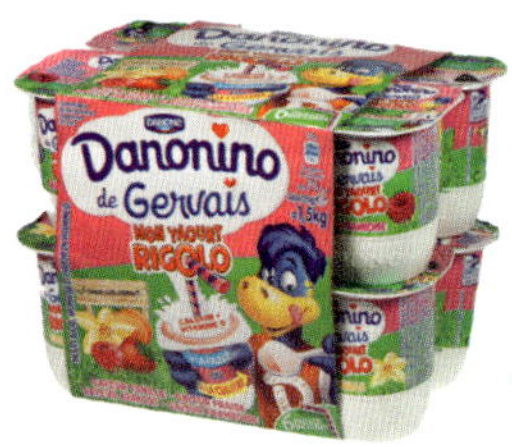

YAOURTS BIO BRASSÉS MYRTILLE SAUVAGE, LES 2 VACHES®

Un yaourt brassé aux fruits sucré à moins de 10 % et sans additif, un bon produit.

Ingrédients :
- Lait entier 79,8 %, sucre de canne 8,5 %, myrtille 8 %, lait écrémé en poudre, fibre de citron déshydratée, arôme naturel de myrtille, ferments lactiques.

Données nutritionnelles pour : 1 pot de 115 g
- Valeur énergétique : 109 kcal
- Protéines : 3,9 g
- Glucides : 15,18 g
- Lipides : 3,3 g, dont acides gras saturés : 2,3 g
- Calcium : NI
- Vitamine D : NI

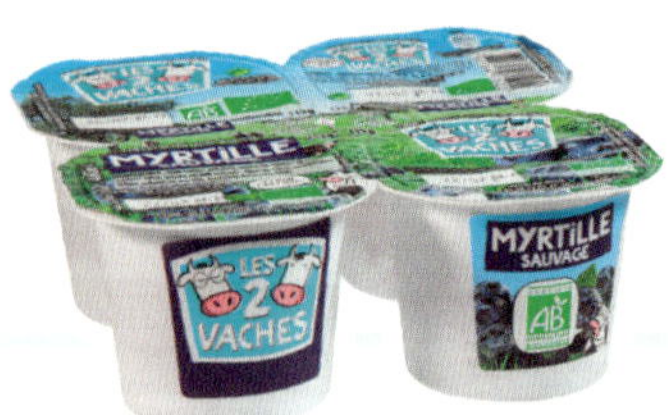

FROMAGE BLANC AUX FRAMBOISES, AUCHAN®

Un sucrage important pour ce produit, un ajout d'amidon modifié, colorant, épaississant, on peut largement mieux faire!

Ingrédients :

• Lait écrémé pasteurisé, crème pasteurisée (lait), sucre liquide 11,6 %, framboises 8 %, sucre 2,4 %, ferments lactiques, amidon transformé, colorant : anthocyanes, arômes, épaississant : gomme xanthane.

Données nutritionnelles pour : 100 g

• Valeur énergétique : 128 kcal; protéines : 6,2 g; glucides : 13,5 g, dont sucres : 12,8 g; lipides : 5,5 g, dont acides gras saturés : 3,5 g; calcium : NI; vitamine D : NI

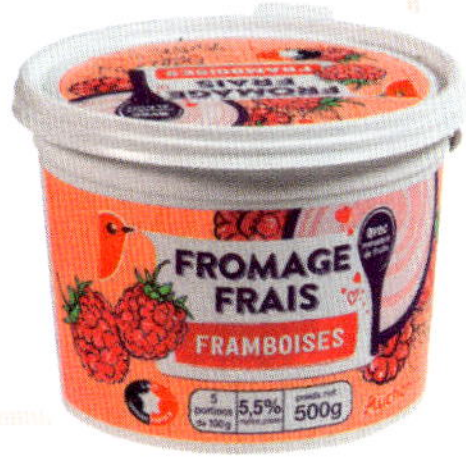

FROMAGE BLANC STRACCIATELLA, JOCKEY®, DANONE®

Une liste d'ingrédients bien longue, une qualité qui laisse à désirer et un produit final plus proche d'une crème dessert que d'un laitage!

Ingrédients :

• Fromage blanc maigre 52 %, crème (lait), sucre 13,9 %, eau, lait écrémé, copeaux de chocolat 2 % (pâte de cacao, beurre de cacao, sucre), sirop de glucose-fructose 0,8 %, épaississants : E1422 (amidon transformé), E440 (pectine) et E412 (gomme de guar), arôme, correcteurs d'acidité : E270 (acide lactique) et E333 (citrate de calcium), ferments lactiques (lait).

Données nutritionnelles pour : 1 pot de 120 g

• Valeur énergétique : 186 kcal; protéines : 5,9 g; glucides : 21,7 g; lipides : 8,3 g, dont acides gras saturés : 5,5 g; calcium : NI; vitamine D : NI

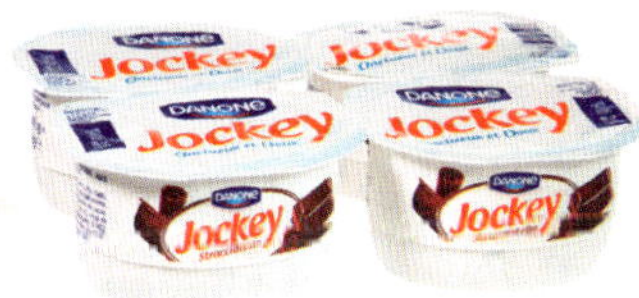

RECETTE CRÉMEUSE PANACHÉE, DANONE®

La liste d'additifs n'en finit plus et on arrive à un taux de sucres de 17,9 % clairement excessif!

Ingrédients :

• Lait entier sucré (9,6 % en moyenne) fruits 5,6 % : fraise, framboise, abricot, pêche, lait écrémé concentré ou en poudre crème (lait), épaississants : E1442 (amidons transformés), E1422 (amidon transformé), E412 (gomme de guar) et E407 (carraghénanes), sirop de glucose-fructose (0,7 % en moyenne) (dans variétés fraise, abricot, pêche), arômes, ferments lactiques (lait), jus de carotte noire concentré (dans variété framboise), colorants : E160c (extrait de paprika), E101 (riboflavine) et E120 (carmin), correcteurs d'acidité : E330 (acide citrique) et E331 (citrate de sodium).

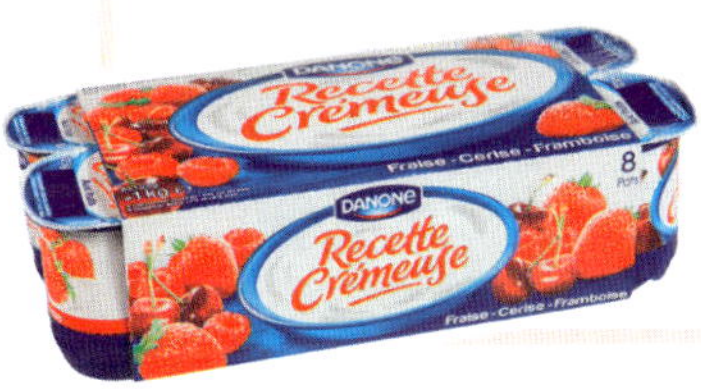

Données nutritionnelles pour : 1 pot de 125 g

- Valeur énergétique : 128 kcal
- Protéines : 3,8 g
- Glucides : 18,9 g, dont sucres : 17,9 g
- Lipides : 4,1 g, dont acides gras saturés : 2,9 g
- Calcium : NI
- Vitamine D : NI

YAOURTS AROMATISÉS PANACHÉS LA LAITIÈRE®, NESTLÉ®

Une recette très simple avec moins de 10 % de sucres ajoutés : on valide !

Ingrédients :

• Yaourt 89,8 %, sucre 9,9 %, arôme naturel (vanille ou citron ou fraise ou noix de coco), concentrés de carotte et de cassis pour variété fraise.

Données nutritionnelles pour : 1 pot de 125 g

- Valeur énergétique : 121 kcal
- Protéines : 3,9 g
- Glucides : 17 g, dont sucres : 13,8 g
- Lipides : 5,4 g, dont acides gras saturés : 3,8 g
- Calcium : NI
- Vitamine D : NI

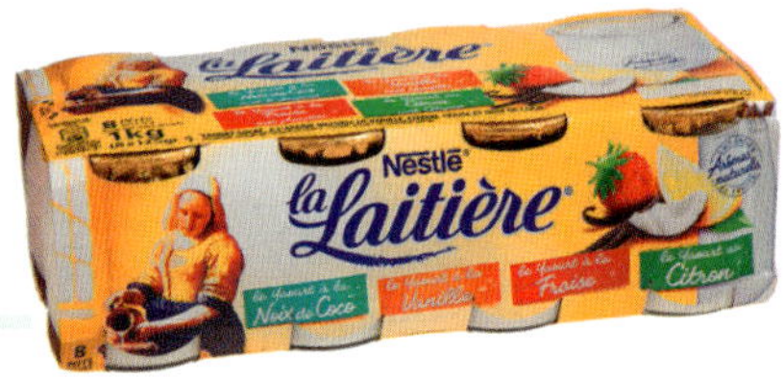

FROMAGE BLANC BIO P'TITS MIAM AUX FRUITS, LES 2 VACHES®

Des petits pots de fromage blanc bio sans colorants ni épaississants avec seulement 8 % de sucre ajouté, bref, un laitage aux fruits de bonne qualité !

Ingrédients :

• Lait écrémé pasteurisé*, sucre* 8,1 %, crème pasteurisée* (lait), fruits* 6 % : fraise, framboise, poire, myrtille, fibre de citron réhydratée, ferments lactiques (lait), arômes naturels, jus concentré de citron*.

** Ingrédient issu de l'agriculture biologique*

Données nutritionnelles pour : 1 pot de 50 g

- Valeur énergétique : 51 kcal
- Protéines : 3,3 g
- Glucides : 6,2 g, dont sucres : 5,7 g
- Lipides : 1,3 g, dont acides gras saturés : 0,8 g
- Calcium : NI
- Vitamine D : NI

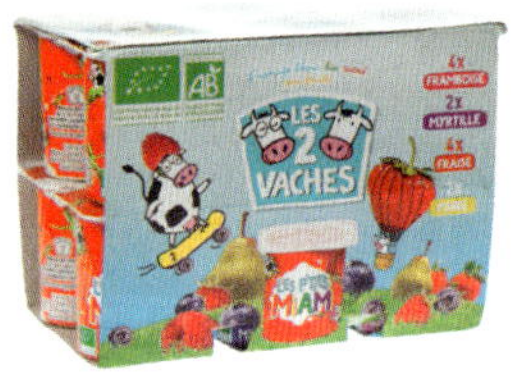

YAOURT AU LAIT DE CHÈVRE VANILLE, SOIGNON®

On aime ce produit très doux, fondant et modérément sucré, qui est une excellente alternative pour les personnes intolérantes ou allergiques aux protéines de lait de vache : il peut plaire à toute la famille !

Ingrédients :

• Lait entier de chèvre, sucre de canne 5,6 %, arôme naturel de vanille 1,2 %, ferments lactiques.

Données nutritionnelles pour : 1 pot de 125 g

- Valeur énergétique : 123 kcal
- Protéines : 4,9 g
- Glucides : 13,8 g
- Lipides : 5,4 g, dont acides gras saturés : 3,8 g
- Calcium : 162,5 mg
- Vitamine D : NI

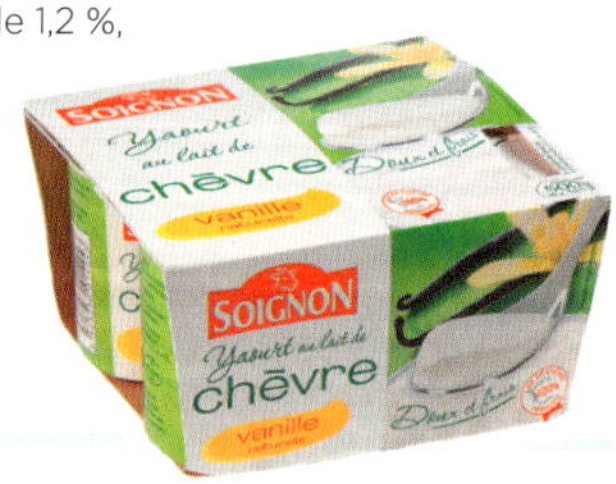

MOUSSES FRAISE, ABRICOT ET FRAMBOISE RIK & ROK®, AUCHAN®

Du sucre + du sucre liquide + du sirop de glucose fructose, de la gélatine, un amidon transformé. On évitera ce produit catastrophique destiné aux enfants !!!

Ingrédients :

• Fromage frais au lait écrémé pasteurisé 59,5 %, crème (lait), sucre 5 %, fruits 5 %, sucre liquide 4,7 %, sirop de glucose-fructose, gélatine bovine, amidon transformé, émulsifiants : esters lactiques de mono- et diglycérides d'acides gras, colorants : rouge de betterave, anthocyanes et extrait de paprika, arômes, jus concentrés de cassis et de sureau, épaississant : carraghénanes, correcteur d'acidité : citrate de sodium.

Données nutritionnelles pour : 1 pot de 74 g

• Valeur énergétique : 109 kcal ; protéines : 4,4 g ; glucides : 9,6 g ; lipides : 5,5 g, dont acides gras saturés : 3,4 g ; calcium : NI ; vitamine D : NI

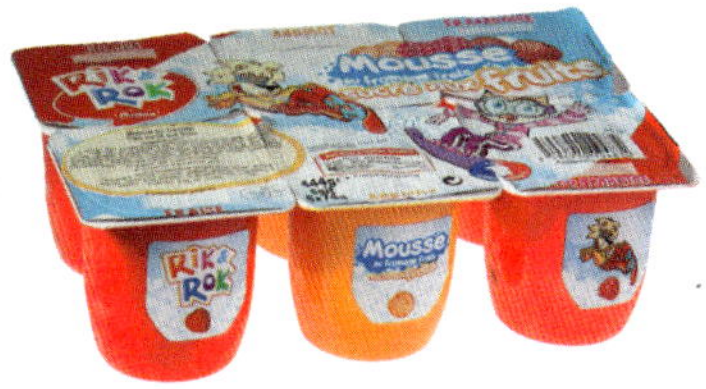

YAOURTS GOURMANDS À LA NOIX DE COCO, MAMIE NOVA®

Un produit qui illustre bien les dérives du rayon laitages avec un yaourt au lait entier enrichi en crème et sucré proposé dans un pot de 150 g, ce qui fait exploser le bilan calorique avec plus de 200 kcal par pot !

Ingrédients :

• Lait entier, crème, lactose et minéraux du lait, sucre 11,2 %, eau, noix de coco 5,3 % (crème de coco 4,6 %, noix de coco râpée 0,7 %), protéines de lait, amidon modifié, arômes, épaississants : E412 et E440, ferments lactiques (lait).

Données nutritionnelles pour : 1 pot de 150 g

• Valeur énergétique : 208 kcal ; protéines : 4,65 g ; glucides : 22,5 g ; lipides : 11 g ; calcium : NI ; vitamine D : NI

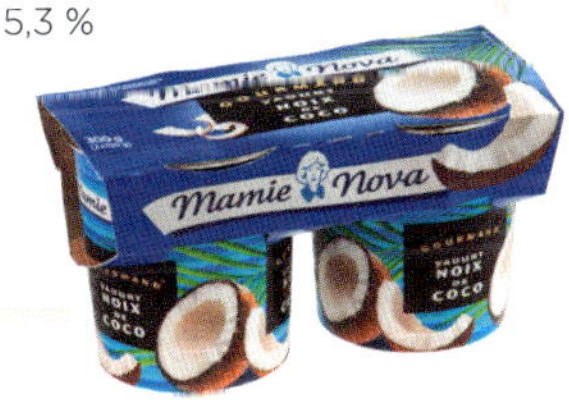

TRIPLE SENSATION FRAMBOISE - LIT DE FRAISE, PANIER DE YOPLAIT®

On atteint 170 kcal par pot et 17,6 g de sucre... il n'y a pas que la sensation qui est triplée !

Ingrédients :

• **Yaourt** : lait écrémé à base de poudre de lait, lait écrémé, crème, poudre de lait écrémé, ferments lactiques (lait), sucre 11,1 %.

• **Fruits** : Framboise 9 %, fraise 6,7 %, amidon transformé de maïs, jus concentré de carotte, arômes naturels, correcteurs d'acidité : citrates de sodium et acide citrique, épaississants : carraghénanes, gomme guar et pectine, jus concentré de citron, colorant : cochenille.

Données nutritionnelles pour : 1 pot de 125 g

• Valeur énergétique : 170 kcal ; protéines : 3,25 g ; glucides : 18,5 g, dont sucres : 17,6 g ; lipides : 8,5 g, dont acides gras saturés : 5,75 g ; calcium : NI ; vitamine D : NI

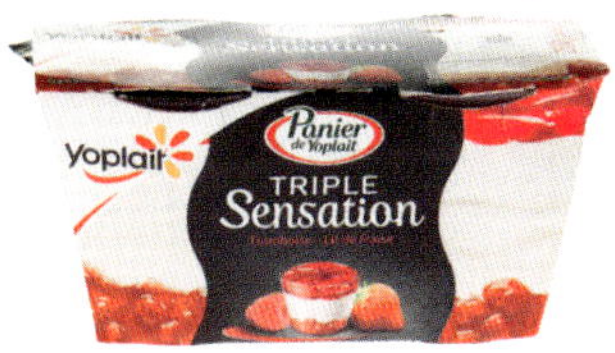

DESSERTS

RIZ AU LAIT NATURE, LE PETIT BASQUE®

Une recette telle que l'on pourrait la préparer à la maison. On arrive à un fort taux de glucides, mais une partie sont des glucides complexes apportés par le riz, et donc un dessert plus rassasiant.

Ingrédients :

- Lait 81,2 %, riz 8,6 %, sucre 7,8 %, protéines de lait.

Données nutritionnelles pour : 1 pot de 140 g

- Valeur énergétique : 169 kcal
- Protéines : 6,2 g
- Glucides : 26,6 g
- Lipides : 4,2 g
- Calcium : NI
- Vitamine D : NI

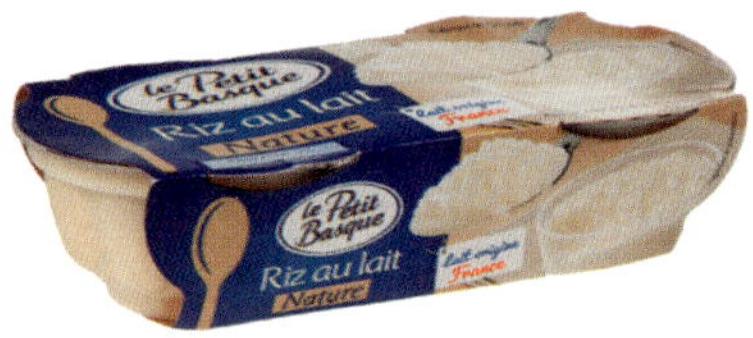

P'TITE DANETTE® AU CHOCOLAT ET AU LAIT, DANONE®

Une recette assez simple et une proposition intelligente avec des pots de 70 g bien plus adaptés à une portion pour un enfant, ou un adulte qui surveille sa ligne.

Ingrédients :

- Lait demi-écrémé et lait écrémé en poudre 80 %, sucre, crème (lait), épaississants : E1442 (amidon transformé) et E407 (carraghénanes), chocolat 1 % (sucre, pâte de cacao, cacao maigre en poudre, émulsifiant : lécithine de soja, arôme : vanilline), cacao maigre, amidon.

Données nutritionnelles pour : 1 pot de 70 g

- Valeur énergétique : 81 kcal
- Protéines : 2,4 g
- Glucides : 13 g, dont sucres : 11 g
- Lipides : 2,1 g, dont acides gras saturés : 1,4 g
- Calcium : NI
- Vitamine D : NI

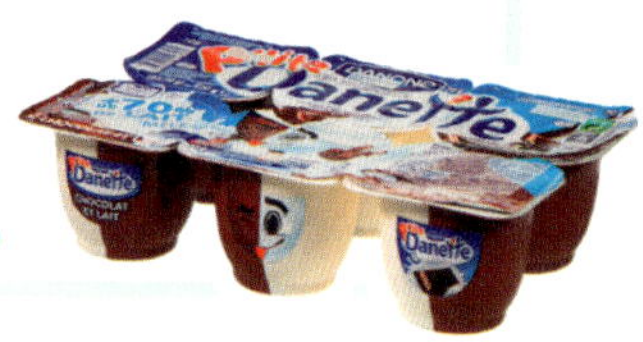

CRÈME CARAMEL, BONNE MAMAN®

On aime la qualité des ingrédients et la recette maison, Bonne Maman® tient ici la promesse de l'image de sa marque !

Ingrédients :

- Lait entier frais, crème 13 %, caramel 10,5 %, sucre, jaunes d'œufs frais, œufs entiers frais 6,7 %.

Données nutritionnelles pour : 100 g

- Valeur énergétique : 181 kcal
- Protéines : 4,3 g
- Glucides : 20 g, dont sucres : 20 g
- Lipides : 9,3 g, dont acides gras saturés : 5,1 g
- Calcium : NI

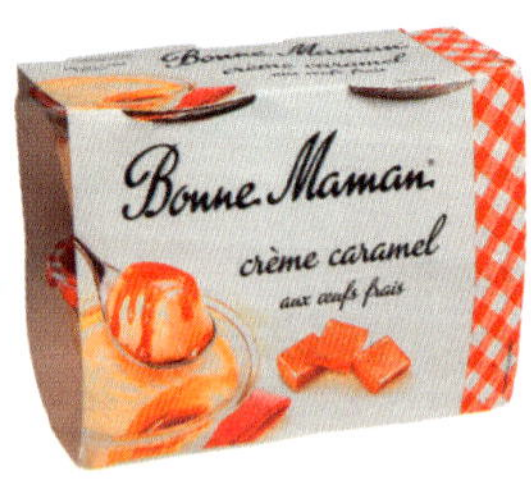

FLANBY®, NESTLÉ®

Un grand classique très apprécié des enfants pour son goût et son conditionnement ludique. On serait ravis que la marque fasse un effort en utilisant uniquement du vrai sucre et en quantité plus raisonnable, 17 % étant réellement excessif!

Ingrédients :

- Lait à 1,1 % de matière grasse 72,3 %, sucre 8,3 %, caramel 6 % (sirop de glucose-fructose, eau, sucre), eau, sirop de glucose-fructose, poudre de lait écrémé, amidon de maïs, amidon modifié de maïs, épaississants : carraghénanes, gomme xanthane et pectine, arôme vanille, colorant : bêta-carotène.

Données nutritionnelles pour : 1 pot de 100 g

- Valeur énergétique : 103 kcal
- Protéines : 3,1 g
- Glucides : 20,8 g, dont sucres : 17 g
- Lipides : 0,8 g, dont acides gras saturés : 0,5 g
- Calcium : NI

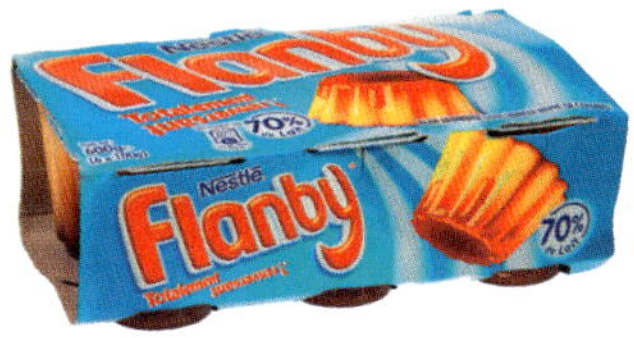

PETIT-SUISSE NESQUIK®, NESTLÉ®

Une vraie déception pour ce petit-suisse, image symbolique de l'alimentation des enfants, avec une valeur calorique de 210 kcal pour 100 g, soit une des plus élevées qu'on puisse rencontrer, un taux de matières grasses à 9 %, et une grande quantité de sucre ajouté (quatre morceaux et demi de sucre pour 100 g). Même la composition n'est pas séduisante : lait entier, crème, sucre, poudre de lait écrémé, eau, amidon modifié, poudre de cacao maigre ; 4 % concentré de minéraux du lait... ???

Ingrédients :

- Lait entier 45,7 %, crème (lait) 16,7 %, sucre, poudre de lait écrémé, eau, amidon modifié, poudre de cacao maigre 1,4 %, concentré de minéraux du lait, cannelle, sirop de glucose, émulsifiant : E471, correcteurs d'acidité : E331, E333iii, E524, vitamine D.

Données nutritionnelles pour : 1 pot de 50 g

- Valeur énergétique : 105 kcal
- Protéines : 2,2 g
- Glucides : 13,3 g, dont sucres : 11,1 g
- Lipides : 4,7 g, dont acides gras saturés : 3,1 g
- Calcium : 100 mg
- Vitamine D : 0,65 µg

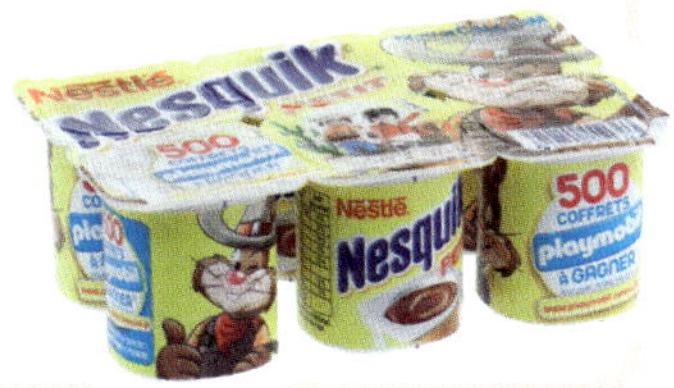

MOUSSE DE VIENNOIS CHOCOLAT, NESTLÉ®

La liste des ingrédients démarrait bien : lait, crème et sucre... mais l'ajout de sirop de glucose-fructose, amidon et amidon modifié, gélatine, émulsifiant, stabilisant est loin d'être intéressant. Même avec une plus petite portion de 90 g, on le laisse en rayon.

Ingrédients :

- Lait entier 59 %, crème (lait) 19 %, sucre, sirop de glucose et fructose, chocolat en poudre 2,8 % (cacao en poudre, sucre), cacao maigre 1,9 %, chocolat noir 1,7 % (pâte de cacao, sucre, émulsifiant : lécithine de soja, arôme naturel de vanille), gélatine porcine, amidon modifié de maïs, amidon de maïs, émulsifiant : E472b, arômes, poudre de lait écrémé, stabilisant : farine de graines de caroube. Traces éventuelles de soja.

Données nutritionnelles pour : 1 pot de 90 g

- Valeur énergétique : 171 kcal
- Protéines : 3,3 g
- Glucides : 17,4 g, dont sucres : 15,7 g
- Lipides : 9,7 g, dont acides gras saturés : 6,5 g
- Calcium : NI

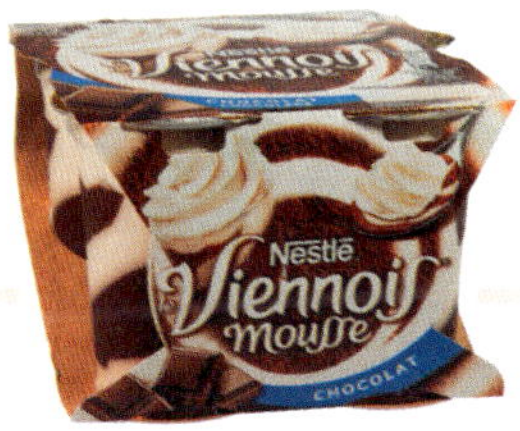

L'INCROYABLE RIZ AU LAIT À LA VANILLE DE MADAGASCAR, MICHEL ET AUGUSTIN®

On est sur une recette « comme à la maison », avec des ingrédients de qualité : on valide! On surveille simplement la portion consommée, le pot de 400 g est à partager!

Ingrédients :

• Lait entier 59 %, crème, riz de Camargue 11 %, sucre de canne, sucre vanillé (sucre de canne, gousse de vanille de Madagascar 0,3 %).

Données nutritionnelles pour : 100 g

• Valeur énergétique : 183 kcal
• Protéines : 3,2 g
• Glucides : 22 g, dont sucres : 13,4 g
• Lipides : 9,1 g, dont acides gras saturés : 6,1 g
• Calcium : NI

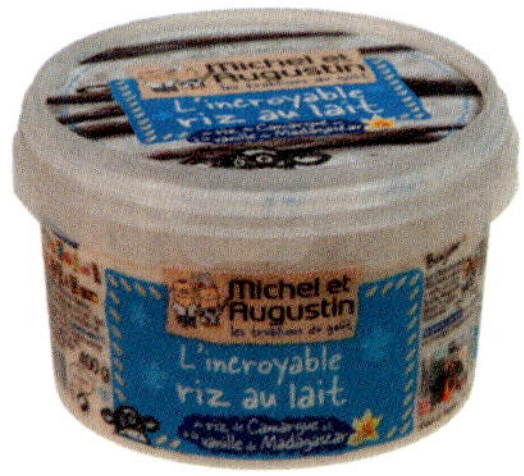

MOUSSE AUX ŒUFS ET AU CHOCOLAT, BONNE MAMAN®

Une composition que l'on salue, bien éloignée des autres mousses au chocolat vues en rayon, qui pour certaines ne contiennent même pas d'œufs! Un dessert affiché plaisir mais intelligemment proposé en pots de 50 g.

Ingrédients :

• Œufs entiers frais 33 %, crème, chocolat 27 % (pâte de cacao, sucre, cacao maigre en poudre, émulsifiant : lécithine de soja), sucre, blancs d'œufs frais.

Données nutritionnelles pour : 1 pot de 50 g

• Valeur énergétique : 166 kcal
• Protéines : 4 g
• Glucides : 7,5 g
• Lipides : 13 g
• Calcium : NI
• Vitamine D : NI

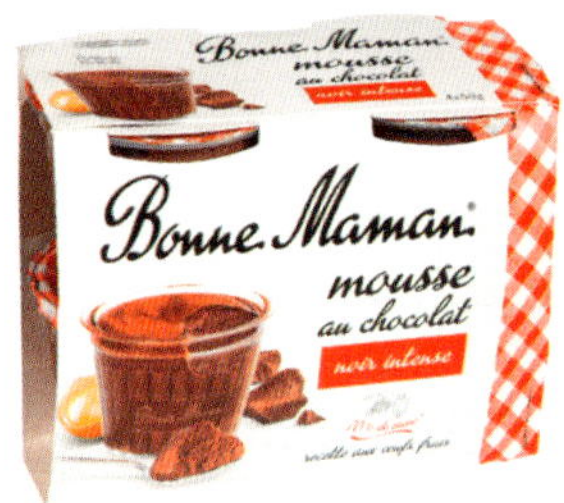

CRÈMES DESSERTS À LA VANILLE BIO, LES 2 VACHES®

Une base de 70 % de lait et avec 14,3 g de sucres par pot et moins de 6 % de lipides, on reste raisonnable pour une crème dessert.

Ingrédients :

• Lait entier 70,3 %, crème, sucre de canne bio, amidon, lait écrémé en poudre, arôme naturel de vanille, extrait de carthame.

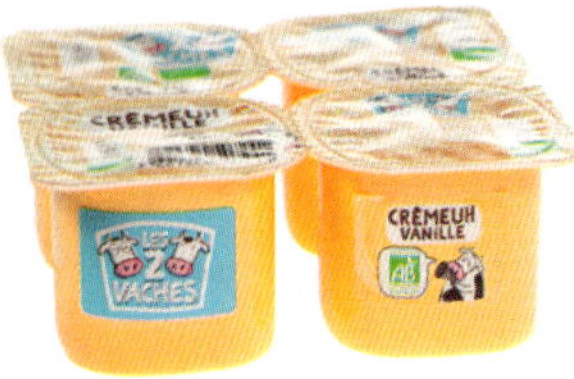

Données nutritionnelles pour : 1 pot de 50 g

• Valeur énergétique : 136,8 kcal
• Protéines : 3,7 g
• Glucides : 17,7 g, dont sucres 14,3 g
• Lipides : 5,7 g, dont acides gras saturés : 3,9 g
• Calcium : NI
• Vitamine D : NI

CRÈME DESSERT VANILLE ET BILLES 3 CHOCO, DANETTE POP®, DANONE®

On devine très bien à qui ce type de produits, à la fois ludique et très gourmand, s'adresse : aux enfants. On peut alors se demander s'il ne s'agit pas d'une erreur d'introduire la notion de bonbons ou confiseries au moment même où l'on tente d'imprimer la notion santé des produits laitiers... D'autant que ce que les enfants vont apprécier, ce sera les friandises. Il y a là un vrai débat entre le désir de faire plaisir, la possibilité d'introduire par ce biais des produits laitiers et le côté excessif de ce type d'aliments qui ne vont pas dans le sens de ce que nous recherchons à l'heure actuelle.

Ingrédients :

- **Crème :** lait demi-écrémé et lait écrémé en poudre 75,6 %, sucre 8,3 %, crème (lait), épaississants : E1442 (amidon transformé), E407 (carraghénanes), perméat de petit-lait (lactosérum) en poudre arôme (lait), amidon, colorant : E160a (bêta-carotène). **Billes soufflées enrobées de 3 chocolats** 6,8 %, billes soufflées 2,7 % (farine de blé, sucre, malt de blé, poudre à lever : E500 (carbonate de sodium), huile de tournesol, sel, dextrose), chocolat 1,4 % (pâte de cacao, sucre, beurre de cacao, émulsifiant : lécithine de soja, arôme), chocolat blanc 1,4 % (sucre, beurre de cacao, poudre de lait entier, poudre de lactosérum (lait), émulsifiant : lécithine de soja, arôme), chocolat au lait 1,3 % (sucre, beurre de cacao, poudre de lait entier, pâte de cacao, émulsifiant : lécithine de soja, arôme), agent d'enrobage : E414 (gomme arabique).

Données nutritionnelles pour : 1 pot de 120 g

- Valeur énergétique : 160 kcal ; protéines : 4 g ; glucides : 24,3 g, dont sucres : 19,6 ; lipides : 5 g, dont acides gras saturés : 3,4 g ; calcium : NI ; vitamine D : NI

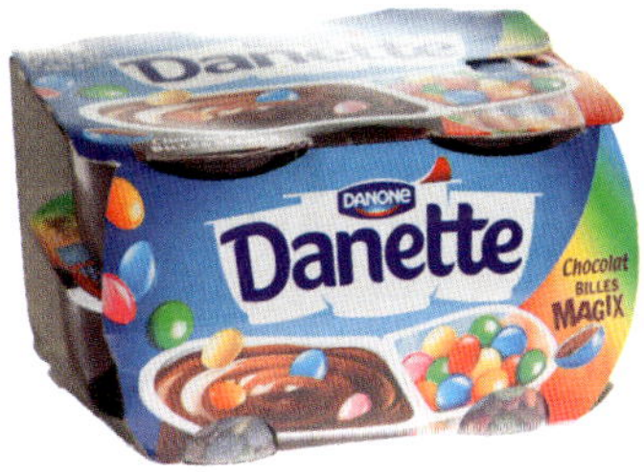

CRÈME DESSERT NESQUIK DUO®, NESTLÉ®

6 additifs, du chocolat blanc à l'huile de palme, deux amidons modifiés de maïs et un grand pourcentage de sucre : il y a plus simple !

Ingrédients :

- Lait entier 78,8 %, sucre, poudre de lait écrémé, chocolat blanc 2,5 % (sucre, poudre de lait entier, beurre de cacao, graisses végétales : palme, sal et karité, lactosérum (lait), émulsifiant : lécithine de soja, arôme), amidon modifié de maïs, poudre de cacao maigre, chocolat en poudre 1 % (sucre, poudre de cacao maigre, pâte de cacao, arôme naturel de vanille), amidon de maïs, gélatine bovine, épaississants : gomme xanthane et carraghénanes, concentré des minéraux du lait, arômes, colorant : bêta-carotène, sel, cannelle.

Données nutritionnelles pour : 1 pot de 70 g

- Valeur énergétique : 91,7 kcal
- Protéines : 3,36 g
- Glucides : 13,16 g, dont sucres : 11,5 g
- Lipides : 1,073 g, dont acides gras saturés : 1,75 g
- Calcium : NI
- Vitamine D : NI

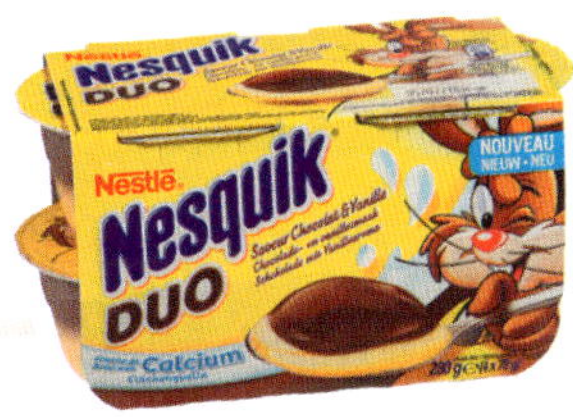

ALLÉGÉS ET BIEN - ÊTRE

FROMAGE BLANC 0 %, LE POT DE 400 G, LE PETIT BASQUE®

Un produit de bonne qualité, enrichi en vitamine D, pour varier les plaisirs !

Ingrédients :

• Lait écrémé pasteurisé de brebis (origine : France), ferments lactiques (dont lait), vitamine D.

Données nutritionnelles pour : 100 g

• Valeur énergétique : 53 kcal
• Protéines : 7,7 g
• Glucides : 4,3 g, dont sucres : 3,3 g
• Lipides : 0,5 g, dont acides gras saturés : 0,3 g
• Calcium : 235 mg
• Vitamine D : 1,1 µg

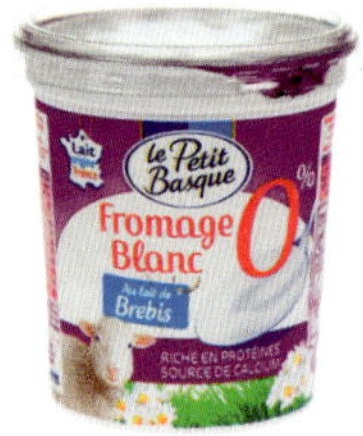

ACTIVIA® 0 % NATURE, DANONE®

De nombreuses expériences en laboratoire ont montré les effets positifs des probiotiques pour limiter la propagation de germes pathogènes dans l'intestin. Ce produit vous promet tous les bienfaits d'un yaourt au bifidus, les calories en moins.

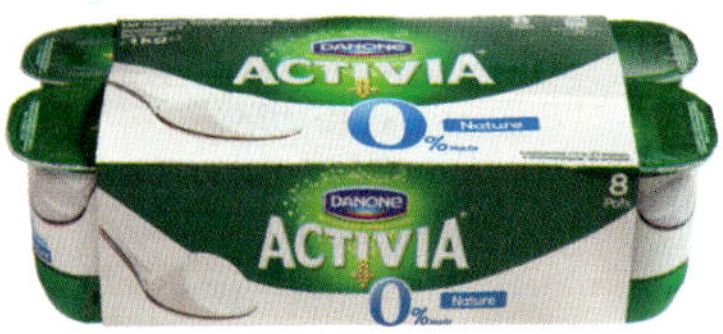

Ingrédients :

• Lait écrémé, lait écrémé en poudre, ferments lactiques dont *Bifidobacterium* (*Bifidus ActiRegularis*) (lait).

Données nutritionnelles pour : 100 g

• Valeur énergétique : 41 kcal
• Protéines : 4,3 g
• Glucides : 5,8 g, dont sucres : 5,8 g
• Lipides : 0,1 g, dont acides gras saturés : 0,04 g
• Calcium : NI

SPÉCIALITÉ AU SOJA NATURE, SOJASUN®

Cette spécialité végétale est équivalente à un yaourt au lait de vache nature à 0 % de matières grasses avec un bon apport en calcium, de quoi varier vos desserts ou les remplacer en cas d'intolérance.

Ingrédients :

• Jus de soja (eau, graines de soja 9 %), phosphate de calcium, ferments sélectionnés dont bifidus et acidophilus (sans OGM).

Données nutritionnelles pour : 1 pot de 100 g

• Valeur énergétique : 46 kcal
• Protéines : 4,6 g
• Glucides : 0,7 g
• Lipides : 2,7 g, dont acides gras saturés : 0,4 g
• Calcium : 120 mg

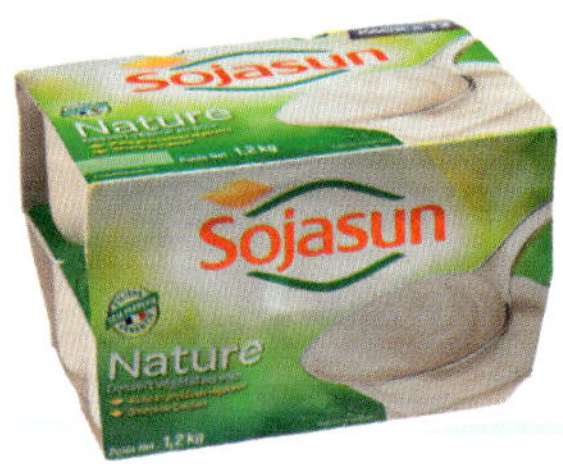

ÎLE FONDANTE WEIGHT WATCHERS®

Une île flottante classique apporte entre 120 et 130 kcal pour un pot de 100 g. Ce produit ne répond donc pas à la promesse d'un produit allégé. Il cumule de plus tous les additifs (colorants, épaississants, émulsifiants) et éléments que l'on ne souhaite pas retrouver dans un dessert lacté : amidons transformés, sirop de glucose-fructose notamment.

Ingrédients :

• Lait écrémé, eau, sucre, crème, caramel 4,5 % (eau, sucre, sirop de glucose-fructose, amidon transformé de maïs, épaississants : pectine et gomme xanthane), amidon transformé de maïs, poudre de lait écrémé, protéines de lait, arômes, correcteur d'acidité : carbonate de sodium, colorants : curcumine et extrait d'annatto, épaississants : carraghénanes, alginate de sodium, gomme de guar et farine de graines de caroube, émulsifiants : mono- et diglycérides d'acides gras, esters lactiques des mono- et diglycérides d'acides gras, gélatine.

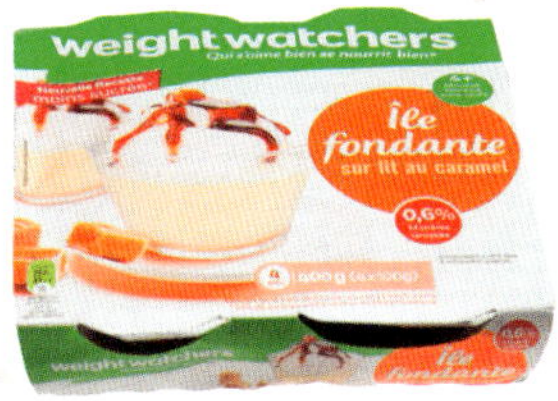

Données nutritionnelles pour : 100 g

• Valeur énergétique : 105 kcal; protéines : 2,9 g; glucides : 18,3 g, dont sucres : 16,7 g; lipides : 2,2 g, dont acides gras saturés : 1,5 g; calcium : NI

SPÉCIALITÉS LAITIÈRES AU CHOCOLAT, FERME ET FONDANT SVELTESSE®, NESTLÉ®

À part l'image de la marque, ce dessert à 102 kcal par pot n'a rien d'allégé ! Il est comparable à une mousse de chocolat et plus riche que nos P'tites Danettes® !

Ingrédients :

• Lait à 0,9 % de matières grasses 86,1 %, chocolat en poudre 5,5 % (sucre, poudre de cacao), inuline, poudre de lait écrémé, amidon de maïs, amidon modifié de tapioca, lactose (lait), fructose, gélifiant : carraghénanes, cacao maigre, arômes, correcteur d'acidité : E331iii, édulcorants : acésulfame K, cyclamate de sodium et néohespéridine DC.

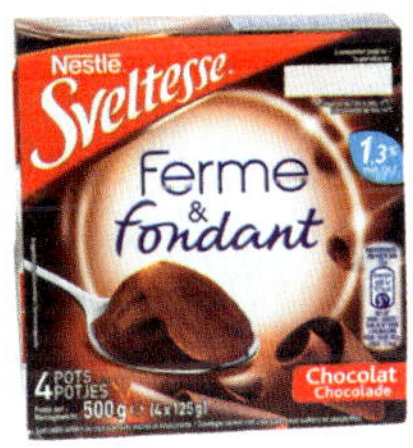

Données nutritionnelles pour : 1 pot de 125 g

• Valeur énergétique : 102 kcal; protéines : 5,2 g; glucides : 14,9 g; lipides : 1,6 g, dont acides gras saturés : 1 g; calcium : 159 mg; vitamine D : NI

YAOURTS FONDANTS AU CAFÉ, TAILLEFINE®, DANONE®

Comme son concurrent avec sa spécialité au chocolat, Taillefine® vend ici un yaourt allégé dont l'apport calorique est celui d'une crème dessert.

Ingrédients :

• Lait écrémé 83,4 %, sucre 5 %, lait écrémé en poudre, crème (lait), inuline, amidon, extrait liquide de café (origine Brésil) 1 %, épaississants : E1442 (amidon transformé) et E407 (carraghénanes), arôme, sucre cuit, édulcorants : E950 (acésulfame K) et E955 (sucralose), vitamine D.

Données nutritionnelles pour : 1 pot de 125 g

• Valeur énergétique : 101 kcal; protéines : 5,1 g; glucides : 16,1 g, dont sucres : 13,5 g; lipides : 1,1 g, dont acides gras saturées : 0,9 g; calcium : 178,8 mg; vitamine D : NI

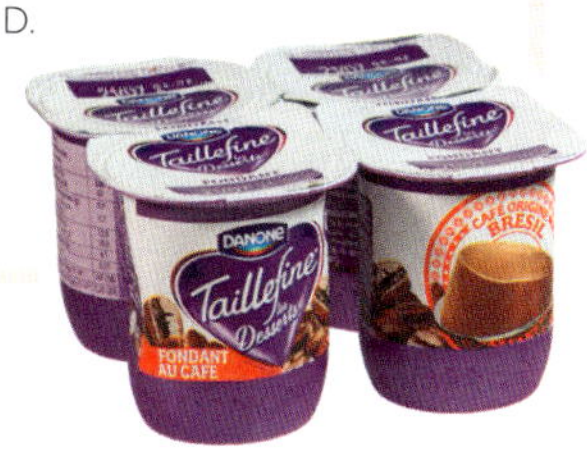

FROMAGE BLANC ONCTUEUX NATURE 0 % CALIN®, YOPLAIT®

On souligne la teneur exceptionnelle de ce produit enrichi en vitamine D, ainsi que sa teneur en calcium : un vrai produit allégé.

Ingrédients :

• Lait écrémé pasteurisé, concentré des minéraux du lait et protéines de lait, ferments lactiques, vitamine D.

Données nutritionnelles pour : 100 g

• Valeur énergétique : 52 kcal
• Protéines : 7,4 g
• Glucides : 5 g
• Lipides : 0,1 g, dont acides gras saturés : < 0,1 g
• Calcium : 200 mg
• Vitamine D : 5 µg

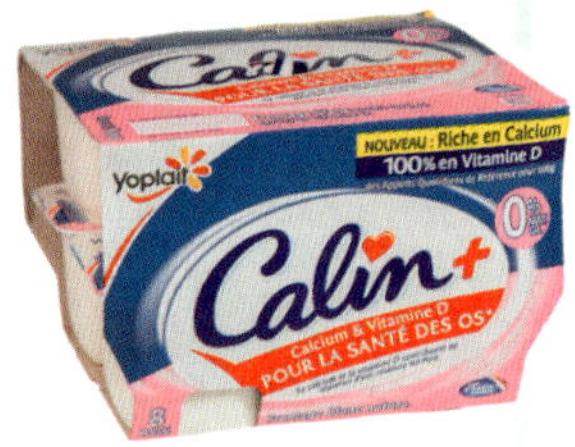

YAOURTS NATURE BRASSÉS 0 % TAILLEFINE®, DANONE®

Une composition très simple et on apprécie l'enrichissement en vitamine D.

Ingrédients :

• Lait écrémé, lait écrémé en poudre, protéines de lait, ferments lactiques (lait), vitamine D.

Données nutritionnelles pour : 1 pot de 125 g

• Valeur énergétique : 53 kcal
• Protéines : 5,3 g
• Glucides : 7,6 g, dont sucres : 6,9 g
• Lipides : 0,1 g, dont acides gras saturés : 0,05 g
• Calcium : 150 mg
• Vitamine D : 1,56 µg

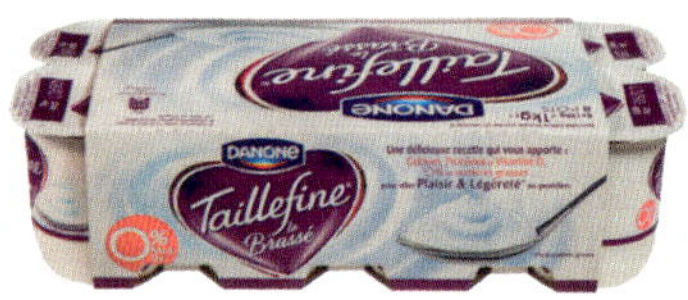

FROMAGE BLANC VANILLE ACTIVIA®, DANONE®

8 additifs et du sirop de glucose-fructose, il y a beaucoup mieux en rayon !

Ingrédients :

• Fromage blanc (lait) lait entier (pour info : 30,7 %), eau, crème (lait), sucre 7,4 %, sirop de glucose-fructose 0,7 %, épaississants : E1422 (amidon transformé), E440 (pectine) et E412 (gomme de guar), protéines de lait, arôme, gélatine (non porcine), correcteurs d'acidité : E330 (acide citrique), E333 (citrate de calcium) et E331 (citrate de sodium), colorants : E160a (caroténoïdes) et E101 (riboflavine), ferments lactiques dont *Bifidobacterium* (*Bifidus ActiRegularis*) (lait), gousses de vanille épuisées.

Données nutritionnelles pour : 1 pot de 120 g

- Valeur énergétique : 120 kcal
- Protéines : 5,6 g
- Glucides : 14,2 g, dont sucres : 13,6 g
- Lipides : 4,6 g, dont acides gras saturés : 3,2 g
- Calcium : NI
- Vitamine D : NI

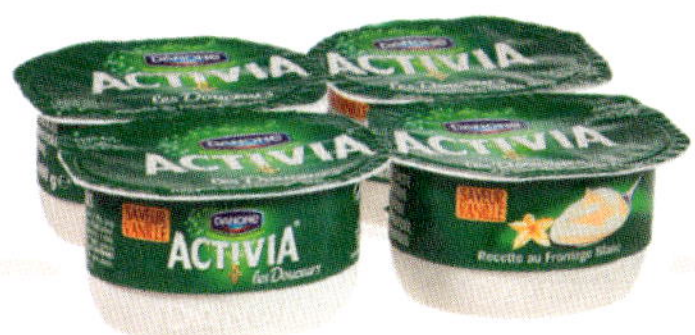

DESSERT VÉGÉTAL CARAMEL, SOJASUN®

Classé parmi les desserts bien-être et rangé avec les desserts soja nature… on est pourtant loin d'un yaourt, mais plus proche d'une crème dessert avec 13,7 % de sucre !

Ingrédients :

• Jus de soja 81 % (eau, graines de soja 7,5 %), sucre, caramel 6 % (sucre, sirop de glucose, eau), épaississants : amidon transformé de maïs sans OGM, pectines et carraghénanes, fibre d'acacia et de blé, phosphate de calcium, arôme naturel, sel.

Données nutritionnelles pour : 1 pot de 100 g

- Valeur énergétique : 92 kcal
- Protéines : 3 g
- Glucides : 15,9 g : dont sucres : 13,7 g
- Lipides : 1,7 g : dont acides gras saturés : 0,3 g
- Calcium : 120 mg
- Vitamine D : NI

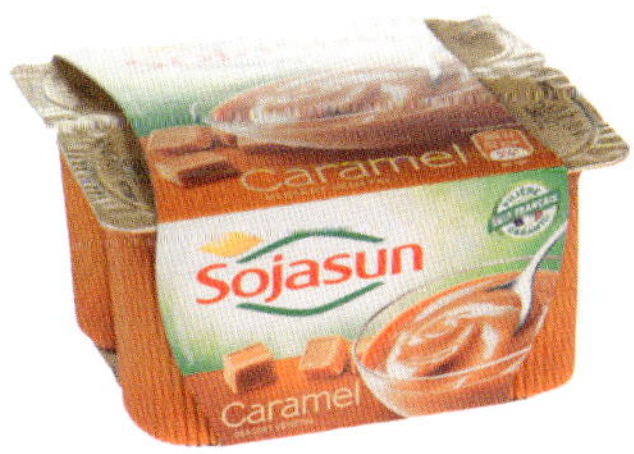

FROMAGES

On distingue deux catégories de fromages : le fromage frais et le fromage affiné. Le fromage blanc provient de la coagulation du lait au moyen des ferments lactiques. Le fromage blanc caillé en est une variété plus ou moins égouttée.

Les fromages frais, à tartiner, sont en plus salés et davantage égouttés. Ils se présentent en barquette ou emballés dans une feuille d'aluminium. Ils contiennent plus d'eau que les fromages affinés, c'est pourquoi ils sont souvent moins caloriques. Cependant, leur teneur en matières grasses est variable et dépend d'ajouts de crème pouvait ainsi aller jusqu'à 60 % de lipides, d'où l'intérêt de lire les étiquettes.

Les fromages affinés sont beaucoup plus nombreux. Il s'agit de lait caillé sous l'action de présure ou de ferments lactiques qui est ensuite égoutté et mis à « fermenter ». On finit en le salant, en ajoutant éventuellement des moisissures, puis en l'affinant. C'est ce temps d'affinage qui lui confère son allure définitive, le rangeant dans une famille définie :

- **Les fromages à pâte molle** pour lesquels l'égouttage est lent. Ils peuvent être à croûte fleurie comme le camembert, le brie ou le coulommiers, ou à croûte lavée comme le pont-l'évêque, le munster...
- **Les fromages à pâte simplement pressée**, ce qui accélère l'égouttage. Ils peuvent être à croûte moisie comme le saint-nectaire, la tome de Savoie, ou à croûte lavée comme la mimolette, le morbier, le reblochon.
- **Les fromages à pâte pressée cuite** sont l'abondance, le beaufort, le comté, l'emmental français, le parmesan et la tête de moine.
- **Les fromages à pâte persillée**, comme le roquefort ou la fourme d'Ambert, ensemencés et contenant des moisissures dans la masse.
- **Les fromages fondus** sont à base de fromages pressés ou à pâte cuite. Ces fromages sont fondus à chaud et cuits pendant trois minutes, avec l'ajout de sels de fonte, d'additifs et souvent de beurre. Ils sont en général enveloppés dans du papier d'aluminium.
- **Les fromages de chèvre ou de brebis** sont de la même façon déclinés en secs, demi-secs ou frais, selon leur degré d'affinage, et sont fabriqués avec du lait de chèvre ou de brebis ou un mélange de laits.

Sur le plan nutritionnel, les fromages présentent les mêmes intérêts que le lait, c'est-à-dire une vraie richesse en protéines, variable selon le produit et surtout le contenu en eau, qui « dilue » les protéines ! Les fromages les plus riches en protéines sont les fromages à pâte pressée, avec 26 g de protéines pour 100 g en moyenne. Les autres fromages affichent une quantité variable de protéines, de 15 % pour les fromages pour enfants jusqu'à 20 % pour les fromages italiens et, surprise, les fromages allégés. Ce sont des protéines d'excellente qualité car elles proviennent du lait.

Le vrai problème des fromages reste leur teneur en matières grasses, en moyenne de 25 %, mais surtout très variable, de moins de 10 % pour des produits allégés à plus de 30 % pour les plus riches.

La valeur calorique des fromages affinés ne descend que très rarement en dessous de 250 kcal pour 100 g, plus fréquemment autour de 400 kcal pour les fromages pressés, qui sont donc les plus gras. Il n'y a pas de sucre dans leur composition et donc quasiment pas de lactose dans les fromages pressés.
L'autre problème est leur contenu en sel : 500 mg de sodium (1,25 g de sel) pour 100 g en moyenne, valeur qui peut atteindre 1 g de sodium (2,5 g de sel) aux 100 g pour les fromages bleus. C'est donc un produit à contrôler soigneusement, notamment en cas de régime sans sel.

Le vrai avantage nutritionnel des fromages est leur teneur en calcium. Il faut rappeler, malgré leurs détracteurs, que les produits laitiers peuvent couvrir environ 45 % des besoins en calcium chez les adultes, un taux qui est encore plus important chez les enfants.
On y trouve également de la vitamine A, ainsi qu'un peu de vitamine D.

COMMENT LES CHOISIR ?

- Sachez que les fromages d'appellation contrôlée font aujourd'hui partie des rares produits qui ne contiennent ni conservateurs, ni additifs, ni colorants. Un gage de qualité qui fait partie du patrimoine gastronomique français.
- Pour les fromages industriels, plus la liste des ingrédients est courte, mieux c'est ! Méfiez-vous des « préparations fromagères à base de lait », dont la qualité nutritionnelle et le goût ne correspondent pas toujours à ce que l'on attend.
- C'est la quantité de matière grasse qui fait la valeur calorique du produit, et il est préférable, non pas d'essayer de trouver les moins riches, mais ceux qui vous font le plus plaisir, en contrôlant la quantité selon la richesse calorique du produit. Le camembert, la mozzarella, la feta, les fromages de chèvre frais ont des teneurs énergétiques faibles par rapport aux autres. Les fromages en portions individuelles sont relativement intéressants pour doser sa consommation, mais sont souvent proposés pour des fromages de moins bonne qualité, notamment gustative. Il vaut donc mieux préférer les fromages entiers à portionner soi-même, quitte à acheter à la coupe la juste quantité nécessaire pour la semaine

LES PIÈGES

- **Les produits allégés en sel ou en graisses,** qui ne le sont pas toujours de manière significative. Surtout, ils peuvent faire perdre le plaisir de consommer cette catégorie de produits.
- **Les produits vendus en portions trop grosses.**
- **Les fromages pour enfants,** qui parfois ne contiennent pas suffisamment de calcium : il faut vraiment vérifier qu'il y a au minimum 400 mg pour 100 g et qui peuvent contenir des sels de fonte, qui sont à éviter.
- **Les fromages avec des ajouts de noix, poivre, crème...** qui masquent souvent le

goût du fromage et augmentent parfois inutilement sa valeur calorique.

- **Les nouvelles variétés de préparations fromagères qui consistent souvent en un fromage fondu.** Elles sont bien entendu issues du lait, mais leur composition est parfois plus riche en graisses que n'importe quel autre fromage en raison d'ajout de matières grasses mélangées avec la poudre de lait, ou parfois même de crème fraîche.
- **Les fromages râpés.** Dès qu'il n'est pas précisé emmental, comté ou mozzarella râpé(e), les mélanges pour pâtes, pour pizza ou autre appellation originale sont de moins bonne qualité avec présence d'additifs (colorants anti-agglomérant...).

CONSEILS DE CONSOMMATION

La portion à ne pas dépasser est en général de 50 g par jour si l'on veut être raisonnable. La consommation doit s'équilibrer avec les autres produits laitiers. Les grands consommateurs de yaourt ou de lait n'ont pas intérêt à forcer sur le fromage, et inversement.

Cela reste tout de même un produit indispensable dans une maison, mais il est inutile d'avoir un plateau entier de différents fromages, il est préférable de les acheter deux par deux et de les finir avant d'en acheter d'autres.

Si l'on décide de faire un repas à base de fromages, mieux vaut limiter les autres protéines et ne pas consommer d'autres produits trop gras et trop salés pendant le repas. Ainsi, l'association viande/œufs/poisson et fromage nécessite de contrôler la portion de fromage (30 à 50 g).

Les personnes ayant une hypercholestérolémie devraient se contenter de 2 à 3 portions maximum par semaine.

FROMAGES CLASSIQUES

CARRÉ FRAIS® BIO, ELLE & VIRE®

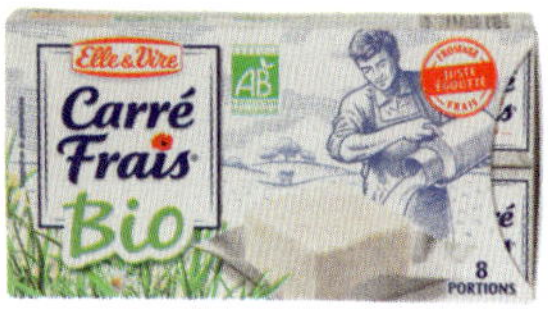

Un produit déjà connu décliné en version bio. La qualité de ce fromage frais est bonne et le conditionnement en portion de 25 g impeccable !

Ingrédients :

- Lait biologique écrémé 90 %, crème biologique 8 %, sel, ferments lactiques. Traité au sorbate de potassium.

Données nutritionnelles pour : 1 portion de 25 g

- Valeur énergétique : 54 kcal
- Protéines : 3 g
- Glucides : 0,6 g
- Lipides : 4,4 g, dont acides gras saturés : 3 g
- Calcium : NI
- Vitamine D : NI
- Sel : 0,3 g

COMTÉ AOP AU LAIT CRU EN TRANCHES, SÉLECTION INTERMARCHÉ PÂTURAGES®

On est content de trouver en tranchettes justement dosées de 20 g un produit AOP !

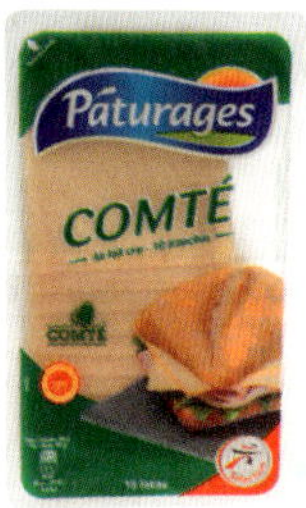

Ingrédients :

- Lait cru, sel, ferments lactiques, présure.

Données nutritionnelles pour : 100 g

- Valeur énergétique : 412 kcal
- Protéines : 26 g
- Glucides : 0,5 g
- Lipides : 34 g, dont acides gras saturés : 22 g
- Calcium : NI
- Vitamine D : NI
- Sel : NI

PARMESAN RÂPÉ, PARMIGIANO REGGIANO, ENTREMONT®

Un vrai parmesan, contrairement à beaucoup de préparations fromagères râpées, et un record en calcium !

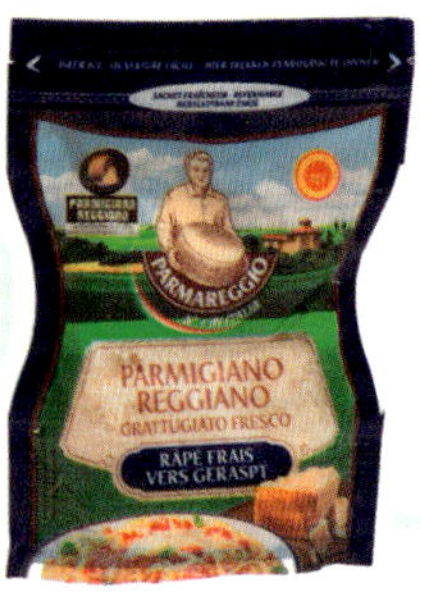

Ingrédients :

- Lait cru, sel, présure.

Données nutritionnelles pour : 100 g

- Valeur énergétique : 392 kcal
- Protéines : 33 g
- Glucides : 0 g
- Lipides : 28,4 g, dont acides gras saturés : 18,7 g
- Calcium : 1 160 mg
- Vitamine D : NI
- Vitamine A : 270 µg
- Sel : 1,4 g

FROMAGE DE BREBIS AU BASILIC EN BOCAL, SALAKIS®

Autant c'est un produit intéressant dans sa variante classique préemballée, autant la présentation dans de l'huile de colza aromatisée au basilic modifie complètement ce produit que l'on devient obligé de consommer avec plus de matière grasse, même si on en laisse dans le bocal. Le taux de sel est trop élevé !

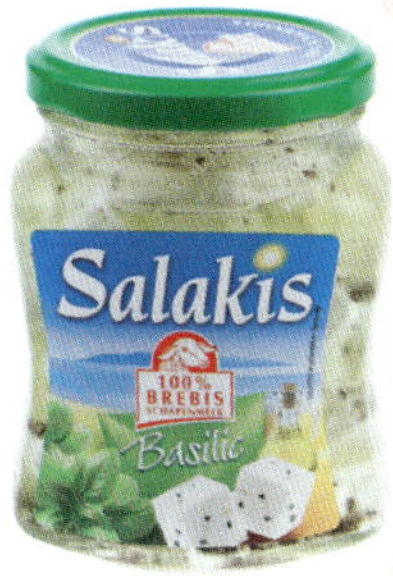

Ingrédients :

• Huile de colza 48,1 % minimum, fromage de brebis au lait pasteurisé origine France (lait) 45 % minimum, aromates et plantes aromatiques, arôme naturel.

Données nutritionnelles pour : 100 g

• Valeur énergétique : 293 kcal
• Protéines : 14,6 g
• Glucides : 0,8 g
• Lipides : 25,8 g, dont acides gras saturés : 148,3 g
• Sel : 2,65 g

BOURSIN® FIGUE & 3 NOIX

On est déçu de voir que le Boursin® avec une belle noix sur la photo de l'emballage ne contient au total que 3,6 % de noix. Avec l'ajout de figues et de dextrose, on atteint tout de même 7,5 % de glucides dans un fromage...

Comme la version classique, on frôle les 40 % de lipides, le sucre en prime !

Ingrédients :

• Lait et crème pasteurisés, figues sèches 3 %, noix de Pécan 3 %, raisins secs, ferments lactiques, dextrose, noix de cajou 0,3 %, noix 0,3 %, sel, conservateur : sorbate de potassium.

Données nutritionnelles pour : 100 g

• Valeur énergétique : 413 kcal
• Protéines : 8 g
• Glucides : 7,5 g
• Lipides : 39 g, dont acides gras saturés : 26 g
• Calcium : NI
• Vitamine D : NI
• Sel : 1 g

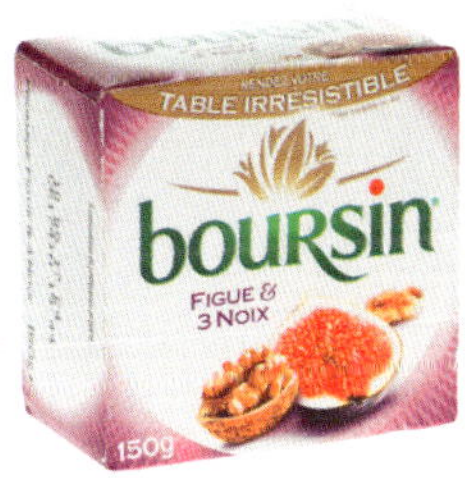

CAMEMBERT CŒUR DE LION®, SEL RÉDUIT DE 25 %

La réduction de l'apport en sel n'est pas significative, on reste très proche des produits classiques ! On n'aime pas ce type de marketing.

Ingrédients :

• Lait de vache pasteurisé, sel, ferments lactiques, présure d'origine animale.

Données nutritionnelles pour : 100 g

• Valeur énergétique : 273 kcal
• Protéines : 20 g
• Glucides : 1 g
• Lipides : 21 g, dont acides gras saturés : 14 g
• Calcium : 550 mg
• Vitamine D : NI
• Sel : 1,1 g

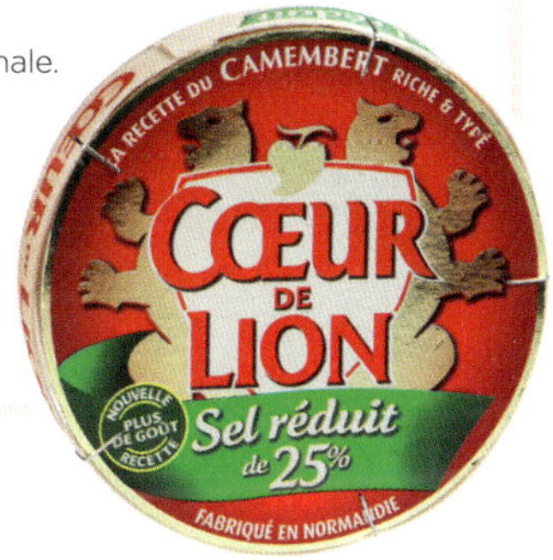

CAMEMBERT LE RUSTIQUE®

Un bon goût de camembert et des valeurs dans la moyenne des fromages. On ne dépasse pas 20 % de MG. Pour ceux qui préfèrent le camembert au lait cru, optez pour une liste d'ingrédients similaire.

Ingrédients :

• Lait pasteurisé.

Données nutritionnelles pour : 100 g

• Valeur énergétique : 268 kcal
• Protéines : 21 g
• Glucides : 1 g
• Lipides : 20 g, dont acides gras saturés : 14 g
• Calcium : 450 mg
• Vitamine D : NI
• Sel : 1,6 g

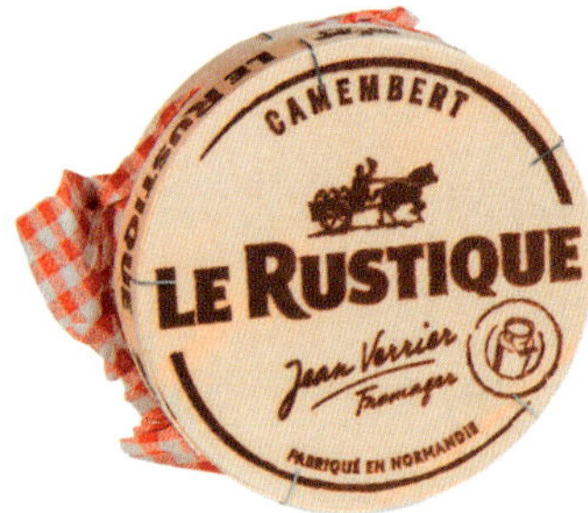

RICOTTA, GALBANI®

Dans la catégorie des fromages frais, un produit qui se démarque par son taux de sel réduit !

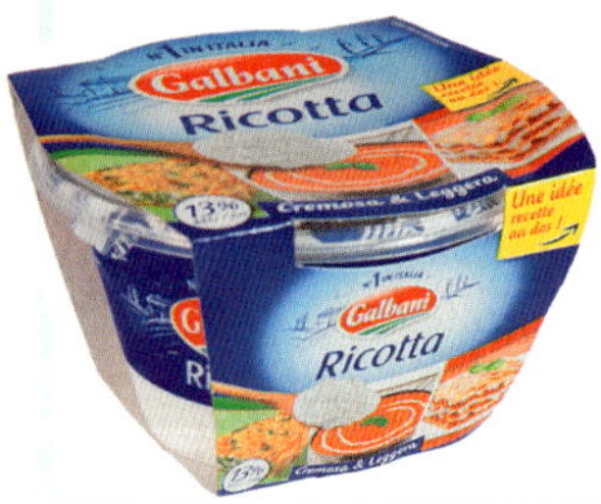

Ingrédients :

• Lactosérum pasteurisé, sel, correcteurs d'acidité : acide citrique, acide lactique.

Données nutritionnelles pour : 100 g

• Valeur énergétique : 165 kcal
• Protéines : 7,6 g
• Glucides : 5 g
• Lipides : 13,3 g
• Calcium : 300 mg
• Vitamine D : NI
• Sel : 0,4 g

MOZZARELLA DI BUFALA CAMPANA, CASA AZZURRA®

On privilégie le goût avec un bon produit traditionnel à base de lait de bufflonne. Le lait de bufflonne est légèrement plus gras, mais sur la portion conseillée, la différence n'est pas significative.

Ingrédients :

• Lait pasteurisé de bufflonne, sérum naturel, sel, présure.

Données nutritionnelles pour : 100 g

• Valeur énergétique : 270 kcal
• Protéines : 13,1 g
• Glucides : 0,9 g
• Lipides : 23,7 g, dont acides gras saturés : 16 g
• Calcium : NI
• Vitamine D : NI
• Sel : 0,92 g

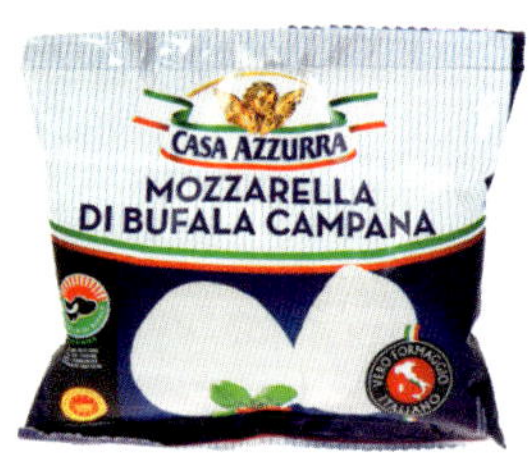

FROMAGE RÂPÉ LE 3 SAVEURS, PRÉSIDENT®

Plutôt qu'un simple emmental ou même comté râpé, on se retrouve ici avec un fromage à pâte pressée qui contient un colorant orange et un ajout d'amidon de pomme de terre.

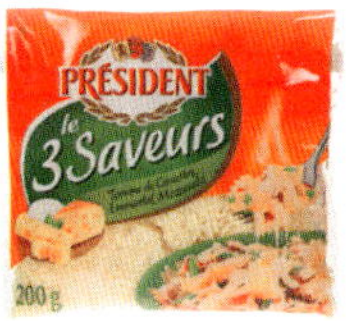

Ingrédients :

• Fromage à pâte pressée (lait de vache pasteurisé, sel, ferments, colorant : E160b), emmental, mozzarella, amidon de pomme de terre.

Données nutritionnelles pour : 100 g

• Valeur énergétique : 348 kcal
• Protéines : 23 g
• Glucides : 1 g
• Lipides : 28 g, dont acides gras saturés : 19 g
• Calcium : NI
• Vitamine D : NI
• Sel : 1,1 g

SPÉCIALITÉ FROMAGÈRE NATURE, PHILADELPHIA®

Comparé à d'autres fromages frais, ce produit est plus gras, et la recette moins naturelle. Typique des préparations fromagères, trompe-l'œil du vrai fromage !

Ingrédients :

• Lait entier, crème, préparation de protéines de lait, perméat de lactosérum concentré, sel, stabilisant : farine de graines de caroube, acidifiant : acide citrique. Au lait pasteurisé.

Données nutritionnelles pour : 100 g

• Valeur énergétique : 220 kcal
• Protéines : 5,5 g
• Glucides : 4 g
• Lipides : 11 g, dont acides gras saturés : 14,5 g
• Calcium : NI
• Vitamine D : NI
• Sel : 0,75 g

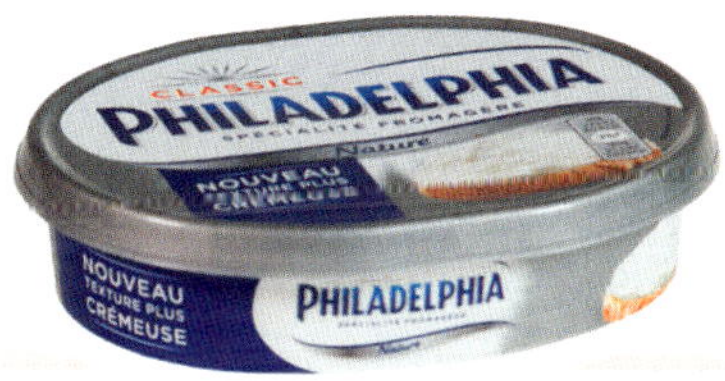

4 CHÈVRE CHAUD PRÊTS À DORER, VALCREST®

Un fromage de chèvre pané puis préfrit, l'huile de palme a été remplacée par une huile de tournesol, mais ça ne suffit pas à en faire un produit conseillé. À éviter !

Ingrédients :

• Fromage de chèvre 75 % (lait de chèvre pasteurisé, sel, coagulant, ferments lactiques (dont lactose)), enrobage 25 % (chapelure (farine de blé, eau, gluten, sel, levure, huile d'olive), stabilisants : diphosphate disodique E450i, poudre à lever : bicarbonate de sodium E500ii, huile de tournesol, eau, farine de blé, sel.

Données nutritionnelles pour : 100 g

• Valeur énergétique : 299 kcal
• Protéines : 14 g
• Glucides : 13 g, dont sucres : 2 g
• Lipides : 21 g, dont acides gras saturés : 12 g
• Calcium : NI
• Vitamine D : NI
• Sel : 1,3 g

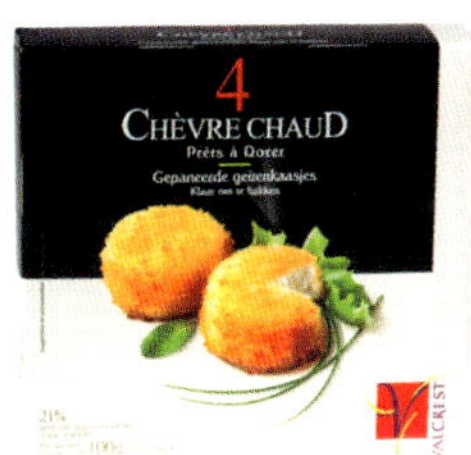

FROMAGES ALLÉGÉS

LE P'TIT GOURMAND FIN ET SAVOUREUX, BRIDELIGHT®

Un allégé qui sort du lot pour sa recette simple et son allégement significatif.

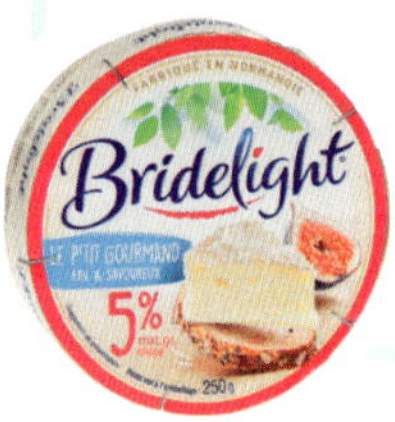

Ingrédients :
- Lait de vache, sel, ferments.

Données nutritionnelles pour : 100 g
- Valeur énergétique : 145 kcal
- Protéines : 25 g
- Glucides : 0 g
- Lipides : 5 g, dont acides gras saturés : 3,6 g
- Calcium : 510 mg
- Vitamine D : NI
- Sel : 1,25 g

LE LÉGER, ENTREMONT®

Un produit moitié moins gras qu'un produit standard, raisonnablement salé et riche en calcium. La recette reste simple pour un produit allégé !

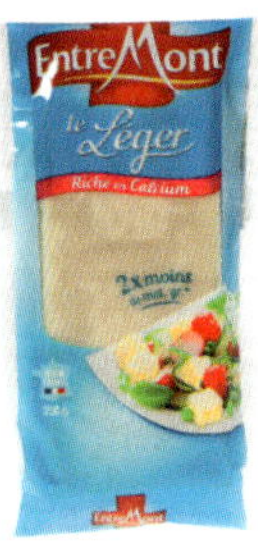

Ingrédients :
- Lait pasteurisé, sel, ferments lactiques, coagulant, sel.

Données nutritionnelles pour : 100 g
- Valeur énergétique : 254 kcal
- Protéines : 32 g
- Glucides : 0 g
- Lipides : 14 g, dont acides gras saturés : 8,5 g
- Calcium : 950 mg
- Vitamine D : NI
- Sel : 1 g

CARRÉ FRAIS 0 % AIL ET FINES HERBES, ELLE & VIRE®

Une recette de qualité et un apport calorique très faible. Le taux de sel de 1,5 % est raisonnable. 2 portions sont équivalentes à un laitage à 0 % de MG.

Ingrédients :
- Lait écrémé 98 %, sel, ail, persil, ciboulette, poivre, arôme naturel, ferments lactiques.

Données nutritionnelles pour : 1 portion de 25 g
- Valeur énergétique : 19 kcal
- Protéines : 4 g
- Glucides : < 0,5 g
- Lipides : 0,05 g, dont acides gras saturés : < 0,1 g
- Calcium : 42 mg
- Vitamine D : NI
- Sel : 0,37 g

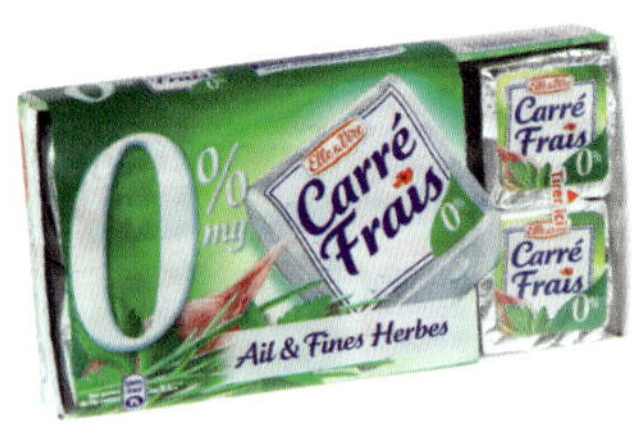

LE RÂPÉ FONDANT FRUITÉ ET SAVOUREUX, BRIDELIGHT®

Une recette surtout riche en additifs, où est le fromage ? Mieux vaut se passer de ce genre de produit !

Ingrédients :

• Fromage au lait pasteurisé (emmental 5 %, fromage allégé 25 %), lait écrémé reconstitué, protéines de lait, eau, sels de fonte : E452, E339 et E331, inuline, antiagglomérant : cellulose microcristalline, poudre de lait écrémé, amidon modifié de manioc, préparation aromatisante (arôme, exhausteur de goût : E635), sel, colorant : E160a. Présence d'œuf possible.

Données nutritionnelles pour : 100 g

- Valeur énergétique : 210 kcal
- Protéines : 29 g
- Glucides : 10 g
- Lipides : 6 g, dont acides gras saturés : 4 g
- Calcium : 534 mg
- Vitamine D : NI
- Sel : 1,5 g

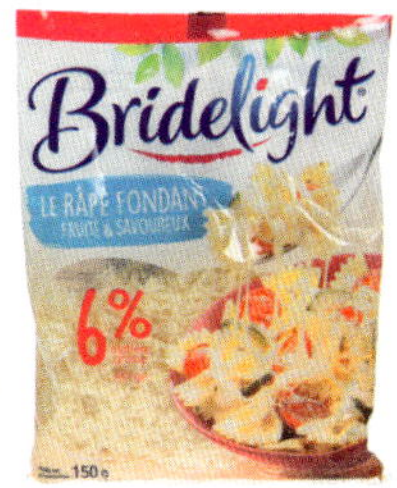

SPÉCIALITÉ FROMAGÈRE NATURE LIGHT, PHILADELPHIA®

Tout de même 11 % de lipides, autant prendre un chèvre frais non allégé ! Et 2 % de sel, c'est plus élevé que les autres fromages frais.

Ingrédients :

• Lait entier, préparation de protéines de lait, crème, perméat de lactosérum concentré, sel, stabilisants : farine de graines de caroube et carraghénanes, acidifiant : acide citrique.

Données nutritionnelles pour : 100 g

- Valeur énergétique : 152 kcal
- Protéines : 7,4 g
- Glucides : 5,1 g
- Lipides : 11 g, dont acides gras saturés : 7,2 g
- Calcium : NI
- Vitamine D : NI
- Sel : 2 g

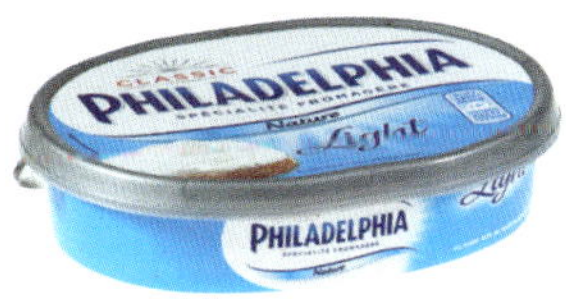

LES CARRÉS FONDANTS GOÛT EMMENTAL ONCTUEUX ET SAVOUREUX, BRIDELIGHT®

Un produit qui a peut-être un goût d'emmental mais qui n'en contient pas une miette. On utilise du lait écrémé, mais plus loin on ajoute du beurre. On marche sur la tête. On va trop loin, et avec 2 % de sel, on bat des records !

Ingrédients :

• Lait écrémé reconstitué, fromage, protéines de lait, lactosérum, sels de fonte : E452 et E450, préparation aromatique (arôme, exhausteurs de goût : E627 et E631), beurre, épaississants : E415 et E407, conservateur : E234. Présence d'œuf possible.

Données nutritionnelles pour : 1 portion de 16,5 g

- Valeur énergétique : 19 kcal
- Protéines : 2,2 g
- Glucides : 1,4 g
- Lipides : 0,5 g, dont acides gras saturés : 0,3 g
- Calcium : 50 mg
- Vitamine D : NI
- Sel : 0,34 g

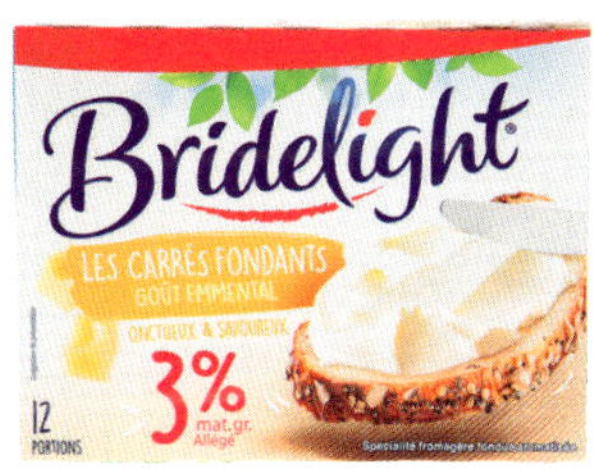

FROMAGES POUR ENFANTS

FICELLO®, SPAGHETTI NATURE OU EMMENTAL

Un fromage industriel mais une recette simple, un bon apport en calcium, sous une forme ludique qui plaît !

Ingrédients :

- Lait pasteurisé, sel, coagulant, ferments (lait) OU lait pasteurisé, emmental 7 %, sel, coagulant, ferments.

Données nutritionnelles pour : 1 sachet de 20 g

- Valeur énergétique : 63 kcal
- Protéines : 5,4 g
- Glucides : 0 g
- Lipides : 4,6 g, dont acides gras saturés : 2,9 g
- Calcium : 143 mg
- Vitamine D : NI
- Sel : 0,4 g

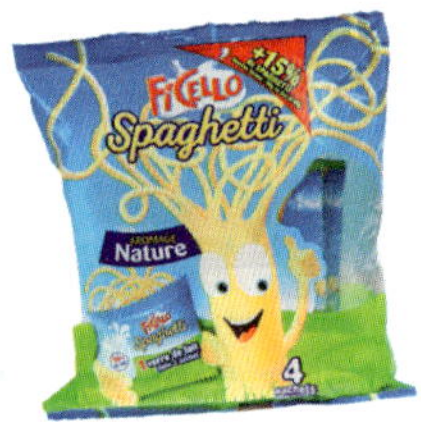

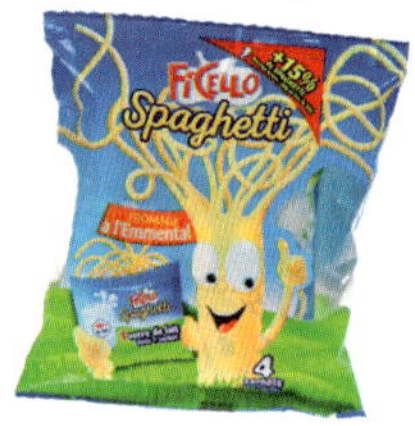

MINI BABYBEL®

Un grand classique qui tient sa promesse avec 150 mg de calcium par portion, une recette de fromage simple sans ajout d'additif ni de conservateur et un emballage en cire rouge qui amuse toujours autant ! On apprécie le produit fabriqué dans les pays de la Loire avec du lait 100 % français. La nouveauté mini-roulé de Babybel® réussi également notre casting !

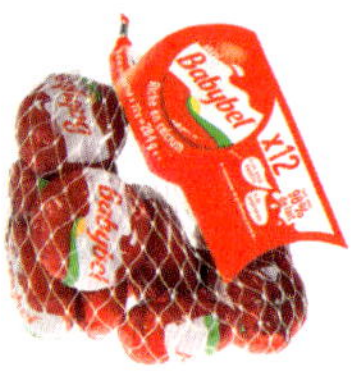

Ingrédients :

- Lait 98 %, sel, ferments lactiques, coagulant.

Données nutritionnelles pour : 1 portion de 22 g

- Valeur énergétique : 64 kcal
- Protéines : 4,7 g
- Glucides : < 0,1 g
- Lipides : 5,1 g, dont acides gras saturés : 3,4 g
- Calcium : 150 mg
- Vitamine D : NI
- Sel : 0,4 g

6 MINI-BÛCHES DE CHÈVRE, SOIGNON®

Avec leur format ludique et sympathique, elles plaisent aux enfants. De quoi initier leur palais aux vrais fromages et bons produits !

Ingrédients :

- Lait de chèvre pasteurisé, sel, ferments.

Données nutritionnelles pour : 1 mini-bûche de 25 g

- Valeur énergétique : 74 kcal
- Protéines : 5 g
- Glucides : 0,2 g
- Lipides : 5,7 g
- Calcium : NI
- Sel : 0,15 g

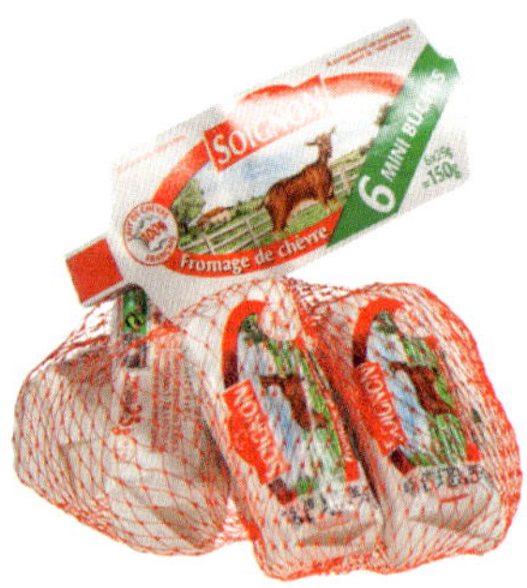

BÂTONNETS AU FROMAGE BLANC KIDIBOO®, P'TIT LOUIS®

Amidon transformé, gélatine, épaississant, sucre... suffisent à nous faire passer notre chemin ! 70 mg de calcium par portion, c'est moitié moins que les produits recommandés plus haut.

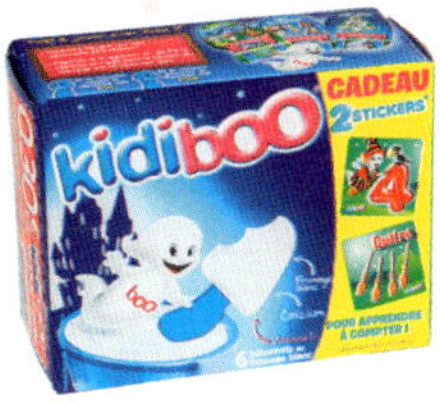

Ingrédients :

• Fromage blanc 64 %, eau, concentrés de minéraux du lait, protéines de lait, sel, amidon transformé de manioc, gélatine, épaississants : carraghénanes et farine de graines de caroube, sucre, arôme, conservateurs : acide sorbique et sorbate de potassium, vitamine D. Fabriqué dans un atelier utilisant du gluten et du lait de chèvre.

Données nutritionnelles pour : 1 bâtonnet de 20 g

• Valeur énergétique : 47 kcal ; protéines : 1,2 g ; glucides : 0,64 g ; lipides : 4,4 g ; calcium : 70 mg ; vitamine D : 0,3 µg ; sel : 0,108 g

KIRI® À LA CRÈME DE LAIT

Un fromage blanc enrichi en crème et collé avec des sels de fonte. On peut trouver mieux pour nos chères têtes blondes !

Ingrédients :

• Fromage blanc 50 %, dont lait 33 %, crème 27 %, eau, protéines de lait, sels de fonte : phosphates de calcium, polyphosphates, phosphates et citrates de sodium, sel, concentré des minéraux du lait, gélifiant : carraghénanes.

Données nutritionnelles pour : 1 carré de 20 g

• Valeur énergétique : 62 kcal ; protéines : 1,8 g ; glucides : 0,4 g ; lipides : 5,9 g ; calcium : 100 mg ; vitamine A : 36 µg ; sel : 0,28 g

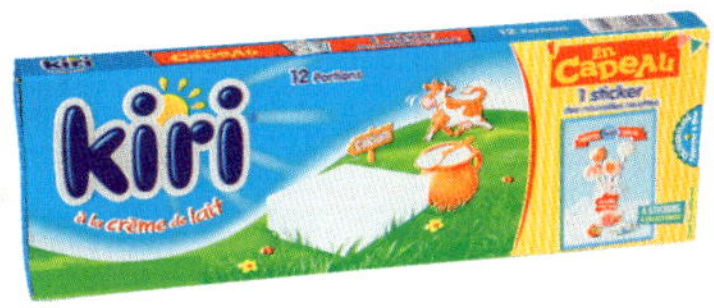

LA VACHE QUI RIT®

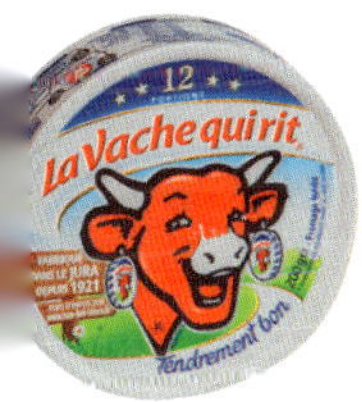

Un mélange de lait, fromage et beurre. Ce n'est pas idéal pour un éveil au goût réussi, surtout avec 1,8 % de sel, ce qui le classe parmi les produits riches.

Ingrédients :

• Lait écrémé réhydraté, fromages, beurre, protéines de lait, sels de fonte : polyphosphates, phosphates de calcium, acide citrique, diphosphates, sel.

Données nutritionnelles pour : 1 portion de 40 g

• Valeur énergétique : 40 kcal

• Protéines : 1,8 g ; glucides : 1 g ; lipides : 3,2 g, dont acides gras saturés : 2,2 g ; calcium : 102 mg ; vitamine A : 25 µg ; sel : 0,3 g

CROQUE' EMMENTAL, PRÉSIDENT®

Une recette bien compliquée, et 2,5 % de sel, c'est clairement excessif !

Ingrédients :

• Lait écrémé reconstitué, fromages (fromages (lait, sel, ferments, conservateur : lysozyme d'œuf), emmental 5 %), beurre (lait), protéines de lait, lactosérum (lait), sels de fonte : E452, et E450, épaississant : E407, sel, arômes (lait), conservateur : E202, colorant : E160a.

Données nutritionnelles pour : 1 portion de 17 g

• Valeur énergétique : 40 kcal ; protéines : 2,3 g ; glucides : 1,2 g ; lipides : 2,9 g, dont acides gras saturés : 2 g ; calcium : 76,5 mg ; vitamine D : NI ; sel : 0,4 g

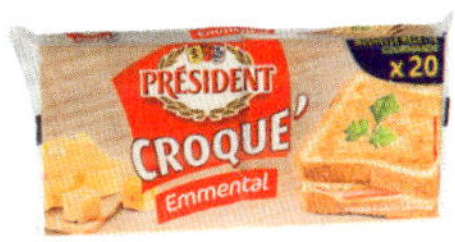

CHARCUTERIES

Du jambon de Bayonne aux rillettes du Mans, en passant par les saucisses de Morteau et les andouilles de Vire… nos plus belles régions regorgent de spécialités charcutières qui font partie intégrante du patrimoine culinaire français.

Le terme « charcuterie » désigne en réalité l'ensemble des préparations alimentaires principalement à base de viande de porc crue ou cuite et de sel ajouté comme agent de conservation au minimum.
La charcuterie utilise l'ensemble des parties du porc, et selon le morceau, le taux de matières grasses du produit final va varier.

Aujourd'hui, la fabrication des lardons et des jambons cuits ou secs permet d'obtenir des produits plus maigres qu'auparavant, grâce à une sélection des espèces animales, à l'évolution de l'alimentation des porcs et à l'adaptation des recettes.
Le point fort des charcuteries est sans aucun doute la grande richesse en protéines (20 % en moyenne) et en fer (le boudin noir est l'aliment le plus riche en fer héminique particulièrement bien assimilé). Cependant, leur mauvaise réputation est également bien fondée, puisque la plupart sont également riches en lipides (jusqu'à plus de 40 % pour certains saucissons) et en sel, ce qui impose la modération dans leur consommation.
À l'heure actuelle, les industriels surfent sur ces conseils santé en proposant des produits de charcuterie moins gras et/ou moins salés.
La teneur en sel de ces produits est de nos jours moins élevée que jadis car la méthode de conservation par le froid a aujourd'hui remplacé la conservation unique par le sel (salaison, saumurage). Toutefois, leur apport en sel reste significatif puisqu'il s'agit non seulement d'un agent de conservation, mais également d'un exhausteur de goût.
De nombreux produits allégés en sel, à savoir en chlorure de sodium, sont apparus sur le marché. Cette réduction est compensée par un ajout de chlorure de potassium, ce qui est intéressant en termes de qualité, mais l'allégement en sodium reste souvent insuffisant.

Pour ce qui est des matières grasses, n'oublions pas que c'est le gras qui donne la saveur et la texture propres aux charcuteries. Pour préserver le goût des produits allégés, le gras est alors remplacé en grande partie par des additifs et des sucres ajoutés. Que ce soit des lardons, des saucissons ou des terrines… on s'éloigne alors de la recette traditionnelle sans être vraiment gagnant côté santé !

COMMENT LES CHOISIR ?

Plus la liste des ingrédients est courte, mieux c'est !
On limite les ajouts de sucre sous toutes ses formes (dextrose, saccharose, sucre de canne, lactose, amidon…), et surtout de sirop de glucose-fructose.
Les jambons crus se démarquent au rayon des charcuteries tranchées avec des recettes plus simples, mais ils sont aussi plus riches en sel. Noix de jambon, viande des Grisons, bacon, etc. sont difficiles, pour ne pas dire impossibles, à trouver sans ajout de sucres.
Côté jambon cuit, on privilégie une qualité de jambon « supérieur » car il ne contient ni polyphosphates, ni gélifiant, ni colorant caramel et moins d'additifs.
Les charcuteries fumées au bois sont à limiter au profit des non fumées. Les procédés de fumaison peuvent générer des composés cancérigènes appelés hydrocarbures aromatiques polycycliques (HAP), pouvant favoriser l'apparition de cancers digestifs. La mention « goût fumé » reste préférable car il s'agit de fumées liquides débarrassées d'HAP.

LES PIÈGES

- Les produits allégés en sel (par rapport à la moyenne des produits du marché), qui ne le sont pas toujours de manière significative : on a du mal à s'y retrouver. En faisant le calcul, certains produits classiques contiennent 0,7 g de sodium lorsque des produits allégés à – 25 % de sodium apportent 0,6 g de sodium pour 100 g.
- Les produits, notamment les saucisses, vendus en portion trop grosses.
- Les jambons cuits fumés qui ont tendance à être plus gras et plus salés.

LARDONS, DÉS DE JAMBON…

Il est difficile de trouver dans cette gamme des compositions idéales tant les additifs sont nombreux.

N'oublions pas que leur consommation doit rester occasionnelle, qu'il s'agisse d'un lardon classique ou d'un produit allégé en matières grasses.

Seules les allumettes de bacon sortent un peu du lot. Mais si vous disposez d'un peu de temps, détailler les tranches vous-même restera plus économique et vous permettra d'acheter plus facilement un produit de qualité. Il en est de même pour le jambon à découper vous-même, plutôt que d'acheter des dés de jambon prêts à l'emploi, gonflés à l'eau à l'aide de gélatine et de polyphosphates.

- Les rôtis de dinde, de bœuf ou encore les filets de poulet cuits et emballés sous vide qui s'apparentent à première vue à une viande fraîche, mais étant donné le nombre d'additifs et la quantité de sel ajouté, ils ont bien leur place dans le rayon charcuteries et se rapprochent plus du jambon.
- Les mini-saucissons et chorizos qui s'avèrent plus gras qu'un produit entier à trancher vous-même.
- Les saucisses de porc ou de poulet type Knacki®, plébiscitées par les enfants, ont quasiment toutes une composition similaire qui reste une recette assez complexe car hautement transformée. La teneur en viande varie selon les marques de 40 % à 84 %, avec parfois la mention « viande séparée mécaniquement », qui signifie qu'il s'agit de particules de viandes récupérées des carcasses par raclage, broyage et tamisage! Puis viennent s'ajouter l'eau et le gras de viande (porc ou peau de volaille) en 2e ou 3e position, autant dire en quantité importante! Enfin, pour lier le tout et obtenir une texture fine et homogène, on trouvera toute une batterie d'additifs : protéines de lait, lactose, polyphosphates (pour retenir l'eau), nitrites, antioxydants pour retarder le rancissement des graisses, mais aussi protéines de pois ou de soja afin de compenser l'apport en viande trop faible, et pour finir des colorants et arômes. Bon appétit!

SELS NITRITÉS

Les sels nitrités (nitrite de sodium ou de potassium et nitrate de sodium ou de potassium désignés sous les codes E249, E250, E251, E252) font partie des additifs utilisés traditionnellement en charcuterie. Ils jouent plusieurs rôles :

- **action antibactérienne, notamment sur la toxine botulique;**
- **coloration rouge finale de la charcuterie, et rose du jambon cuit;**
- **goût et odeur caractéristiques des salaisons;**
- **bonne tenue à la fabrication.**

Lors de la digestion, les molécules de nitrite contenues dans la charcuterie peuvent réagir et se transformer en nitrosamines. Le sel nitrité est soupçonné, de par cette réaction, de favoriser le développement du cancer colorectal.

La norme de sel nitrité légale est de 150 mg maximum par kilo de produit pour les charcuteries, et de 80 mg par kilo de produit pour les normes bio. Il existe tout de même certains industriels (au Danemark notamment) qui travaillent des charcuteries bio sans nitrite, mais encore faut-il accepter un jambon qui ne soit pas rose! Dans tous les cas, cela impose surtout, pour ne pas en consommer en quantité trop importante, de limiter sa consommation de charcuteries, surtout pour les jeunes enfants.

CONSEILS DE CONSOMMATION

D'après les nouvelles recommandations de l'HCSP (Haut Conseil de la santé publique), la consommation de charcuteries doit rester occasionnelle en raison de l'apport en sel – et encore plus lorsqu'il s'agit de sel nitrité – ainsi que pour leur teneur élevée en graisses. Pour les amateurs, il s'agit de ne pas dépasser 150 g par semaine et de privilégier le jambon blanc.

Pour 1 portion, on compte environ 100 g pour les charcuteries maigres telles que jambon cuit ou cru dégraissé, bacon, viande des Grisons, bresaola, noix de jambon, rôtis tranchés.

Le gras des jambons ne doit pas être consommé fréquemment. Les produits découennés et dégraissés restent préférables.

Pour les pâtés et terrines, ne pas dépasser 30 g pour 1 portion.

Pour les saucisses et saucissons secs, les chorizos, les saucissons à l'ail, le cervelas, on compte 30 g pour 1 portion et on évite d'ajouter du beurre. Ils ne sont pas conseillés à l'apéritif, où l'on consommera des quantités trop importantes sans s'en rendre compte.

Pour les rôtis de dinde, de bœuf ou encore les filets de poulet cuits, préférez une viande fraîche à cuisiner vous-même.

JAMBONS CUITS

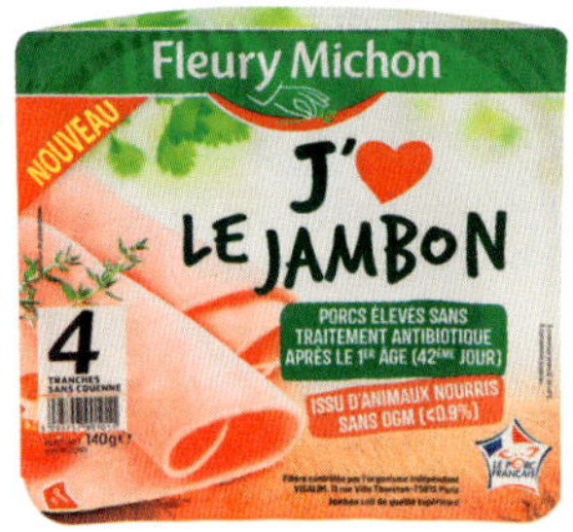

JAMBON CUIT SUPÉRIEUR SANS COUENNE, J'AIME LE JAMBON, FLEURY MICHON®

De la viande d'origine française, de porcs nourris sans OGM et une utilisation d'antibiotiques limitée. On salue l'effort !

Ingrédients :

• Jambon de porc issu d'animaux nourris sans OGM < 0,9 %, sel, bouillon (eau, échalote, ail, épices, plantes aromatiques 0,02 %), sel, dextrose, antioxydant : ascorbate de sodium, conservateur : nitrite de sodium. Traces éventuelles de céleri.

Données nutritionnelles pour : 100 g

- Valeur énergétique : 124 kcal
- Protéines : 22 g
- Glucides : 0,6 g, dont sucres : 0,6 g
- Lipides : 3,7 g, dont acides gras saturés : 1,3 g
- Sel : 1,8 g

JAMBON SUPÉRIEUR SANS COUENNE, LECLERC BIO VILLAGE®

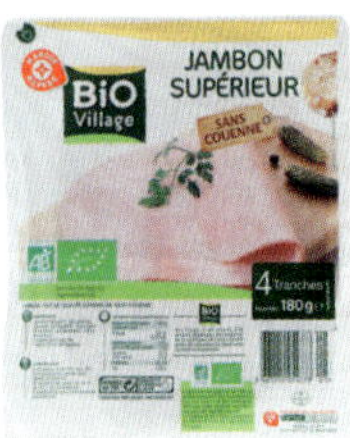

Ni sucre, ni dextrose, ni sirop de glucose ajouté... très difficile à trouver dans ce rayon ! On est de plus à 0,64 g de sodium, ce qui est comparable à des produits qui vantent les – 25 % de sel !

Ingrédients :

• Jambon de porc, sel, arômes naturels, antioxydant : ascorbate de sodium, conservateur : nitrite de sodium.

Données nutritionnelles pour : 100 g

- Valeur énergétique : 119 kcal
- Protéines : 21,4 g
- Glucides : 0,5 g
- Lipides : 3,5 g, dont acides gras saturés : 1,3 g
- Sel : 1,6 g

JAMBON SUPÉRIEUR SANS COUENNE, TENDRE NOIX HERTA®

Une recette raisonnable où l'on retrouve une préparation au bouillon et avec moins de 1 % de sucre ajouté sous forme de dextrose de maïs.

Ingrédients :

• Jambon frais de porc, bouillon (eau, couennes de porc, oignons, os de porc, carottes, sel, persil, ail, clou de girofle, poivre, laurier), sel, dextrose de maïs, arômes naturels, antioxydant : isoascorbate de sodium, conservateur : nitrite de sodium. Sélection noix entières.

Données nutritionnelles pour : 100 g

- Valeur énergétique : 112 kcal
- Protéines : 21 g
- Glucides : 0,5 g, dont sucres : 0,5 g
- Lipides : 2,9 g, dont acides gras saturés : 1,2 g
- Fibres alimentaires : < 0,5 g
- Sel : 1,8 g

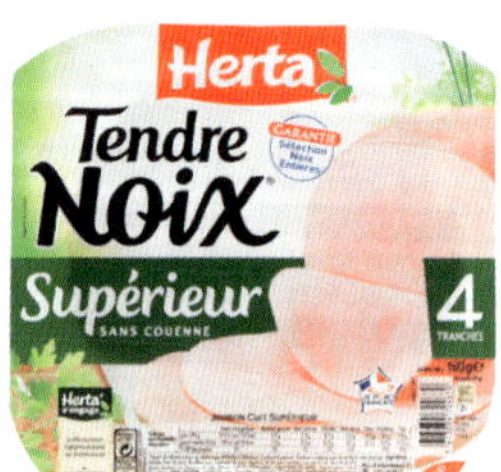

JAMBON CUIT LÉGER SANS COUENNE, LE SUPÉRIEUR FLEURY MICHON®

Une composition correcte mais un produit qui vante son côté léger pour 2 % de lipides alors que les autres jambons atteignent à peine 3 %.

Ingrédients :

• Jambon de porc, sel, bouillon (eau, épices, plantes aromatiques), dextrose de maïs, antioxydant : ascorbate de sodium, conservateur : nitrite de sodium.

Données nutritionnelles pour : 100 g

• Valeur énergétique : 105 kcal
• Protéines : 21 g
• Glucides : 0,7 g, dont sucres : 0,7 g
• Lipides : 2 g, dont acides gras saturés : 0,7 g
• Sel : 1,8 g

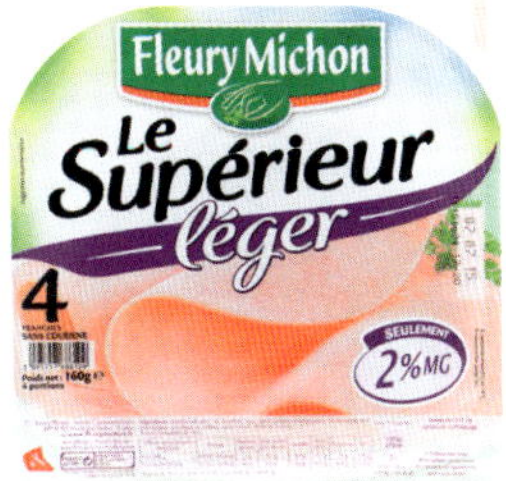

JAMBON SUPÉRIEUR, DÉCOUENNÉ DÉGRAISSÉ, POINTE DE SEL DE GUÉRANDE, MONOPRIX BIO !®

Un produit bio certes, mais un ajout de dextrose + sucre, de lactose et trois sels différents. Nous ne sommes pas séduits !

Ingrédients :

• Jambon frais*, sel de mer fin*, dextrose*, sel de Camargue, sucre de canne*, lactose*, sel de guérande*, antioxygène : ascorbate de sodium, conservateur : nitrite de sodium.

**Produits issus de l'agriculture biologique.*

Données nutritionnelles pour : 100 g

• Valeur énergétique : 122 kcal
• Protéines : 22 g
• Glucides : NI
• Lipides : 3,7 g, dont acides gras saturés : NI
• Sel : NI

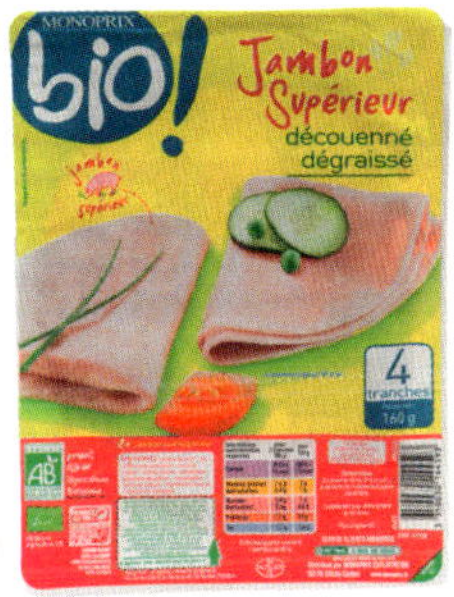

JAMBON PERSILLÉ DE BOURGOGNE, AU VIN BLANC ALIGOTÉ 2 %, MONOPRIX®

Du sirop de glucose et de nombreux additifs, on est loin de l'image du produit traditionnel. 6,3 % de lipides, c'est supérieur à un jambon blanc classique.

Ingrédients :

• Viande de porc (dont 51 % jambon et 49 % épaule), gras de porc, eau, vinaigre (dont sulfites), persil 3 %, pulpe d'ail, sel, sirop de glucose, acidifiants : E262, E326 et E330, gélatine G bovine (dont sulfites), vin blanc aligoté (dont sulfites), stabilisant : E452, arômes et arômes naturels, échalote, dextrose, colorant : E150C, antioxydant : E301, épaississants : E407 et E415, conservateurs : E250 et E202.

Données nutritionnelles pour : 100 g

• Valeur énergétique : 129 kcal
• Protéines : NI
• Glucides : NI
• Lipides : 6,3 g, dont acides gras saturés : 0,6 g
• Sel : NI

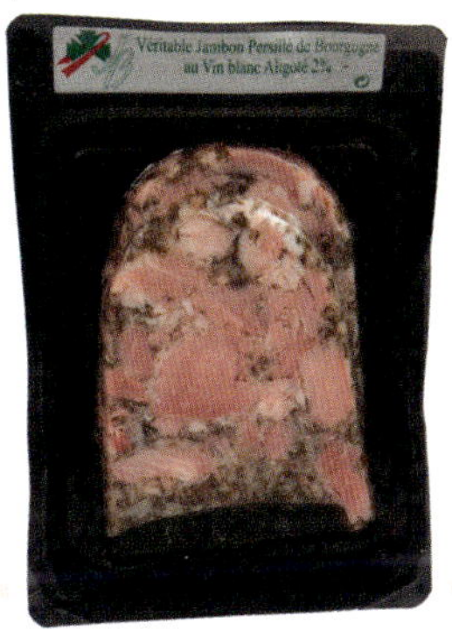

JAMBONS CRUS ET AUTRES CHARCUTERIES TRANCHÉES

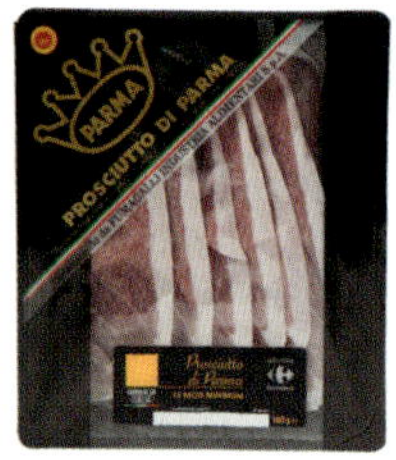

PROSCIUTTO DI PARMA (JAMBON DE PARME), FRATELLI BERETTA®

Seulement du jambon et du simple sel, soit une recette traditionnelle, bravo!

Ingrédients :
- Jambon de porc, sel.

Données nutritionnelles pour : 100 g
- Valeur énergétique : 261 kcal
- Protéines : 27 g
- Glucides : 0 g
- Lipides : 17 g, dont acides gras saturés : 5,3 g
- Sel : NI

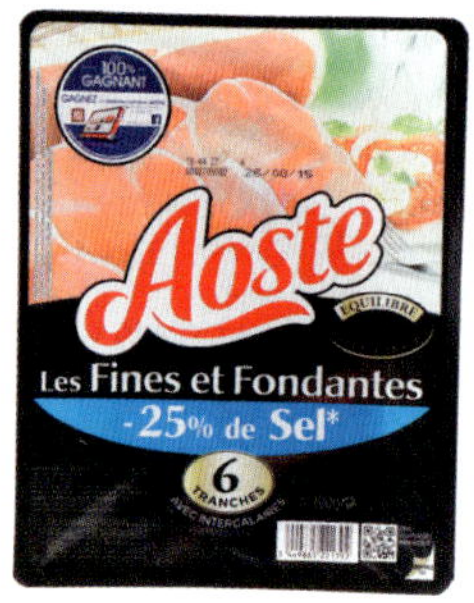

JAMBON CRU - 25 % DE SEL, LES FINES ET FONDANTES AOSTE®

Une recette simple, un effort sur l'ajout de sel, même s'il s'agit de sel nitrité, et seulement 10 % de lipides, un produit qui se démarque!

Ingrédients :
- Jambon de porc origine UE, sel, chlorure de potassium, conservateurs : nitrate de potassium et nitrite de sodium.

Données nutritionnelles pour : 100 g
- Valeur énergétique : 212 kcal
- Protéines : 30 g
- Glucides : 0,6 g
- Lipides : 10 g
- Sel : 3 g

JAMBON SEC, AUCHAN BIO®

Avec ce produit bio, on sait que les normes en nitrates seront plus basses, un réel intérêt santé! On apprécie également que le porc soit d'origine France!

Ingrédients :
- Jambon frais de porc* (origine France), sel, conservateur : nitrate de potassium.

** Ingrédient issu de l'agriculture biologique*

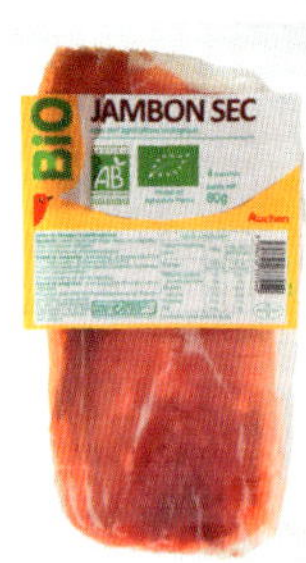

Données nutritionnelles pour : 100 g
- Valeur énergétique : 224 kcal
- Protéines : 27 g
- Glucides : 0,7 g
- Lipides : 17 g
- Sel : 4,8 g

NOIX DE JAMBON FROTTÉE AU POIVRE NOIR, MONTAGNE NOIRE®

On pense acheter une partie plus noble du jambon certes, mais une recette avec ajout de sucres, plus grasse qu'un jambon cru et également plus salée !

Ingrédients :

• Viande de porc, sel, sucres, dextrose, saccharose, épices, plantes aromatiques, arômes naturels, antioxydant : ascorbate de sodium, ferment. Enrobage : poivre 1,9 %, colle alimentaire (maltodextrines de maïs, sel, épaississant : gomme xanthane).

Données nutritionnelles pour : 100 g

- Valeur énergétique : 247 kcal
- Protéines : 27 g
- Glucides : 1 g
- Lipides : 15 g, dont acides gras saturés : 5,7 g
- Sel : 5,6 g

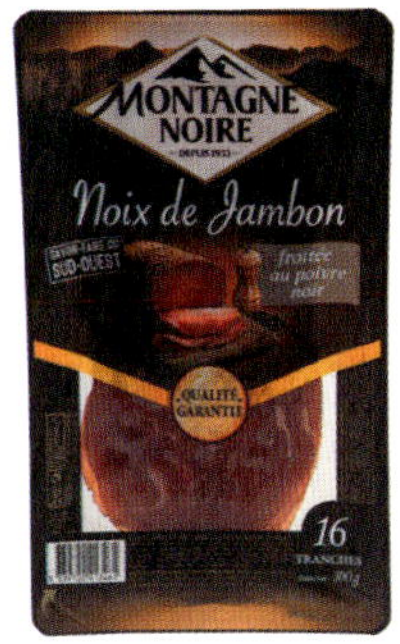

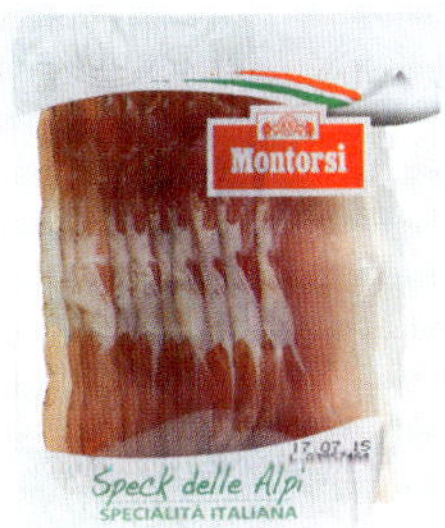

SPECK DELLE ALPI, MONTORSI®

Un emballage qui laisse penser à un produit traditionnel italien... mais des ajouts de dextrose et fructose, c'est décevant !

Ingrédients :

• Viande de porc, sel, épices, arômes naturels, dextrose, fructose, antioxydant : ascorbate de sodium, conservateurs : nitrite de sodium, nitrate de potassium.

Données nutritionnelles pour : 100 g

- Valeur énergétique : 241 kcal
- Protéines : 27,6 g
- Glucides : < 0,1 g
- Lipides : 14,5 g
- Sel : NI

COPPA, AOSTE®

Une recette bien compliquée : 3 sucres différents et 6 conservateurs !

Ingrédients :

• Échine de porc, sel, dextrose, sirop de glucose, arômes naturels, épices, sucre, conservateurs : lactate de sodium, acétate de sodium, ascorbate de sodium, acide ascorbique, nitrate de potassium, nitrite de sodium, ferment.

Données nutritionnelles pour : 100 g

- Valeur énergétique : 257 kcal
- Protéines : 27,4 g
- Glucides : 0,5 g
- Lipides : 16,2 g
- Sel : 4,5 g

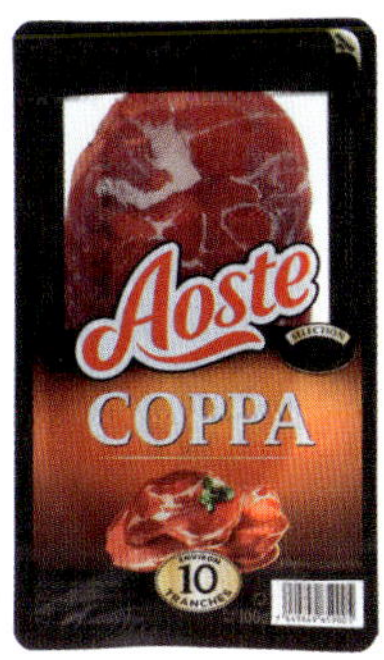

VIANDES CUITES, ABATS PRÉPARÉS

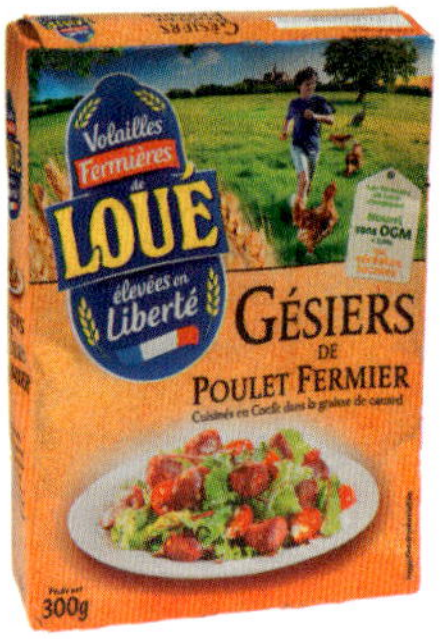

GÉSIERS DE POULET FERMIER, LOUÉ®

Une recette relativement simple et modérément salée. On apprécie le choix de poulets fermiers élevés en liberté et nourris sans OGM.

Ingrédients :

• Gésiers de poulet de Loué confits 95 % (gésiers de poulet de Loué 85 %, graisse de canard 4 %, sel, arômes, conservateur : sel nitrité, antioxydant : érythorbate de sodium), graisse de canard 5 %.

Données nutritionnelles pour : 100 g

• Valeur énergétique : 160 kcal
• Protéines : 24 g
• Glucides : < 0,5 g, dont sucres : 0,2 g
• Lipides : 7,5 g, dont acides gras saturés : 1,9 g
• Sel : 1,6 g

JARRET DE PORC ENTIER MICRO-ONDES, FLEURY MICHON®

La recette pourrait être améliorée mais reste relativement simple et sort du lot dans ce rayon. 5 % de lipides en fait une viande maigre contrairement à ce que l'on peut penser.

Ingrédients :

• Jarret de porc 92 %, sel, dextrose, conservateur : nitrite de sodium, antioxydant : érythorbate de sodium.

Données nutritionnelles pour : 100 g

• Valeur énergétique : 161 kcal
• Protéines : 28 g
• Glucides : 0,6 g
• Lipides : 5,2 g
• Sel : 1,2 g

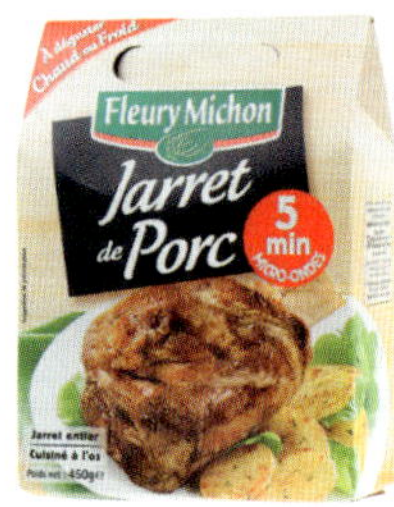

FOIES DE VOLAILLE, LE GAULOIS®

Une recette assez simple, qui évite les ajouts de sucres notamment, et 9,1 % de lipides, cela reste raisonnable.

Ingrédients :

• Foies de poulet 86 %, graisse de canard 13 %, sel, arômes naturels, conservateur : sel nitrité, antioxydants : érythorbate de sodium, extrait de romarin.

Données nutritionnelles pour : 100 g

• Valeur énergétique : 163 kcal
• Protéines : 19,1 g
• Glucides : 1,1 g, dont sucres : 0,5 g
• Lipides : 9,1 g, dont acides gras saturés : 2,3 g
• Sel : 1,68 g

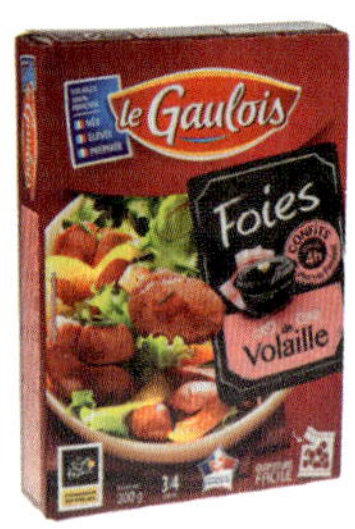

RÔTI DE DINDE TRANCHÉ, AUCHAN®

Un ajout de sirop de glucose et de dextrose, de gélifiants, de stabilisants et même un colorant caramel en surface pour un produit facile à cuire à la maison, sans tous ces ajouts. Le produit final reste certes maigre, mais excessivement salé !

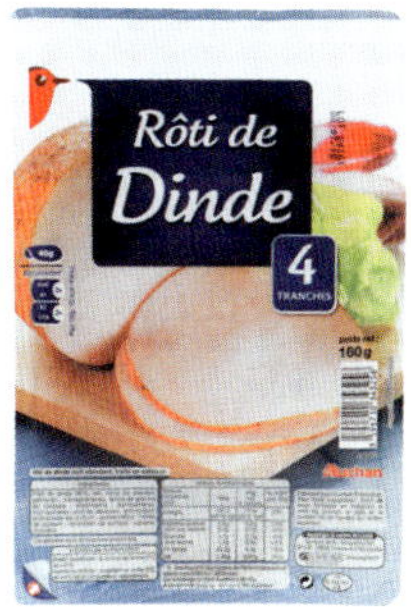

Ingrédients :

• Filets de dinde 90 %, sel, sirop de glucose de blé ou de maïs, gélifiants : carraghénanes, farine de graines de caroube, stabilisants : diphosphates, triphosphates, arômes, dextrose de blé ou de maïs, antioxydant : érythorbate de sodium, conservateur : nitrite de sodium, coloration de surface : caramel ordinaire.

Données nutritionnelles pour : 100 g

• Valeur énergétique : 102 kcal
• Protéines : 22,3 g
• Glucides : 1,7 g
• Lipides : 0,6 g
• Sel : 2,4 g

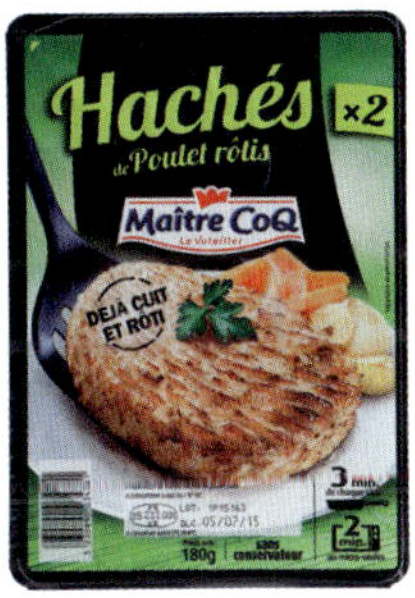

HACHÉS DE POULET RÔTIS, MAÎTRE COQ®

Une recette bien originale avec 61 % de poulet seulement, complété par des protéines de soja, de la fécule et une petite dose de sucre… on laisse en rayon !

Ingrédients :

• Viande de poulet 61 %, eau, protéines de soja, sirop de glucose, fécule de pommes de terre, arômes naturels, sel.

Données nutritionnelles pour : 100 g (1 haché = 90 g)

• Valeur énergétique : 170 kcal
• Protéines : 19 g
• Glucides : 3,7 g
• Lipides : 8,3 g
• Sel : 0,9 g

FILETS DE POULET RÔTIS CUITS, AVEC PEAU, LE GAULOIS®

D'apparence un produit qui ressemble à un joli blanc de poulet rôti sur la carcasse maison… mais la liste des ingrédients avec ajout d'huile, de sucre, de sirop de glucose… nous en éloigne. Tout de même 1,28 g de sel. Préférez cuire vous-même votre blanc de poulet !

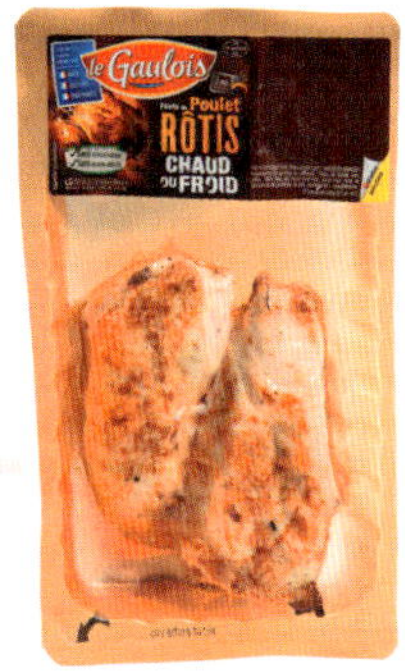

Ingrédients :

• Filets de poulet avec peau : 86 %, eau, sel, huile tournesol, sucre roux, sirop de glucose de blé, protéines de pois, épaississant : carraghénanes.

Données nutritionnelles pour : 100 g

• Valeur énergétique : 151 kcal
• Protéines : 23 g
• Glucides : 0,5 g
• Lipides : 6,1 g, dont acides gras saturés : 1,6 g
• Sel : 1,28 g

SAUCISSES SÈCHES, CHORIZOS, SAUCISSONS À L'AIL, CERVELAS

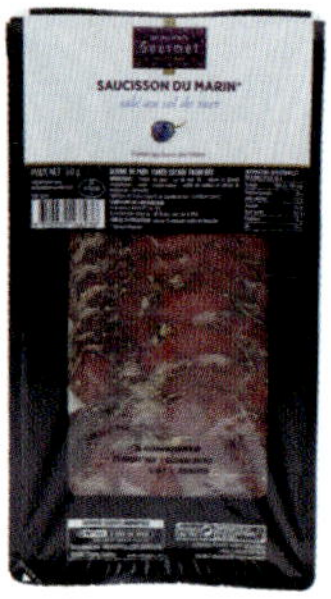

SAUCISSON DU MARIN SALÉ AU SEL DE MER, MONOPRIX GOURMET®

Une vraie recette traditionnelle qui oublie les ajouts de lactose, dextrose, sirop de glucose... un exploit à dénicher ! Le taux de matières grasses est également très avantageux.

Ingrédients :

- Échine de porc, sel de mer 3 %, épices et plantes aromatiques, sucre, conservateurs : nitrite de sodium et nitrate de potassium, ferments.

Données nutritionnelles pour : 100 g

- Valeur énergétique : 302 kcal
- Protéines : 30 g
- Glucides : 0,6 g
- Lipides : 20 g, dont acides gras saturés : 9,3 g
- Sel : 3,9 g

SPÉCIALITÉ DE CHORIZO, SAINT AGAÛNE®

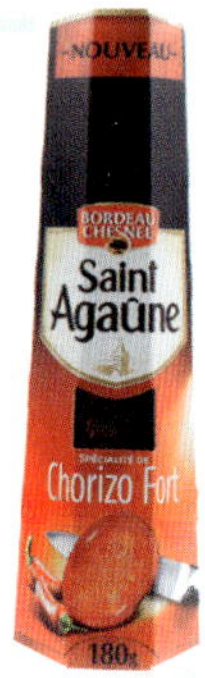

On est contents de voir l'ajout de sucre et/ou lactose qui n'arrive pas dès le deuxième ingrédient. La recette reste assez simple et le taux de matières grasses de 13 % sort réellement du lot. Un effort pour diminuer le sel serait appréciable !

Ingrédients :

- Viande de porc, gras de porc, piment, sel, sucres (lactose, saccharose), épices, ferments, conservateur : nitrate de potassium.

Données nutritionnelles pour : 100 g

- Valeur énergétique : 285 kcal
- Protéines : 38 g
- Glucides : 3,5 g, dont sucres : 3 g
- Lipides : 13,2 g, dont acides gras saturés : 4,7 g
- Sel : 5 g

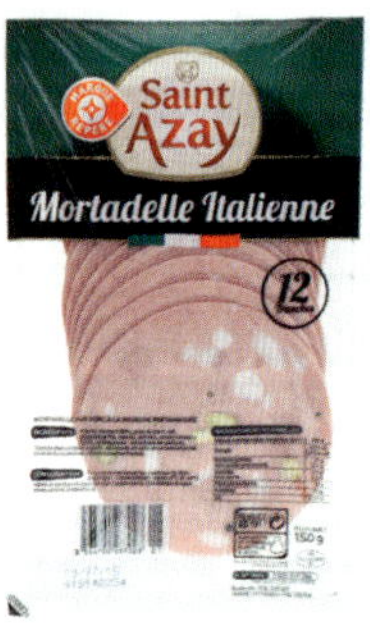

MORTADELLE ITALIENNE SAINT-AZAY®, LECLERC MARQUE REPÈRE®

Seulement deux conservateurs classiquement retrouvés dans les charcuteries, une recette sans ajouts de sucre, dextrose, lactose, amidon... et un taux de matières grasses de 31 %, dans la moyenne.

Ingrédients :

- Viande de porc 80 %, gras de porc, sel, pistaches 1 %, épices et aromates, conservateur et antioxydant.

Données nutritionnelles pour : 100 g

- Valeur énergétique : 290 kcal
- Protéines : 14 g
- Glucides : 0 g
- Lipides : 26 g, dont acides gras saturés : 9,5 g
- Sel : 2,2 g

PETITS BÂTONS DE BERGER, JUSTIN BRIDOU®

La composition n'est pas idyllique et on atteint plus de 44 % de matières grasses sur un petit format dont on gérera difficilement les quantités consommées… un achat à éviter !

Ingrédients :

• Viande de porc (origine UE), sel, lactose, dextrose, épices et plantes aromatiques, antioxydant : acide ascorbique, conservateur : nitrite de sodium, ferments. Enveloppe : alginate de sodium, cellulose ou collagène.

Données nutritionnelles pour : 100 g

- Valeur énergétique : 530 kcal
- Protéines : 29 g
- Glucides : 4,1 g, dont sucres : 3,2 g
- Lipides : 44,2 g, dont acides gras saturés : 17,7 g
- Sel : 5 g

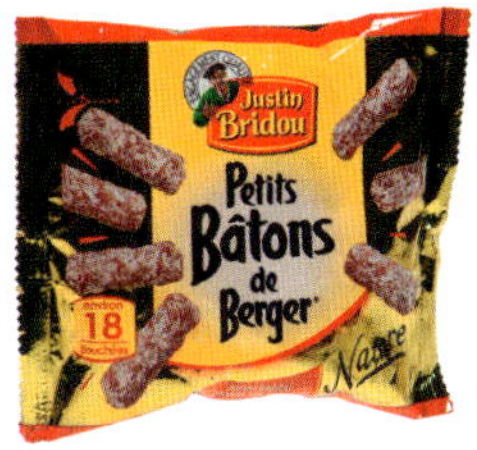

CERVELAS, HERTA®

On compte pas moins de 10 additifs. Une charcuterie qui semble faire partie des moins caloriques, mais c'est surtout qu'elle contient moins de protéines !

Ingrédients :

• Viande de porc 80 %, eau, gras de porc, sel, sucre, épices (céleri), dextrose, arômes (blé, céleri), extraits d'épices, stabilisants : E450 et E452, antioxydants : érythorbate de sodium, acide ascorbique, conservateur : nitrite de sodium, acidifiants : delta gluconolactone et acide citrique, colorant : carmins. Peut contenir des traces de moutarde.

Données nutritionnelles pour : 100 g

- Valeur énergétique : 277 kcal
- Protéines : 12 g
- Glucides : 1 g, dont sucres : 1 g
- Lipides : 25 g, dont acides gras saturés : 8,8 g
- Sel : 2 g

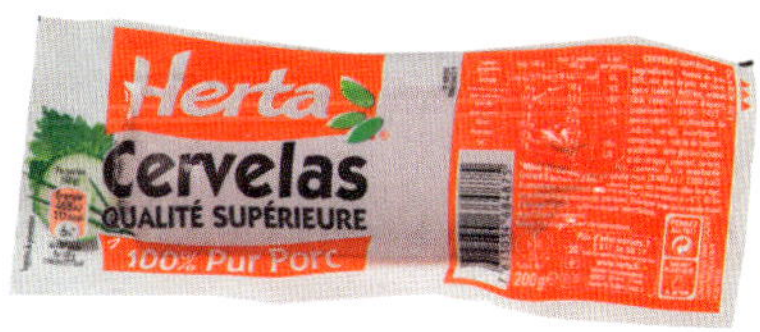

SAUCISSON SEC, GOÛT & ÉQUILIBRE, LE BÂTON DE BERGER JUSTIN BRIDOU®

Du lactose en deuxième ingrédient, du dextrose, du sucre, et ainsi 2,4 % de sucres dans un saucisson qui vante son côté équilibré !

Ingrédients :

• Viande de porc, lactose, sel, arômes naturels (protéines de lait), dextrose, épices et plantes aromatiques, sucre, conservateurs : nitrate de potassium, nitrite de sodium, ferments. 170 g de viande utilisée pour la préparation de 100 g de produit fini.

Données nutritionnelles pour : 100 g

- Valeur énergétique : 347 kcal
- Protéines : 32 g
- Glucides : 2,9 g, dont sucres : 2,4 g
- Lipides : 23 g, dont acides gras saturés : 9,9 g
- Sel : 3,3 g

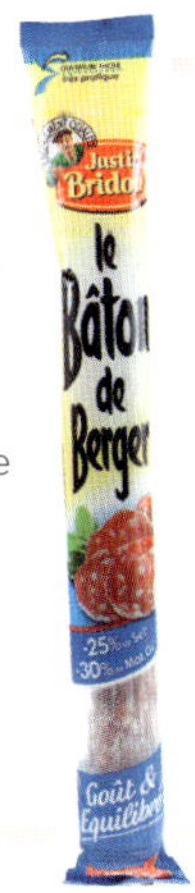

PÂTÉS, RILLETTES ET AUTRES TERRINES

RILLETTES DE POULET RÔTI FERMIER, LOUÉ®

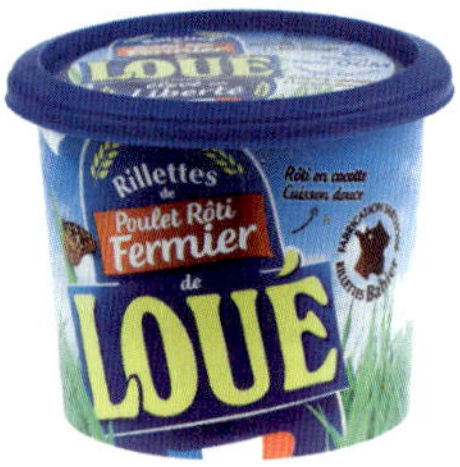

64 % de viande de poulet fermier Label Rouge et des ingrédients simples et de qualité, bravo pour ce produit ! Élaborées par un grand nom des rillettes sarthoises : Bahier.

Ingrédients :

• Viande issue de poulet fermier de Loué Label Rouge® 64 %, graisse de canard, viande issue de dinde fermière de Loué Label Rouge®, aromates, carottes, sel, poivre, miel, vinaigre, plantes aromatiques. 100 % viande issue de volaille fermière Label Rouge®.

Données nutritionnelles pour : 100 g

- Valeur énergétique : 335 kcal
- Protéines : 18 g
- Glucides : < 0,5 g, dont sucres : 0,3 g
- Lipides : 29 g, dont acides gras saturés : 9,6 g
- Fibres alimentaires : 0,6 g
- Sel : 1,2 g

LE PÂTÉ CLASSIQUE, HÉNAFF®

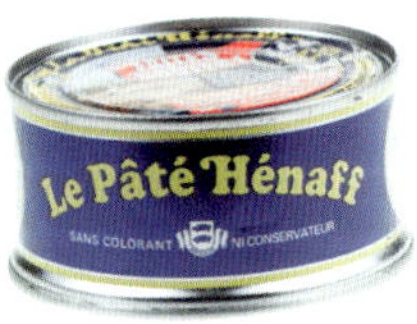

Une composition parfaite et un taux de matières grasses raisonnable dans ce rayon.

Ingrédients :

• Viande de porc 91 %, dont jambon 20 %, fumet, foie de porc 1,5 %, sel de Guérande, épices.

Données nutritionnelles pour : 100 g

- Valeur énergétique : 276 kcal
- Protéines : 17 g
- Glucides : 0,2 g
- Lipides : 23 g, dont acides gras saturés : 9 g
- Sel : 1,5 g

FLEURON DE CANARD®, FLEURY MICHON®

On retrouve de l'huile de palme et du sucre dans cette recette et on atteint 43 % de lipides, soit pas loin du foie gras, mais sans la qualité!

Ingrédients :

• Foie maigre de canard, graisse de canard, œuf, crème fraîche, huile de palme, sel, sucre, poivre, antioxydant : ascorbate de sodium, conservateur : nitrite de sodium, colorant : lutéine.

Données nutritionnelles pour : 100 g

- Valeur énergétique : 472 kcal
- Protéines : 8,7 g
- Glucides : 1,2 g
- Lipides : 48 g, dont acides gras saturés : 21 g
- Sel : 1,2 g

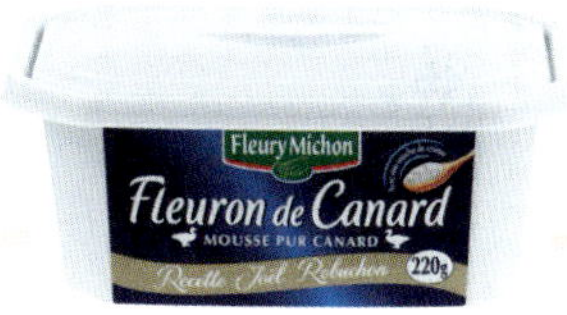

LE PÂTÉ DE JAMBON BLEU BLANC CŒUR®, HÉNAFF®

Un produit de charcuterie qui a certes le logo Bleu-Blanc-Cœur®, ce qui souligne une alimentation des porcs enrichie en graines de lin source d'oméga-3, mais la recette de ce pâte est surtout plus grasse et plus salée que la version classique. Les ajouts d'additifs y sont également beaucoup plus nombreux!

Ingrédients :

• Maigre et gras de porc (jambon 25 % minimum), sel, fécule de pomme de terre, émulsifiants : E450 et E451, épices, colorant : carmins, conservateur : nitrite de sodium.

Données nutritionnelles pour : 100 g

- Valeur énergétique : 318 kcal
- Protéines : 14 g
- Glucides : 1 g, dont sucres : 0,3 g
- Lipides : 29 g, dont acides gras saturés : 11,3 g
- Sel : 1,8 g

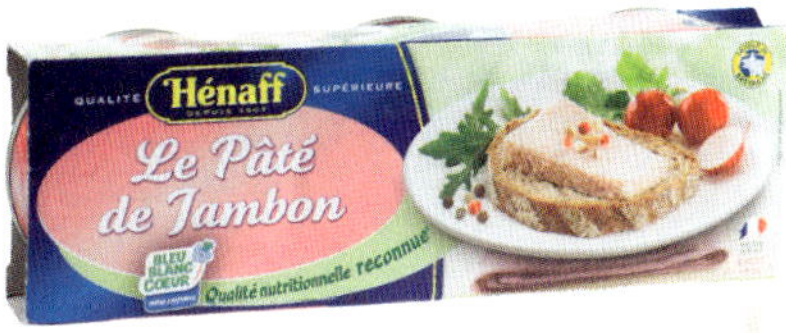

RILLETTES DE PORC SANS GRAISSE AJOUTÉE, BORDEAU CHESNEL®

Un grand classique qui nous séduit par la simplicité de la recette !

Ingrédients :
- Viande de porc*, sel, poivre.

** 115 g de viande pour 100 g de rillettes.*

Données nutritionnelles pour : 100 g
- Valeur énergétique : 341 kcal
- Protéines : 18,2 g
- Glucides : < 0,5 g, dont sucres : 0,2 g
- Lipides : 29,9 g, dont acides gras saturés : 11 g
- Sel : 1,38 g

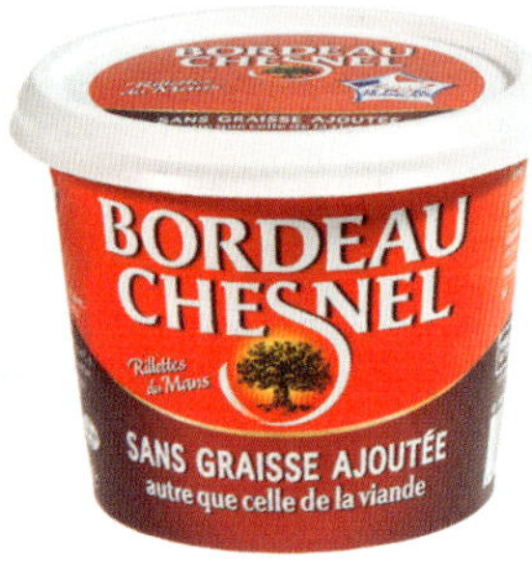

FOIE GRAS DE CANARD ENTIER DU PÉRIGORD, DELPEYRAT®

Le foie gras est un produit plaisir dont la consommation reste exceptionnelle, alors privilégier la qualité de ce produit proche du fait maison est la meilleure option !
Seul bémol : l'ajout de nitrites.

Ingrédients :
- Foie gras de canard du Périgord, sel, épice, conservateur : nitrite de sodium.

Données nutritionnelles pour : 100 g
- Valeur énergétique : 544 kcal
- Protéines : 7,5 g
- Glucides : 2,2 g, dont sucres : 0,9 g
- Lipides : 56,1 g, dont acides gras saturés : 23,6 g
- Sel : 1,28 g

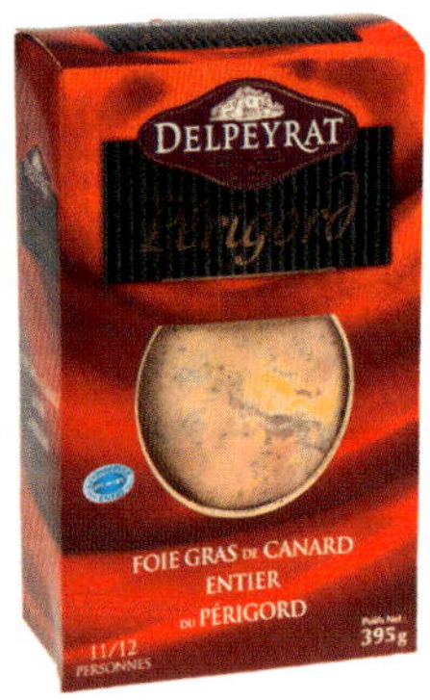

MOUSSE DE CANARD AU PORTO MADRANGE®

On sait que le produit contient 30 % de canard, mais quel pourcentage réellement de foie de canard ? Une recette au final assez complexe et assez grasse.

Ingrédients :

• **Mousse** : canard 30 % (foie et graisse maigre de canard), gras de porc, foie de poulet, lait demi-écrémé, couenne de porc, porto 1,7 %, crème, sel, eau, sucre, farine de blé, amidon de maïs, arôme naturel, poivre, armagnac, œufs, antioxydant : érythorbate de sodium, protéines de lait, conservateur : nitrite de sodium. **Décor** : graisse de canard 7 %, saindoux, colorants : lutéine, extrait de paprika.

Données nutritionnelles pour : 100 g

- Valeur énergétique : 422 kcal
- Protéines : 9,1 g
- Glucides : 3,9 g, dont sucres : 2,1 g
- Lipides : 41 g, dont acides gras saturés : 16 g
- Sel : 1,6 g

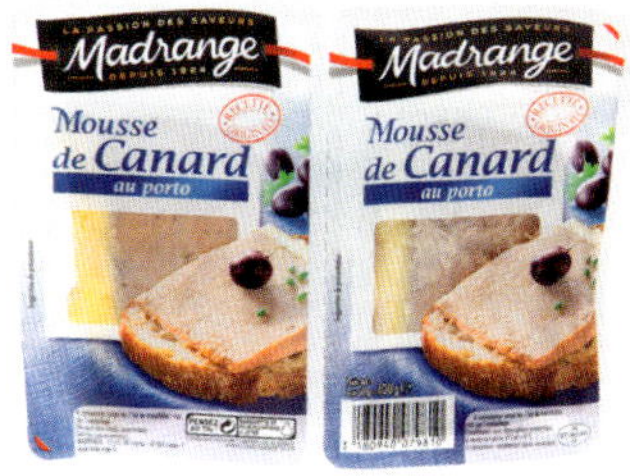

PÂTÉ GASCON AU FOIE GRAS DE CANARD, ALBERT MÉNÈS®

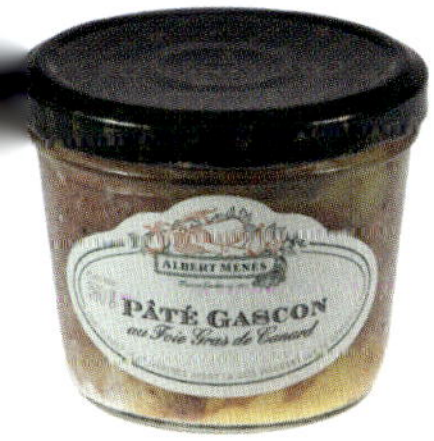

Mieux vaut consommer de temps en temps un vrai foie gras de qualité que cette recette qui en contient 20 % et est même complétée avec un amidon, des œufs et des protéines de lait.

Ingrédients :

• Gras de porc, bloc de foie gras de canard (foie gras de canard 20 %, eau, porto, sel, épices, sucre), viande et gras de canard 20 %, foie de volaille, eau, amidon, œufs, sel, porto, armagnac, protéine de lait, épices, dextrose. Allergènes : œuf, lait.

Données nutritionnelles pour : 100 g

- Valeur énergétique : 343 kcal
- Protéines : 14 g
- Glucides : 2,4 g
- Lipides : 31 g, dont acides gras saturés : 12 g
- Sel : 1,8 g

SAUCISSES ET BOUDINS

SAUCISSES DE FRANCFORT, MONOPRIX BIO !®

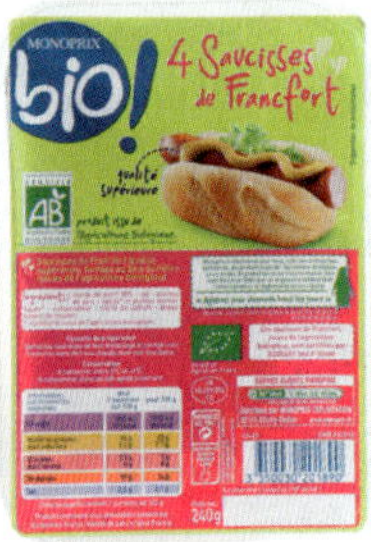

Une recette simple, intéressante avec 93 % de viande de porc en premier ingrédient. On note une belle amélioration avec 13 % de matières grasses, moyenne basse de ce rayon !

Ingrédients :

• Viande de porc* 93 % (origine France), sel, plasma de porc, épices* et plantes aromatiques*, conservateur : nitrite de sodium, boyau naturel de mouton.

**Ingrédient issu de l'agriculture biologique.*

Données nutritionnelles pour : 100 g

• Valeur énergétique : 189 kcal
• Protéines : 18 g
• Glucides : 1 g
• Lipides : 13 g, dont acides gras saturés : 4,9 g
• Sel : 2,1 g

SAUCISSES DE FRANCFORT BIO, BONJOUR CAMPAGNE®

Une recette assez simple sans ajouts de sucre, dextrose, lactose, et surtout 84 % de viande de porc. Le taux de lipides de 24 % reste dans la moyenne basse de ce rayon.

Ingrédients :

• Viande de porc* 84 %, sel, plasma de porc, épices*, conservateur : nitrite de sodium, boyau naturel. Viande de porc origine France. Fumage au bois de hêtre.

**Ingrédient issu de l'agriculture biologique.*

Données nutritionnelles pour : 100 g

• Valeur énergétique : 284 kcal
• Protéines : 14,7 g
• Glucides : 1,2 g
• Lipides : 24,5 g, dont acides gras saturés : 9,5 g
• Sel : 2,1 g

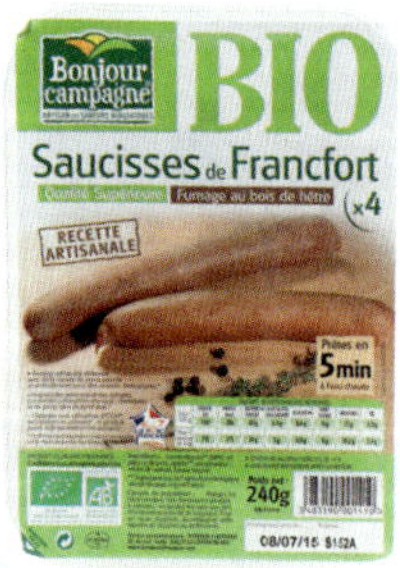

BOUDIN NOIR AUX POMMES, AUCHAN®

Si, en optant pour une version aux pommes, vous pensez alléger le boudin, c'est raté ! On y retrouve certes des pommes, mais caramélisées et donc avec ajout de sucre et de beurre. On reste sur un produit riche en calories avec 309 kcal pour 100 g, soit 386 kcal pour une portion. Préférez de temps en temps un produit plus traditionnel accompagné d'une compotée de pommes maison sans sucre ni graisses.

Ingrédients :

• Sang de porc (origine France), gras de porc (origine France), oignons cuits, pommes cuites 12,7 % (pommes 4,5 %, eau, caramel (sucre, eau), sucre inverti, alcoolat de pomme (pommes, alcool), jus concentré de pomme), couenne de porc (origine France), sel, sucre, épices et plantes aromatiques. Enveloppe : boyau naturel de porc.

Données nutritionnelles pour : 100 g

- Valeur énergétique : 317 kcal
- Protéines : 15 g
- Glucides : 8 g
- Lipides : 25 g, dont acides gras saturés : 9,6 g
- Sel : 1,89 g

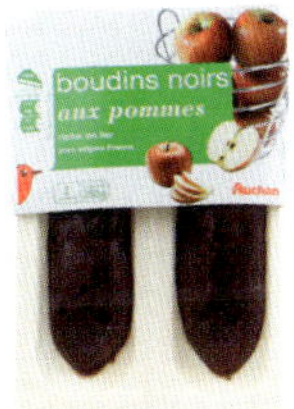

SAUCISSES DE STRASBOURG, KNACKI MAX®, HERTA®

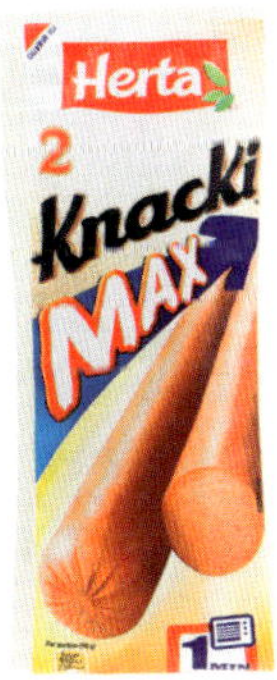

La composition de ce type de produit est loin d'être idéale, alors proposer une portion plus importante n'a aucun intérêt.

Ingrédients :

• Viande de porc, eau, gras de porc, lactosérum, sel, protéines de lait 0,85 %, dextrose, arômes (céleri, blé), fibre de blé, levure, protéines de pois, colorants : carmins et extrait de paprika, antioxydant : isoascorbate de sodium, conservateur : nitrite de sodium, ferment, fumée. Porc 73 %.

Données nutritionnelles pour : 100 g

- Valeur énergétique : 266 kcal
- Protéines : 12 g
- Glucides : 2 g, dont sucres : 2 g
- Lipides : 23 g, dont acides gras saturés : 9 g
- Fibres alimentaires : 1,4 g
- Sel : 1,8 g

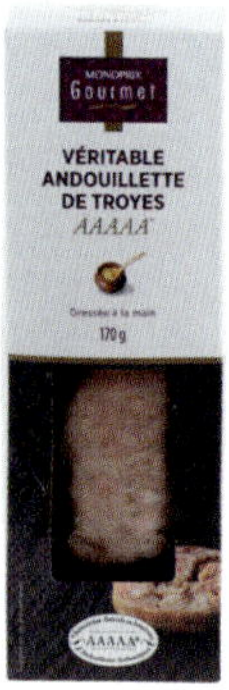

VÉRITABLE ANDOUILLETTE DE TROYES, MONOPRIX GOURMET®

À part un conservateur, on apprécie la recette assez traditionnelle et un pourcentage de matières grasses tout à fait raisonnable.

Ingrédients :

- Chaudins de porc, estomacs de porc, oignons, sel, épices et aromates, conservateur : E250.

Données nutritionnelles pour : 100 g

- Valeur énergétique : 220 kcal
- Protéines : 19 g
- Glucides : 0 g
- Lipides : 16 g, dont acides gras saturés : 7,8 g
- Sel : 2 g

BOUDINS NOIRS BIO AUX OIGNONS, BONJOUR CAMPAGNE®

Une recette simple, moins grasse et plus riche en protéines que les autres de la gamme. À noter que les produits Bonjour Campagne® : saucisses de Francfort, andouillettes et knacks de volaille, sont aussi de bonne qualité.

Ingrédients :

- Sang de porc** 32 %, oignons grillés** 20 %, viande de porc**, gras de porc**, couenne de porc**, sel, épices, boyau naturel.

*** Ingrédient issu de l'agriculture biologique.*

Données nutritionnelles pour : 100 g

- Valeur énergétique : 261 kcal
- Protéines : 15 g
- Glucides : 1,8 g, dont sucres : 1,3 g
- Lipides : 22 g, dont acides gras saturés : 12 g
- Sel : 1,9 g

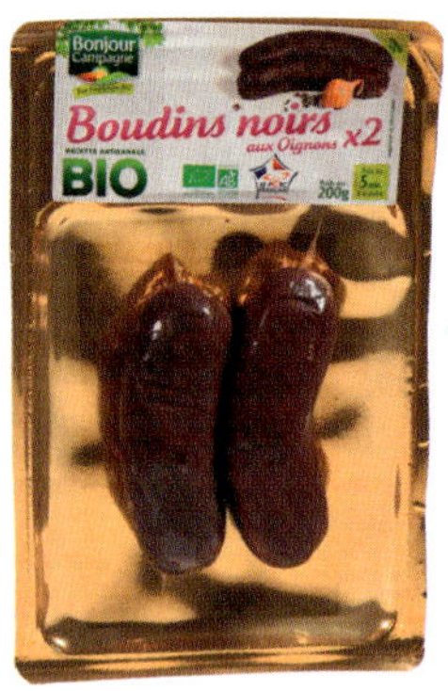

SAUCISSES COCKTAIL L'ORIGINALE, JEAN CABY®

69 % de viande seulement, beaucoup d'additifs et un taux de sel élevé. Un produit à éviter de proposer à l'apéritif!

Ingrédients :

• Viande de porc 69 %, eau, gras de porc, protéines de lait, sel, sucre, arôme naturel, antioxydant : ascorbate de sodium, colorants : extrait de paprika et carmins, arôme de fumée, conservateur : nitrite de sodium. Viande origine UE.

Données nutritionnelles pour : 100 g

- Valeur énergétique : 281 kcal
- Protéines : 11 g
- Glucides : 1,3 g, dont sucres : 0,9 g
- Lipides : 26 g, dont acides gras saturés : 10 g
- Sel : 1,8 g

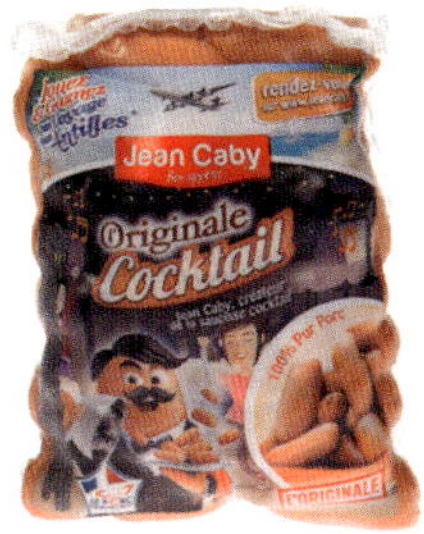

SAUCISSES DE FRANCFORT 100 % PORC, STOEFFLER®

Des ingrédients étonnants pour des saucisses qui se voudraient traditionnelles. On est en réalité loin du compte : seulement 59 % de viande, de l'eau, fibres de carotte, dextrose, polyphosphates, glutamate, colorants… À fuir!

Ingrédients :

• Viande de porc 59 %, eau, gras de porc, sel, fibres de carotte, plasma déshydraté, dextrose, stabilisants : di- et polyphosphates, épices et plantes aromatiques, exhausteur de goût : glutamate monosodique, antioxydant : acide ascorbique, extraits d'épices, conservateur : nitrite de sodium, arôme de fumée. Boyau coloré (collagène, eau, cellulose, colorants : E160b, E172). Traces éventuelles de gluten, œufs, lait, fruits à coque et moutarde.

Données nutritionnelles pour : 100 g

- Valeur énergétique : 266 kcal
- Protéines : 12 g
- Glucides : 0 g
- Lipides : 24 g, dont acides gras saturés : 8,8 g
- Fibres alimentaires : NI
- Sel : 2,2 g

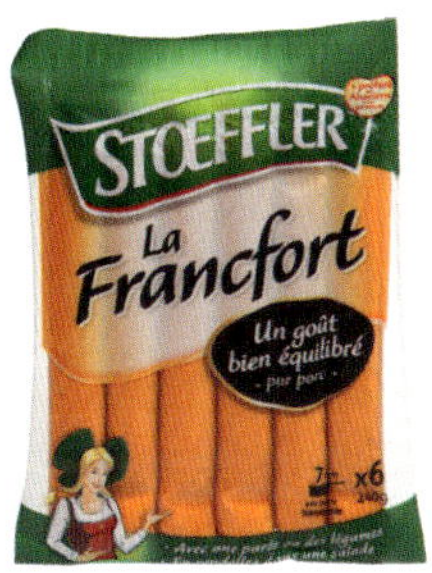

TRAITEUR DE LA MER

Le rayon traiteur de la mer est relativement développé et disparate.

La gamme contenait à la base des produits de consommation peu courante car plus onéreux et réservés à des repas festifs, mais sa diversification offre désormais des produits plus abordables, qui se destinent ainsi à une consommation plus fréquente.

Nous avons distingué dans cette gamme :

- **Les poissons fumés :** saumon et truite étant majoritaires, mais également du thon, du flétan, de l'anguille... Il s'agit de recettes assez traditionnelles de poissons fumés naturellement ou avec un ajout d'arôme. Cette préparation nécessite un ajout de sel important (environ 3 g/100 g), ce qui est une des caractéristiques principales des poissons fumés. Selon le poisson utilisé, le taux de matières grasses est variable tout en restant raisonnable (11 à 14 %), la truite étant un peu moins grasse que le saumon. Mais la qualité des acides gras est remarquable, puisqu'il s'agit de graisses polyinsaturées, notamment des oméga-3 et sous la forme EPA et DHA.
- **Les fruits de mer décortiqués prêts à consommer**, en barquette ou bocal. Ces préparations présentent les caractéristiques de l'aliment de base, c'est-à-dire souvent une source de protéines intéressante et assez maigre. L'apport en sel et la sauce éventuellement ajoutée restent des critères déterminants de ces produits de la mer.
- **Les surimis :** sous forme de bâtonnets simples ou fourrés, de râpé, de billes fourrées ou de tranches type jambon de la mer. La gamme des surimis s'est largement étendue. Il s'agit d'une préparation à partir de morceaux de chair de poisson (32 % à 42 %), le reste étant une pâte à base d'eau, mais également d'autres ingrédients comme le blanc d'œuf, de l'amidon, du sucre, de l'huile et d'une liste parfois très longue d'additifs. Le crabe qu'il évoque reste un arôme. Si l'on a longtemps vanté cette protéine maigre, il s'avère qu'il ne peut pas réellement être comparé à une portion de poisson de par sa richesse en glucides.
- **Les terrines de la mer :** il s'agit de recettes très variées et contenant souvent peu de poisson et/ou fruits de mer mis en avant sur l'emballage. L'apport en glucides et en lipides reste souvent supérieur à l'apport en protéines, qu'il est pourtant susceptible de remplacer dans le repas.
- **Les hachés de poisson :** préparations à base de poisson avec une liste d'ingrédients de qualité laissant souvent à désirer et présentant des additifs en quantité.
- **Les œufs de poisson** : œufs de lompe (ou lump), œufs de saumon et de truite principalement. Il s'agit d'une source de protéines de bonne qualité (8 % pour les œufs de lompe à 32 % pour les œufs de saumon), accompagnée de lipides en quantité variable (3 à 10 %). Ces lipides sont constitués d'une fraction d'acides

gras polyinsaturées oméga-3, mais également d'une portion de cholestérol. Les conserves d'œufs de poisson vendues au rayon frais sont riches en sel (2,5 à 5 %) et également susceptibles d'être riches en additifs (stabilisants, conservateurs et colorants!). Les œufs de saumon et truite sortent du lot!

COMMENT LES CHOISIR ?

- Le taux de sel des poissons fumés reste à surveiller, car si la moyenne à 3 % en fait déjà un produit salé, certains culminent à plus de 5 %!
- On privilégie les produits et recettes les plus proches du produit naturel, ce qui pousse à limiter les terrines, surimis et hachés de la mer. Si vous en consommez de temps en temps, privilégiez les recettes les plus simples et les plus riches en chair de poisson et/ou fruits de mer.
- Un produit visant à remplacer l'apport en protéines de votre repas devrait toujours contenir plus de protéines que de lipides et de glucides.
- Choisissez les fruits de mer au naturel, toujours préférables aux préparations en sauce.

LES PIÈGES

- Les produits type saumon mariné aux herbes qui, sous une image plus qualitative, peuvent contenir des ajouts de chapelure, sucre...
- Les sauces proposées avec certains produits, souvent de mauvaise qualité et grasses.
- Les hachés de la mer à base d'un poisson maigre, comme le cabillaud (3 % de lipides), mais qui atteignent au final 10 % de lipides.
- Les terrines contenant 10 % de poisson ou fruits de mer, voire moins.
- Les œufs de lompe rouges et noirs des tables de fêtes sont de qualité particulièrement médiocre, très salés, riches en additifs et, comme leurs couleurs vives l'indiquent, en colorants!

CONSEILS DE CONSOMMATION

- La teneur en sel des poissons fumés impose une limitation de consommation à une fois par semaine environ à raison de 80 à 100 g par portion. Cela compte pour une portion de poisson et s'il s'agit d'un poisson gras, cela satisfait la consommation conseillée de poisson gras au moins une fois par semaine. Idéalement, pour un saumon fumé de meilleure qualité, choisissez-le avec un label Rouge ou bio.
- Les fruits de mer au naturel, pour une portion allant jusqu'à 160 g, sont intéressants et pratiques pour une salade, à l'apéritif...
- Le surimi devrait être limité à 160 g environ pour 1 portion (8 bâtonnets) et de façon occasionnelle. On surveille la consommation des sauces proposées avec (souvent ketchup, mayonnaise ou cocktail). Il n'est pas conseillé comme en-cas ou produit apéritif, et même inadapté aux régimes hyperprotéinés de par sa teneur en glucides trop élevée.
- Les terrines et hachés de la mer ne méritent pas de place dans l'alimentation quotidienne.

TRAITEUR DE LA MER

SAUMON FUMÉ DE NORVÈGE ISSU DE L'AQUACULTURE BIOLOGIQUE, LABEYRIE®

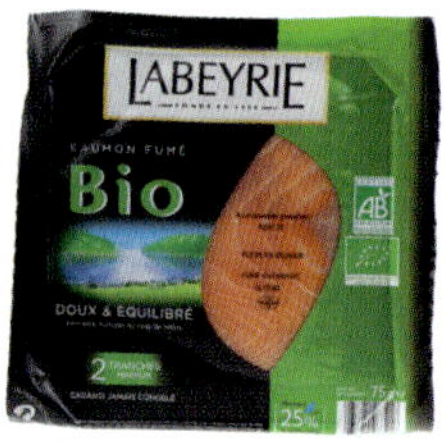

Juste du saumon élevé selon le cahier des charges du bio, et un salage à 2,9 %, dans la moyenne basse, c'est correct !

Ingrédients :
- Saumon fumé, sel.

Données nutritionnelles pour : 100 g
- Valeur énergétique : 198 kcal
- Protéines : 22 g
- Glucides : 0,6 g
- Lipides : 12 g, dont acides gras saturés : 2,5 g, oméga-3 : 1,8 mg
- Sel : 2,9 g

MOULES MARINÉES, CARREFOUR®

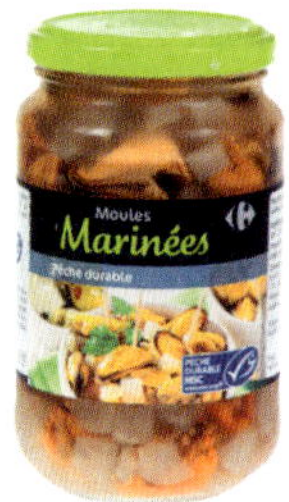

Un produit intéressant à l'apéritif. Certes un acidifiant et un arôme, mais n'oublions pas que le produit sera égoutté.

Ingrédients :
- Moules (*Mytilus edulis*) 52 %, eau, vinaigre 13 %, oignons, vin blanc 2,3 %, sucre, sel, acidifiant : acide critique, arômes.

Données nutritionnelles pour : 100 g
- Valeur énergétique : 92 kcal
- Protéines : 15 g
- Glucides : 2,5 g, dont sucres : 1,1 g
- Lipides : 2,1 g, dont acides gras saturés : 0,8 g
- Fibres alimentaires : 2,3 g
- Sel : 0,81 g

CREVETTES CUITES DÉCORTIQUÉES, MONOPRIX BIO ! ®

Des crevettes bio salées et vinaigrées et un seul additif. Ça reste un bon produit !

Ingrédients :
- Crevettes* origine Équateur, sel, vinaigre*, acidifiant : E331.

** Ingrédient issu de l'agriculture biologique.*

Données nutritionnelles pour : 100 g
- Valeur énergétique : 85 kcal
- Protéines : 20 g
- Glucides : 0,6 g, dont sucres : 0,43 g
- Lipides : 0,3, dont acides gras saturés : 0,2 g
- Sel : 1,3 g

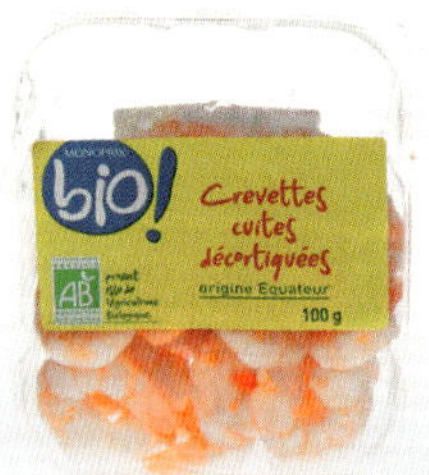

PETITES TRANCHES DE SAUMON, RONDE DES MERS®, LECLERC MARQUE REPÈRE®

5,35 g de sel pour 100 g, c'est bien plus que les autres et surtout bien trop !

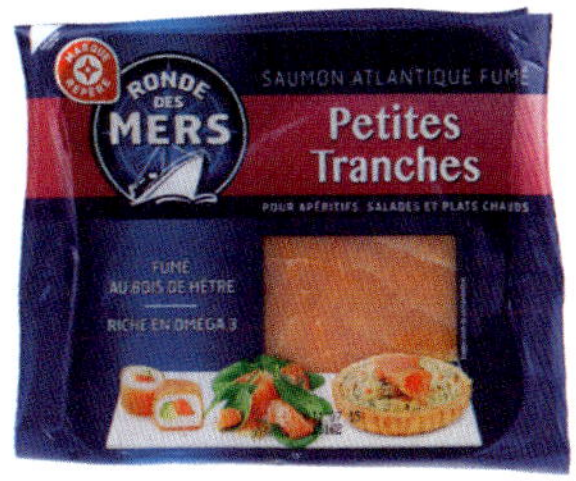

Ingrédients :
- Saumon Atlantique (*Salmo salar*) 94,6 %, sel.

Données nutritionnelles pour : 100 g
- Valeur énergétique : 139 kcal
- Protéines : 23,4 g
- Glucides : 0,8 g, dont sucres : 0,5 g
- Lipides : 4,7 g, dont acides gras saturés : 0,8 g, monoinsaturés : 2,4 g, polyinsaturés : 1,5 g, oméga-3 : 408 mg, DHA : 123 mg, EPA : 91 mg
- Sel : 5,35 g

MINI-BÂTONNETS DE SURIMI, SAUCE MAYONNAISE, PETITS CORAYA®

Une pâte de poisson goût crustacés qui apporte plus de glucides que de protéines... et la recette de la sauce qui l'accompagne ne relève pas le niveau de ce produit.

Aucun surimi d'une autre marque n'est préférable, et surtout pas les nouvelles billes fourrées au fromage.

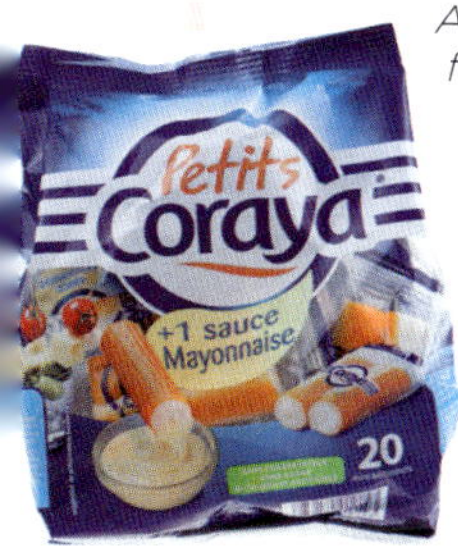

Ingrédients :
- Bâtonnets de surimi : chair de poisson 38 %, eau, fécules (dont blé), blanc d'œuf réhydraté, huile de colza, sucre, sel, stabilisants : sorbitol, polyphosphates, exhausteur de goût : glutamate monosodique, arômes naturels (crustacés, blé), colorant : extrait de paprika.
- Sauce mayonnaise : huile de colza, moutarde de Dijon (eau, graines de moutarde, vinaigre d'alcool, sel, acidifiant : E330, conservateur : E224*), eau, jaune d'œuf salé, sirop de glucose-fructose*, vinaigre d'alcool, vinaigre de vin blanc*, amidon modifié de maïs*, jus concentré de citron, stabilisants : E415 et E412, colorant : E160a, antioxydant : E385.

**Contient sulfites.*

Données nutritionnelles pour : 100 g
- Valeur énergétique : 112 kcal
- Protéines : 7,9 g
- Glucides : 9,5 g, dont sucres : 2,2 g
- Lipides : 4,4 g, dont acides gras saturés : 0,4 g
- Sel : 2 g

HACHÉ DE CABILLAUD AU CITRON, AUCHAN®

Une liste d'ingrédients très très longue avec des additifs nombreux, un ajout de pommes de terre préfrites, de sel... on atteint 9,9 % de lipides, quand on sait que le cabillaud en contient à la base 1,5 % environ, on ne voit aucun intérêt à ce produit.

Ingrédients :
- Cabillaud 37 %, colin d'Alaska 33 %, huiles de tournesol, colza non hydrogénées, pommes de terre pré-frites (pommes de terre, huile de tournesol), crème, jus de citron 3 %, farine de blé, poudre de blanc d'œuf, flocons de pomme de terre (flocons de pomme de terre, émulsifiants : mono- et diglycérides d'acides gras, antioxydants : acide ascorbique, palmitate d'ascorbyle), oignons, fumet de poisson aromatisé (arôme, maltodextrine et fécule de pomme de terre, épices et aromates, sel, poisson déshydraté, acidifiant : acide citrique, blé), sel, extrait de levure, ail. Traces éventuelles de mollusques.

Données nutritionnelles pour : 100 g
- Valeur énergétique : 166 kcal
- Protéines : 13,8 g
- Glucides : 4,7 g
- Lipides : 9,9 g, dont acides gras saturés : 1,4 g
- Sel : 0,9 g

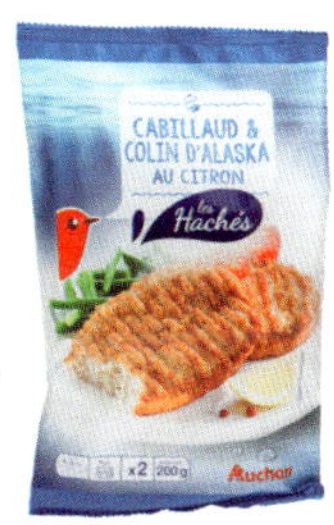

PÂTES À TARTE, GALETTES ET FEUILLES DE BRICK

Les pâtes à tarte, galettes, feuilles de brick et autres bases à garnir prêtes à l'emploi se sont largement développées au rayon traiteur.

L'intérêt principal de ce type de produits est le gain de temps. Même si une pâte brisée, par exemple, est rapide à réaliser, on gagne le temps de pétrissage et d'étalage. Et pour des recettes plus élaborées, comme celle de la pâte feuilletée, le bénéfice temps est encore plus intéressant, ce qui n'est pas négligeable au quotidien.

On peut penser qu'il s'agit d'une simple reproduction industrielle de la recette de base de la pâte, mais la réalité est un peu différente.
Ces produits se composent de :

- Farine, qui peut être de nature différente, mais avec peu d'impact sur la valeur nutritionnelle finale,
- Eau et/ou lait,
- Sel,
- Matières grasses en quantité et qualité variables : beurre et/ou graisse végétale (margarine, huile...),
- Additifs plus ou moins nombreux.

Ces critères nous aideront à choisir une pâte de qualité optimale, mais il ne faut pas oublier que ces produits sont une simple base de recette qui permettra donc une cuisine simple, d'assemblage, mais tout de même maison.
En choisissant au mieux la garniture, ces produits conservent un réel avantage sur les plats préparés que sont les tartes, galettes et bricks déjà garnies du commerce !

COMMENT LES CHOISIR ?

- On regardera principalement trois critères :
- La qualité des ingrédients. On privilégiera l'utilisation de beurre ou d'une huile de bonne qualité non hydrogénée.
- Le taux de matières grasses reste un critère intéressant, mais on ne peut pas dire de préférer une pâte brisée plutôt que feuilletée, la différence étant moindre pour les pâtes industrielles. Les pâtes à pizza gardent l'avantage en étant moins grasses.
- On limitera le nombre d'additifs inutiles.

LES PIÈGES

- Les recettes dites « de grand-mère », qui ne révèlent pas grand-chose de la qualité du produit.
- Les kits, pour lesquels la qualité de la sauce proposée est à vérifier.
- Les pâtes bio à l'huile de palme bio… qui reste de l'huile de palme !

CONSEILS DE CONSOMMATION

- Une part de tarte compte dans vos repas pour votre féculent et une partie de matières grasses. La portion conseillée est de 2 galettes de blé noir nature OU 1/4 de pâte à pizza OU 1/6 de pâte feuilletée ou brisée.
- Surveillez bien votre garniture.
- Une fois par semaine semble une fréquence de consommation raisonnable.

QUE PENSER DES PÂTES À GÂTEAU PRÊTES À L'EMPLOI ?

C'est pratique, certes, mais de l'huile en premier ingrédient, puis de l'eau, du sucre et des additifs… on est très loin d'une recette de gâteau maison. On oublie !

De plus, les gâteaux étant des préparations festives, mieux vaut privilégier une recette maison réalisée de façon ludique en famille !

TOUT EN FINESSE, LES FEUILLES DE BRICK ET DE FILO

Il s'agit de fines crêpes préparées à partir de farine de blé, eau, sel et huile de tournesol généralement. Elles sont peu grasses (environ 1,5 % de lipides) et leur finesse les rend réellement modestes en calories : 1 feuille de brick (17 g) apporte moins de 50 kcal. Toutefois, on déplore un cumul d'additifs (conservateurs, acidifiants, émulsifiants).

On privilégie les cuissons au four et on limite les fritures à des plaisirs occasionnels.

PÂTES À TARTE, GALETTES ET FEUILLES DE BRICK

PÂTE À PIZZA GRANDE ET FINE À L'ITALIENNE, CROUSTIPATE®

Une recette simple avec des ingrédients de qualité, un pourcentage de matières grasses qui se démarque de celui des autres pâtes brisées et feuilletées du même rayon !

Ingrédients :

• Farine de blé, eau, huile d'olive vierge extra 5,9 %, sel, alcool éthylique, levure boulangère.

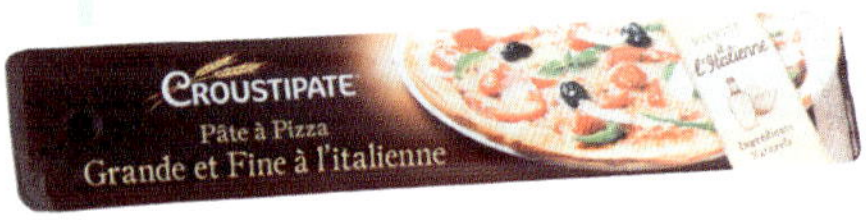

• **Données nutritionnelles pour : 100 g**

- Valeur énergétique : 280 kcal
- Protéines : 7,1 g
- Glucides : 45,6 g, dont sucres : 1 g
- Lipides : 6,5 g, dont acides gras saturés : 0,9 g
- Sel : 1,6 g

PÂTE FEUILLETÉE À DÉROULER PUR BEURRE, 100 % D'INGRÉDIENTS NATURELS, MARIE®

On salue la qualité des ingrédients qui se rapproche de la recette maison, et donc l'absence de matières grasses hydrogénées et de colorants. La pâte brisée de la même marque est également satisfaisante et comparable en termes d'apport calorique.

Ingrédients :

• Farine de blé, eau, beurre pâtissier 22 %, vinaigre (conservateur naturel), sel.

Données nutritionnelles pour : 100 g

- Valeur énergétique : 373 kcal
- Protéines : 6,6 g
- Glucides : 38 g
- Lipides : 21,2 g, dont acides gras saturés : 14,6 g
- Sel : 1,15 g

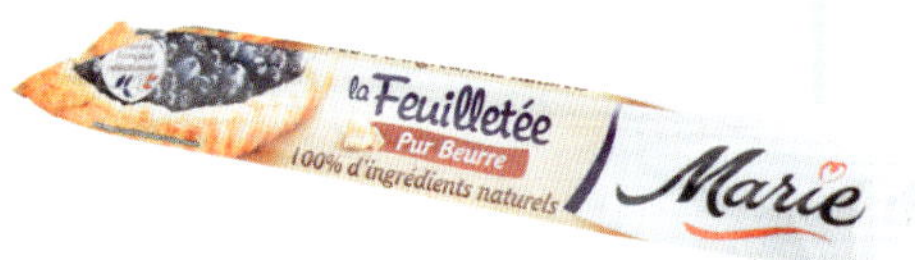

6 GALETTES BRETONNES DE BLÉ NOIR, AUCHAN MMM !®

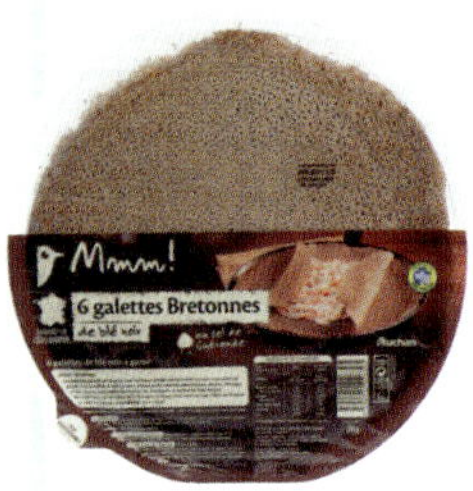

Une recette toute simple pour un produit maigre et modérément calorique et source de fibres.

Ingrédients :

• Eau, farine de blé noir (sarrasin) 42,6 %, sel de Guérande 1,3 %.

Données nutritionnelles pour : 100 g

- Valeur énergétique : 169 kcal
- Protéines : 5,8 g
- Glucides : 31,2 g
- Lipides : 1,4 g
- Sel : 1,35 g
- Fibres alimentaires : 4,1 g

PÂTE À TARTE FEUILLETÉE PRÊTE À DÉROULER, AUCHAN®

Pas mal d'additifs et l'utilisation d'huile de palme, même si cette dernière n'est pas hydrogénée. On atteint plus de 26 % de lipides !

Ingrédients :

- Farine de blé 48,5 %, huiles et graisses végétales non hydrogénées (palme, colza), eau, alcool éthylique, sel, jus de citron concentré, colorant : caroténoïdes, agent de traitement de la farine : L-cystéine.
- **Données nutritionnelles pour : 100 g**
- Valeur énergétique : 396 kcal
- Protéines : 5,9 g
- Glucides : 36,5 g, dont sucres : 2,5 g
- Lipides : 23,4 g, dont acides gras saturés : 10,7 g
- Sel : 0,96 g

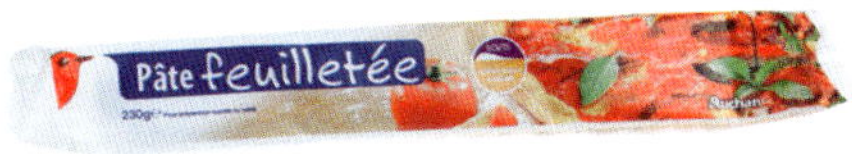

PÂTE FEUILLETÉE ÉPAISSE TRÉSOR DE GRAND-MÈRE, HERTA®

Le fabricant nous dit : « Pour toujours plus de saveur, la Trésor de Grand-Mère feuilletée est désormais sans additifs. » Oui, mais on aimerait un effort sur la qualité des huiles végétales, dont celle de palme en tête... et nous sommes sans information sur leur état hydrogéné ou non.

Ingrédients :

- Farine de blé, huiles végétales (palme, colza, tournesol), eau, gluten de blé, jus de citron à base de concentré, sel, alcool, levure, concentré de fruits et légumes (pomme, carotte, citron), arôme naturel.

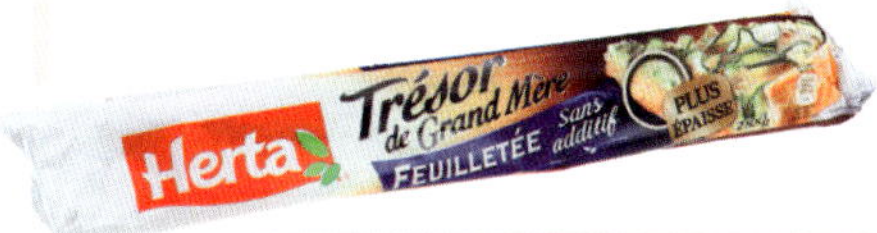

Données nutritionnelles pour : 100 g

- Valeur énergétique : 394 kcal
- Protéines : 5,8 g
- Glucides : 36,7 g
- Lipides : 23,6 g, dont acides gras saturés : 10,4 g
- Sel : 1,1 g

PÂTE BRISÉE POUR TARTE SALÉE ET SUCRÉE, MONOPRIX BIO ! ®

On peut être tenté par le côté bio et l'image santé/qualité qui va avec. Pourtant, on note l'utilisation d'huile de palme et un ajout de sucre dans une pâte brisée qui n'en a pas besoin... on est déçus !

Ingrédients :

- Farine de blé*, margarine végétale* (huile de palme*, eau, huile de tournesol*, sel, jus de citron concentré*), eau, sucre de canne*, alcool*, vinaigre de cidre*, sel, gluten de blé*, levure.

** Ingrédient issu de l'agriculture biologique.*

Données nutritionnelles pour : 100 g

- Valeur énergétique : 404 kcal
- Protéines : 5,5 g
- Glucides : 43 g
- Lipides : 22 g, dont acides gras saturés : 9,9 g
- Sel : 1,3 g

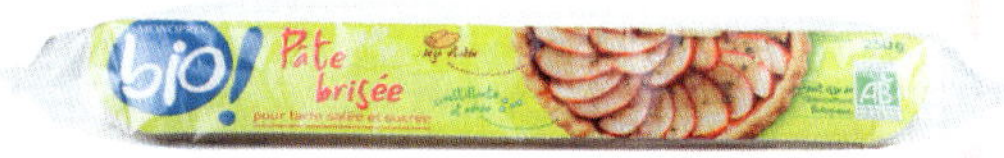

SALADES ET CRUDITÉS EN SAUCE

Les pauses déjeuner express poussent souvent vers la restauration rapide et les grandes surfaces ont à ce titre développé une gamme de produits à emporter assez importante.

Les salades composées et crudités en sauce connaissent ainsi un franc succès grâce à l'image minceur dont elles bénéficient.

Cette gamme se divise en trois types de produits :

- **Uniquement à base de légumes :** crus et/ou cuits, unique ou variés et en sauce (vinaigrette, rémoulade, mayonnaise, au yaourt ou fromage blanc, cocktail...). Les crudités étant peu caloriques, la sauce est le critère de choix principal.
- **Une base de féculent, comme les taboulés, salades de pâtes, de riz...** La qualité des taboulés, dont la recette de base ne nécessite pas d'ajout important de matières grasses, a tendance à se démarquer des autres produits. Toutefois ils n'incluent pas pour la plupart une portion de légumes suffisante.
- **Des salades composées** qui proposent des légumes et/ou féculents et/ou une source de protéines et/ou du fromage, mais également toutes sortes d'ingrédients, comme des fruits frais ou secs, des graines oléagineuses, de croûtons... les recettes sont très variables.

L'image minceur de ce type de produits n'est pas toujours justifiée et la qualité pas toujours au rendez-vous. Un œil avisé s'impose !

COMMENT LES CHOISIR ?

- Encore une fois, la liste d'ingrédients la plus courte sera la meilleure afin de minimiser surtout les additifs. Les épaississants, émulsifiants... sont inutiles dans de simples crudités en vinaigrette par exemple.
- On surveille la qualité de la sauce et des graisses utilisées. Si la sauce est servie à part afin de doser la quantité, c'est un point positif ! On privilégie les produits qui ne dépassent pas 10 % de lipides, soit 2 cuillerées à café d'huile. On évite les ingrédients clairement identifiés comme gras et constitués principalement de graisses saturées, néfastes en excès pour le système cardio-vasculaire : les lardons ou autres charcuteries grasses, la viande ou le poisson pané, les croûtons industriels, les salades « trois fromages »...
- Misez sur la qualité des ingrédients : filet plutôt qu'une viande traitée en salaison, fromage plutôt qu'une préparation fromagère...
- S'il s'agit d'une salade composée, le volume alimentaire doit être suffisant pour vous rassasier. En plus des crudités, ne négligez pas les féculents, ni les protéines

importantes pour la satiété et trop souvent écartées par les industriels en raison de leur coût.

LES PIÈGES

- Les produits annonçant une sauce légère ou à base de fromage blanc mais qui restent tout aussi riches.
- Les salades qui se veulent complètes mais qui s'avèrent pauvres en protéines et/ou glucides complexes, et donc ne satisfont pas les besoins d'un repas complet.

CONSEILS DE CONSOMMATION

Il reste préférable d'éviter cette consommation au quotidien pour des raisons de qualité, d'apport en sel, mais également de budget.

- Pour les crudités seules, on surveille la quantité consommée : 100 à 150 g maximum, et on limite les graisses du reste du repas.
- Pensez toujours à avoir dans votre salade un féculent, ou accompagnez-la d'un morceau de pain de qualité. Couplée aux fibres des légumes et aux protéines, cette source de glucides complexes est indispensable pour éviter les fringales dans l'après-midi… ne la négligez pas.
- Les recettes à la mayonnaise, rémoulade, sauce César, cocktail… doivent être consommées de manière plus occasionnelle.
- Enfin, pensez aux produits nature sans sauce, vendus avec les salades en sachet. C'est une bonne option pour doser vous-même l'assaisonnement.

SALADES ET CRUDITÉS EN SAUCE

MON TABOULÉ AU POULET À LA CIBOULETTE, PIERRE MARTINET®

Un seul conservateur, une liste d'ingrédients et un choix d'huile de qualité. On aurait préféré un petit peu plus de poulet, et de préférence origine France, mais la recette reste raisonnable.

Ingrédients :

• Semoule de blé dur réhydratée 49 %, légumes (poivron, tomate, oignon), poulet cuit assaisonné 9,5 % (viande de poulet (origine UE) 8,4 %, eau, sel, épice), maïs, jus de citron à base de concentré, huile d'olive vierge extra, huile de colza, ciboulette, épices, sel, arôme, conservateur : sorbate de potassium.

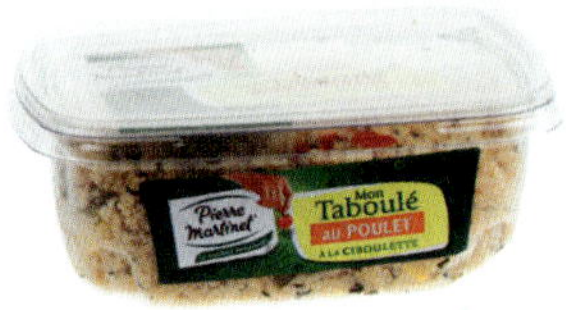

Données nutritionnelles pour : 100 g

• Valeur énergétique : 155 kcal
• Protéines : 5,8 g
• Glucides : 20 g, dont sucres : 2,9 g
• Lipides : 5,2 g, dont acides gras saturés : 0,7 g
• Sel : 0,85 g

CAROTTES RÂPÉES AVEC SAUCE SALADE, MONOPRIX BIO ! ®

Ces carottes râpées se démarquent des autres marques, sans épaississants dans la sauce, on est proche d'une préparation maison. On arrive à moins de 6 % de lipides, c'est satisfaisant ! On aurait apprécié l'utilisation d'une huile de colza plus intéressante d'un point de vue nutritionnel que l'huile de tournesol.

Ingrédients :

• Carottes râpées* 83,5 %, vinaigrette allégée en matières grasses* 16,4 % (huile de tournesol* 7,7 %**, eau, vinaigre d'alcool*, échalote*, moutarde de Dijon* (graines de moutarde*, eau, vinaigre d'alcool*, sel), jus de citron 3,3 %**, sel, huile essentielle de citron*.

** Ingrédient issu de l'agriculture biologique.*

*** Pourcentages exprimés sur la vinaigrette allégée.*

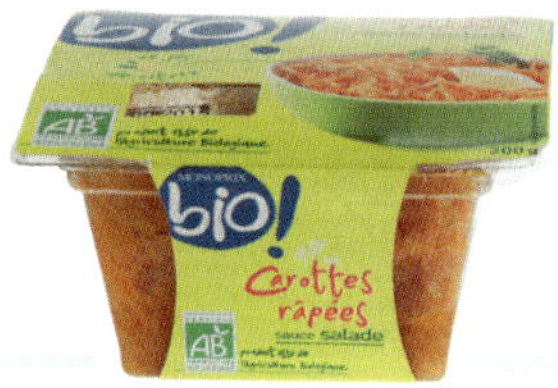

Données nutritionnelles pour : 100 g

• Valeur énergétique : 89 kcal
• Protéines : 0,7 g
• Glucides : 4,2 g, dont sucres : 3,6 g
• Lipides : 7,3 g, dont acides gras saturés : 0,9 g
• Fibres alimentaires : 2 g
• Sel : 0,6 g

L'ASSIETTE CROQUANTE, FLORETTE®

Un mélange prêt à l'emploi et nature qui vous permettra de maîtriser la qualité et la quantité d'assaisonnement. Une excellente base de salade !

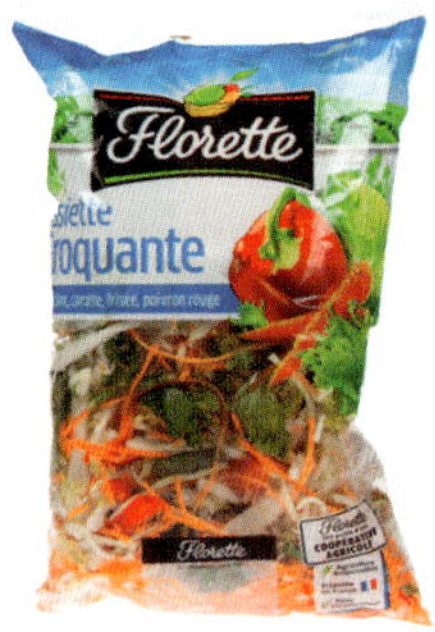

Ingrédients :

• Chou blanc (mini 24 %), carotte (mini 13 %), frisée (mini 10 %), poivron rouge (mini 3 %).

Données nutritionnelles pour : 100 g

• Valeur énergétique : 27 kcal
• Protéines : 1,1 g
• Glucides : 3,8 g, dont sucres : 3,2 g
• Lipides : 0,2 g, dont acides gras saturés : traces
• Fibres alimentaires : 2,7 g
• Sel : 0,08 g

SALADE ALASKA, DUO ANANAS ET CAROTTES AU SURIMI, AUCHAN®

La recette est surtout à base de surimi sucré et de sauce également sucrée avec une liste d'additifs nombreux... mais tout juste 18 % d'ananas et 17 % de carottes. Sans surprise, on atteint 13 % de lipides et 167 kcal aux 100 g. À éviter !

Ingrédients :

• Surimi 37 % (eau, chair de poisson, amidon (contient gluten), blanc d'œuf, huile de colza, sucre, crabe tourteau (crustacé), sel, arômes (poisson, crustacé), stabilisants : sorbitols, diphosphates et triphosphates, exhausteur de goût : glutamate monosodique, colorant : extrait de paprika), ananas 18 %, carotte 17 %, huile de colza, eau, crème (contient lait), vinaigre d'alcool, jus de citron à base de concentré, moutarde (eau, graines de moutarde, vinaigre d'alcool, sel), sel, sucre, amidon modifié de pomme de terre, jaune d'œuf en poudre, conservateur : sorbate de potassium, épaississants : gomme xanthane et carraghénanes, poivre blanc, sirop de glucose.

Données nutritionnelles pour : 100 g

- Valeur énergétique : 167 kcal
- Protéines : 3,3 g
- Glucides : 8,1 g
- Lipides : 13 g
- Sel : 1,5 g

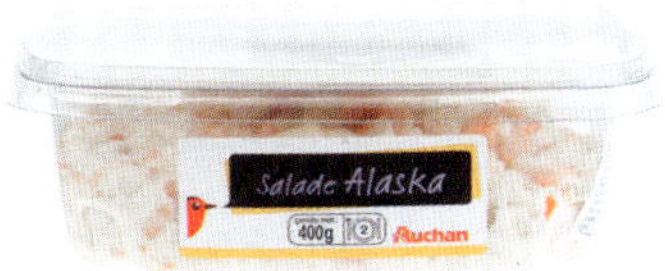

MES CAROTTES ET CÉLERI EN MÉLI-MÉLO, PIERRE MARTINET®

On s'attend à manger des carottes et du céleri, une petite vinaigrette, et on se retrouve avec une longue liste d'ingrédients, contenant du jaune d'œuf, du sucre, du sirop de glucose, un amidon transformé et autres additifs ! Dommage !

Ingrédients :

• Carotte 49 %, céleri 25 %, eau, huile de colza, persil, épice, moutarde à l'ancienne (eau, vinaigre d'alcool, graine de moutarde, sel, arômes, curcuma), épices, sel, moutarde (eau, graines de moutarde, vinaigre d'alcool, sel), vinaigre d'alcool, jus de citron à base de concentré, jaune d'œuf, sucre, amidon transformé, épaississant : gomme xanthane, acidifiant : E330, conservateur : sorbate de potassium, antioxydant : acide ascorbique.

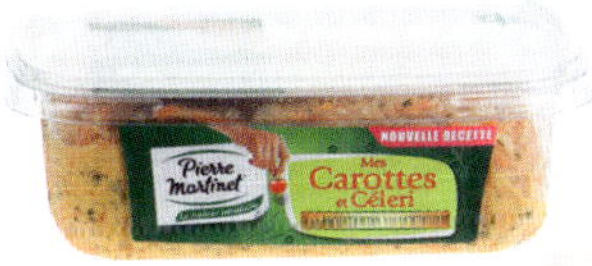

Données nutritionnelles pour : 100 g

- Valeur énergétique : 87 kcal
- Protéines : 1,2 g
- Glucides : 6,2 g, dont sucres : 4,1 g
- Lipides : 5,8 g, dont acides gras saturés : 0,4 g
- Sel : 1 g

CÉLERI RÉMOULADE AU FROMAGE BLANC, BONDUELLE®

On nous annonce une recette au fromage blanc que l'on imagine plus légère... mais avec 15 % de lipides et 145 kcal pour 100 g, le compte n'y est pas !

Ingrédients :

• Céleri 72 %, huile de colza, fromage blanc 6,5 % (lait), eau, moutarde de Dijon (eau, graines de moutarde, vinaigre d'alcool, sel), vinaigre d'alcool, poudre de jaune d'œuf, sucre, sel, épaississants : gomme xanthane, gomme guar.

Données nutritionnelles pour : 100 g

- Valeur énergétique : 145 kcal
- Protéines : 2 g
- Glucides : 3,5 g, dont sucres : 2 g
- Lipides : 13 g, dont acides gras saturés : 1 g
- Sel : 0,8 g

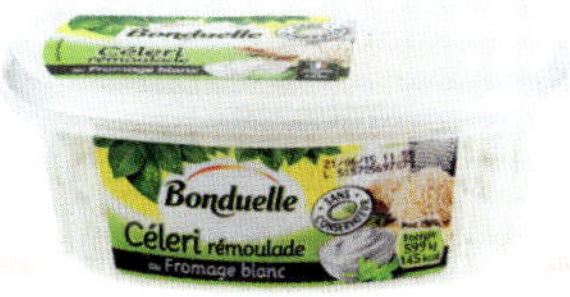

PLATS PRÉPARÉS

PLATS PRÉPARÉS

Dans le quotidien chronométré, les petits plats maison longuement mijotés finissent par laisser une place plus ou moins importante aux plats préparés.

Entre rayon frais, surgelés et conserves, le choix ne manque pas et les emballages sont tous plus alléchants les uns que les autres, mettant en avant des termes qui savent nous séduire et nous laisser penser qu'à chaque besoin, le plat idéal existe : recette traditionnelle, riche en protéines, pauvre en matières grasses, riche en fibres, végétarien, sans gluten….

Pourtant, au-delà de l'attrayante photo sur l'emballage ou du bel intitulé de la recette, le contenu, la qualité des ingrédients de base ainsi que l'équilibre nutritionnel laissent souvent à désirer.

Sous le terme « plat préparé » se cachent une multitude de produits très hétéroclites :

- **Des recettes cuisinées basées sur un aliment et qui remplacent un élément du plat principal :**
  - Viandes cuisinées et/ou panées et/ou farcies, comme les nuggets, grignottes, cordons-bleus.
  - Féculents préparés, comme les poêlées de pâtes, riz cantonais, pommes de terre en tartiflette.
- **Des recettes cuisinées visant à remplacer un plat complet :**
  - Plats préparés composés à la viande.
  - Plats préparés composés au poisson et/ou aux fruits de mer.
  - Tartes et pizzas.
  - Pasta Box®, ravioles, cannellonis et autres recettes de pâtes.
  - Croques, sandwichs, burgers, hot dogs, crêpes et autres produits garnis.
  - Nems, sushis, makis et autres produits exotiques.

COMMENT LES CHOISIR ?

L'astuce est de retourner la boîte !

Surveillez la liste des ingrédients :

Ils y sont classés par ordre décroissant (le plus important en quantité en tête de liste… jusqu'au moins important en dernier).

Les listes d'ingrédients les plus courtes sont souvent les meilleures en se rapprochant davantage de la recette maison et en évitant ainsi les nombreux additifs. Épaississants, acidifiants, émulsifiants… il est important de se dire que plus il y en a, plus le plat que l'on va consommer relève de la chimie plus que de la cuisine.

Aussi, la liste des ingrédients donne des informations importantes sur la qualité de la recette. Tout d'abord, elle doit correspondre à l'intitulé de la recette. Dans une recette de viande et petits légumes, la viande et les légumes devraient être majoritaires, et donc arriver en tête de la liste, et non la sauce comme on peut le constater parfois.
La liste des ingrédients permet également de surveiller la qualité des ingrédients individuellement :

- Évitez les matières grasses hydrogénées ou partiellement hydrogénées, l'huile de palme, de palmiste ou coprah (coco) ou l'intitulé « matières grasses végétales » sans autre précision qui cache souvent une ou plusieurs de ces huiles de qualité médiocre.
- Évitez le sirop de glucose-fructose. Une petite quantité de vrai sucre reste préférable, même si l'absence d'ajout de sucre est l'idéal.
- Pour les sources de protéines, préférez les morceaux nobles (filet pour le poisson avec le nom du poisson dont est issu le filet, morceau de viande clairement identifiable...).
- On évite également les viandes reconstituées, les préparations à base de viande qui peuvent contenir une petite portion de viande à laquelle s'ajoutent des protéines végétales et des additifs. On limite tant que possible les viandes traitées en salaison, et donc chargées en sel nitrité, en dextrose, voire en polyphosphates. On fuit les viandes séparées mécaniquement, dites VSM.
- Privilégiez un fromage plutôt qu'une préparation fromagère, les apports en protéines et calcium ne seront pas les mêmes, ni le goût.

LES SALADES REPAS

Riches en légumes, les salades s'affichent comme le bon choix à l'heure du déjeuner.

Nous aurions aimé vous proposer un choix de salades parmi les jolis packagings colorés en rayon, mais notre constat est tel que l'équilibre comme la qualité des recettes ne nous a guère séduits :

- **Les produits trouvés ne contiennent jamais suffisamment de protéines. La liste des ingrédients met en œuvre toujours moins de 20 % de la recette sous forme de viande, charcuteries, poisson ou œufs. Les viandes étant la plupart du temps traitées en salaison.**
- **La quantité de lipides est souvent autour de 10 %, ce qui est important selon le poids d'une portion, bien que les huiles utilisées soient pour la plupart bien choisies.**
- **Les féculents sont soit omniprésents dans la recette au détriment des légumes, soit insuffisants.**
- **La quantité proposée n'est pas toujours satisfaisante pour un plat principal, et donc pour rassasier suffisamment, surtout couplé à un manque de protéines.**
- **Les packs proposés avec dessert pour un repas complet ajoutent à cela un laitage ou une crème dessert plutôt gras et sucrés, et un biscuit, voire un morceau de brioche.**
- **Les additifs y sont plutôt nombreux.**

Ainsi, le meilleur choix lorsque l'on est pressé, est d'acheter directement des tomates cerise, des mini-carottes, des pointes d'asperges, un jambon bien sélectionné ou un poisson en conserve (voir les rubriques « Charcuteries » et « Conserves »), une petite boîte de maïs, un morceau de baguette fraîche. Et de choisir un dessert facile à transporter (voir les laitages et compotes) ou un fruit frais.

- Plus le sel arrive loin dans la liste des ingrédients, mieux c'est ! On privilégie du sel plutôt qu'un sel nitrité.
- Moins il y a d'additifs mieux c'est, que ce soit des épaississants, édulcorants, acidifiants, conservateurs, colorants ou exhausteurs de goût comme le fameux glutamate...

Analysez le pavé nutritionnel :

- Pour les plats complets, on surveille le rapport protéines sur lipides, qui permet d'évaluer approximativement la qualité nutritionnelle du plat. Lorsque ce rapport est égal ou supérieur à 1, l'équilibre entre lipides et protéines est de bonne qualité. Dans le cas contraire, la quantité de protéines est insuffisante pour considérer ce produit comme un plat complet. Aussi, de façon plus simple, vous devez avoir plus de protéines que de lipides pour 100 g de produit. Par exemple, 10 g de lipides et 5 g de protéines n'est pas satisfaisant ($5/10 = 0,5 < 1$), alors que l'inverse serait parfait ($10/5 = 2 > 1$) !
- La quantité de lipides ne doit pas dépasser 10 g pour 100 g de produit et un plat ne devrait pas apporter plus de 10 à 15 % de la quantité de lipides sous forme de graisses saturées. Une entorse occasionnelle pour un plat plaisir reste possible.
- La quantité de sel, si elle est indiquée, est à prendre en considération. Les industriels ont parfois tendance à abuser de cet exhausteur de goût, agréable, naturel et peu coûteux, mais il est souhaitable de limiter sa consommation. Une quantité de 300 à 400 mg de sodium, soit 0,75 à 1 g de sel (chlorure de sodium) pour 100 g semble une valeur honnête à ne pas dépasser, ce qui peut déjà représenter 3 g de sel pour un plat lorsqu'il est recommandé de ne pas dépasser 5 à 6 g de sel par jour.

Autre critère de choix : le mode de conservation. Surgelé, conserve, sous vide en épicerie ou encore au rayon frais, il n'y a pas vraiment de différence importante entre l'équilibre nutritionnel ou la qualité des ingrédients selon les gammes, il faut surtout surveiller tous les critères évoqués précédemment. Vous trouverez ici une sélection de bons et de mauvais produits dans toutes les catégories.
Le rayon est à choisir selon le lieu ou le mode de consommation. Par exemple, une barquette surgelée n'est pas adaptée au transport à température ambiante, un plat réfrigéré ne supportera pas plusieurs heures en dehors du réfrigérateur (se reporter aux conseils du fabriquant), alors qu'une conserve ou un produit sous vide du rayon épicerie conviendra.

LES PIÈGES

- Les plats identifiés minceur, pas toujours plus satisfaisants que les autres en apports nutritionnels et/ou qualité des ingrédients avec souvent plus d'additifs pour compenser l'allégement. Ils peuvent aussi être moins rassasiants.
- Les recettes traditionnelles, régionales, grand-mère... qui nous ont souvent déçu.
- Les listes d'ingrédients parfois difficilement déchiffrables : par exemple, pour un plat de tomates farcies de 300 g mentionnant : 30 % de farce (viande de bœuf 40 %, amidon, oignons, protéines de pois), celui-ci ne contient en réalité que 36 g de viande de bœuf dans le produit total.
- Les plats vendus avec un dessert, qui est souvent un biscuit ou autre gourmandise, ce qui n'aide pas à l'équilibre du plat.

CONSEILS DE CONSOMMATION

- La fréquence de consommation reste le premier critère. S'il est plus pratique pour vous d'avoir recours à un plat préparé, c'est possible une à deux fois dans la semaine, mais une consommation quotidienne est déconseillée. D'autant qu'il est toujours possible de cuisiner des aliments plus sains de façon très simple, cela ne prendra pas plus de temps!
- Il est important d'équilibrer la journée autour de ce plat en complétant les apports en légumes, en protéines de bonne qualité et en adaptant la consommation de féculents ou pain, mais également les apports en lipides et en sel.
- Un plat complet respectant les conseils de consommation cités plus haut et apportant 400-500 kcal, accompagné d'un laitage et d'un fruit, constitue un repas satisfaisant, que ce soit pour un déjeuner ou un dîner. On évite les ajouts de fromage et de pain en complément du repas… produits également salés!
- Pour un plat remplaçant une seule partie du repas, l'équilibre des matières grasses de l'ensemble du repas doit être surveillé.
- Pensez à ne jamais resaler le plat et à surveiller votre consommation de sel pour les autres repas de la journée.
- La taille de la portion n'est pas à négliger. Elle doit être suffisante afin de vous rassasier, mais à l'inverse, si elle est trop importante, ayez le réflexe de ne pas consommer la totalité et conservez le reste au frais pour un futur repas.
- La portion proposée par l'industriel n'est pas toujours adaptée et surtout ne convient pas à toute la famille.

WRAPS

Sodebo®, Findus®, Daunat®, Le Gaulois®… toutes les marques proposent leurs recettes de wrap chaud ou froid, il y en a pour tous les goûts!

Seulement, si un effort est généralement fait sur le choix des matières grasses : huile de colza ou tournesol, tous les produits observés, qu'ils soient au bœuf, au poulet ou bacon et même au saumon, contiennent trop peu de garniture et la qualité est à revoir. Tous les additifs y sont présents : émulsifiant, épaississant, stabilisant, acidifiant, arôme, conservateur… ainsi que des amidons modifiés.

Une préparation maison avec une galette de maïs ou de blé de qualité et une garniture fraîche est réellement préférable, plus économique et très rapide à réaliser!

NUGGETS, GRIGNOTTES, CORDONS-BLEUS

NUGGETS DE POULET, IGLO®

La nature de l'huile est à préciser, mais le taux de lipides de 11,9 % reste raisonnable ainsi que le pourcentage d'acides gras saturés, qui laisse espérer une bonne huile sous le terme huile végétale. 55 % de blanc de poulet et non une mixture traitée en salaison, c'est appréciable. Ce produit bénéficie d'un rapport protéines/lipides > 1.

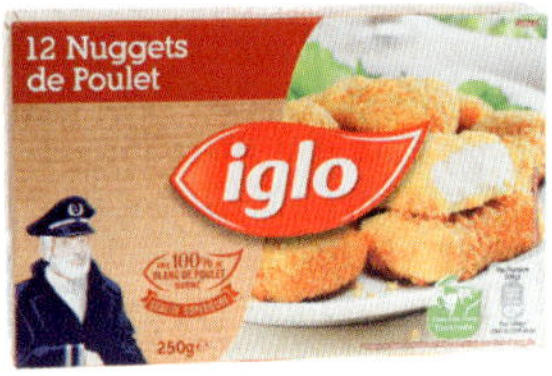

Ingrédients :

- Blanc de poulet 55 %*, farine (blé, maïs, riz), eau, huile végétale, sel, amidon (blé, maïs), épices (paprika, curcuma), levure, poudre de légumes (oignons, carottes, échalotes, poireau, tomates), poudre d'ail, dextrose.

** Présence de petits os possible.*

Données nutritionnelles pour : 100 g

- Valeur énergétique : 255 kcal
- Protéines : 14,3 g
- Glucides : 22,1 g, dont sucres : 0,5 g
- Lipides : 11,9 g, dont acides gras saturés : 1,5 g
- Sel : 1 g

CROUSTY CHICKEN LONG FILET'S DOUX, LE GAULOIS®

Même si la recette n'est pas idéale car à base d'aiguillettes de poulet traitées en salaison, on salue l'équilibre, avec 64 % de viande et 19 % de panure. Le rapport protéines sur lipides est bon.

Ingrédients :

- Aiguillettes de poulet : 64 %, panure 19 % (eau, farine de blé, corn-flakes (maïs, sucre, sel, extrait de malt d'orge), sel, levure, eau, dextrose de blé, fécule de pomme de terre, sel, arôme naturel, gélifiant : carraghénanes, huile de tournesol.

Données nutritionnelles pour : 100 g

- Valeur énergétique : 184 kcal
- Protéines : 17,7 g
- Glucides : 12,2 g, dont sucres : 1,2 g
- Lipides : 7 g, dont acides gras saturés : 0,9 g
- Sel : 1,12 g

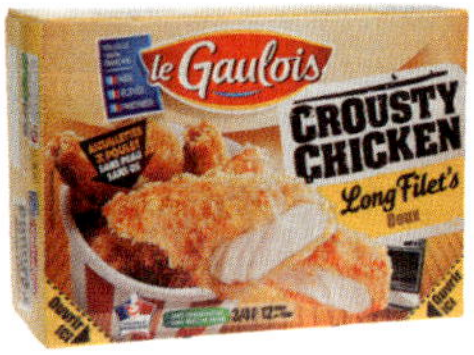

EXTRA GRIGNOTTES DE POULET NATURE AU BON GOÛT DE POULET RÔTI, LE GAULOIS®

Parmi les grignottes, cette recette qui limite les additifs et met en œuvre 87 % de pilons de poulet se démarque. L'apport énergétique de 168 kcal pour 100 g est tout à fait raisonnable et le rapport protéines/lipides très favorable avec 21 g de protéines et 8,4 g de lipides !

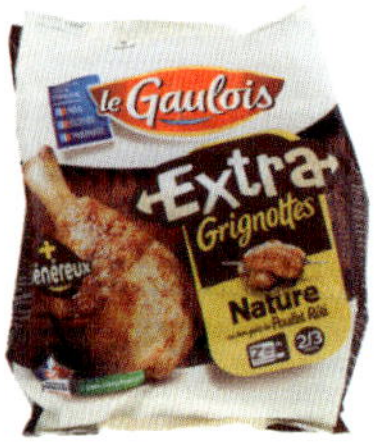

Ingrédients :

- Pilons de poulet 87 %, eau, sel, dextrose de blé, fécule de pomme de terre, épaississant : carraghénanes.

Données nutritionnelles pour : 100 g

- Valeur énergétique : 168 kcal
- Protéines : 21,7 g
- Glucides : 1,6 g, dont acides gras saturés : 2,2 g
- Lipides : 8,4 g
- Sel : 1,4 g

POP'S PARTY, EMMENTAL FONDU SAVEURS PAPRIKA ET PIZZA, PÈRE DODU®

Père Dodu® cherche à séduire pour l'apéritif avec des recettes de basse qualité, gonflées aux additifs en tout genre, peut-on faire pire ?

Ingrédients :

- **Pop's emmental fondu saveur paprika :** fromage fondu à l'emmental : emmental (lait) 30 % (soit 18 % sur la recette), fromages (lait), eau, beurre (lait), amidons modifiés, protéines de lait, sels de fonte : E339, E341, E450, E452, lactosérum (lait), gélifiant : E401. Enrobage : farine de blé, riz et pois chiche, eau, amidon de blé et de pomme de terre, sel, poudre de tomate et de paprika fumé 2,76 % (soit 0,47 % sur la recette), blanc d'œuf en poudre, huile de colza, stabilisant : E461, arômes, extrait de paprika 0,5 % (soit 0,09 % sur la recette), poudres à lever : E450, E500, beurre de cacao, conservateur : E202, gluten de blé, poudre de lactosérum (lait), sirop de glucose. Huile de tournesol.
- **Pop's poulet saveur pizza :** préparation à base de viande traitée en salaison : viande de poulet 64 % (soit 41,6 % sur la recette), eau, assaisonnement pizza 7 % (soit 4,5 % sur la recette) (tomate déshydratée, amidon modifié, sel, saccharose, épices, maltodextrine, arômes, matière grasse de tournesol, épaississant : E412), amidon modifié, fécule, fibre de blé stabilisants : E451, E452, sel, arôme. Enrobage : farine de blé, eau, herbe aromatique, poudres à lever : E450, E500, sel, huile de colza, levure, conservateur : E202. Huile de tournesol.

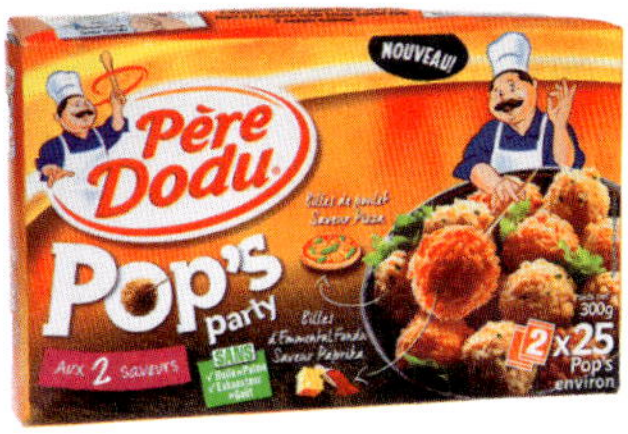

Données nutritionnelles pour : 100 g

- Valeur énergétique : 273 kcal ; protéines : 11 g ; glucides : 20 g, dont sucres : 1 g ; lipides : 16 g, dont acides gras saturés : 3 g ; sel : 1,7 g

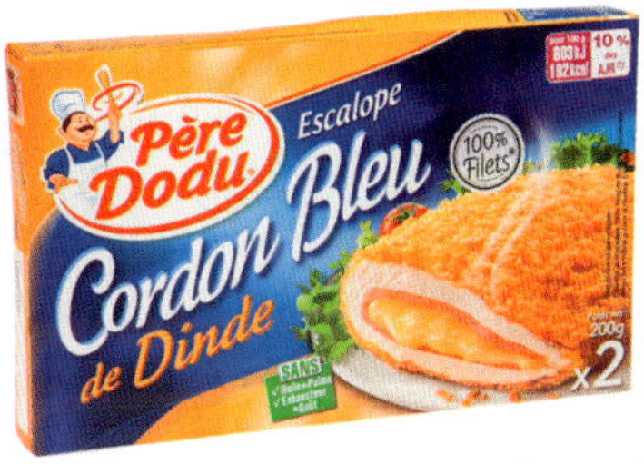

ESCALOPE CORDON-BLEU DE DINDE, PÈRE DODU®

37,5 % de viande de dinde seulement et une préparation fromagère à la place d'un vrai fromage. La liste d'additifs n'en finit plus. On laisse en rayon !

Ingrédients :

- **Préparation à base de filets de dinde traités en salaison 50 % :** filets de dinde 75 % (soit 37,5 % sur la recette), eau, arômes (céleri), antioxydants : E331 et E316, blanc d'œuf en poudre, sel, protéines de blé. **Jambon de dinde cuit standard au goût fumé 15 % :** viande de cuisse de dinde 70 % (soit 10,5 % sur la recette), eau, dextrose, protéines de blé, sel, stabilisants : E451, E450 et E452, arômes, arôme de fumée (gluten), conservateur : E250. **Fromage fondu 10 % :** fromages (lait), eau, beurre (lait), protéines de lait, amidons modifiés, lactosérum (lait), sel émulsifiant : E331, arôme, sel, gélifiant : E407. **Enrobage 25 % :** farine de blé, eau, sel, levure, conservateur : E202, épices, amidon et protéines de blé. Huile de tournesol.

Données nutritionnelles pour : 100 g

- Valeur énergétique : 190 kcal ; protéines : 14 g ; glucides : 15 g, dont sucres : 3 g ; lipides : 8 g, dont acides gras saturés : 2 g ; sel : 1,5 g

MANCHONS DE POULET NATURE, COQ'AILES®, MAÎTRE COQ®

Du sirop de glucose, des protéines de soja et un amidon… tant d'ajouts pour de simples manchons de poulet, on est loin d'une simple viande rôtie.

Ingrédients :

- Manchons de poulet, sirop de glucose, protéines de soja, amidon transformé de tapioca, sel, arôme naturel.

Données nutritionnelles pour : 100 g

- Valeur énergétique : 205 kcal ; protéines : 21 g ; glucides : 3,3 g, dont sucres : 0,5 g ; lipides : 12 g, dont acides gras saturés : 3,4 g ; sel : 1,35 g

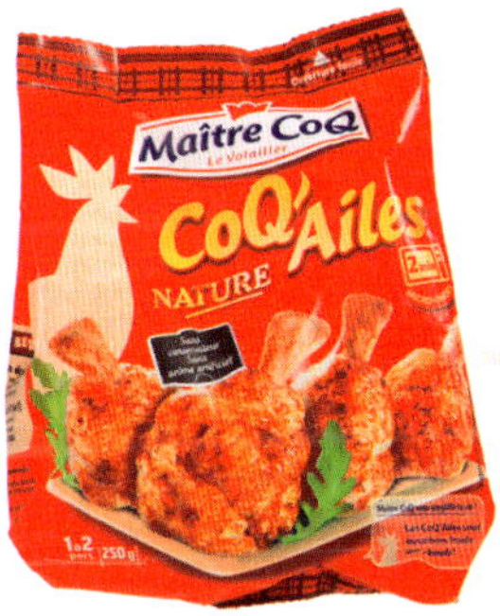

FÉCULENTS PRÉPARÉS

RIZ BASMATI CUISINÉ AUX PETITS LÉGUMES, PICARD®

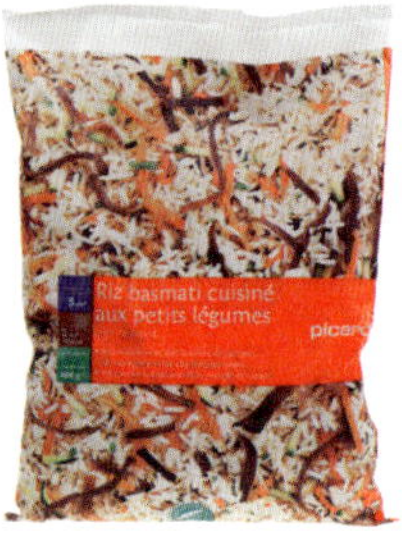

Une recette réalisée à base d'aliments simples avec un choix de deux bonnes huiles, on adhère !

Ingrédients :

• Riz basmati précuit 70 %, carottes 8,5 %, courgettes 8 %, champignons noirs 6 %, huile d'olive vierge extra 2,7 %, huile de tournesol, vinaigre de vin 1 %, sel, persil, sucre, gingembre en poudre 0,05 %.

Données nutritionnelles pour : 100 g

- Valeur énergétique : 124 kcal
- Protéines : 2,2 g
- Glucides : 19 g, dont sucres : 1,7 g
- Lipides : 4 g, dont acides gras saturés : 0,6 g
- Fibres alimentaires : 1,5 g
- Sel : 0,7 g

RISOTTO AUX CÈPES, THIRIET®

Les risottos ont la réputation d'être des préparations grasses. Ici, on atteint moins de 6 % de lipides et la recette ne compte que 2 additifs (arômes naturels et amidon modifié), ce qui reste correct.

Ingrédients :

• Riz précuit 42,2 % (eau, riz), crème fraîche 16,2 %, champignon de Paris 14 %, morceaux de cèpe 10 %, eau, oignon, fromage à pâte dure au lait de vache, vermouth, parmesan AOP* 1,3 %, ail, huile d'olive vierge extra, arômes naturels (dont blé), poudre de lait entier, persil, farine de blé, sel, sucre, amidon transformé.

** Produit issu de l'agriculture biologique.*

Données nutritionnelles pour : 100 g

- Valeur énergétique : 129 kcal
- Protéines : 3,2 g
- Glucides : 15,9 g, dont sucres : 1,3 g
- Lipides : 5,7 g, dont acides gras saturés : 3,8 g
- Fibres alimentaires : 0,8 g
- Sel : 0,38 g

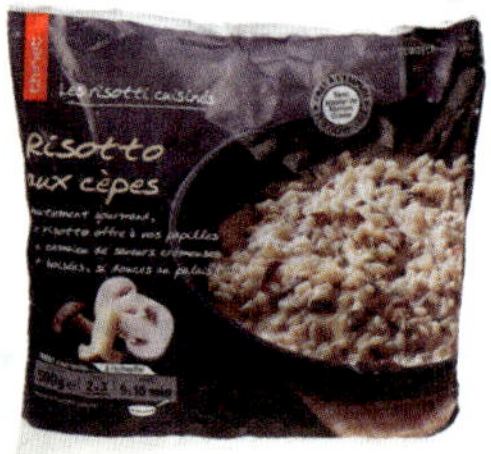

TABOULÉ AUX TOMATES FRAÎCHES, ZAPETTI®

Un produit prêt en un tour de main et à la composition qui nous séduit. Seulement 2 % de lipides et un taux de sel raisonnable. Un complément en légumes frais est tout de même conseillé.

Ingrédients :

• **1 boîte de garniture pour taboulé aux tomates (550 g)** : tomates fraîches 60 %, eau, oignons 12 %, poivrons rouges 2,8 %, huile d'olive vierge extra 2,6 % (soit 2 % du poids net total), feuilles de menthe de Provence émincées 2,2 %, sel, persil, jus de citron concentré 0,7 % et jus d'orange concentré, extrait de poivre, persil, arômes. (% exprimé sur la garniture) **1 étui de semoule de couscous (180 g)** : semoule de blé dur précuite à la vapeur.

Données nutritionnelles pour : 100 g

- Valeur énergétique : 124 kcal
- Protéines : 4,3 g
- Glucides : 21,1 g, dont sucres : 2,4 g
- Lipides : 2 g, dont acides gras saturés : 0,3 g
- Fibres alimentaires : 1,9 g
- Sel : 0,84 g

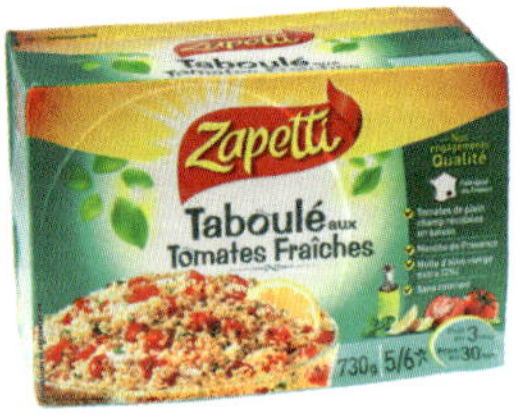

MINI QUENELLES À POÊLER NATURE, LUSTUCRU®

Pour un produit que l'on consomme souvent à la place d'un simple féculent, on atteint 18 % de lipides, ce qui est particulièrement gras, surtout en tenant compte de la portion consommée !

Ingrédients :

• Eau, œufs frais 27 %, farine de blé dur, huile de colza, lactose et protéine de lait, sel semoule de blé dur, extrait d'épices, arôme (lait).

Données nutritionnelles pour : 100 g

• Valeur énergétique : 250 kcal ; protéines : 5,8 g ; glucides : 17 g ; lipides : 18 g ; sel : 1,3 g

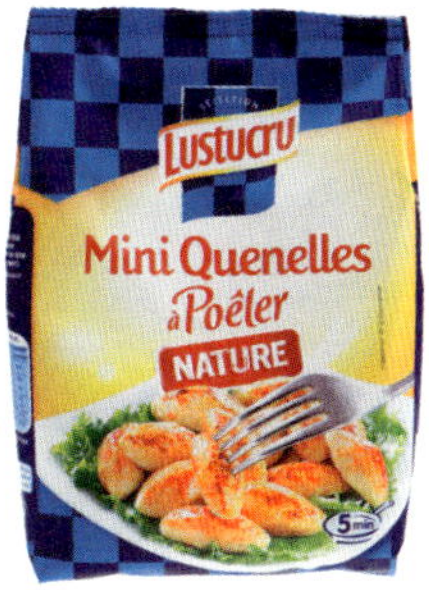

RIZ CANTONAIS, TRADITIONS D'ASIE®

De l'épaule de porc riche en additifs au lieu d'un beau jambon, une omelette diluée à l'eau, puis épaissie… la qualité n'est pas au rendez-vous !

Ingrédients :

• Riz basmati cuit 54,5 %, épaule cuite standard 13 % (épaule de porc origine UE, eau, gélatine, sel, lactose, stabilisants : E407, E450, sirop de glucose, dextrose, conservateurs : E316 et E250, arômes naturels), petits pois 9,5 %, omelette 8,5 % (œufs entiers, eau, farine de blé, jus de citron concentré, sel, épaississant : gomme xanthane, curcuma, poivre blanc), oignons, carottes, carottes, huile de colza, arôme naturel, vinaigre de Xérès, miel, extrait d'épice.

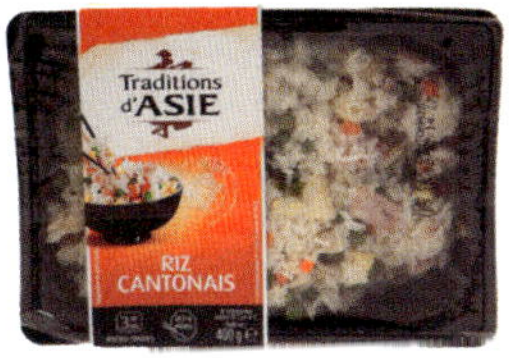

Données nutritionnelles pour : 100 g

• Valeur énergétique : 146 kcal ; protéines : 5 g ; glucides : 20 g, dont sucres : 1,7 g ; lipides : 4,8 g dont acides gras saturés : 0,8 g ; fibres alimentaires : 1,2 g ; sel : 0,96 g

GNOCCHIS FARCIS AU FROMAGE, LA GASTRONOMIA DI ANGELO®

La qualité de la recette à base de purée en flocons et de nombreux additifs est bien éloignée de l'image qualitative de la gastronomie italienne véhiculée par l'emballage !

Ingrédients :

• Purée de pommes de terre 80 % (eau, flocons de pommes de terre < émulsifiant E471 mono- et diglycérides des acides gras, stabilisants : E450i difosfate disodique, épices, conservateurs : E223 métabisulfite de sodium, antioxydants : E304 palmitate d'ascorbyle, arôme naturel, correcteur d'acidité : E330 acide citrique>), farine de grain tendre, ricotta (lactosérum, lait écrémé, crème de lait, sel marin alimentaire, acidifiant : acide citrique), 11,12 %, fécule de pommes de terre, mozzarella 1,85 % (lait, sel, ferments lactiques, présure, anti-agglomérants : fécule de pommes de terre), provolone 1,85 %, flocons de pomme de terre, pecorino 1,49 % (lait de chèvre, présure, sel), fromage râpé 0,38 % (lait, sel, présure, conservateurs : lisozyme, protéine de l'œuf), lactosérum en poudre, sel, beurre, arômes naturels, noix de muscade, conservateur : E200 acide ascorbique.

Données nutritionnelles pour : 100 g

• Valeur énergétique : 162 kcal ; protéines : 5,2 g ; glucides : 64,5 g, dont sucres : 0,82 g ; lipides : 28,2 g, dont acides gras saturés : 2,38 g ; fibres alimentaires : NI ; sel : NI

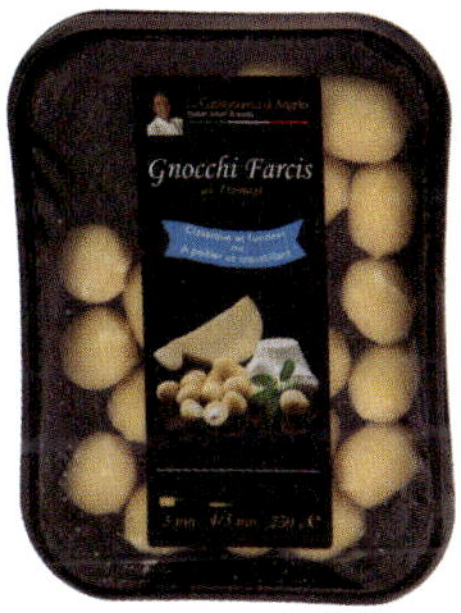

LÉGUMES FARCIS ET MOUSSAKA

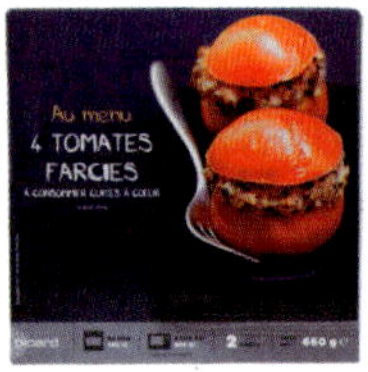

4 TOMATES FARCIES, PICARD®

La qualité de la recette et la composition de la farce se démarquent des autres tomates farcies industrielles avec plus de 26 % de viande origine France. Le seul bémol est l'utilisation de sel nitrité.

Ingrédients :

• Tomate 60 %, viande de porc (origine : France) 16 %, viande de dinde (origine : France) 10,6 %, eau, tomate concassée (tomate, jus de tomate, correcteur d'acidité : acide citrique), oignon, huile d'olive vierge extra, œuf entier en poudre, persil, chapelure [farine de blé (gluten), eau, sel], échalote, ail, sel (sel, conservateur : nitrite de sodium), basilic, herbes de Provence.

Données nutritionnelles pour : 100 g

• Valeur énergétique : 78 kcal ; protéines : 5,7 g ; glucides : 2,2 g ; lipides : 4,8 g, dont acides gras saturés : 1,6 g ; fibres alimentaires : 1,5 g ; sel : 0,4 g

TOMATES FARCIES ET BOULGOUR, WEIGHT WATCHERS®

La qualité des ingrédients est raisonnable même si on aurait préféré un vrai parmesan plutôt que le grana padano qui contient de l'œuf et une limitation des additifs en fin de liste. Le rapport protéines/lipides est supérieur à 1 dans ce produit pauvre en matières grasses et la valeur calorique vraiment modérée, ce qui en fait un produit plutôt conseillé dans une catégorie aux recettes hasardeuses. Une teneur en viande plus importante serait toutefois bienvenue.

Ingrédients :

• **Tomates farcies 56,5 % :** tomates 36,5 %, viande de poulet 4,9 %, viande et gras de porc 4,8 %, carottes, oignons, grana padano 1 % (contient lait, œuf), chapelure de blé, ail, sel, persil, basilic, poivre blanc. **Boulgour cuisiné 43,5 % :** boulgour cuit 16,5 % (blé dur concassé, eau), poivrons jaunes 10 %, courgettes 4,9 %, carottes 4,9 %, eau, tomates 1,3 % (tomates pelées concassées et jus de tomates), échalotes, ail, parmesan, sel, basilic, huile d'olive, amidon transformé, sucre, jus de citron concentré, thym, épaississant : gomme xanthane, poivre blanc.

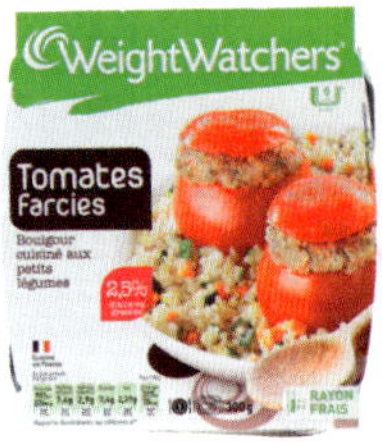

Données nutritionnelles pour : 100 g

• Valeur énergétique : 74 kcal ; protéines : 3,7 g ; glucides : 8,4 g, dont sucres : 2,9 g ; lipides : 2,5 g, dont acides gras saturés : 1 g ; fibres alimentaires : 1,7 g ; sel : 0,65 g

COURGETTES FARCIES ET SEMOULE MÉRIDIONALE, FLEURY MICHON®

Une recette assez simple et plutôt bien équilibrée. Même si une augmentation de la quantité de viande et un petit peu moins de graisses, surtout sous forme de gras de porc, amélioreraient la recette. On apprécierait également de connaître l'origine des viandes en gage de transparence.

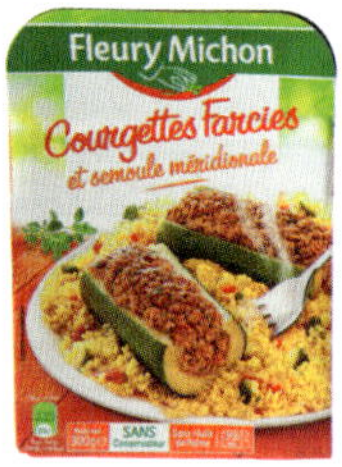

Ingrédients :

• Courgettes 39 %, semoule de blé dur 13 %, eau, viande de bœuf 10 %, poivrons rouges 7 %, tomate 3,8 %, gras de porc, viande de porc 3,7 %, huile d'olive vierge, oignon, chapelure (farine de blé, levure, sel), sel, œuf en poudre, concentré de tomate, ail, huile de colza, persil 0,07 %, épices, poivre.

Données nutritionnelles pour : 100 g

• Valeur énergétique : 136 kcal ; protéines : 6,1 g ; glucides : 14 g, dont sucres : 3,2 g ; lipides : 5,8 g, dont acides gras saturés : 2 g ; fibres alimentaires : 1,7 g ; sel : 0,8 g

MOUSSAKA AVEC VIANDE DE BŒUF, FINDUS®

8,5 % de lipides pour 4,7 % de protéines. On atteint 25 % de matières grasses par portion de 300 g conseillée ! Notons qu'aucune autre moussaka du commerce n'a mérité un top !

Ingrédients :

• Tomates 20 %, aubergines préfrites 19 % (dont huile de tournesol), eau, viande hachée 100 % pur bœuf 14 %, concentré de tomate, amidon, fromages (dont emmental 1,3 %), carottes, lait en poudre, ail, crème fraîche 1 %, farine de blé, huile d'olive vierge extra 0,7 %, plantes aromatiques, céleri, arômes naturels, sucre, épices (dont macis).

Données nutritionnelles pour : 100 g

- Valeur énergétique : 132 kcal
- Protéines : 4,7 g
- Glucides : 8,4 g, dont sucres : 3,4 g
- Lipides : 8,5 g, dont acides gras saturés : 2,4 g
- Fibres alimentaires : 1,5 g
- Sel : 0,65 g

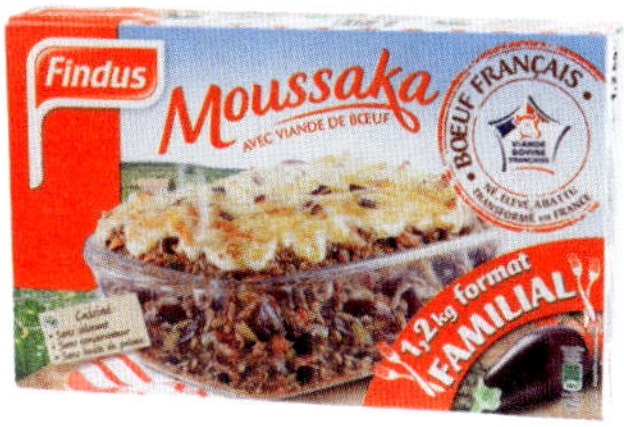

TOMATES FARCIES FAMILY, CARREFOUR®

La qualité de la farce, composée de viande de porc (12,4 % du produit fini), gras de porc, eau et protéines végétales, n'est pas satisfaisante. Au final, plus de graisses que de protéines et on note l'utilisation de nitrite de sodium !

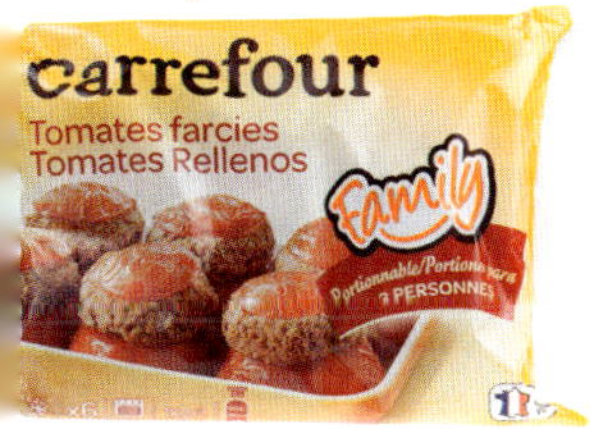

Ingrédients :

• Tomates 64 %, viande de porc 12,4 %, eau, gras de porc 5,7 %, protéines végétales de soja 4 % (contient extrait de malt de blé) et oignons déshydratés, persil, sel, arômes, ail, sucre caramélisé, conservateur : nitrite de sodium.

Données nutritionnelles pour : 100 g

- Valeur énergétique : 90 kcal
- Protéines : 4,7 g
- Glucides : 2,7 g
- Lipides : 6,7 g
- Fibres alimentaires : 2,2 g
- Sel : 0,26 g

CHOUX FARCIS, THIRIET®

De la viande et des protéines de soja pour arriver à 9,5 % de lipides et seulement 5,3 % de protéines. On déplore également l'utilisation de nitrite de sodium.

Ingrédients :

• Choux 57,9 %, viande de porc 15 % (origine France), eau, gras de porc 7,7 %, protéines végétales de soja déshydratées, oignons déshydratés grillés 1,4 %, persil 0,9 %, sel, arômes, ail 0,3 %, sucre caramélisé, conservateur : nitrite de sodium.

Données nutritionnelles pour : 100 g

- Valeur énergétique : 122 kcal
- Protéines : 5,3 g
- Glucides : 2 g
- Lipides : 9,5 g, dont acides gras saturés : 3,6 g
- Fibres alimentaires : 3,4 g
- Sel : 0,8 g

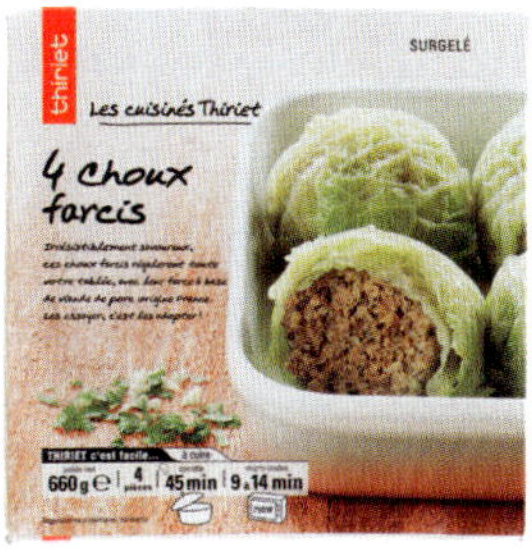

PLATS PRÉPARÉS COMPOSÉS À LA VIANDE

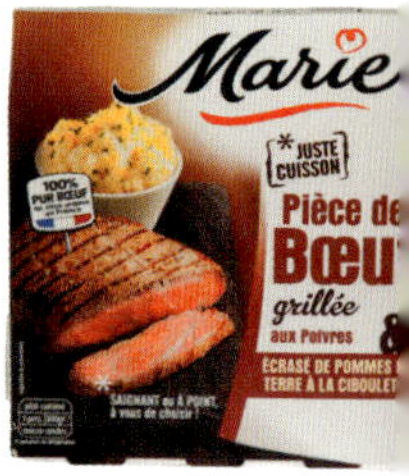

PIÈCE DE BŒUF GRILLÉE AUX POIVRES & ÉCRASÉ DE POMMES DE TERRE, MARIE®

Une pièce de bœuf origine France, un accompagnement simple, que des ingrédients identifiables, on adhère !

Ingrédients :

• **Écrasé de pomme de terre à la ciboulette 62 %** : pommes de terre 39,5 %, eau, crème fraîche, beurre 6 %, ciboulette 0,6 %, sel, extraits d'épices.

• **Pièce de bœuf aux poivres 38 % :** pièce de bœuf marinée aux poivres [viande de bœuf 35 %, eau, huile de tournesol, sel, poivres 0,14 % (poivre vert, poivre noir, poivre blanc)].

Données nutritionnelles pour : 100 g

• Valeur énergétique : 136 kcal ; protéines : 8,1 g ; glucides : 8,1 g, dont sucres : 0,6 g ; lipides : 7,8 g, dont acides gras saturés : 4,5 g ; fibres alimentaires : 0,6 g ; sel : 0,7 g

ÉMINCÉS DE POULET, PENNE COMPLÈTES ET LÉGUMES DU SOLEIL, PICARD®

Un seul additif qui est un amidon de riz, et on atteint seulement 1,6 % de lipides. On aimerait toutefois une amélioration avec un peu plus de viande et éviter la viande en salaison ! On félicite également l'utilisation de pâtes complètes.

Ingrédients :

• Penne complètes cuites 29,4 % (eau, semoule de blé complet), émincé de poulet cuit traité en salaison 15,7 % (filet de poulet 14,1 %, eau, sel), tomate pelée concassée (tomate, jus de tomates), courgette grillée 11,5 %, poivron rouge grillé 9,1 %, poivron jaune grillé 9,1 %, eau, tomate, poivron rouge grillé saumuré 1,2 % (poivron rouge, eau, sel), huile d'olive vierge extra, purée de tomates double concentré, oignon, herbes aromatiques, amidon transformé de riz, poivron rouge, oignon en poudre, sel, ail, lait écrémé en poudre, poivre, carotte, Tabasco® (eau, vinaigre, piment rouge vieilli, sel).

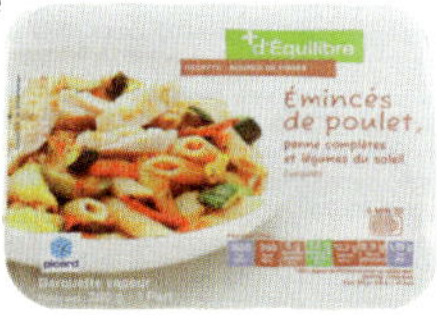

Données nutritionnelles pour : 100 g

• Valeur énergétique : 99 kcal ; protéines : 6,9 g ; glucides : 12,8 g ; lipides : 1,6 g ; fibres alimentaires : 3,4 g ; sel : 0,37 g

PENNE AU POULET SAUCE PESTO, MARIE®

On apprécie le taux de sel raisonnable et l'équilibre protéines sur lipides bien supérieur à 1 !

Ingrédients :

• Penne rigate cuites 61 % (eau, semoule de blé dur, huile de colza), poulet mariné 17,5 % (viande de poulet 17 %, sel, sucre, jus de citron), épinards, huile d'olive vierge extra 3,5 %, eau parmesan 2,5 %, jus de citron concentré, basilic 0,7 %, pulpe d'ail, extrait de basilic, s farine de blé.

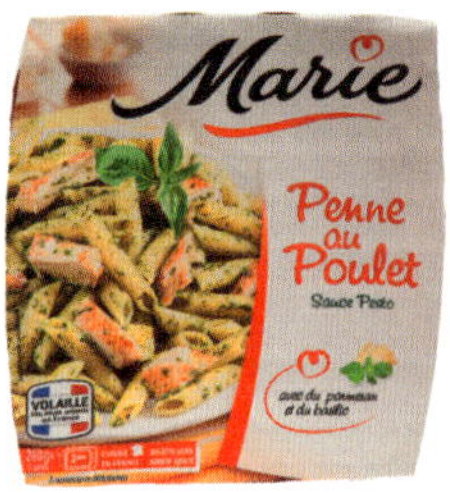

Données nutritionnelles pour : 100 g

• Valeur énergétique : 174 kcal ; protéines : 9,5 g ; glucides : 21,1 g, dont sucres : 0,2 g ; lipides : 5,5 g, dont acides gras saturés : 1,3 g ; fibres alimentaires : 1,3 g ; sel : 0,7 g

2 GRATINS RECETTE SAVOYARDE, ENTREMONT®

Pour un gratin savoyard d'une marque qui propose du fromage à raclette... on ne s'attendait pas à trouver majoritairement une spécialité alimentaire fondue et non un vrai fromage! Amidon modifié, émulsifiants, présence d'huile de palme... on laisse en rayon!

Ingrédients :

• Pomme de terre précuite 59 %, spécialité alimentaire fondue 29,4 % (eau, raclette 35 % (contient lait), lardons fumés 12 % (poitrine de porc, eau, sel, dextrose, sirop de glucose, conservateurs : érythorbate de sodium, nitrite de sodium), crème (contient stabilisant : carraghénanes, émulsifiant : esters lactiques des mono- et diglycérides d'acides gras), fromages (contient lait), sels émulsifiants (polyphosphates, phosphates de sodium), amidon modifié, fécule de manioc, oignons rissolés (oignon, huile végétale de palme, antioxydant : extrait de romarin), sel, poivre), raclette 11,3 % (contient lait), persil.

Données nutritionnelles pour : 100 g

• Valeur énergétique : 154 kcal; protéines : 7,4 g; glucides : 11 g, dont sucres : 0,5 g; lipides : 8,6 g, dont acides gras saturés : 5,8 g; fibres alimentaires : 1,4 g; sel : 0,74 g

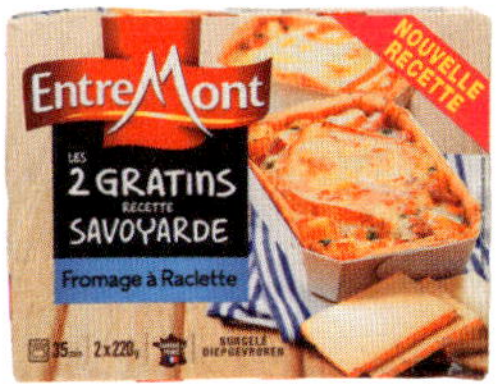

CASSOULET, LES COCOTTES, WILLIAM SAURIN®

30 % de viande de salaison avec polyphosphates, 28 % de haricots blancs, donc 42 % d'une sauce à base d'eau et graisse d'oie, mais surtout d'arômes de synthèse, épaississants, et même du glutamate monosodique.

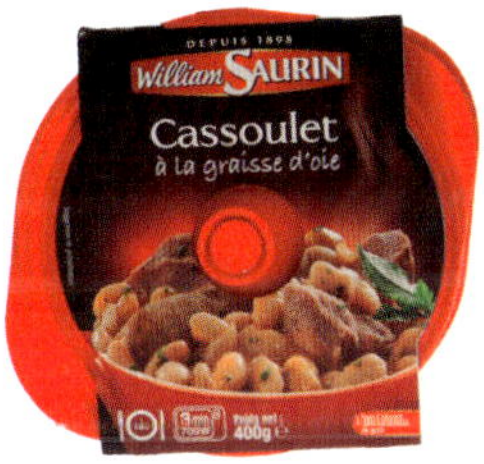

Ingrédients :

• **Sauce :** eau, graisse d'oie 4 %, arômes (dont blé, lait, œuf, sésame, céleri), sel, épaississant : gomme de guar et gomme xanthane, ail, concentré de tomate, persil, oignon, poivre, exhausteur de goût : E621.

• **Viande et charcuterie 30 % :** viande de porc préparée en salaison et précuite (sel, stabilisants : E451, E452), saucisse de Toulouse (viande et gras de porc, maigre de tête de porc, eau, sel, épices, conservateur : E250, stabilisants : E451, E452). Haricots blancs précuits 28 %.

Données nutritionnelles pour : 100 g

• Valeur énergétique : 147 kcal; protéines : 9 g; glucides : 8,5 g, dont sucres : 1 g; lipides : 8,3 g, dont acides gras saturés : 3,5 g; fibres alimentaires : NI; sel : 0,9 g

PLAT CUISINÉ CORDON-BLEU COQUILLETTES, MARIE®

Ce produit présente une liste d'ingrédients à rallonge, dont un cocktail d'additifs. Si on ne s'arrêtait que sur sa valeur nutritionnelle, il contient plus de gras que de protéines et compte pas moins de 515 kcal pour la portion, pas besoin d'en savoir plus. On peut se demander quel est l'intérêt d'un tel plat préparé, car cuire des coquillettes et un cordon-bleu ne demande guère plus de temps!

Ingrédients :

• **Coquillettes au fromage 64,5 % :** coquillettes cuites 39 % (eau, semoule de blé dur, huile de colza), eau, crème fraîche 8,5 %, emmental 5 %, farine de blé, sel, extraits d'épices, poivre.

• **Cordon bleu de dinde 35,5 % :** viande blanche de dinde traitée en salaison 19,5 % (viande de dinde 11 %, peau de volaille, eau, fibres alimentaires : végétales, dextrose, sel), panure et chapelure 4,5 % (farine de blé, sel, levures, épices, huile de tournesol), jambon de dinde 2 % (viande rouge de dinde 1,5 %, eau, dextrose, fibres alimentaires : végétales, sel, arôme naturel, conservateur : E250), fromage fondu 2 % (fromage, beurre, eau, matière grasse laitière, protéines de lait, lait écrémé en poudre, sels de fonte : polyphosphates, diphosphates, citrate de sodium, orthophosphate de calcium et de sodium, lactosérum, sel, épaississants : carraghénanes, amidon transformé, acidifiant : acide citrique.

Cette recette contient les allergènes : lait, blé.

Données nutritionnelles pour : 100 g

• Valeur énergétique : 184 kcal; protéines : 8,4 g; glucides : 16,1 g, dont sucres : 0,7 g; lipides : 9,4 g, dont acides gras saturés : 2,4 g; fibres alimentaires : 0,8 g; sel : 0,7 g

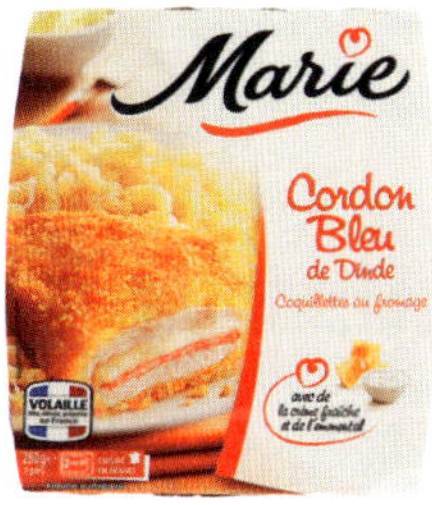

PLATS PRÉPARÉS COMPOSÉS AU POISSON ET FRUITS DE MER

CABILLAUD SAUCE VIERGE ET DUO DE RIZ CAMARGUAIS, PICARD®

30 % de cabillaud dans cette recette, c'est bien remarquable dans cette gamme. Les additifs sont limités et la qualité des ingrédients satisfaisante. Un taux de sel modeste.

Ingrédients :

• Dos de cabillaud* (poisson) qualité sans arête 30 %, riz noir camarguais* cuit 26,8 % (eau, riz noir, sel), riz blanc camarguais* cuit 11,3 % (eau, riz blanc, sel), carotte* 3,4 %, carotte jaune* 3,4 %, courgette* 3,4 %, oignon*, tomate* 2,7 %, eau*, huile d'olive vierge extra 2 %, tomate pelée concassée 2 % (tomate, jus de tomates), beurre* (lait), courgette grillée 1,3 %, tomate cerise mi-séchée 0,8 %, échalote, vin blanc*, poivron jaune 0,6 %, poivron rouge 0,6 %, sel, ail, jus de citron, amidon de riz et/ou de maïs, farine de blé (gluten), persil, ciboulette, basilic, cerfeuil*, extrait de poivre, thym*.

** Ingrédient d'origine française.*

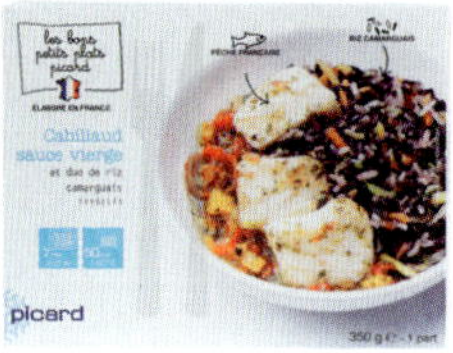

Données nutritionnelles pour : 100 g

• Valeur énergétique : 114 kcal ; protéines : 6,7 g ; glucides : 13,7 g, dont sucres : 0,9 g ; lipides : 3,4 g, dont acides gras saturés : 1,6 g ; sel : 0,5 g

FILET DE SAUMON, PÂTES AU BASILIC SAUCE CITRONNÉE, FLEURY MICHON®

Une gamme sans arôme artificiel, sans colorant, sans conservateur et un bon équilibre en nutriments.

Ingrédients :

• Pâtes conchiglie cuites 46 % (eau, semoule de blé dur), saumon 17,8 % (saumon Atlantique, sel), eau, tomates 4,6 % (tomates, jus de tomates), crème fraîche, citron 1,6 %, huile de colza, échalotes, poudre de lait écrémé, ciboulette, huile d'olive vierge, beurre, sel, basilic 0,7 %, amidon de riz, vinaigre de vin blanc, laitue, zeste de citron, gélatine de poisson, sucre, persil 0,03 %, épices (dont paprika 0,004 %).

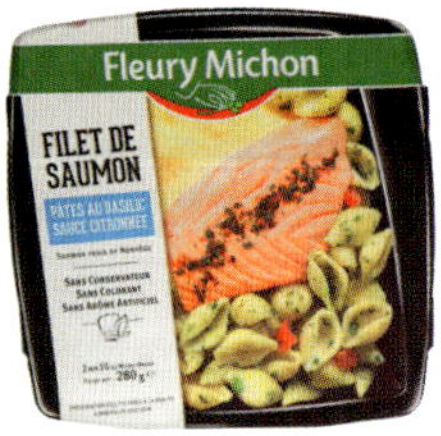

Données nutritionnelles pour : 100 g

• Valeur énergétique : 147 kcal ; protéines : 7,2 g ; glucides : 15 g, dont sucres : 1,5 g ; lipides : 6,3 g, dont acides gras saturés : 1,8 g ; fibres alimentaires : 0,9 g ; sel : 0,8 g

CABILLAUD SAUCE CITRON, RIZ PETITS LÉGUMES, MARIE®

La qualité de la recette mettant en œuvre 31 % de cabillaud est remarquable. Le rapport protéines sur lipides est également favorable.

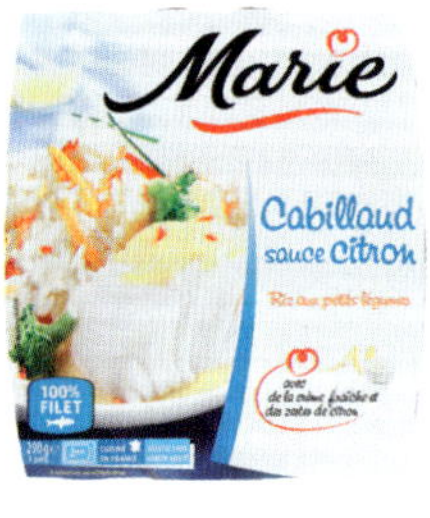

Ingrédients :

• **Cabillaud sauce citron 51,7 % :** cabillaud 31 %, eau, crème fraîche 5,3 %, huile de colza, farine de blé, jus de citron 0,7 %, zestes de citron 0,2 %, sel, sucre, extrait de citron, curcuma.

• **Riz aux petits légumes 48,3 % :** riz cuit 28,6 % (riz, eau), carottes 13,2 %, brocolis 2,6 %, huile de colza, échalotes, zeste de citron 0,5 %, sel.

Données nutritionnelles pour : 100 g

• Valeur énergétique : 134 kcal ; protéines : 7,8 g ; glucides : 15 g, dont sucres : 1 g ; lipides : 4,6 g, dont acides gras saturés : 1,2 g ; sel : 0,64 g

RISOTTO AU SAUMON, ÉPINARDS À LA CRÈME ET PARMESAN, FLEURY MICHON®

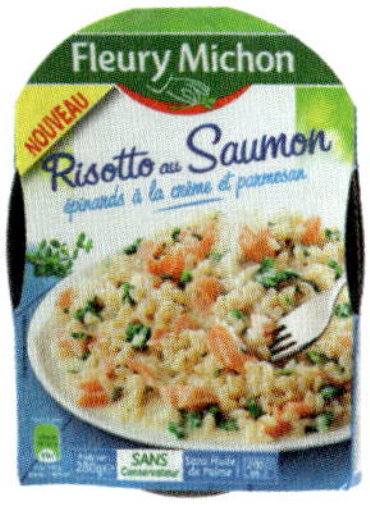

Avec du saumon et du parmesan, l'apport en protéines de ce plat devrait être satisfaisant. Mais avec seulement 12,5 % de saumon préparé avec un amidon et du sel, un ajout de crème et d'huile, ce plat est plus gras que protéiné !

Ingrédients :

• Riz cuit 30 % (eau, riz), eau, saumon (saumon 12,5 %, amidon de riz, sel), crème fraîche 9,2 %, amidons transformés de riz, épinards 4 % (épinards, sel), jus de moule, saumon fumé (chair de saumon 2,9 %, sel), oignons, vin blanc, parmesan 2,3 %, bouillon de légumes (eau, oignon, poireau, céleri, carotte, sel), huile de colza, sel, farine de blé, beurre, poivre.

Données nutritionnelles pour : 100 g

• Valeur énergétique : 136 kcal ; protéines : 5,2 g ; glucides : 13 g ; lipides : 7 g, dont acides gras saturés : 2,7 g ; sel : 0,8 g

SAUMON ATLANTIQUE SAUCE OSEILLE ET SES TORSADES, AUCHAN®

26 % de saumon, 18 % de pâtes, 6 % de carottes, il reste donc une moitié de la recette représentée par la sauce, composée d'eau principalement et riche en additifs, donc de piètre qualité.

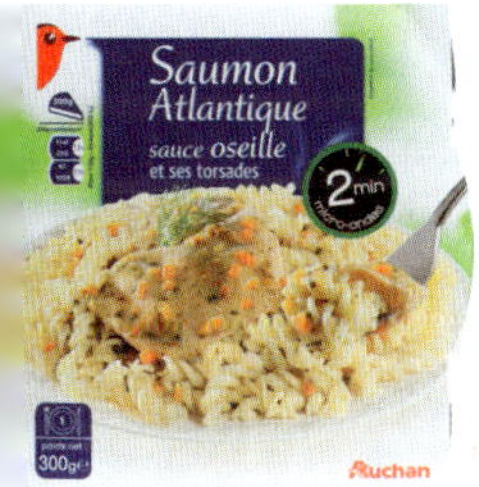

Ingrédients :

• Eau, portion de morceaux de filets de saumon Atlantique (poisson) 26 %, spécialités céréalières précuites 18 % (eau, semoule de blé dur (contient gluten), œufs, poudre de blanc d'œuf, huile de tournesol, vinaigre d'alcool), carottes 6 %, crème (contient lait), stabilisant : carraghénanes, échalotes, oseille 1,5 %, amidon modifié de maïs, sel, huile de tournesol, beurre (contient lait), protéines de lait, arôme (contient poisson), vin blanc, gélifiants : gomme guar et gomme xanthane, curcuma poudre, sirop de glucose.

Données nutritionnelles pour : 100 g

• Valeur énergétique : 84,3 kcal ; protéines : 7,4 g ; glucides 4,5 g, dont sucres : 0,4 g ; Lipides 3,9 g, dont acides gras saturés : 1,3 g ; fibres alimentaires : 0,8 g ; sel : 1,01 g

PETITES SAINT-JACQUES & TORTI, CRÈME SAFRANÉE AUX ÉCLATS DE LÉGUMES, WEIGHT WATCHERS®

Axe marketing de la marque, l'apport de matières grasses est réellement modeste, mais peut-on tout baser sur ce critère ? Quand on lit amidon modifié, épaississants, colorants et même gélatine de porc dans un plat de poisson, la qualité est à revoir !

Ingrédients :

• Pâtes précuites (torti) 33 % (semoule de blé dur, eau, épinards en poudre, tomates en poudre, huile de colza, sel), noix de Saint-Jacques 21,5 % (A* : *Zygochlamys patagonica* (Argentine), B* : *Chlamys nobilis* (Vietnam), C* : *Argopecten purpuratus* (Pérou)), oignons, eau, poivrons rouges 6,5 %, crème fraîche légère (contient lait) 5,5 %, courgettes 5 %, carottes 3,5 %, ail, huile d'olive, amidon transformé, lait écrémé en poudre, arômes (dont arôme safran) (contient : poisson, crustacés, mollusques, lait, céleri, moutarde), gélatine de porc, extrait de vin blanc, aneth, sel, épaississant : gomme xanthane, épices, colorants : extraits de paprika et curcumine, dextrose.

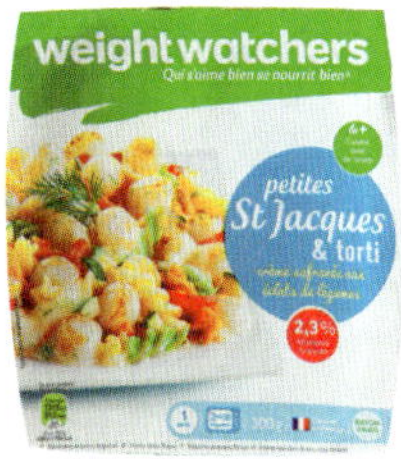

Données nutritionnelles pour : 100 g

• Valeur énergétique : 101 kcal ; protéines : 6,7 g ; glucides : 14,1 g, dont sucres : 2,7 g ; lipides : 2 g, dont acides gras saturés : 0,7 g ; fibres alimentaires : 1,3 g ; sel : 0,75 g

TARTES ET PIZZAS

PIZZA SAUMON COURGETTES FROMAGE BLANC ANETH, FOUR À PIERRE, RECETTES OCÉANES, BUITONI®

Un produit qui se démarque de la gamme avec une recette de qualité satisfaisante et un total à 7 % de lipides seulement et 186 kcal aux 100 g. Bravo !

Ingrédients :

• **Garniture 59 % :** eau, saumon *(Salmo salar)* 11,4 %*, mozzarella, courgettes grillées 8,5 %*, fromage blanc 8,3 %*, crème fraîche, huile de tournesol, amidon modifié de pomme de terre, aneth 0,3 %*, sel, persil, poivre.

• **Pâte cuite** 41 % : farine de blé, eau, levure boulangère, huile de tournesol, levain de seigle et de blé (soja), sel, sucre, extrait de malt d'orge.

** Ingrédient issu de l'agriculture biologique.*

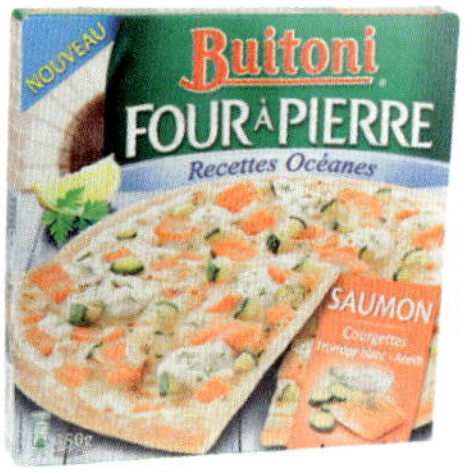

Données nutritionnelles pour : 100 g

- Valeur énergétique : 192 kcal
- Protéines : 8,9 g
- Glucides : 22,5 g, dont sucres : 3,1 g
- Lipides : 7,4 g, dont acides gras saturés : 2,4 g
- Fibres alimentaires : 1,4 g
- Sel : 1 g

TARTELETTES FINES À LA TOMATE, PICARD®

Une recette proche du fait maison et des ingrédients de qualité, les seuls additifs sont ceux de la moutarde. On aurait préféré toutefois réduire les matières grasses à moins de 10 %. Toutefois, en comparaison des pizzas, cette tarte ne continent pas de protéines. L'apport devra donc être complété sur le repas.

Ingrédients :

• Tomate fraîche 75,7 %, pâte feuilletée pur beurre 18,1 % (farine de blé, beurre 6 %, eau, sel, levure), huile d'olive vierge extra, moutarde à l'ancienne (eau, graines de moutarde, vinaigre, sel), moutarde de Dijon (eau, graines de moutarde, vinaigre, sel, acidifiant : acide citrique, conservateur : disulfite de potassium), mélange cinq-baies, sel.

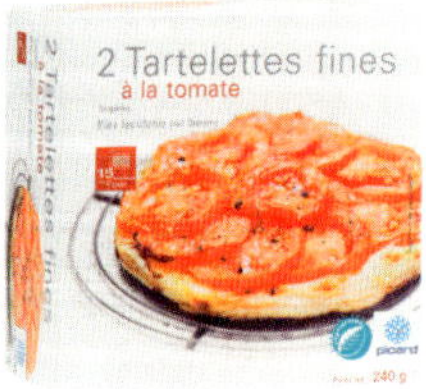

Données nutritionnelles pour : 100 g (1 tartelette = 120 g)

- Valeur énergétique : 207 kcal
- Protéines : 3,4 g
- Glucides : 18,5 g, dont sucres : 3 g
- Lipides : 13 g, dont acides gras saturés : 8,7 g
- Fibres alimentaires : 1,1 g
- Sel : 0,79 g

PIZZA AU THON RISTORANTE, DR. OETKER®

La recette commence plutôt bien mais l'on retrouve tout de même des oignons frits + de l'huile de colza + de l'huile de soja, et pour couronner le tout des matières grasses de palme. On atteint 14 % de lipides et 266 kcal pour 100 g. On relève également un ajout de sucre, de maltodextrine, de dextrose, d'amidon modifié et de caramel. Est-ce vraiment utile ?

Ingrédients :

• Farine de blé 26 % purée de tomates 14 %, fromage (edam, mozzarella) 8,8 %, thon, huile de colza 4,7 %, oignons frits (oignons, huile de colza), eau, levure de boulangerie, sel, huile de soja raffinée, sucre, préparation de câpres (câpres, vinaigre, sel), amidon modifié, herbes aromatiques, matières grasses de palme, ail, protéines végétales hydrolysées, poivre, maltodextrine, caramel, dextrose, arôme.

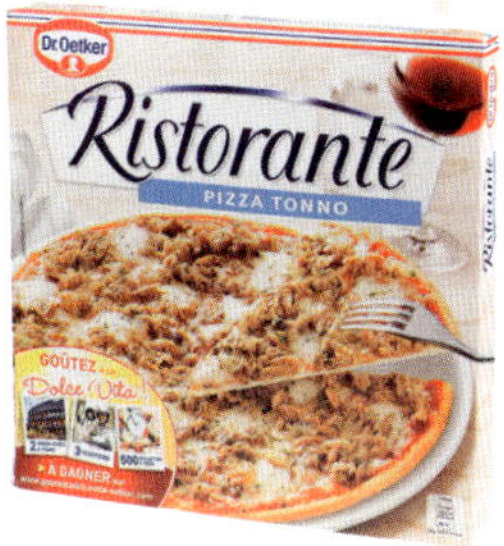

Données nutritionnelles pour : 100 g

• Valeur énergétique : 266 kcal
• Protéines : 9,3 g
• Glucides : 23,7 g
• Lipides : 14,4 g
• Sel : 0,51 g

TARTE FLAMBÉE LARDONS, OIGNONS, EMMENTAL, STOEFFLER®

Avec ces tartes à la pâte fine peu rassasiantes, on consomme souvent des portions assez importantes. Pourtant, on atteint 13 % de lipides et si l'on consomme une demi-tarte (175 g), on arrive près de 23 g de lipides et 460 kcal. Les additifs sont également nombreux.

Ingrédients :

• **Garniture 58 % :** fromage blanc 38 %, emmental 18 %, crème fraîche 15 %, lardons fumés 13 % (poitrine de porc, eau, sel, dextrose, épices, arômes naturels, arômes de fumée, antioxydants : extrait de romarin, ascorbate de sodium, conservateur : nitrite de sodium), oignons 13 %, huile de colza, sel, amidon modifié, épaississants : gomme xanthane et gomme de guar, arômes naturels. **Pâte 42 % :** farine de blé, eau, huile de tournesol, sel.

Données nutritionnelles pour : 100 g

• Valeur énergétique : 265 kcal
• Protéines : 8,3 g
• Glucides : 28 g, dont sucres : 3,1 g
• Lipides : 13 g, dont acides gras saturés : 5,1 g
• Sel : 1,3 g

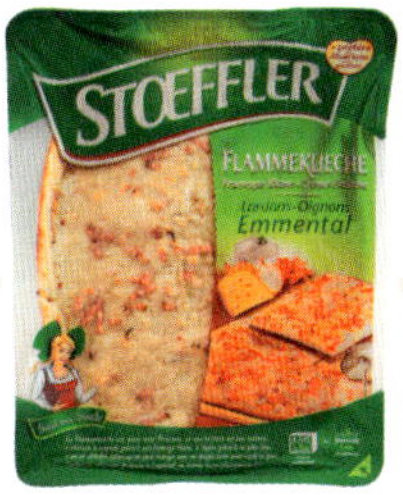

PIZZA RÉGINA, DOLCE PIZZA®, SODEBO®

La qualité des ingrédients est satisfaisante mis à part le jambon, loin d'un produit traditionnel! L'équilibre est très bon, avec 10,3 % de protéines et 4,7 % de lipides. Un effort sur le sel reste à envisager sérieusement.

Ingrédients :

• **Garniture 61 % :** sauce tomate 32 % (purée de tomate, eau, farine de blé, sel), mozzarella 26 %, chiffonnade de jambon cuit standard 21 % (jambon de porc, eau, sel, dextrose, sirop de glucose, stabilisant : E451, arômes naturels, gélifiant : E407, lactose, bouillon de porc, antioxydant : E316, conservateur : E250, ferments), champignons de Paris 15 % (champignons, extrait naturel de champignon concentré), olives noires avec noyau (stabilisant : E579), roquette 0,6 %, basilic et origan. (% exprimés sur la garniture) **Pâte 39 % :** farine de blé, eau, levure boulangère, huile d'olive vierge extra 2 %, sel, farine de blé malté. (% exprimés sur la pâte)

Données nutritionnelles pour : 100 g

- Valeur énergétique : 186 kcal
- Protéines : 10,3 g
- Glucides : 24,3 g, dont sucres : 2,2 g
- Lipides : 4,7 g, dont acides gras saturés : 2,8 g
- Sel : 1,6 g

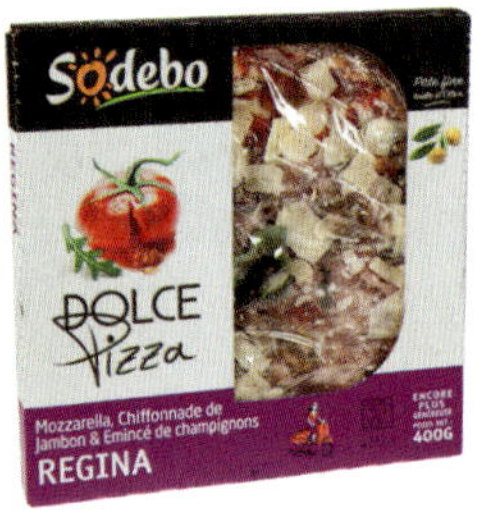

PIZZA CROUSTIMOELLEUSE EXTRÊME, L'AMÉRICAINE, MARIE®

L'équilibre est au rendez-vous! Pensez simplement à contrôler la portion consommée.

Ingrédients :

• **Garniture 48,5 % :** mozzarella 14,1 %, sauce burger 14 % (eau, fromage blanc, marinade barbecue 2,6 % (vinaigre d'alcool, sucre, eau, tomates, arômes naturels, épices et aromates, sel), crème fraîche, oignons en poudre, amidon de maïs, sel, extrait d'épices), viande de bœuf cuite VBF 8,4 %, tomates cerise, cheddar 3,2 %, oignons rouges, cornichons 1,8 % (cornichons, eau, vinaigre d'alcool, sel). (% exprimés sur la garniture)

• **Pâte 48 % :** farine de blé, eau, levure boulangère, huile d'olive vierge extra 0,5 %, sel, sucre, huile de colza.

Données nutritionnelles pour : 100 g

- Valeur énergétique : 213 kcal
- Protéines : 9,8 g
- Glucides : 30,1 g, dont sucres : 3,1 g
- Lipides : 5,5 g, dont acides gras saturés : 2,8 g
- Sel : 1,15 g
- Fibres alimentaires : 1,7 g

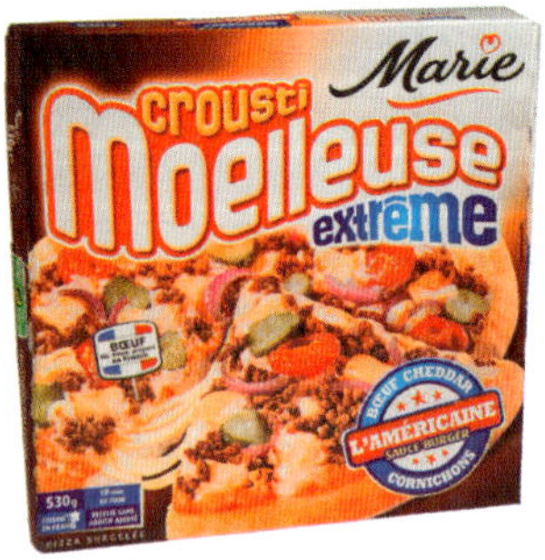

TARTE À LA TOMATE (TOMATES CERISE ET FROMAGE FRAIS), MARIE®

Si vous pensez faire un meilleur choix avec une tarte à la tomate plutôt qu'une quiche lorraine, cela n'est pas toujours vrai ! La pâte à l'huile de palme, les additifs et ajouts de sucre ne nous séduisent pas.

Ingrédients :

- **Garniture 67 % :** tomates 15,6 % (tomates pelées concassées et jus de tomates), tomates cerises origine France 14 %, eau, œufs 6 %, oignons, fromage frais 5,3 %, emmental, concentré de tomates 1,4 %, crème fraîche, ail, amidon de maïs, huile d'olive 1 %, semoule de blé dur, sucre, thym 0,2 %, sel, extraits d'épices.
- **Pâte feuilletée 33 % :** farine de blé 14 %, eau, margarine végétale (huile de palme et de colza, eau, sel, émulsifiant : E471, correcteur d'acidité : acide citrique), sel.

Données nutritionnelles pour : 100 g

- Valeur énergétique : 216 kcal
- Protéines : 5,2 g
- Glucides : 22,8 g, dont sucres : 3,8 g
- Lipides : 11,2 g, dont acides gras saturés : 5,7 g
- Fibres alimentaires : 1,4 g
- Sel : 0,7 g

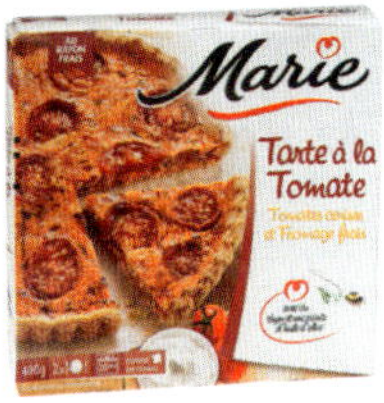

QUICHE LORRAINE SANS PÂTE, WEIGHT WATCHERS®

Encore une fois, sous couvert de réduction calorique certes avantageuse, on découvre une recette à base d'eau en premier ingrédient et de nombreux additifs. À la maison avec du lait écrémé et 1 œuf, il est pourtant aisé de réaliser une recette équivalente.

Ingrédients :

- Eau, blanc d'œuf, jambon supérieur fumé 11 % (jambon de porc, eau, sel, sirop de glucose, arômes naturels, bouillon de légumes : blette, carotte, ferments), fromage frais 8 %, œufs frais, emmental, lait écrémé en poudre, lardons fumés 3,5 % (poitrine de porc, eau, sirop de glucose, sel, arômes naturels, bouillon de légumes : blette, carotte, ferments), flocons de pomme de terre (pommes de terre, émulsifiant : E471, stabilisant : E450, extrait d'épices, acidifiant : acide citrique), amidon transformé, semoule de blé dur, fécule de pommes de terre, extraits d'épices, arôme naturel (lait).

Données nutritionnelles pour : 100 g

- Valeur énergétique : 138 kcal
- Protéines : 12 g
- Glucides : 10,4 g
- Lipides : 5,3 g
- Sel : 0,73 g

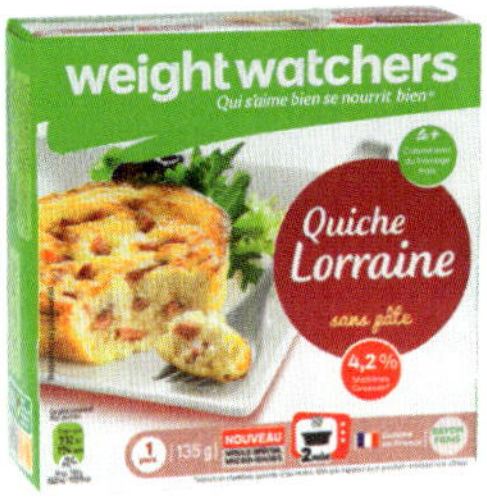

PASTA BOX®, RAVIOLES, CANNELLONIS, LASAGNES

PASTA BOX® FUSILLI À LA BOLOGNAISE, SODEBO®

La qualité des ingrédients est satisfaisante, les additifs limités et l'équilibre nutritionnel du plat intéressant avec 145 kcal pour 100 g et moins de 5 % de lipides.

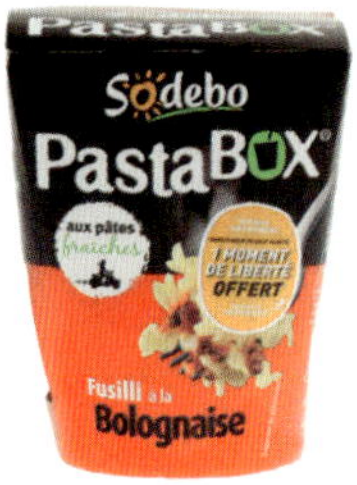

Ingrédients :

• Sauce à la bolognaise 51 % : purée de tomate 27 %, viande de bœuf 26 %, eau, concentré de tomate, oignon 6 %, carotte, huile de colza, arôme naturel, sel, fécule de manioc, poivre, laurier, romarin, conservateurs : E202 et E262i, huile de tournesol. Pâtes fraîches cuites 48 % : semoule de blé dur, eau, œuf, sel.

Données nutritionnelles pour : 100 g

• Valeur énergétique : 145 kcal
• Protéines : 6,9 g
• Glucides : 18,7 g
• Lipides : 4,3 g
• Sel : 0,92 g

PÂTES, CREVETTES, COURGETTES GRILLÉES, SAUCE AU BASILIC, PICARD®

Cette recette ne compte pas d'additifs, ce qui est notable. On apprécie également l'équilibre nutritionnel et la précision du taux de sel, qui est particulièrement modéré.

Ingrédients :

• Pâte précuite 55,5 % [eau, semoule de blé dur (gluten)], queue de crevette crue décortiquée [crevette 16,3 % (crustacés), eau, sel], courgette grillée 10 %, tomate 8 %, eau, huile d'olive vierge extra, basilic 1,5 %, parmesan (contient lait), ail, sel, huile de tournesol, extrait de poivre.

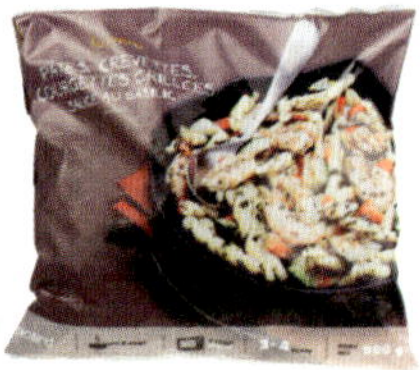

Données nutritionnelles pour : 100 g

• Valeur énergétique : 136 kcal
• Protéines : 5,9 g
• Glucides : 19,8 g, dont sucres : 1 g
• Lipides : 3,4 g, dont acides gras saturés : 0,7 g
• Sel : 0,39 g

PÂTES CONCHIGLIE AU THON, MARIE®

Aucun additif, une teneur en protéines supérieure aux lipides, on valide !

Ingrédients :

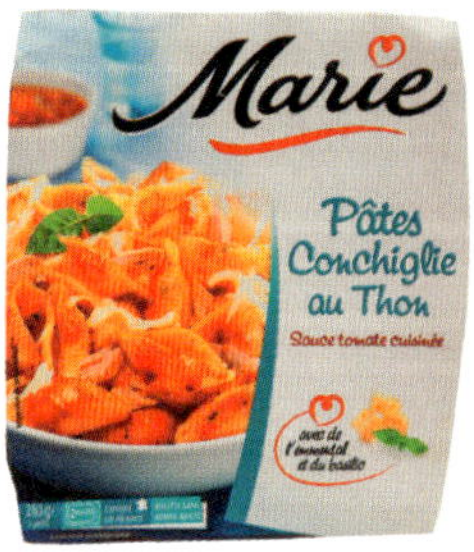

• Conchiglie 43,9 % (eau, semoule de blé dur, huile de colza), thon Listao cuit au naturel 17,6 % (thon Listao, sel), tomates 12,2 % (tomates pelées concassées, jus de tomates), concentré de tomate 9,5 %, emmental 3,5 %, échalotes, huile de colza, crème fraîche, eau, huile d'olive vierge extra, sucre, pulpe d'ail, basilic 0,5 %, farine de blé, sel, poivre.

Données nutritionnelles pour : 100 g

• Valeur énergétique : 158 kcal
• Protéines : 9,1 g
• Glucides : 14,5 g, dont sucres : 2,5 g
• Lipides : 6,8 g, dont acides gras saturés : 2,3 g
• Fibres alimentaires : 1,1 g
• Sel : 0,63 g

TAGLIATELLES À LA CARBONARA, THIRIET®

Pas mal d'additifs et surtout un total pour la portion de 300 g qui atteint 42,6 g de lipides et 645 kcal. C'est clairement excessif !

Ingrédients :

• Tagliatelles aux œufs cuites 40 % (eau, semoule de blé dur, œuf 19,3 %, huile de tournesol, huile d'olive vierge extra, sel), crème fraîche 20 %, lardon cru fumé 15 % (poitrine de porc (France), sel, sirop de glucose, lactose, arôme de fumée, conservateurs : nitrite de sodium et érythorbate de sodium), eau, emmental 5,3 %, poudre de lait écrémé, amidon transformé, arômes naturels, arôme de fumée, sel, huile de tournesol, épaississant : gomme xanthane.

Données nutritionnelles pour : 100 g (1 portion = 300 g)

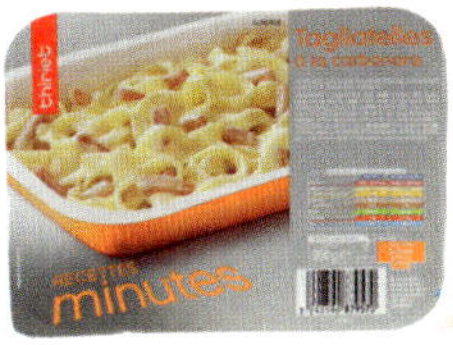

• Valeur énergétique : 215 kcal
• Protéines : 7,5 g
• Glucides : 14,3 g, dont sucres : 2,6 g
• Lipides : 14,2 g, dont acides gras saturés : 7,8 g
• Sel : 0,785 g

NOUILLES JAPONAISES AU POULET TERIYAKI, NISSIN®

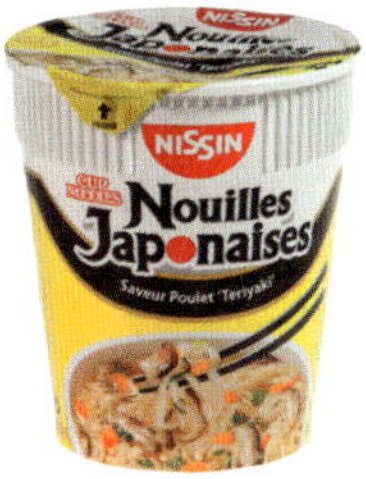

Des pâtes à l'huile de palme et un joli cocktail d'additifs, notamment en exhausteurs de goût (dont le glutamate, évidemment) et en arômes, démontrent la pauvreté gustative et nutritionnelle de ce produit, que nous vous recommandons de laisser en rayon ! Et c'est valable pour toute la gamme !

Ingrédients :

• **Nouilles 87 % :** farine de blé, huile de palme, sel, exhausteur de goût : E621, agents de traitement de la farine : E500 et E451, antioxydant : E306, correcteur d'acidité : acide citrique, sel, sucre, oignon rôti, carotte, champignon shiitakés, oignon vert, exhausteurs de goût E621 et E635, ail, épices, arômes, poudre de sauce soja (fèves de soja, blé, sel, maltodextrine), antiagglomérant E551, arôme de poulet 0,04 % (exhausteurs de goût : E627 et E631, blé, soja) colorant : extrait de paprika, correcteur d'acidité : acide citrique.

Données nutritionnelles pour : 100 g

• Valeur énergétique : 86 kcal
• Protéines : 1,8 g
• Glucides : 10,6 g, dont sucres : 1,1 g
• Lipides : 3,8 g, dont acides gras saturés : 2 g
• Sel : 1,2 g

TORTELLINI RICOTTA ET ÉPINARDS, AUCHAN®

Les premiers ingrédients de la farce sont les flocons de pommes de terre et un ajout de semoule de blé… nous vend-on des pâtes farcies à la pomme de terre ? 7,2 g de ricotta dans la farce et 5,7 g d'épinards, c'est trop peu !

Ingrédients :

• **Pâte 60 % :** semoule de blé dur de qualité supérieure (contient gluten), eau, œufs frais 6,5 % (soit 140 g/kg de semoule).

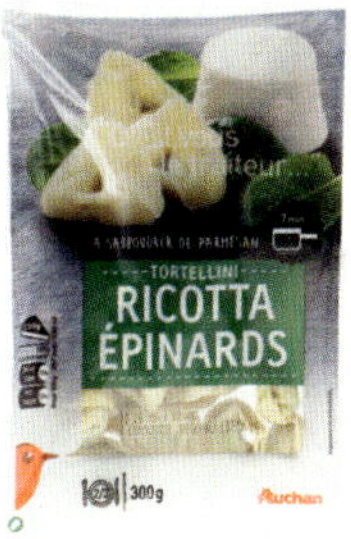

• **Farce 40 % :** flocons de pomme de terre déshydratés (pomme de terre, émulsifiants : mono-diglycérides d'acides gras, stabilisants : diphosphates), ricotta 7,2 % (sérum de lait, lait, acidifiant : acide citrique), semoule de blé dur (contient gluten), épinards 5,7 %, fromage frais (contient lait), basilic 1,9 %, huile de tournesol, persil, sel, arôme naturel (contient lait), ail. Les pourcentages sont exprimés sur le total de la recette. Traces éventuelles de céleri.

Données nutritionnelles pour : 100 g

• Valeur énergétique : 257 kcal
• Protéines : 8,8 g
• Glucides : 44,9 g, dont sucres : 2,5 g
• Lipides : 4 g, dont acides gras saturés : 1,2 g
• Sel : 0,92 g

CROQUES, SANDWICHS, BURGERS, HOT DOGS, CRÊPES ET AUTRES PRODUITS GARNIS

CROQUE-MADAME, PICARD®

Une recette qui contient de vrais ingrédients reconnaissables : œuf, emmental et limite tout de même les additifs. 14,1 % de protéines pour 10,9 % de lipides, l'équilibre est intéressant.

Ingrédients :

• Pain de mie complet 38,5 % : farine de blé complet (gluten), eau, farine de blé (gluten), huile de colza, levure, sucre, sel, gluten de blé, farine de fève, émulsifiants : mono- et diglycérides d'origine végétale, agent de traitement de la farine : acide ascorbique. Œuf sur le plat cuit 17,9 %, emmental en tranche 14,7 % (Allemagne, France, Pays-Bas, contient lait), jambon cuit supérieur 13,8 % (viande de porc, sel, dextrose de blé, antioxydant : érythorbate de sodium, conservateur : nitrite de sodium), lait entier, emmental râpé 3,7 % (Allemagne, France, Pays-Bas, contient lait), crème fraîche (lait), beurre (lait), farine de blé (gluten), poivre, muscade ;

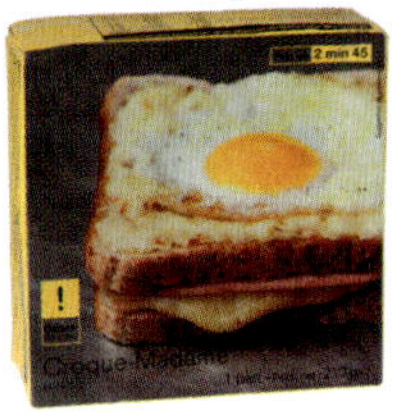

Données nutritionnelles pour : 100 g

• Valeur énergétique : 238 kcal ; protéines : 14,1 g ; glucides : 19,9 g, dont sucres : 2,4 g ; lipides : 10,9 g, dont acides gras saturés : 5,7 g ; sel : 1,01 g

2 GALETTES GARNIES, JAMBON, CRÈME, EMMENTAL, GALETTES BERTEL®

On apprécie la simplicité de la recette et les ingrédients facilement identifiables ! Avec 11 % de lipides tout de même, soit plus de 16 g par portion, on sera vigilant sur les matières grasses le reste du repas.

Ingrédients :

• **Galettes garnies jambon supérieur, crème et emmental français** : galette 53 % : eau, farine de blé noir 48 %, sel de Guérande. **Garniture 47 %** : emmental 39 %*, crème 32 % (stabilisant : carraghénane), jambon supérieur 28 %* (jambon de porc, eau, sel, dextrose, sirop de glucose, conservateurs : érythorbate et nitrite de sodium, arôme).

** % exprimé sur la garniture. Peut contenir des traces de blé et d'œuf.*

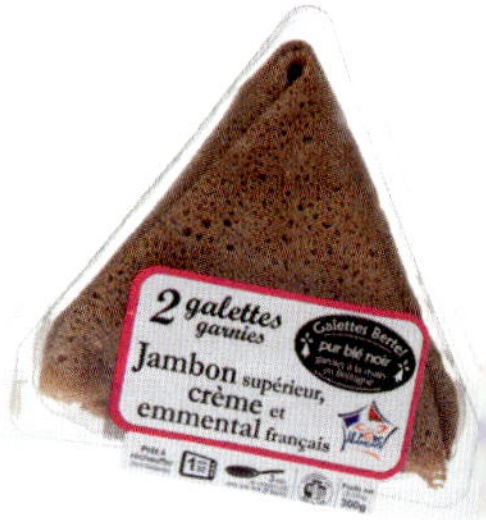

Données nutritionnelles pour : 100 g

• Valeur énergétique : 192 kcal ; protéines : 10,9 g ; glucides : 17 g, dont sucres : 0,8 g ; lipides : 116 g, dont acides gras saturés : 6,8 g ; fibres alimentaires : 2,4 g ; sel : 1,1 g

DIFFICILE DE TROUVER DES PRODUITS CONSEILLÉS DANS CETTE GAMME...

Nous vous proposons ici 2 produits conseillés, mais sachez que la meilleure solution est de privilégier un produit de boulangerie et d'opter pour un sandwich à base de baguette et non de pain de mie ou autre pain industriel. Le sandwich de boulangerie sera plus riche en protéines (jambon, thon, œufs durs, poulet...), et surtout moins riche en additifs.

Tous les produits sous vide se conservent plusieurs jours malgré la présence de produits sensibles, comme des œufs, de la mayonnaise, des charcuteries... et ce n'est pas sans un cocktail d'additifs ! Votre boulanger prépare à l'inverse ses sandwichs le matin même, voire à la demande et pour un prix équivalent, ou moindre.

CHEESE BURGER, CHARAL®

De l'huile de colza hydrogénée, 18 additifs, un mauvais record!

Ingrédients :

• **Pain spécial 38,5 % :** farine de blé, eau, levure, dextrose, huile de colza, sucre, graines de sésame, gluten de blé, sel, farine de fève, émulsifiants : E471, E472e, conservateur : E282, vinaigre, antioxydant : E300.

• **Préparation de viande hachée cuite assaisonnée 37,5 % :** 99 % (soit 37 % sur produit total), sel, arômes, antioxydant : extrait de romarin.

• **Sauce 10,5 % :** eau, condiments au vinaigre (eau, vinaigre, graines de moutarde, sel, acidifiant : E330, sucre, curcuma, antioxydant : E224 [sulfites], arômes), sucre, huile de colza, concentré de tomate, oignons, amidon transformé de maïs, cornichons (dont sulfites), vinaigre, sel, épaississants : E415, E412, arômes, conservateur : E202, affermissant : E509.

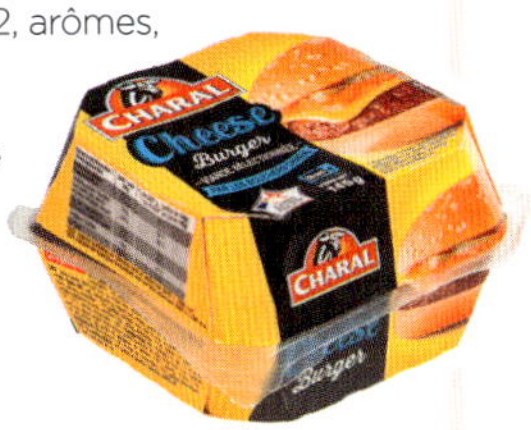

• **Fromage fondu 9,5 % :** fromage, eau, beurre, poudre de lait écrémé, amidons transformés, sels émulsifiants : E331, E339, protéines de lait, arômes (lait), poudre de lactosérum, sel, gélifiant : E407, colorants : E160a, E160c.

• **Cornichons 4 %** (dont saumure : eau, vinaigre, sel, conservateur : E224 (sulfites), affermissant : E509).

Données nutritionnelles pour : 100 g (1 portion = 145 g)

• Valeur énergétique : 288 kcal; protéines : 14 g; glucides : 25 g, dont sucres : 8,2 g; lipides : 14 g, dont acides gras saturés : 4,9 g; fibres alimentaires : 2,9 g; sel : 0,98 g

CLUB POULET EMMENTAL, LOVES MIE, DAUNAT®

Il est difficile de trouver un sandwich « triangle » de qualité, celui-ci ne déroge pas à la règle, sucres et graisses ajoutés dans le pain et un lot de 12 additifs. Non, ce type de produit ne vous rassasie pas!

Ingrédients :

• **Garniture 50 % :** blanc de poulet cuit traité en salaison 50 % : filet de poulet, eau, sel, dextrose, gélifiant : E407, stabilisants : E450 et E451, arômes, conservateur : E250. Sauce mayonnaise allégée en matières grasses 29 % : eau, huile de colza 5,8 %, moutarde de Dijon (eau, graines de moutarde, vinaigre, sel, acidifiant : E330, antioxydant : disulfite de potassium), jaune d'œuf, vinaigre, amidon transformé de pomme de terre, sucre, sel, épaississants : gommes de guar et xanthane, conservateur : sorbate de potassium. emmental 21 %. (% exprimé sur la garniture)

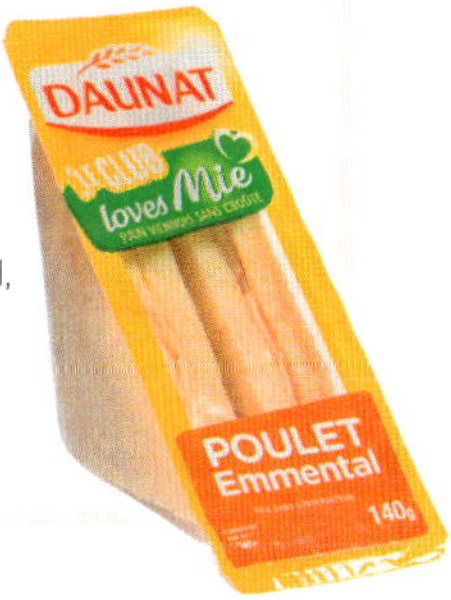

• **Pain de mie viennois sans croûte 50 % :** farine de blé, eau, sucre, huile de colza, levure, sel, gluten de blé, farine de fèves, émulsifiant : E471 (colza), colorant : bêta-carotène.

Données nutritionnelles pour : 100 g

• Valeur énergétique : 226 kcal; protéines : 11,9 g; glucides : 24,9 g, dont sucres : 4,4 g; lipides : 8,7 g, dont acides gras saturés : 2,1 g; sel : 1,4 g

CROQUE-MONSIEUR MAXI JAMBON-FROMAGE, TENDRE CROQUE HERTA®

Les croques Herta® utilisent de l'huile de palme et du beurre pour un total de 13 % de lipides essentiellement saturés. Alors, faut-il opter pour un maxi croque de 150 g au lieu des 100 g de la version classique et ainsi atteindre près de 20 g de lipides et 400 kcal? La réponse semble évidente! On peut noter également qu'acheter des croques alors qu'il s'agit d'un simple assemblage de pain, beurre, jambon et gruyère râpé... n'est pas très intéressant.

Ingrédients :

• Farine de blé, eau, jambon cuit standard 15 %, fromages 6 %, emmental 5 %, huile et graisse végétales (colza, palme), beurre, amidons modifiés, protéines de lait, sel, stabilisant : polyphosphates, lactosérum, dextrose, levure, émulsifiants : E471 et E322, épaississants : E415 et E407, sels émulsifiants : E331 et E452, conservateurs : propionate de calcium, sorbate de potassium et nitrite de sodium, gluten de blé, arômes (céleri, blé), antioxydants : iso-ascorbate de sodium et alpha-tocophérol, acidifiant : acide lactique, agent de traitement de la farine : E300, œuf. Peut contenir des traces de moutarde.

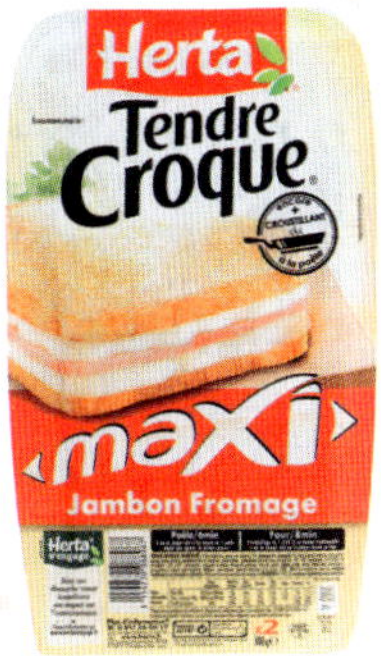

Données nutritionnelles pour : 100 g

• Valeur énergétique : 263 kcal; protéines : 12 g; glucides : 25,5 g, dont sucres : 2,4 g; lipides : 12,5 g, dont acides gras saturés : 5,5 g; fibres alimentaires : 1,2 g; sel : 1,5 g

NEMS ET PRODUITS EXOTIQUES

8 HACAO, BOUCHÉES VAPEUR AUX CREVETTES, SAUCE SOJA, PICARD®

51 % de crevettes, c'est remarquable ! On met un bémol sur l'amidon transformé et sur la sauce avec sucre, sirop de glucose et de fructose, mais on évitera de la consommer.

Ingrédients :

• **Bouchées aux crevettes (crustacés) 160 g :** crevette (crustacés ; Thaïlande) décortiquée 51 %, eau, amidon de blé (gluten), farine de tapioca, igname, huile de tournesol, pousse de bambou saumurée (pousse de bambou 1,2 %, eau, acidifiant : acide citrique), amidon transformé de tapioca, sel, huile de sésame. **Sauce soja au gingembre 10 g :** sauce soja 31 % [graine de soja, sel, blé (gluten), eau], sucre de canne, vinaigre, mirin (riz, glucose de maïs, sirop de tapioca, alcool, eau), sirop de fructose de tapioca, gingembre 3 %, sel, acidifiant : acide citrique, clou de girofle, eau.

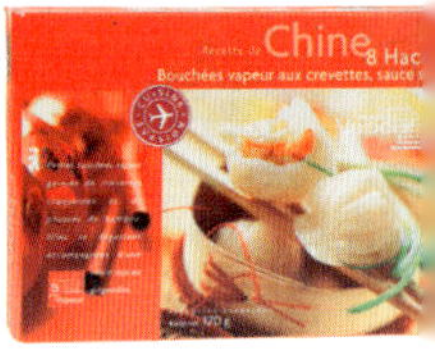

Données nutritionnelles pour : 100 g

• Valeur énergétique : 134 kcal ; protéines : 5,8 g ; glucides : 21 g, dont sucres : 0,4 g ; lipides : 2,8 g, dont acides gras saturés : 0,5 g ; sel : 1,47 g

ACCRAS DE MORUE À LA CRÉOLE, CITÉ MARINE®

Certes, la recette pourrait être améliorée avec de vraies pommes de terre à la place des fécules et des flocons, mais elle répond tout de même à nos attentes avec 50 % de morue, un bon choix d'huiles et une limitation des additifs ! On prendra soin de les réchauffer sans ajout de matières grasses. Le produit reste riche en sel, pensez à ajuster sur le reste de la journée !

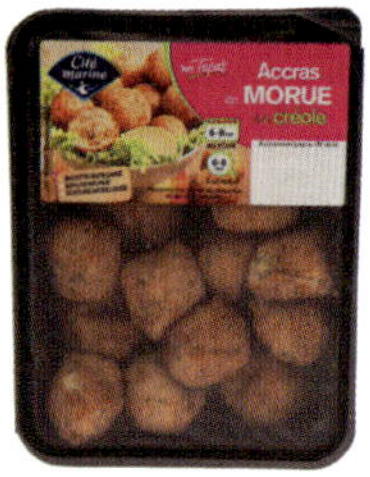

Ingrédients :

• Morue 50 %, huiles végétales (tournesol, colza), farine de blé, œuf, poivrons rouges, oignons préfrits (oignons, huile de tournesol), fécule de pomme de terre, eau, flocons de pomme de terre, huile d'olive vierge extra, persil, ail, agents levants (poudre à lever : E450i, E500ii, amidon de froment, farine de froment), blanc d'œuf en poudre, épice extrait d'épice 0,4 %.

Données nutritionnelles pour : 100 g

• Valeur énergétique : 224 kcal ; protéines : 12 g ; glucides : 15,9 g, dont sucres : 2,48 g ; lipides : 12,4 g, dont acides gras saturés : 1,28 g ; sel : 1,94 g

6 NEMS AU POULET PARFUMÉS À LA MENTHE, SAUCE SWEET & SOUR, MADERN®

Il est difficile de trouver des nems de qualité correcte. Ici, la farce, avec près de 25 % de poulet origine France et des légumes frais, nous surprend agréablement, malgré l'utilisation de pommes de terre, originale dans des nems. On reproche au produit un excès de sel, mais en évitant de consommer la sauce, on limitera naturellement l'apport en sel ! On prendra soin de faire réchauffer ces nems au four sans ajout de matières grasses.

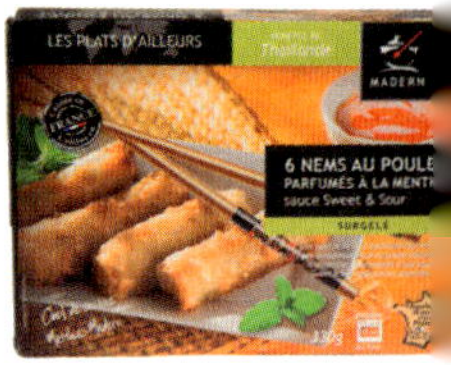

Ingrédients :

• **Farce 80 % :** aiguillette de poulet origine France 24,7 %, carottes fraîches, pommes de terre, vermicelles de pois, oignon, champignons noirs, gingembre, sauce soja (grains de soja, farine de blé, sel, eau), sauce nuoc-mâm (poisson), sel fin, menthe, sucre. **Galette de riz 20 % :** riz, tapioca, eau, sel, huile de tournesol. **Sauce sweet and sour :** eau, sucre, concentré de tomates, vinaigre d'alcool, amidon modifié, pulpe de piment 2,5 % (piment, vinaigre, sel), sel, ail, conservateur : sorbate de potassium.

Données nutritionnelles pour : 100 g

• Valeur énergétique : 296 kcal ; protéines : 4,34 g ; glucides : 60,6 g, dont sucres : 35,9 g ; lipides : 3,55 g, dont acides gras saturés : 0,45 g ; sel : 2,23 g

BEIGNETS À LA ROMAINE, AUCHAN®

Avec seulement 35 % d'encornets, on achète près des deux tiers de panure et une bonne dose d'additifs !

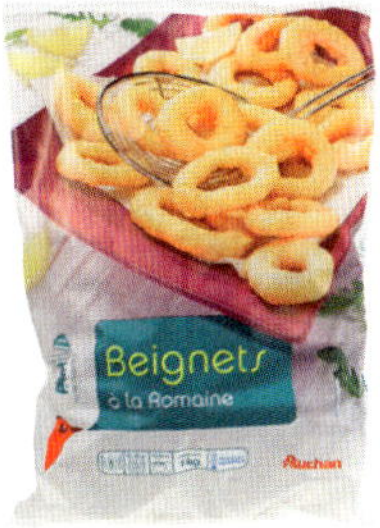

Ingrédients :

• Anneaux d'encornets (*Illex argentinus*) 35 %, farine de blé, eau, huile de tournesol, amidon de maïs, sel, poudres à lever : diphosphate disodique et carbonate acide de sodium, ail, épaississant : gomme de guar, glucose, levure, exhausteur de goût, glutamate monosodique, extrait de citron, stabilisants : polyphosphates et méthylcellulose, correcteur d'acidité : acide citrique, antioxydant : acide ascorbique, gluten de blé, colorant : riboflavine.

Données nutritionnelles pour : 100 g

• Valeur énergétique : 178 kcal ; protéines : 5,6 g ; glucides : 23,5 g, dont sucres : 1,9 g ; lipides : 6,8 g, dont acides gras saturés : 0,9 g ; sel : 1,1 g

SUSHI SAUMON, SUSHI DAILY®

Avec les produits japonais, on pense s'orienter vers un produit santé, or sur ce produit on déplore l'utilisation d'huile végétale sans plus de détails, et surtout les additifs en surnombre !

Ingrédients :

• Riz vinaigré (vinaigre (vinaigre de blé, extrait de riz fermenté, extrait de riz et de maïs), huile végétale, sucre, sel, citron, dashi (dont exhausteurs de goût : E621, E365, E364, E631, E635, bonite, lactose, arôme alanine), honteri (sirop de glucose, eau, extrait de riz fermenté, sucrose, vinaigre, acide phosphorique (E338), mélasse de canne), saumon 26 %. Peut contenir des traces de moutarde, soja, œuf, sésame, crustacés. **Accompagnement :** Wasabi (poudre de raifort, édulcorant : E420, eau, huile de soja, sel, poudre de moutarde, maltodextrine, amidon modifié de maïs, huile de moutarde, conservateur : E330, gélifiant : E415, curcuma, colorant : E133), gingembre (gingembre, eau, sel, conservateur E202, acidifiant E260, exhausteur de goût E621, édulcorants : E954-E955). Sauce soja (eau, graine de soja, blé, sel).

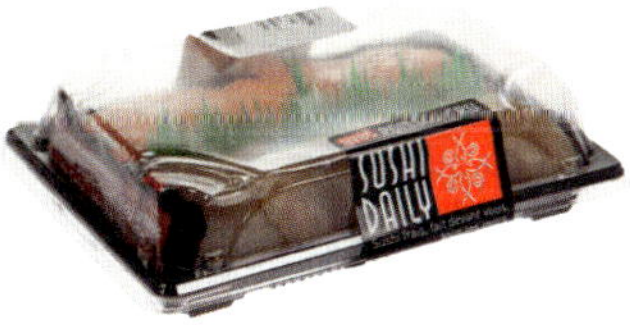

Données nutritionnelles : NI

6 SAMOSSAS OLIVES, FETA & AUBERGINES, L'ATELIER BLINI®

Une farce à base d'aubergine, feta et olives comme promis, mais ensuite de la chapelure, des épaississants, un antioxydant... on est déçus !

Ingrédients :

• **Farce 71 % :** aubergine préfrite 37 % (aubergine, huile de tournesol), feta 33,6 % (lait), olives noires 13,4 % (olives 99 %, sel), chapelure (farine de blé, levure, sel), fibre de blé, œuf, ail, sel, épaississants : E415 et E412 (glucose de maïs et/ou blé), antioxydant : E300, poivre blanc.

• **Pâte 29 % :** eau, mélange de farines (farine (farine de blé et de fève, gluten de blé, farine de blé malté, levure désactivée), poudre de blanc d'œuf, poudre d'œuf entier, sel), graines de pavot, huile de tournesol, conservateur : E202.

Données nutritionnelles pour : 100 g

• Valeur énergétique : 178 kcal ; protéines : 7,3 g ; glucides : 12,2 g, dont sucres : 1,5 g ; lipides : 24,8 g, dont acides gras saturés : 5,4 g ; sel : 1,7 g

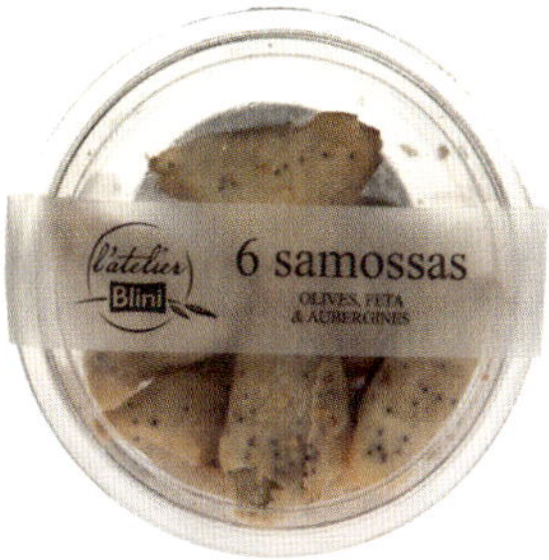

PRÉPARATIONS VÉGÉTARIENNES

Dans une période de prise de conscience de surconsommation de protéines animales, avec des conséquences écologiques et de santé, ou encore pour des raisons éthiques de protection de la cause animale, beaucoup de personnes se tournent vers de nouveaux modèles alimentaires :

- **végétalien :** exclusion totale de protéines animales et de produits issus d'animaux comme les laitages, le miel... ;
- **végan :** exclusion totale de protéines animales et de produits issus d'animaux comme les laitages, le miel... La différence avec le mode végétalien est que cette cause dépasse l'alimentation et se révèle liée à la protection animale dans sa globalité, que cela soit par un combat contre les zoos, cirques, le port de fourrures ou toutes autres formes d'exploitation, maltraitance ou tests sur les animaux (cosmétiques) ;
- **végétarien :** exclusion totale de protéines animales, avec une tolérance variable pour les œufs et laitages ;
- **semi-végétarien :** exclusion totale de la viande avec une tolérance pour les œufs, poissons et fruits de mer ;
- **flexitarien :** on tend vers une limitation des protéines animales, sans les exclure totalement.

Les substituts végétaux, comme les protéines de soja texturées, le tofu, le tempeh, le seitan pour les plus connus, existent depuis de nombreuses années et étaient jusque-là plutôt réservés à une clientèle des magasins bio.
Face à ces nouvelles tendances, les industriels, que ce soit les grandes marques ou les marques distributeurs, ont développé des gammes végétariennes sous forme de substituts aux protéines animales seules OU sous forme de plats préparés complets. Ces produits utilisent alors une base de protéines végétales : de soja, blé, sarrasin, légumineuses, quinoa, éventuellement associées à du fromage végétarien (sans présure animale utilisée pour la coagulation).
Mais face au développement d'une large gamme qui cherche à séduire une nouvelle clientèle, les recettes, à la base simple et saine, laissent place à des produits plus élaborés.
Un œil averti s'impose, afin que l'effort de réduction des protéines animales conserve l'impact positif escompté sur la santé !

COMMENT LES CHOISIR ?

- On cherche à assurer un apport en protéines suffisant. Ainsi, le produit devra contenir plus de protéines que de lipides.
- Même s'il s'agit de graisses de bonne qualité le plus souvent, on évite les surplus caloriques avec des produits trop gras et frits. Maximum 10 % de lipides.

- Pour rester dans l'équivalence d'une portion de viande ou poisson, on ne dépasse pas 170 kcal par portion.
- La qualité des protéines est également un critère important. Les protéines de soja, quinoa, amarante et sarrasin sont de bonne qualité. Pour les autres, il est intéressant de faire une association de féculent céréalier et légumineuse OU féculent céréalier et fromage.
- Comme pour les autres produits, on limite les additifs !
- Le sel reste un critère important. Une quantité de 300 à 400 mg de sodium, soit 0,75 à 1 g de sel (chlorure de sodium) pour 100 g semble une valeur honnête à ne pas dépasser.

CONSEILS DE CONSOMMATION

Si l'on ne consomme aucune protéine animale, il est bon de varier les sources de protéines végétales.
Si l'on est flexitarien ou semi-végétarien, on peut être plus souple dans ses choix.
Les plats complets en portion de 250 à 300 g remplacent en général la portion de protéines du repas et le féculent. Un complément en légumes s'impose !

SUBSTITUTS DE PROTÉINES

2 STEAKS DE SOJA, TOMATE & BASILIC, SOJASUN®

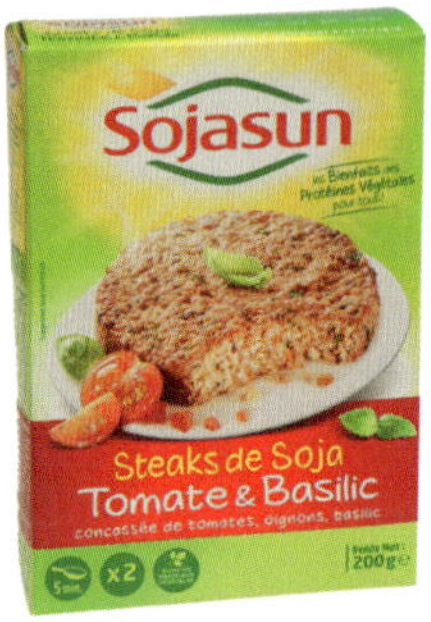

16 % de protéines apportées essentiellement par les protéines de soja de bonne qualité. C'est un bon substitut aux protéines animales, mais sucres et gélifiants pourraient certainement être évités et le taux de sel est assez élevé !

Ingrédients :

• Eau, tomates 26 %, protéines de soja 21 %, jus de soja 13 % (eau, graines de soja 10 %), huile de tournesol, oignons, basilic 5 %, sel, fibres de blé garanties sans gluten, sucre, gélifiant : méthylcellulose.

Données nutritionnelles pour : 100 g

• Valeur énergétique : 157 kcal
• Protéines : 16,5 g
• Glucides : 4 g, dont sucres : 4,6 g
• Lipides : 6,5 g
• Sel : 1,9 g

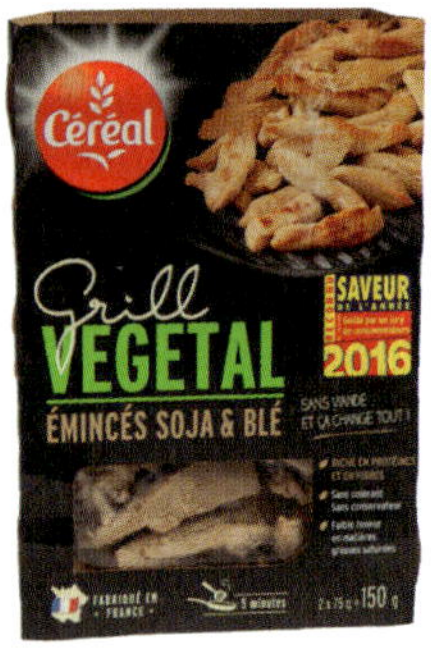

ÉMINCÉ SOJA ET BLÉ, GRILL VÉGÉTAL CÉRÉAL®

20 % de protéines de bonne qualité avec le soja et moins de 3 % de lipides, un bon substitut !

Ingrédients :

• Eau, concentré de protéines de soja 16,8 %, gluten de blé 7,5 %, farine de soja entière 4,2 %, arômes naturels, huile d'olive 1,1 % sel marin, amidon de blé 0,8 %.

Données nutritionnelles pour : 100 g

• Valeur énergétique : 133 kcal
• Protéines : 20 g
• Glucides : 4 g, dont sucres : < 0,5 g
• Lipides : 2,9 g, dont acides gras saturés : 0,6 g
• Sel : 1,5 g

TOFU NATURE BIO, SACHETS FRAÎCHEUR, BJORG®

Un basique de l'alimentation végétarienne, qui existe également en version fumée. Moins de 10 % lipides et 16,9 % de protéines. Les apports en fer et magnésium sont remarquables !

Ingrédients :

• Eau, fèves de soja sans OGM 32 %, agents de coagulation : chlorure de magnésium (nigari), sulfate de calcium.

Données nutritionnelles pour : 100 g

• Valeur énergétique : 164 kcal
• Protéines : 16,9 g
• Glucides : 1,1 g, dont sucres : 0,7 g
• Lipides : 9,9 g, dont acides gras saturés : 1,6 g
• Sel : 0,03 g
• Magnésium : 191 mg
• Fer : 3 mg

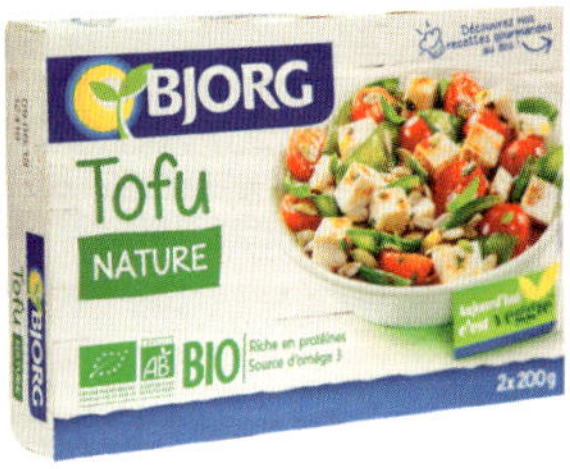

GALETTES ORGE & BOULGOUR AU CHÈVRE & MIEL, CÉRÉAL BIO®

Pour un substitut protéique, on atteint seulement 5,4 % de protéines et 10 % de lipides. L'apport est donc essentiellement glucidique, avec bien plus de glucides qu'une portion de viande ou poisson. Avec seulement 5,8 % de fromage, on doute que ce dernier suffise à améliorer les protéines d'orge et boulgour, incomplètes en acides aminés.

Ingrédients :

• Concassé d'orge* précuit 43,6 %, boulgour de blé* précuit 28,8 %, oignons*, huiles* végétales (tournesol oléique* et tournesol*), fromage de chèvre* 5,8 %, farines de blé*, flocons d'avoine* complète, flocons de blé* complet, miel* 2,4 %, huile de tournesol*, graines de pavot*, sel marin, poivre*.

** Ingrédients issus de l'agriculture biologique.*

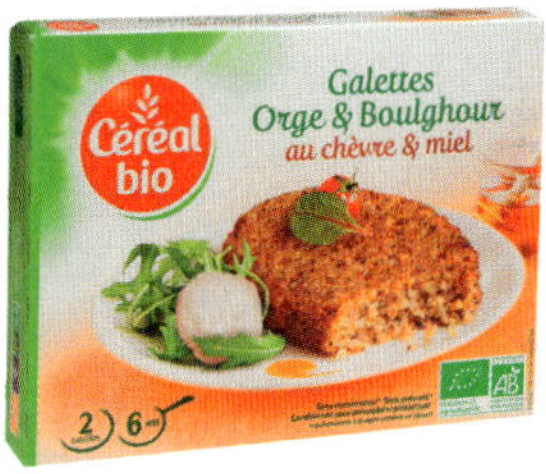

Données nutritionnelles pour : 100 g

• Valeur énergétique : 220 kcal ; protéines : 5,4 g ; glucides : 24 g, dont sucres : 3,4 g ; lipides : 10 g, dont acides gras saturés : 1,7 g ; fibres alimentaires : 7,3 g ; sel : 0,96 g

PAVÉ GOURMAND ÉPINARDS ET FROMAGE, LE BON VÉGÉTAL, HERTA®

Comme d'autre grande marque, Herta® lance ses préparations végétariennes... sauf que ses recettes sont à revoir : un produit destiné à remplacer une portion de viande devrait être riche en protéines, avec 10 % tout juste et encore plus de matières grasses, on n'est pas séduits.

Ingrédients :

• Spécialité végétale à base d'épinards 24 % et de fromage 19 %. Épinards, fromage (sans présure animale), riz, chapelure (farine de blé, eau, huile de colza, levure, sel, épices), eau, huiles végétales (tournesol, colza), farine de blé, blanc d'œuf* en poudre, basilic, fibres alimentaires : de pois, sel, aneth séché, stabilisants : E401, E412, poivre noir

** Ingrédients issus de l'agriculture biologique.*

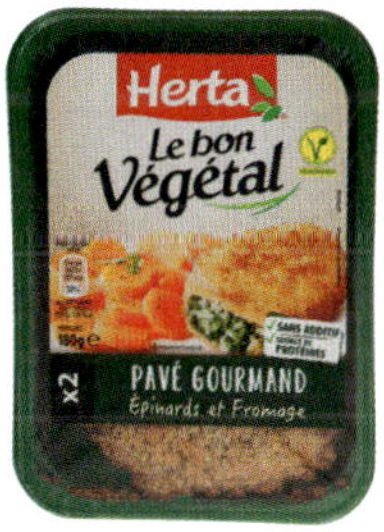

Données nutritionnelles pour : 100 g

• Valeur énergétique : 225 kcal ; protéines : 10 g ; glucides : 16 g, dont sucres : 2 ; lipides : 13 g, dont acides gras saturés : 5,2 g ; fibres alimentaires : 2 g ; sel : 1,4 g

CORDON-BLEU, GRILL VÉGÉTAL, CÉRÉAL®

Tout n'est pas à copier en version végétarienne : un produit apportant plus de sucres que de protéines et presque autant de graisses, il y a mieux pour l'équilibre et la diversité mis en avant sur le packaging !

Ingrédients :

• Eau, farine de blé, protéines de blé, huile de tournesol, oignon, tranche crémeuse végane 8,7 % (eau, amidon modifié, graisse de noix de coco, huile d'olive, protéines de riz, sel, fibres végétales, stabilisant : gomme tara, conservateur : sorbate de potassium, acidifiant : acide citrique, colorant : bêta-carotène, arôme), tranche végane façon jambon 4,9 % (eau, huile de colza, protéines de pois, stabilisants : farine de graines de caroube, gomme xanthane et carraghénanes, épices, maltodextrine, sel, extrait de levure, arôme naturel, acidifiant : citrates de calcium, concentré de betterave rouge), moutarde (eau, graines de moutarde, vinaigre, sel, sucre, épices), sel, protéines de pommes de terre, amidon modifié, fibres de pommes de terre, épaississant : carraghénanes, amidon (blé), épices, levure, maltodextrine, extrait de levure, sucre, oignon en poudre, ail en poudre, céleri en poudre, extrait de céleri, émulsifiant : gomme guar Fabriqué dans un atelier qui utilise : fruits à coque, soja.

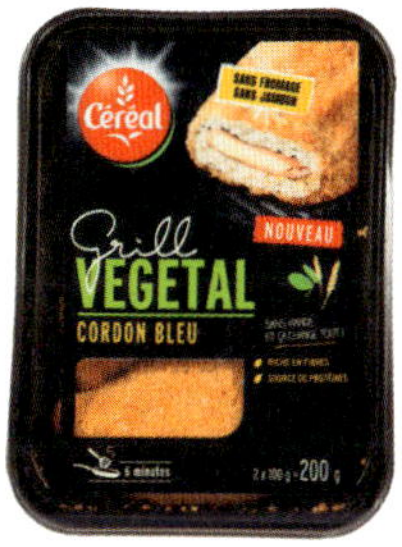

Données nutritionnelles pour : 100 g

• Valeur énergétique : 291 kcal ; protéines : 12 g ; glucides : 17 g, dont sucres : 1,3 g ; lipides : 18 g, dont acides gras saturés : 2,3 g ; fibres alimentaires : 6,7 g ; sel : 1,9 g

PLATS PRÉPARÉS COMPLETS

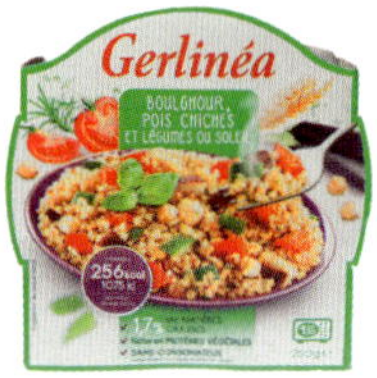

MES RECETTES VÉGÉTALES BOULGOUR, POIS CHICHES & LÉGUMES DU SOLEIL, GERLINÉA®

Des ingrédients de qualité pour un apport de 16 g de protéines à la portion et d'environ 4 % de lipides. Un bel équilibre pour une assiette complète riche en fibres alimentaires : à moins de 260 kcal.

Ingrédients :

• Boulgour de blé précuit 32,8 %, poivrons rouges 11,8 %, tomates 11,4 %, aubergines 10,6 %, courgettes 10,6 %, pois chiches précuits 9 %, protéines de soja texturées 5,2 %, oignons 5,6 %, eau, huile d'olive, sel, basilic, poudre d'oignon 0,2 %, romarin, ail, thym.

Données nutritionnelles pour : 100 g

• Valeur énergétique : 100 kcal ; protéines : 6,6 g ; glucides : 12 g, dont sucres : 1,5 g ; lipides : 1,7 g,dont acides ras saturés : 0,3 g ; fibres alimentaires : 5,3 g ; sel : 0,68 g

RIZ, LENTILLES À L'INDIENNE BIO, BJORG®

Un mélange complémentaire riz et lentilles, avec même un ajout de tofu, permet un apport équilibré en acides aminés. À vous de compléter avec une belle portion de légumes pour un repas complet de qualité.

Ingrédients :

• Riz long* étuvé précuit 49 %, lentilles vertes* précuites 17,4 %, poivrons rouges* 14,9 %, tofu* (eau, soja*, gélifiant : chlorure de magnésium), oignons*, huile d'olive*, sel de mer non raffiné, curry*, basilic en poudre.

** Ingrédient issu de l'agriculture biologique.*

Données nutritionnelles pour : 100 g

• Valeur énergétique : 137 kcal ; protéines : 6 g ; glucides : 20 g ; lipides : 2,9 g, dont acides gras saturés : 0,5 g ; fibres alimentaires : 3,4 g ; sel : 0,6 g

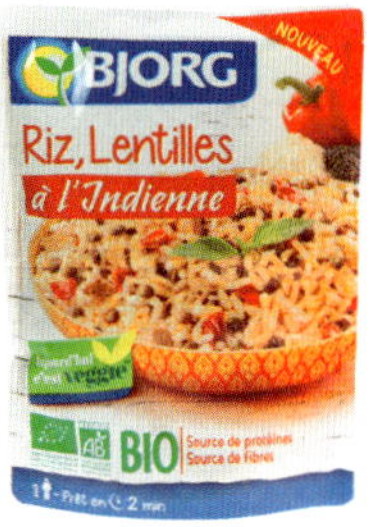

QUINOA LENTILLES BIO, BJORG®

Une préparation riche en protéines mais aussi en fibres, raisonnablement salée, à compléter avec une belle portion de légumes crus ou cuits tout de même pour un plat équilibré.

Ingrédients :

• Quinoa précuit* 49 %, lentilles précuites* 49 %, sel marin de l'Atlantique non raffiné, huile de tournesol*.

** Ingrédient issu de l'agriculture biologique.*

Données nutritionnelles pour : 100 g

• Valeur énergétique : 160 kcal ; protéines : 8 g ; glucides : 23 g, dont sucres : 0,1 g ; lipides : 2,8 g, dont acides gras saturés : 0,5 g ; fibres alimentaires : 5,5 g ; sel : 0,4 g

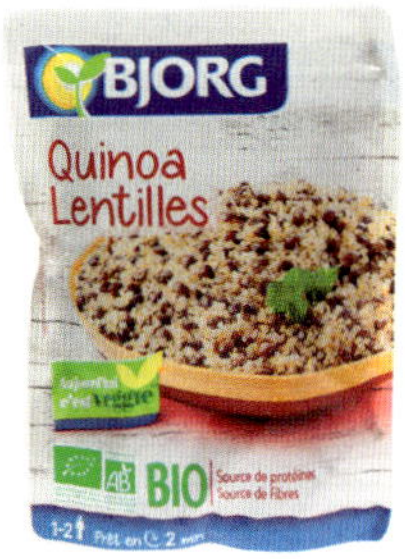

COUSCOUS AUX FALAFELS, CÔTÉ VÉGÉTAL, FLEURY MICHON®

Un couscous végétal... la promesse est belle mais elle n'est pas tenue : ce plat est plus gras que protéiné, dommage !

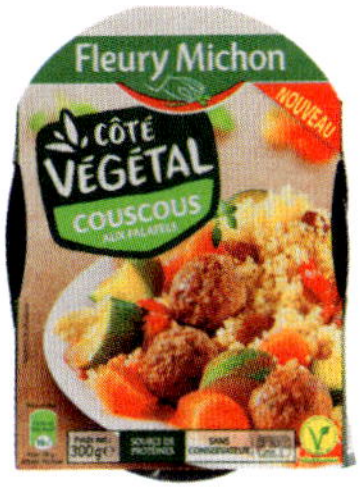

Ingrédients :

• Semoule réhydratée 22,2 % (eau, semoule de blé dur), eau, falafels 16,6 % (pois chiches précuits, protéines végétales réhydratées (bouillon (eau, sel, oignon, poireau, céleri, carotte), protéines de pois), fèves, oignon frit (oignon, huile de tournesol), protéines de pois, huile d'olive vierge extra, huile de colza, fécule de manioc, coriandre, sel, menthe, ail, épices, plantes aromatiques), courgette 10,5 %, carotte 9,3 %, concentré de tomate, poivron rouge, huile de colza, raisin réhydraté 2,8 % (eau, raisin, huile de colza), pois chiche 2,8 %, oignon, ail, sel, amidon de riz, cumin, arôme naturel de céleri-rave, plantes aromatiques et épices.

Données nutritionnelles pour : 100 g

• Valeur énergétique : 122 kcal ; protéines : 4,5 g ; glucides : 13 g, dont sucres : 4,2 g ; lipides : 5,3 g, dont acides gras saturés : 0,5 g ; fibres alimentaires : 2,3 g ; sel : 0,79 g

RAVIOLI VÉGÉTARIENS, CARREFOUR BIO®

Une sauce de bonne qualité mais des raviolis farcis essentiellement à la chapelure... on fuit !

Ingrédients :

• **Sauce** : eau, concentré de tomates* 11 %, huile de tournesol*, sucre roux*, oignons*, sel de mer, carottes*, basilic* 0,3 %, céleri*, romarin* 0,1 %, persil*, ail, thym*, marjolaine*, sarriette*, paprika*, poivre*, jus de citron concentré*.

• **Raviolis végétariens** : pâte (semoule de blé dur*, eau), farce chapelure* (contient du blé), eau, oignons*, œufs frais*, huile de tournesol*, persil*, sel de mer non raffiné, épices* (cannelle*, poivre noir*, muscade* girofle*), poivre*, ail*.

** Ingrédients issus de l'agriculture biologique.*

Données nutritionnelles pour : 100 g

• Valeur énergétique : 72 kcal ; protéines : 2 g ; glucides : 12 g, dont sucres : 4,4 g ; lipides : 1 g, dont acides gras saturés : 0,1 g ; fibres alimentaires : 3,7 g ; sel : 0,4 g

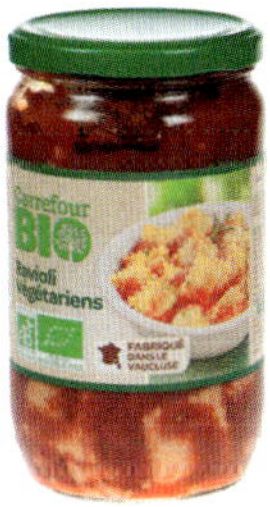

QUINOA AUX LÉGUMES BIO, BJORG®

Avec seulement 13 % de quinoa, la recette n'atteint pas les 4 % de protéines... c'est insuffisant ! La qualité des ingrédients reste cependant au rendez-vous ! Dommage !

Ingrédients :

• Brocolis* 24 %, haricots mungo* 14 %, quinoa* 13 %, champignons* 12 %, courgettes* 12 %, poireaux* 8 %, carottes* 6 %, huile de tournesol*, chou-fleur* 4 %, sel marin, gingembre*, coriandre*.

** Ingrédient issu de l'agriculture biologique.*

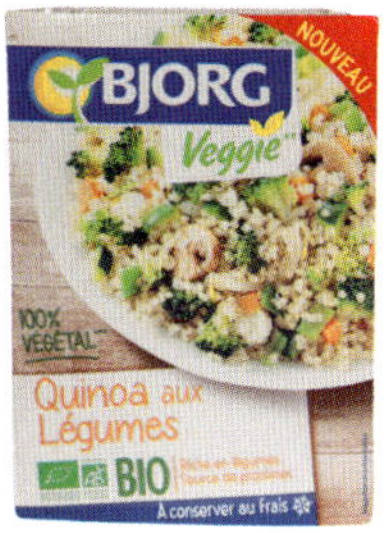

Données nutritionnelles pour : 100 g

• Valeur énergétique : 105 kcal ; protéines : 3,8 g ; glucides : 12 g, dont sucres : 1,5 g ; lipides : 3,9 g, dont acides gras saturés : 0,5 g ; fibres alimentaires : 3,1 g ; sel : 0,51 g

PRODUITS SURGELÉS

La surgélation est une technique industrielle qui consiste à refroidir brutalement (quelques minutes à une heure) des aliments en les exposant intensément à des températures allant de moins 18 °C à moins 35 ° C. Grâce à ce procédé, l'eau contenue dans les cellules se cristallise finement, limitant ainsi la destruction cellulaire. Les produits ainsi traités gardent toute leur texture, leur saveur et peuvent être conservés plus longtemps.

L'utilisation de cette technique a donné naissance à une industrie des aliments et des plats surgelés. Une fois surgelés, les produits doivent être stockés à une température inférieure ou égale à moins 18 ° C en veillant à ne pas interrompre cette chaîne du froid jusqu'au moment de leur consommation.

LÉGUMES SURGELÉS

Il s'agit de légumes d'une seule variété ou d'un mélange de légumes avec, ou sans féculents, nature ou assaisonnés et cuisinés, qui nécessitent un simple réchauffage pour une préparation ultra simple et rapide.

À noter que les légumes une fois cueillis sont immédiatement équeutés, lavés et précuits (soit par blanchiment, soit à la vapeur) puis surgelés pour réduire au maximum les pertes vitaminiques et minérales. Ainsi, les légumes surgelés sont bien souvent plus riches en micronutriments que les légumes frais (selon le temps de transport et stockage des légumes frais avant consommation).

COMMENT LES CHOISIR ?

De préférence nature. Pour les produits cuisinés, avec le plus de légumes possible, une liste d'ingrédients courte avec peu d'additifs et moins de 2,5 % de lipides.
On surveillera la qualité des graisses ajoutées en privilégiant l'huile de tournesol, de colza ou d'olive, pour le plaisir plus occasionnellement la crème ou le beurre. On limitera les graisses végétales non identifiées, l'huile de palme ou de coprah (coco) et encore plus les graisses hydrogénées et partiellement hydrogénées.
On surveillera le taux de sel de ces produits en essayant de rester autour de 0,5 g de sel (200 mg de sodium) pour 100 g.

LES PIÈGES

- Le principal piège est la teneur en lipides de ces préparations. Tenez-en compte et n'ajoutez aucune matière grasse supplémentaire dans la poêle.
- Les poêlées de légumes qui contiennent une quantité non négligeable de féculents dont il faut tenir compte dans l'équilibre global du repas.
- Les gratins, petits palets ou croquettes de légumes qui, en plus des féculents, contiennent des ajouts de graisses et/ou d'œuf et/ou de fromage et/ou de chapelure et peuvent même être pré-frits.

CONSEILS DE CONSOMMATION

- On préfère d'une manière générale acheter les légumes nature que l'on assaisonnera à son goût, mais il peut s'avérer pratique d'avoir en réserve des légumes ou féculents déjà cuisinés.
- Comptez une demi-assiette (environ 200 à 300 g) pour une portion de légumes nature. Si vous optez pour un produit cuisiné, réchauffez-le sans ajouts de matières grasses et adaptez les graisses ajoutées sur le reste du repas.
- Pour limiter les pertes vitaminiques, ne laissez pas décongeler les légumes et poêlées avant cuisson. Et privilégiez un mode de cuisson vapeur, à la poêle ou à l'étouffée en limitant le temps et la température de cuisson. Évitez ainsi de cuire vos légumes dans un grand volume d'eau bouillante salée comme s'est souvent recommandé sur l'emballage, car la perte vitaminique est alors très importante et la qualité gustative est également moindre.
- On alternera les produits à base de graisses essentiellement saturées comme le beurre et la crème, également source de cholestérol, ainsi que ceux à base de graisses insaturées comme l'huile de colza, de tournesol ou d'olive.
- On évitera de ressaler un produit cuisiné, qui l'est déjà suffisamment. Pour les poêlées de légumes contenant des féculents, cet apport doit être pris en compte dans l'équilibre du repas.

LÉGUMES CUISINÉS

MÉLANGE DE LÉGUMES GRILLÉS, AUCHAN®

Un produit 100 % légumes sans aucun ajout de matières grasses ni de sel : on valide !

Ingrédients :

- Courgettes grillées 34 %, aubergines grillées 34 %, poivrons jaunes grillés 16 %, poivrons rouges grillés 16 %.

Données nutritionnelles pour : 100 g

- Valeur énergétique : 54,7 kcal
- Protéines : 1,9 g
- Glucides : 9 g, dont sucres : 4,6 g
- Lipides : 0,3 g, dont acides gras saturés : 0,1 g
- Fibres alimentaires : 4,2 g
- Sel : 0,013 g

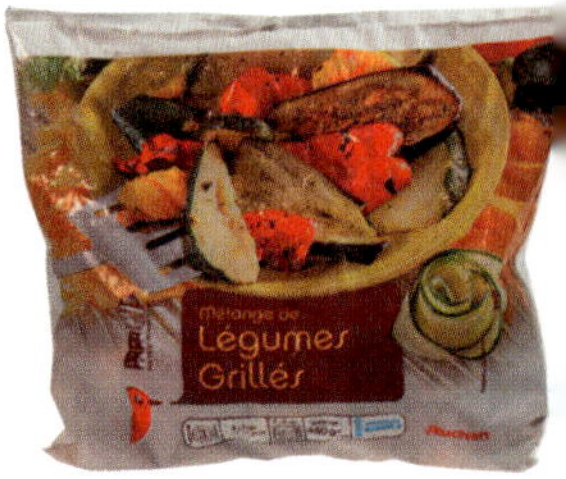

L'ÉPINARD, FEUILLES PRÉSERVÉES, BONDUELLE®

Un produit nature très facile à préparer ! Ce que l'on aime : les feuilles superposées qui nous donnent l'impression de cuisiner des épinards frais !

Ingrédients :

- Épinards en branches surgelés.

Données nutritionnelles pour : 100 g

- Valeur énergétique : 24 kcal
- Protéines : 2,5 g
- Glucides : 1,5 g, dont sucres : 0,7 g
- Lipides : 0,4 g, dont acides gras saturés : 0,1 g
- Fibres alimentaires : 2,3 g
- Sel : 0,08 g

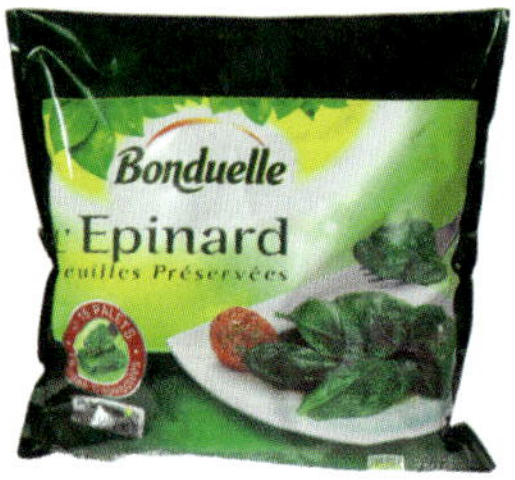

MÉLANGE DE LÉGUMES, LECLERC BIO VILLAGE®

Un produit de belle qualité et un assaisonnement de qualité correcte, qui de plus reste optionnel puisque proposé à part.

Ingrédients :

- Brocolis* 16 % mini., courgettes en rondelles* 16 % mini., chou-fleur* 16 % mini., julienne de carottes* 11,2 % mini., haricots verts coupés* 11,2 % mini., poivrons jaunes et rouges en lanières* 9,6 % mini. + 1 sachet d'assaisonnements 0,7 % : sel, curry*, oignons*, sucre*, fenouil*, piment doux*, poivre gris*.

** Ingrédient issu de l'agriculture biologique.*

Données nutritionnelles pour : 100 g

- Valeur énergétique : 28 kcal
- Protéines : 1,7 g
- Glucides : 3,4 g, dont sucres : 2,3 g
- Lipides : 0,3 g, dont acides gras saturés : traces
- Fibres alimentaires : 2,4 g
- Sel : 0,325 g

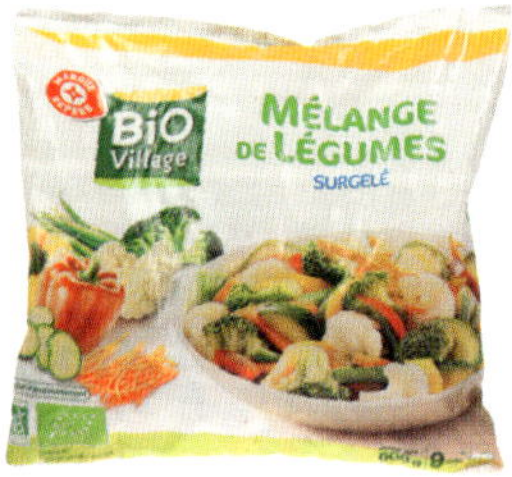

POÊLÉE DU SUD, LA MÉDITERRANÉENNE, BONDUELLE®

Un mélange de légumes grillés mais aussi préfrits arrosés de différentes huiles, un produit évidemment trop gras, il y a mieux !

Ingrédients :

• Légumes grillés 38 % (aubergines grillées 21 %, courgettes grillées 17 %), pommes de terre préfrites 21 % (pommes de terre 95 %, huile de tournesol 5 %, dextrose, stabilisant : E450), courgettes coupées, poivrons rouges préfrits 10 % (poivrons rouges 91 %, huile de tournesol 9 %), eau, huile de tournesol 1,3 %, farine de blé, huile d'olive vierge extra 0,9 %, basilic 0,7 %, concentré de tomate, sel, ail, romarin 0,1 %, maltodextrine de pomme de terre, jus concentrés de légumes (tomate, courgette, aubergine, carotte, poivron, oignon, fenouil, ail), extrait de levure, huile d'olive, extraits d'épices et d'aromates). Traces possibles de céleri, Lait, moutarde, soja.

Données nutritionnelles pour : 100 g

- Valeur énergétique : 83 kcal
- Protéines : 1,9 g
- Glucides : 9,1 g, dont sucres : 2,9 g
- Lipides : 3,7 g, dont acides gras saturés : 0,5 g
- Fibres alimentaires : 2,8 g
- Sel : 0,6 g

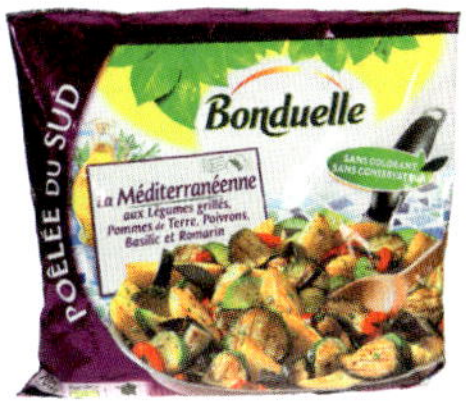

LES LÉGUMES NOISETTES, ÉPINARDS, IGLO®

On est très loin d'un simple légume cuisiné : un taux record de sel (1,15 %), de glucides (22 %) et de graisses (9 %) : on laisse en rayon !

Ingrédients :

• Épinards 62 %, chapelure (farine de blé, eau, levure, sel), flocons de pommes de terre, oignons, amidon de riz, blanc d'œuf en poudre, sel, farine de blé, huile de tournesol, farine de riz, eau, ail, poivre blanc, noix de muscade, amidon de blé, dextrose.

Données nutritionnelles pour : 100 g

- Valeur énergétique : 189 kcal
- Protéines : 4,5 g
- Glucides : 22 g, dont sucres : 2 g
- Lipides : 9 g, dont acides gras saturés : 2 g
- Fibres alimentaires : 2,5 g
- Sel : 1,15 g

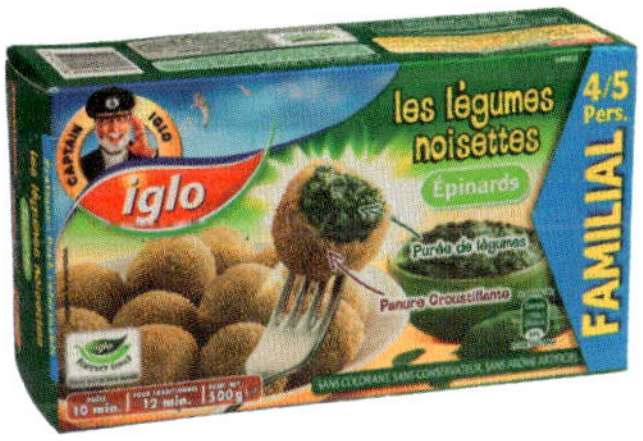

GRATIN DE CHOUX-FLEURS À L'EMMENTAL, CARREFOUR®

Un plat de légumes cuisinés avec seulement 51,7 % de légumes et de la béchamel déshydratée, dont les ingrédients riches en additifs sont loin de la recette originale. On passe son tour et on préférera cuire à la maison du chou-fleur surgelé nature et y ajouter une cuillerée à soupe de crème fraîche pour un résultat moins cher et meilleur au goût et pour la santé.

Ingrédients :

• Chou-fleur 51,7 %, eau, edam 4,2 %, crème fraîche 3,1 %, emmental râpé 3 % (emmental râpé, amidon de pomme de terre), matière grasse végétale de colza (huile végétale, eau, émulsifiants : mono- et diglycérides d'acides gras, sel, correcteur d'acidité : acide citrique), farine de blé, beurre 1,8 %, lait écrémé en poudre, protéines concentrées de lactosérum, amidon transformé de tapioca, sel, ail, arôme naturel, maltodextrine de maïs, poivre. Traces éventuelles d'œuf.

Données nutritionnelles pour : 100 g

- Valeur énergétique : 98 kcal
- Protéines : 4,3 g
- Glucides : 4,7 g, dont sucres : < 0,5 g
- Lipides : 6,2 g, dont acides gras saturés : 2,6 g
- Fibres alimentaires : 1,9 g
- Sel : 0,66 g

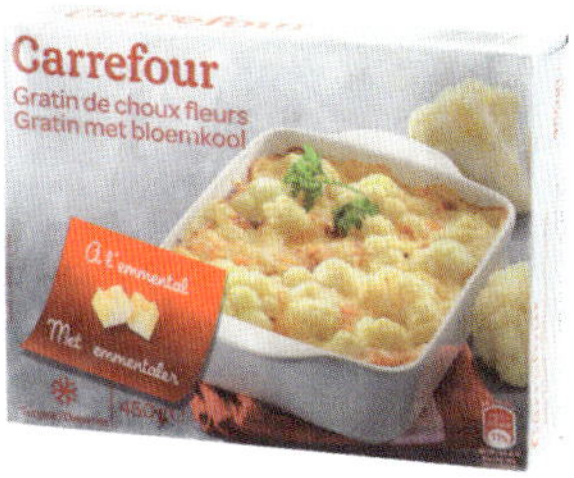

POÊLÉE DE LÉGUMES VERTS, PICARD®

On aime ces légumes variés simplement poêlés avec de l'huile de tournesol et assaisonnés avec des aromates, comme à la maison, le tout pour moins de 2,5 % de matières grasses.

Ingrédients :

• Petits pois extra-fins 29 %, haricots verts très fins 29 %, chou romanesco 21,1 %, pois gourmands 10 %, oignon rouge 7 %, huile de tournesol, ail, persil, ciboulette, cerfeuil, sel, poivre.

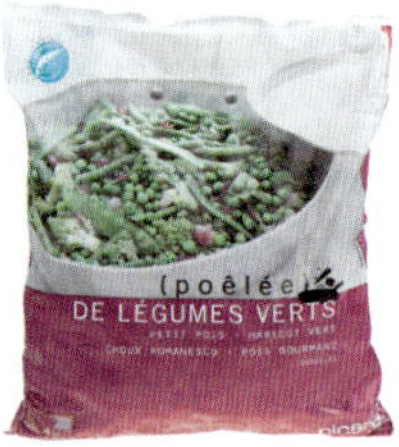

Données nutritionnelles pour : 100 g

- Valeur énergétique : 65 kcal
- Protéines : 3,6 g
- Glucides : 5,1 g, dont sucres : 3,1 g
- Lipides : 2,4 g, dont acides gras saturés : 0,3 g
- Fibres alimentaires : 4,3 g
- Sel : 0,33 g

POÊLÉE LA CHAMPÊTRE, BONDUELLE®

Une poêlée à la composition qui nous séduits, l'assaisonnement proposé à part reste de qualité satisfaisante. Un taux de sel bas. Bravo !

Ingrédients :

• Haricots verts 32 %, carottes en rondelles 24 %, pois doux 20 %, champignons de Paris 15 %, oignons grelots préfrits à l'huile de tournesol 9 %. Sachets d'assaisonnement : sel, crème en poudre (lait), ail, persil 9 %, arômes naturels, sucre, ciboulette 5 %, huile de tournesol. Traces possibles de céleri.

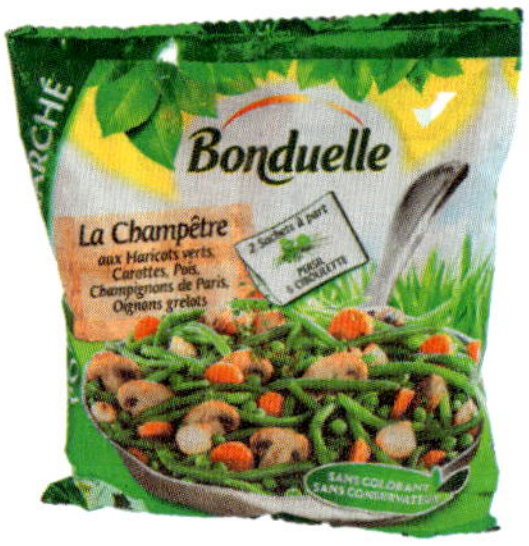

Données nutritionnelles pour : 100 g

- Valeur énergétique : 40 kcal
- Protéines : 2,3 g
- Glucides : 4,8 g, dont sucres : 2 g
- Lipides : 0,7 g
- Fibres alimentaires : 2,8 g
- Sel : 0,01 g

PURÉE DE 3 LÉGUMES, AUCHAN BIO®

Une purée 100 % légumes bio, juste à réchauffer et qui vous laisse libre de l'assaisonnement. Parfait !

Ingrédients :

• Brocoli 45 %, haricot vert 40 %, céleri-rave 15 %.

Données nutritionnelles pour : 100 g

- Valeur énergétique : 26 kcal
- Protéines : 2,2 g
- Glucides : 3,5 g
- Lipides : 0,3 g
- Fibres alimentaires : 2,4 g

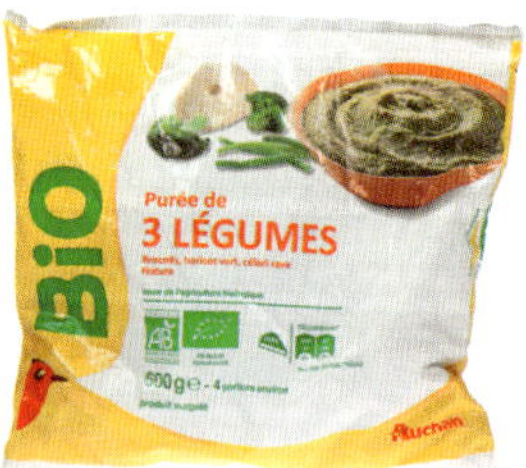

POÊLÉE CUISINÉE FESTIVE AUX LÉGUMES, THIRIET®

Un choix de poêlée de légumes et de canard traité en salaison qui laisse à désirer. On y retrouve toute une gamme d'additifs : antioxydants (bisulfites, disulfites), amidon transformé, épaississants et j'en passe. Cette recette a tout à envier aux autres.

Ingrédients :

• Haricots beurre 23 %, haricots verts 19 %, champignons de Paris 19 % (champignons de Paris, antioxydants : bisulfites disulfites de sodium), asperges vertes 10 %, fèves de soja 8 %, morceaux de filet de canard traité en salaison cuit 8 % (filet de canard, dextrose, amidon transformé, conservateur : sel nitrité, antioxydant : ascorbate de sodium), graisse de canard 5,5 %, échalotes 2 %, canneberges séchées 2 % (canneberges, sucre, huile de tournesol), persil 1 %, eau, sel, ail, extrait de poulet (eau, os et viande de poulet), vinaigre balsamique (dont sulfites), huile de tournesol, jus concentré de carotte, extrait de poivre, épaississants : gomme xanthane et gomme de guar, glucose.

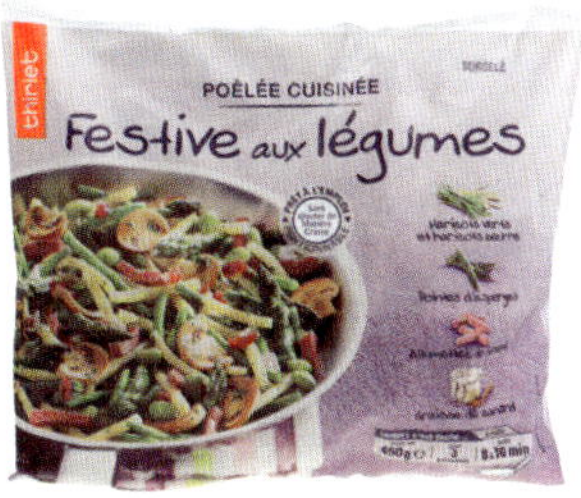

Données nutritionnelles pour : 100 g

• Valeur énergétique : 83 kcal
• Protéines : 5,5 g
• Glucides : 4 g, dont sucres : 2,9 g
• Lipides : 4,3 g, dont acides gras saturés : 1,4 g
• Sel : 0,45 g
• Fibres alimentaires : 3,1 g

4 MINI-GRATINS 3 LÉGUMES, CÔTÉ TABLE®, LECLERC MARQUE REPÈRE®

Près de la moitié des ingrédients ne se trouvent pas dans une recette classique du gratin : amidon transformé et préparation à base de lactosérum sont sûrement moins chers que la farine et le lait...

Ingrédients :

• Légumes 53 % (carottes 27 %, courgettes, 13 %, brocolis 13 %), eau, crème 14 %, emmental 4,5 %, préparation à base de lactosérum (lactosérum, amidons transformés de pomme de terre et de manioc, lactose, sel, lait écrémé en poudre, épices), jaune d'œuf, fécule de pomme de terre, blanc d'œuf en poudre, amidon transformé de pomme de terre, sel, extrait de levure, ail.

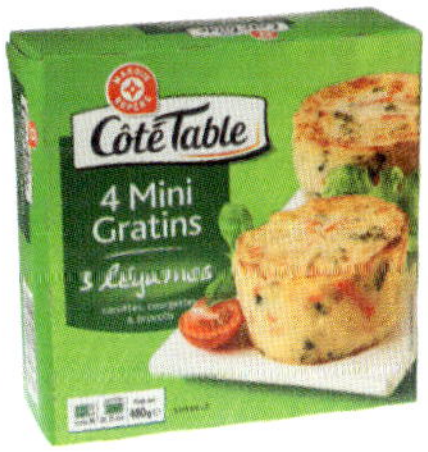

Données nutritionnelles pour : 100 g

• Valeur énergétique : 98 kcal
• Protéines : 3,7 g
• Glucides : 6,3 g, dont sucres : 3,7 g
• Lipides : 5,8 g, dont acides gras saturés : 3,7 g
• Fibres alimentaires : 2,9 g
• Sel : 0,69 g

POÊLÉE FORESTIÈRE, NOTRE JARDIN, LECLERC® MARQUE REPÈRE®

Des légumes en quantité et un choix d'huile correct, dommage de trouver en fin de liste de l'amidon modifié, du sirop de glucose et des épaississants.

Ingrédients :

• Cèpes 23 %, girolles 23 %, pleurotes 22 %, pholiotes 22 %, eau, huile d'olive vierge extra, huile de tournesol, ail 1,3 %, persil 0,8 %, sel, amidon modifié de pomme de terre, sirop de glucose, épaississants : gomme xanthane, alginate de sodium, poivre.

Données nutritionnelles pour : 100 g

• Valeur énergétique : 48 kcal
• Protéines : 2,2 g
• Glucides : 1,1 g
• Lipides : 3,4 g
• Sel : 0,3 g
• Fibres alimentaires : 2,3 g

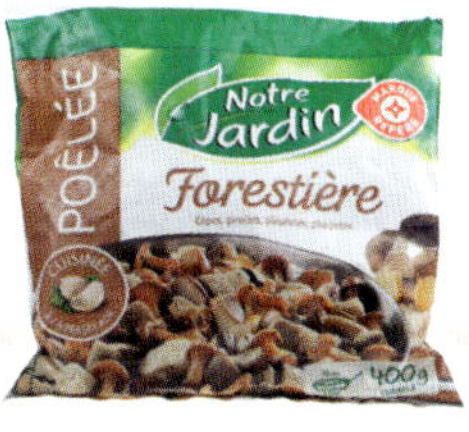

VIANDES ET VOLAILLES SURGELÉES

Il s'agit de morceaux de viande ou de volaille, assaisonnés et cuisinés, qui nécessitent un simple réchauffage pour une préparation ultra rapide.

Ce sont, à la mise en œuvre, soit de vrais morceaux de viande nature, soit de viande reconstituée et/ou traitée en salaison.

Les préparations plus élaborées comme les nuggets, cordons-bleus... sont traitées dans la rubrique « Plats préparés ».

COMMENT LES CHOISIR ?

- Avec de véritables morceaux de viande et un assaisonnement léger maximum de 10 % de lipides. On privilégie les ajouts de graisses de qualité : huile de tournesol, d'olive.
- On limite les ajouts de sucres, qui sont loin d'être indispensables avec une viande.
- On privilégie un salage modeste (1 % maximum).
- On opte de préférence pour une viande française dont l'origine est clairement spécifiée sur l'emballage.
- Enfin, le propre d'une viande est d'être source de protéines. Aussi la quantité de protéines dans le produit doit-elle toujours dominer sur les lipides, et également les glucides.

LES PIÈGES

- Les préparations à base de bœuf haché, qui contiennent également des protéines de soja ou autres protéines végétales sans le préciser clairement sur l'emballage. L'apport en fer du produit en sera diminué !
- Les préparations qui ne contiennent que très peu de viande et sont complétées par des matières grasses, des additifs, voire de la panure.
- Les appellations « le moelleux », « super moelleux », « le burger » ou « spécial oignons » pour des produits assimilés à des steaks hachés, mais qui cachent systématiquement une préparation à au moins 15 % de MG et la présence de protéines végétales et autres ajouts.
- Les viandes traitées en salaison qui sont gonflées au sel nitrité et contiennent souvent un ajout de dextrose (sucre).
- Les boulettes de viande, rarement de qualité exemplaire.
- Les hachés et boulettes halal de piètre qualité et qui contiennent peu de viande de bœuf halal. Préférez une viande fraîche chez votre boucher.
- Les viandes juste marinées. La qualité des marinades laisse souvent à désirer.

CONSEILS DE CONSOMMATION

- On préfère d'une manière générale acheter des morceaux de viande et de volaille nature à cuisiner soi-même.
- On s'autorise une fois par semaine une viande surgelée cuisinée de qualité en dépannage et on adapte la portion de lipides du repas.
- 1 portion conseillée = environ 150 g.

VIANDES ET VOLAILLES CUISINÉES

L'ÉTUDE DE CE RAYON NOUS LAISSE SANS VOIX…

Nous choisissons de vous présenter uniquement des produits déconseillés, pour différentes raisons, mais aucun produit ne mérite d'être conseillé et mis en avant plus qu'un autre.

Mis à part quelques carpaccios qui tirent leur épingle du jeu – à condition de ne pas leur ajouter toute la sauce prévue par le fabricant –, les listes d'ingrédients sont trop longues avec de nombreux additifs, des ajouts de sucre sous différentes formes : amidons, sucre et même sirop de glucose-fructose, et de la viande remplacée par des protéines végétales…

Rien de tel que d'acheter une viande fraîche nature en filet entier ou, pour le bœuf, un haché pur bœuf à 5 % de matières grasses. En achetant une viande en vrac, il est parfaitement possible de la portionner selon votre appétit et les besoins des différents membres de votre foyer, enfants notamment.

De plus, vous pouvez surgeler vous-même ces produits dès l'achat. Plus les aliments sont frais, meilleurs ils seront après leur décongélation. Veillez à bien les emballer hermétiquement, une viande se conservera ainsi jusqu'à 8 mois.

Enfin, une marinade maison, si rapide à réaliser, à base d'un petit peu d'huile de qualité, d'épices, sel, poivre, fines herbes, tomates, ail… ou même un peu de miel, sera bien meilleure et parfaite de temps en temps pour varier les plaisirs !

ESCALOPES DE DINDE À LA VIENNOISE, MONOPRIX®

Près de 9 % de lipides, plus de sucres que de protéines pour seulement 41 % de dinde, une bonne dose d'additifs, on oublie vite !

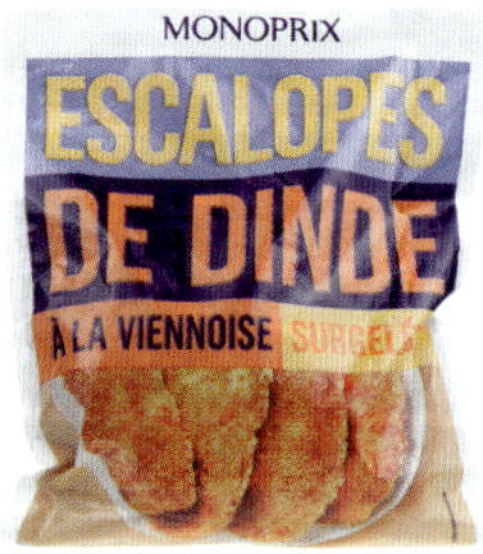

Ingrédients :
- Escalope de dinde marinée 72 % : escalope de dinde 57 %, eau, dextrose, protéines de blé, gélifiant : E407a, fibre de blé, sel, arôme naturel (gluten). Enrobage 28 % : panure 24 % (chapelure 9,4 % (farine de blé, levure, sel), eau, pomme de terre déshydratée, farine de blé, amidon de blé, sel), huile de tournesol. Traces de lait, œuf, céleri, soja, fruits à coques, moutarde, poissons et crustacés.

Données nutritionnelles pour : 100 g
- Valeur énergétique : 212 kcal
- Protéines : 16 g
- Glucides : 17 g
- Lipides : 8,6 g, dont acides gras saturés : 0,9 g
- Sel : 0,7 g

BOULETTES AU BŒUF, CHARAL®

La viande proposée est très probablement de belle qualité, dommage qu'elle ne représente que 51 % du produit ! On nous vend du soja sur un quart du produit pour atteindre un taux de protéines correct à moindre coût, et comme si cela n'était pas suffisant, on ajoute du sucre caramélisé, on déchante !

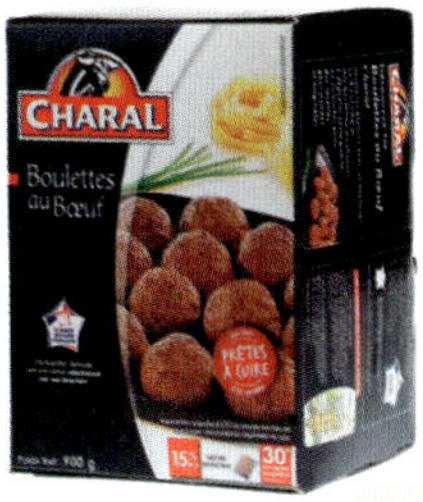

Ingrédients :

- Viande hachée de bœuf 51 %, protéines végétales de soja réhydratées 25 %, eau, chapelure (farine de blé, sel), oignons frits à l'huile de tournesol, sucre caramélisé, arôme. Ce produit contient : soja, blé. Pourcentage de matières grasses inférieur à 15 %. Rapport collagène sur protéines de viande inférieur à 25 %.

Données nutritionnelles pour : 100 g

- Valeur énergétique : 193 kcal
- Protéines : 13 g
- Glucides : 5 g
- Lipides : 12,7 g
- Sel : 1,27 g

LE HACHÉ MOELLEUX À CUISINER, HAPPY FAMILY®, CHARAL®

Vous pensiez qu'il s'agissait de portion plus petite de viande hachée... perdu ! 20 % de la viande ont été remplacés par un savant mélange de fibres de bambou pour retenir l'eau ajoutée à ce produit en deuxième ingrédient, de protéines végétales, de fécule et de betterave pour une jolie couleur rouge, mais on le laisse quand même en rayon.

Ingrédients :

- Viande bovine 80 %, eau, fibres de pousses de bambou, protéines de pois, fécule de pommes de terre, sel, arômes, betterave rouge déshydratée, conservateur : E262, antioxydants : E300, E301 et E330.

Données nutritionnelles pour : 100 g

- Valeur énergétique : 208 kcal
- Protéines : 16,2 g
- Glucides : 0,5 g, dont sucres : 0 g
- Lipides : 15 g, dont acides gras saturés : 7,3 g
- Fibres alimentaires : 3 g
- Sel : 0,45 g

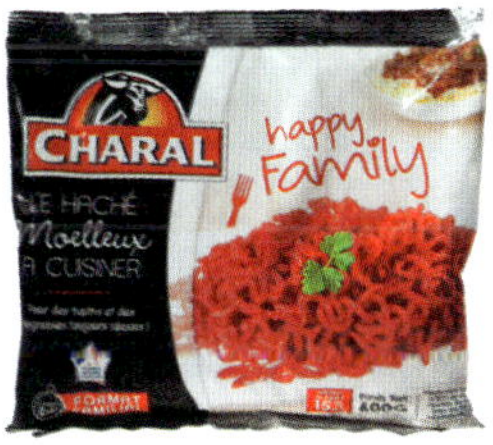

STEAKS DE POULET KIDS, IGLO®

Seulement 69 % de viande pour un blanc de poulet reconstitué qui est plutôt pané. 1,1 % de sel. Ce produit « Kids » n'a aucun intérêt pour les enfants comme pour les adultes !

Ingrédients :

- Viande de blanc de poulet reconstituée 69 %, eau, chapelure (farine de blé, eau, levure, sel), oignons, farine (blé, riz), huile de colza, amidon (blé, maïs), sel, poudre d'ail, dextrose, poudres de légumes (oignons, carottes, échalotes, poireaux, tomates), poudre de paprika.

Données nutritionnelles pour : 100 g

- Valeur énergétique : 155 kcal
- Protéines : 16 g
- Glucides : 7,1 g, dont sucres : 0,5 g
- Lipides : 6,9 g, dont acides gras saturés : 1,4 g
- Fibres alimentaires : 0,5 g
- Sel : 1,1 g

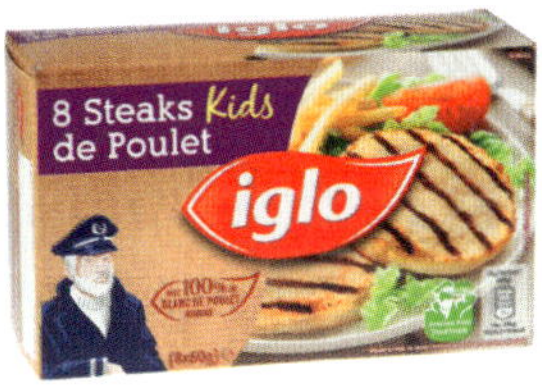

POISSONS ET CRUSTACÉS SURGELÉS

Il s'agit de morceaux de poissons parés, de crustacés décortiqués, de coquillages décoquillés, vendus surgelés crus ou après une précuisson, nature ou assaisonnés et cuisinés. Cette rubrique englobe également les produits de la mer panés ou en beignets.

COMMENT LES CHOISIR ?

- On préfère toujours les véritables filets de poisson ou fruits de mer nature à assaisonner, voire à paner soi-même.
- Pour les produits cuisinés, on opte pour des assaisonnements avec peu d'ingrédients et d'additifs et un taux de matières grasses de 10 % maximum.
- Pour les panures, on choisit les moins grasses, utilisant des huiles de qualité (colza, tournesol, olive) mais aussi celles réalisées avec une vraie farine : les produits multipliant les amidons et épaississants sont à écarter.
- Pour du poisson pané, tout en veillant à la qualité de panure, on sélectionne de préférence un vrai morceau ou filet de poisson pané, comportant au moins 65 % de poisson pour un maximum de 35 % de panure de qualité.
- Le propre des poissons et fruits de mer est d'être source de protéines. Aussi, la quantité de protéines dans le produit doit toujours dominer sur les lipides, mais également sur les glucides.

LES PIÈGES

- Les poissons en sauce qui contiennent 50 % de sauce…
- Les assaisonnements à la composition désastreuse (amidon modifié, graisse de mauvaise qualité, multiples additifs…).
- Les poissons panés à base de chair de poisson mixée, ainsi que les mini-portions pour enfants, qui augmentent le pourcentage de panure et diminue celui de poisson !
- Les panures à base d'amidon modifié, d'épaississants et d'huiles de palme ou coprah.
- Les panés avec sauce tomate intégrée qui, elle aussi, abaisse la quantité de poisson consommé et qui n'est généralement pas de bonne qualité : amidon transformé, sucre, arôme…
- Les beignets pré-frits, qui contiennent moins de 35 % d'encornets et plus de la moitié d'additifs.
- Les « spécial burger », « big » ou « croquette », où il y a presque autant de panure que de préparation à base de chair de poisson haché.
- Les poissons meunière sous leur image traditionnelle ne sont pas préférables aux produits panés.

CONSEILS DE CONSOMMATION

On préfère d'une manière générale acheter du poisson ou des crustacés nature que l'on cuisinera soi-même, grillés, vapeur, au court-bouillon ou en sauce, afin de consommer une belle portion de poisson ou fruits de mer de qualité. Il semble en effet qu'il faille écarter les préparations en sauce : oseille, beurre blanc, moutarde... En achetant ce type de produits, vous consommez 50 % de poisson et 50 % de sauce, ce n'est pas acceptable.

Vous pouvez cependant vous autoriser, deux fois par mois, un poisson pané ou meunière de bonne qualité, à alterner avec vos autres produits frits. Pour ceux-là, il faudra limiter l'ajout de graisses sur le reste du repas et, on ne le répète pas assez, mais leur cuisson est à réaliser sans ajout de matière grasse.

POISSONS ET CRUSTACÉS CUISINÉS/MARINÉS

4 BROCHETTES DE ROUGET-BARBET CINNABARE À LA THAÏ, PICARD®

De jolies brochettes exotiques à cuire au four ou au barbecue, très légères ! On aimerait de vrais jus de citron vert et jaune à la place des arômes naturels, un bon produit tout de même.

Ingrédients :

• Filet de rouget-barbet cinnabare (poisson) avec peau 85 % (Parupeneus heptacanthus pêché dans l'océan Indien et l'océan Pacifique), eau, fécule de tapioca, oignon en poudre, sel, ail en poudre, arômes naturels de citron vert et de coriandre 0,1 %, poivre, gingembre, curcuma, correcteurs d'acidité (acide citrique, acide malique), persil, arôme naturel de citron 0,03 %.

Données nutritionnelles pour : 100 g

• Valeur énergétique : 82 kcal
• Protéines : 16 g
• Glucides : 0,9 g, dont sucres : < 0,5 g
• Lipides : 1,30 g, dont acides gras saturés : 0,6 g
• Fibres alimentaires : 0,7 g
• Sel : 0,88 g

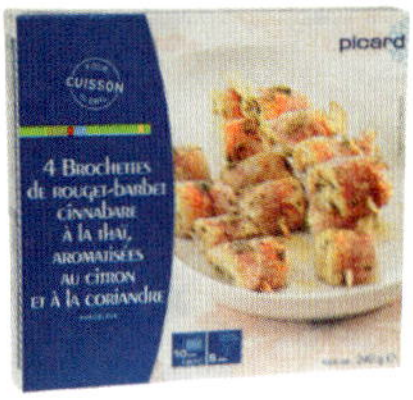

POISSON À LA BORDELAISE, FINDUS®

75 % de poisson, des ingrédients simples que l'on pourrait trouver dans sa cuisine, même si l'on préférerait une recette un petit peu moins grasse, on se laisse tenter.

Ingrédients :

• Filets de colin d'Alaska 75 %, farine de blé, eau, huile de colza, jus de citron (à base de concentré), beurre, eau, oignons 2,2 %, persil 0,6 %, sel, sucre, levure, ail en poudre, épices.

Données nutritionnelles pour : 100 g

• Valeur énergétique : 147 kcal
• Protéines : 14 g
• Glucides : 5,6 g, dont sucres : 0,7 g
• Lipides : 7,6 g, dont acides gras saturés : 1,7 g
• Fibres alimentaires : 0,5 g
• Sel : 0,84 g

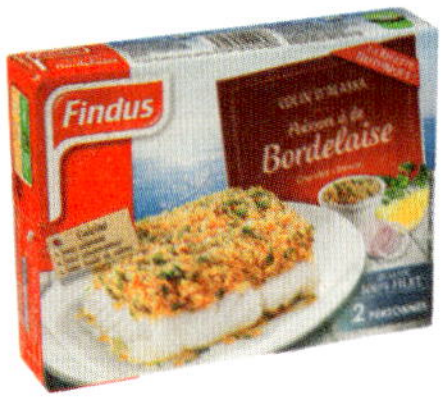

MERLU BLANC DU CAP, SAUCE VIERGE, THIRIET®

L'un des trop rares produits en sauce qui contiennent 80 % de filets de poisson, on valide même si on regrette l'utilisation d'épaississants.

Ingrédients :

• Filets de merlu blanc du Cap 80 %, eau, huile d'olive vierge extra 6 %, échalotes 1,6 %, tomates mi-séchées 1,6 %, ail 0,9 %, vinaigre de Xérès, ciboulette 0,4 %, persil 0,4 %, sel, épaississants : gomme xanthane et gomme de guar, poivre.

Données nutritionnelles pour : 100 g

• Valeur énergétique : 123 kcal
• Protéines : 13,6 g
• Glucides : 0 g
• Lipides : 7,5 g, dont acides gras saturés : 1,1 g
• Fibres alimentaires : 0,5 g
• Sel : 0,44 g

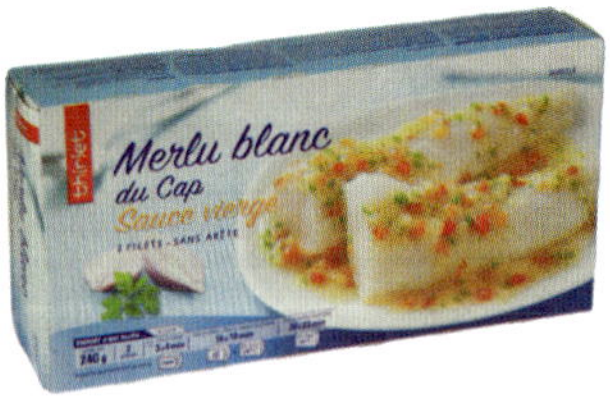

COQUILLES SAINT-JACQUES À LA NORMANDE, TIPIAK®

Seulement 20 % de saint-jacques et beaucoup d'ingrédients que l'on préférerait éviter : amidon transformé, huile de palme, dextrose, arômes et du sel en quantité non négligeable! On laisse en rayon!

Ingrédients :

• Noix de Saint-Jacques* 20 % (mollusques), eau, crème liquide 18 % (lait), champignons 17 %, vin blanc 5 % (sulfites), amidon transformé de maïs, chapelure 2 % (farine de blé (gluten), eau, sel, levure), beurre (lait), huile de palme non hydrogénée, farine de blé (gluten), échalotes déshydratées 1 %, dextrose, sel, lait entier en poudre, arômes (contient gluten, poisson, lait), lactose, protéines de lait, poivre.

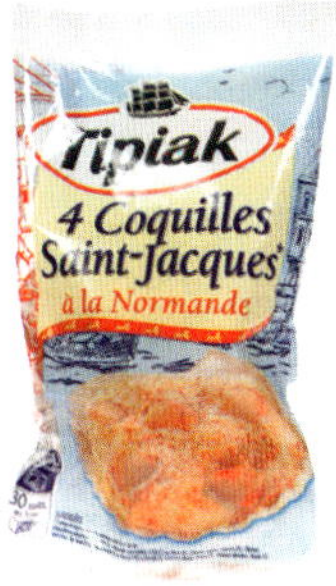

Données nutritionnelles pour : 100 g

- Valeur énergétique : 137 kcal
- Protéines : 5,3 g
- Glucides : 8,9 g, dont sucres : 1,9 g
- Lipides : 8,8 g, dont acides gras saturés : 6,2 g
- Fibres alimentaires : 0,6 g
- Sel : 0,73 g

GRATINÉE PARISIENNE, LES OCÉANES, IGLO®

Seulement 52 % de colin, 9 % de chapelure, de l'huile de palme pour atteindre 224 kcal pour 100 g et 16 % de lipides pour un poisson à la base maigre.

Ingrédients :

• Colin d'Alaska* 52 %, champignons 13,2 %, chapelure 9 % (farine de blé, eau, levure, sel), huile de colza, huile de palme (1), eau, sucre, moutarde, oignons sautés (oignons, huile de palme (1), farine de blé, sel), herbes, ail, sel, glucose, épices.

Malgré tout le soin apporté à la préparation de ce produit, il est possible qu'il contienne encore quelques arêtes.
(1) Ce produit contient de l'huile de palme certifiée durable.

Données nutritionnelles pour : 100 g

- Valeur énergétique : 224 kcal
- Protéines : 11 g
- Glucides : 8,5 g, dont sucres : 1,9 g
- Lipides : 16 g, dont acides gras saturés : 3,6 g
- Fibres alimentaires : 0,9 g
- Sel : 0,96 g

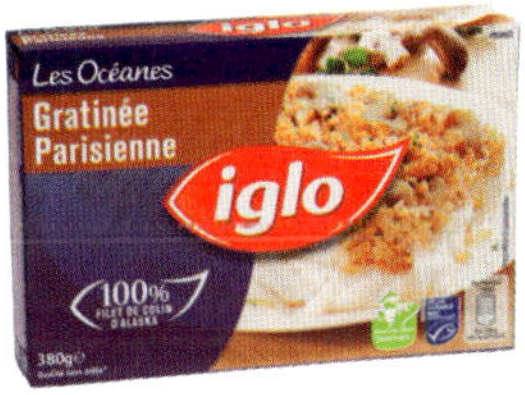

SAUMON SAUCE BEURRE CITRON, CARREFOUR®

On déplore ici de retrouver dans une sauce aussi simple que le « beurre citron » de la matière grasse de palme et des épaississants, tout ça pour un taux de matières grasses bien trop élevé, à près de 16 %.

Ingrédients :

• Saumon Atlantique (*Salmo salar*) 48 %, eau, crème fraîche liquide 12 %, beurre 6 %, purée de citron jaune sucrée 3 % (citron jaune, sucre), vin blanc, échalote, fumet aromatisé de poisson (lactose, sel, arômes, extraits de poisson, amidon de pomme de terre, matière grasse de palme), farine de blé, crème en poudre, amidon modifié de manioc, ciboulette, sel, vinaigre d'alcool, huile de tournesol, sucre, épaississants : gomme xanthane et gomme de guar, glucose de blé, colorants naturels : extraits de tagète et de paprika, extrait de poivre.

Données nutritionnelles pour : 100 g

- Valeur énergétique : 186 kcal
- Protéines : 10 g
- Glucides : 2,2 g, dont sucres : 2 g
- Lipides : 15 g, dont acides gras saturés : 7,8 g
- Fibres alimentaires : 0,8 g
- Sel : 0,78 g

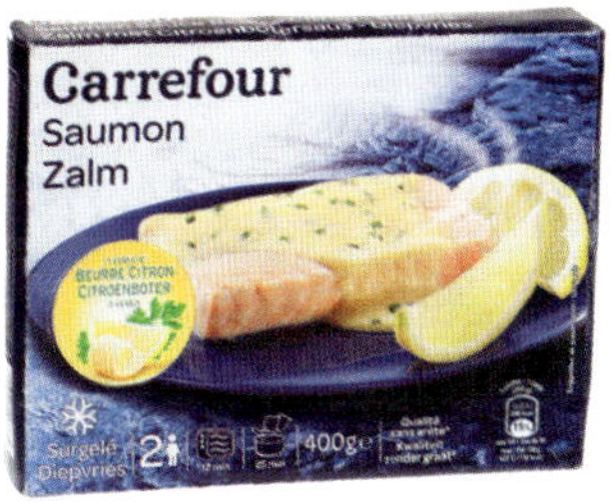

POISSONS ET CRUSTACÉS PANÉS ET FAÇON MEUNIÈRE

4 PORTIONS DE FILET DE CABILLAUD, PANURE CROUSTILLANTE, PICARD®

65 % de vrai filet de poisson, un taux de sel raisonnable et une panure simple avec un bon choix d'huile, c'est correct.

Ingrédients :

- Filet de cabillaud (*Gadus morhua* pêché en Atlantique nord-ouest ou nord-est) qualité sans arêtes 65 %, farine de blé, huile de tournesol et de colza, eau, gluten de blé, sel, levure.

Poisson MSC (pêche durable).

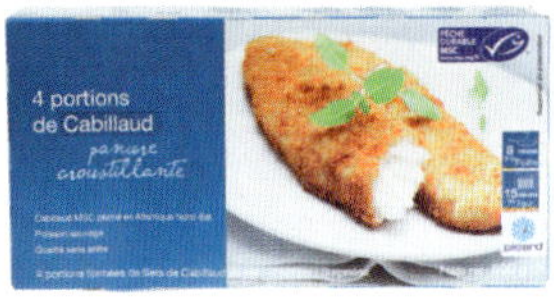

Données nutritionnelles pour : 100 g

- Valeur énergétique : 198 kcal
- Protéines : 13,7 g
- Glucides : 16,6 g, dont sucres : 2 g
- Lipides : 8,2 g, dont acides gras saturés : 0,9 g
- Fibres alimentaires : 1,1 g
- Sel : 0,53 g

FILETS DE CABILLAUD EN PANURE CROUSTILLANTE, AUCHAN®

65 % de filet de poisson et une panure à base de vraie farine et d'un bon choix d'huiles. Le taux de sel est également raisonnable.

Ingrédients :

- Filet de cabillaud (poisson) (*Gadus morhua* pêché en Atlantique nord-est) 65 %, panure 35 % : chapelure (farine de blé (contient gluten), levure, sel), enrobant (farine de blé (contient gluten), eau, gluten de blé, sel), huiles végétales (tournesol, colza), sel, extrait de levure. Traces éventuelles de lait et œuf, mollusques.

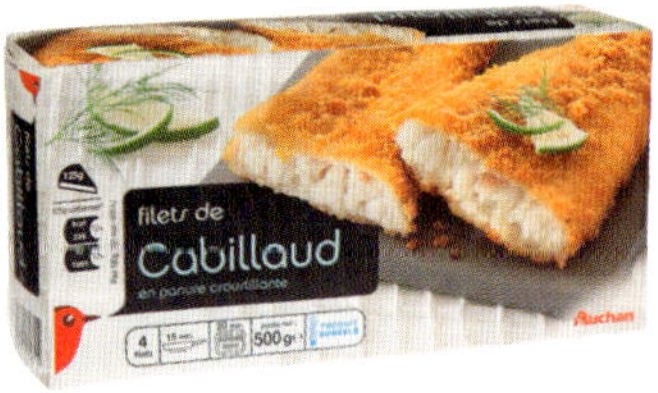

Données nutritionnelles pour : 100 g

- Valeur énergétique : 190 kcal
- Protéines : 12,8 g
- Glucides : 16,8 g, dont sucres : 1,1 g
- Lipides : 7,7 g, dont acides gras saturés : 0,7 g
- Fibres alimentaires : 1,4 g
- Sel : 0,58 g

TRANCHES PANÉES DE COLIN D'ALASKA, PRÉFRITES SANS ARÊTE, MONOPRIX®

70 % de filet de colin et une panure de qualité correcte, même si l'on se serait volontiers passé d'amidon de pomme de terre !

Ingrédients :

- Filet de colin d'Alaska (*Theragra chalcogramma*) pêché dans l'océan Pacifique 70 %, farine de blé, huile végétale de tournesol, amidon de pomme de terre, eau, sel, épices (poivre, curcuma, paprika), levure.

Données nutritionnelles pour : 100 g

- Valeur énergétique : 168 kcal
- Protéines : 12 g
- Glucides : 14 g, dont sucres : 2,5 g
- Lipides : 6,8 g, dont acides gras saturés : 0,8 g
- Fibres alimentaires : 1,4 g
- Sel : 0,73 g

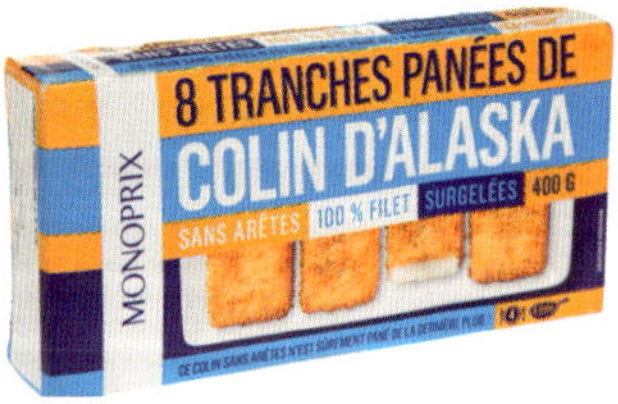

CROQUETTES DE POISSONS AIL ET FINES HERBES, FINDUS®

Moins de 50 % de chair hachée de poisson pour un produit surtout riche en glucides apportés par des ingrédients de petite qualité : flocons de pommes de terre, amidons et amidon modifié, farine de maïs, lactose… Les additifs ne manquent pas : arômes, gélifiant.

Ingrédients :

• Chair hachée de poisson 45 %, eau, farine de blé 18,2 %, huiles végétales (colza 7,6 %, coprah 1,5 %), flocons de pomme de terre 3,2 %, amidon (blé, pomme de terre, maïs), fines herbes (persil, basilic) 0,9 %, levure, sel, ail en poudre 0,4 %, lait écrémé en poudre, lactose et protéines de lait, épices, gélifiants : carraghénanes, farine de graine de caroube, amidon modifié, extrait d'ail, farine de maïs, extraits d'épices, épaississant : méthylcellulose, arômes naturels, sucre.

Données nutritionnelles pour : 100 g

- Valeur énergétique : 186 kcal
- Protéines : 11 g
- Glucides : 18 g, dont sucres : 1,2 g
- Lipides : 7,6 g, dont acides gras saturés : 0,5 g
- Fibres alimentaires : 1 g
- Sel : 0,74 g

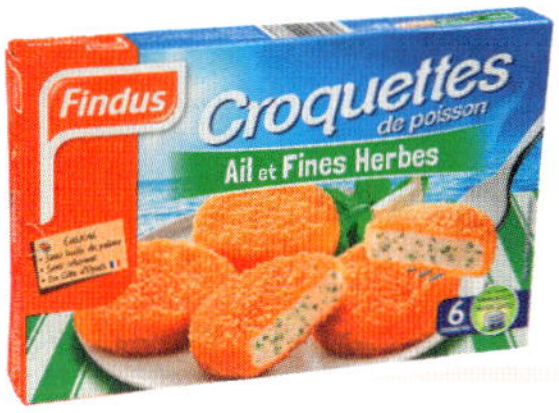

PETITS TRÉSORS, PANÉS DE POISSON BLANC, IGLO®

Pour les petites têtes blondes, on propose ici un produit attrayant en forme de poisson, d'étoile ou d'ancre de marine… mais qui contient surtout près de 20 % de glucides, 15 % de lipides et seulement 11,7 % de protéines provenant du poisson sans précision sur l'espèce.. Le taux de sel est également trop élevé !

Ingrédients :

• Poisson 48 %, chapelure (farine de blé, eau, levure, sel, épices), huile de colza, eau, farine de blé, amidon de blé, sel, semoule de riz, poudre à lever (acidifiant : sodiumcarbonates, amidon de blé), épices, sucre.

Données nutritionnelles pour : 100 g

- Valeur énergétique : 265 kcal
- Protéines : 11,7 g
- Glucides : 19,9 g, dont sucres : 1,4 g
- Lipides : 15,1 g, dont acides gras saturés : 1,1 g
- Fibres alimentaires : 1,3 g
- Sel : 1,2 g

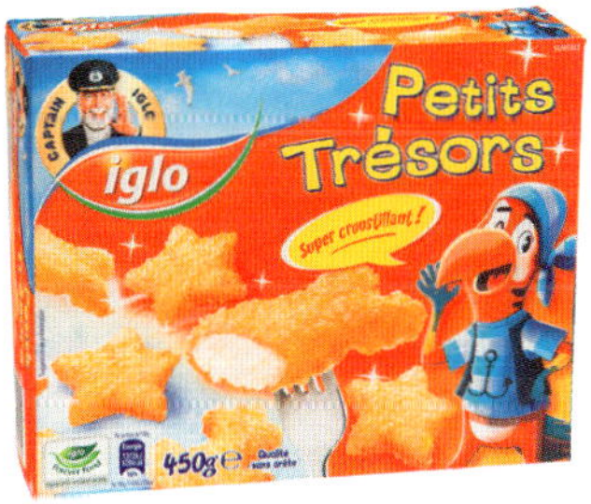

POISSON PANÉ SANS ARÊTES, CROUSTIBAT®, FINDUS®

Moins de 60 % de poisson sous forme de chair hachée et non de filet et de l'huile de coprah (huile riche en acides gras saturés), on aurait préféré 100 % huile de colza et moins de sel.

Ingrédients :

• Chair hachée de poisson blanc 59,7 %. Panure 40,3 % (farine de blé 19,3 %, eau, huiles végétales (colza 7,3 %, coprah), amidon, levure, sel, épices, arôme naturel).

Données nutritionnelles pour : 100 g

- Valeur énergétique : 195 kcal
- Protéines : 12 g
- Glucides : 17 g, dont sucres : 0,5 g
- Lipides : 8,6 g, dont acides gras saturés : 1,1 g
- Fibres alimentaires : 0,8 g
- Sel : 0,93 g

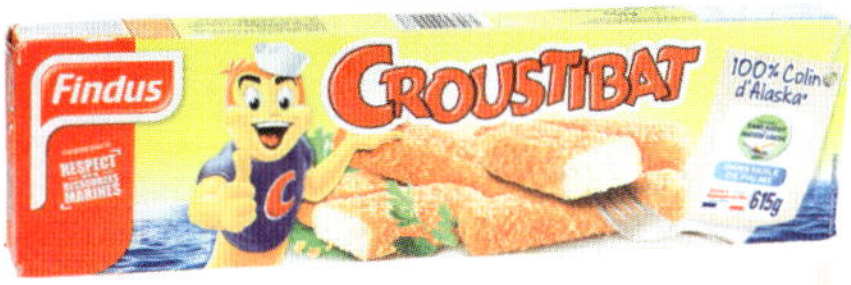

POMMES DE TERRE PRÉPARÉES, FRITES SURGELÉES

On trouve dans ce rayon des pommes de terre frites de différentes tailles et formes mais également des préparations élaborées à base de pommes de terre, comme les pommes noisettes (pommes de terre frites à base de purée), les pommes duchesse (purée de pommes de terre additionnée d'œufs et façonnée en diverses formes, généralement en rosaces), les pommes dauphine (mélange de purée de pommes de terre et de pâte à choux) ou encore les röstis.

COMMENT LES CHOISIR ?

On préfère les produits avec un taux important de vraies pommes de terre et non de pommes de terre déshydratées, et un minimum d'huile (moins de 5 % de lipides). On fuit les longues listes d'additifs, l'amidon modifié et l'huile de palme.
Si possible on minimise l'apport en sel du produit. Ainsi, les frites classiques sortent leur épingle du jeu.

LES PIÈGES

- Dès que l'on opte pour des frites au four, on remarque un ajout d'enrobage qui vient allonger la liste des ingrédients, d'autant qu'elles ne sont pas nécessairement moins grasses que les autres. Évitez les potatoes, sous leur image plus traditionnelle, pour les mêmes raisons.
- Les pommes rissolées sont plus grasses que les frites et on note un ajout systématique de dextrose.

CONSEILS DE CONSOMMATION

- On se limite à une consommation de friture deux fois par mois, à alterner avec vos autres produits frits (comme le poisson pané, par exemple).
- 1 portion = environ 150 g et impose de réduire l'apport en lipides sur le reste du repas.
- On surveille la sauce d'accompagnement, le ketchup bien choisi étant préférable aux autres sauces grasses comme les sauces frites, mayonnaises… (voir la partie « Sauces » dans la rubrique « Assaisonnements »).
- On évite de ressaler un produit déjà salé industriellement.

FRITES, POMMES NOISETTES, ETC.

FRITES TRADITION, MCCAIN®

Deux ingrédients en tout et pour tout, une huile de choix et seulement 4 % de matières grasses, c'est parfait ! Bien qu'il soit précisé « frites à la friteuse », il est plus intéressant de les cuire au four ou dans un appareil type Actifry®.

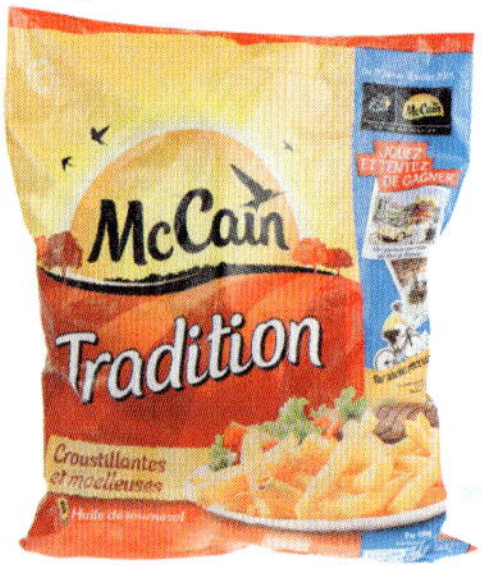

Ingrédients :

• Pommes de terre 96 %, huile de tournesol 4 %.

Données nutritionnelles pour : 100 g

• Valeur énergétique : 133 kcal
• Protéines : 2 g
• Glucides : 20,5 g
• Lipides : 4 g, dont acides gras saturés : 0,4 g, polyinsaturés : 2 g, monoinsaturés : 1,6 g
• Fibres alimentaires : 2,5 g
• Sel : 0,1 g

DUO DE RISSOLÉES, FINDUS®

Une recette originale avec des patates douces, mais surtout qui brille par sa liste d'ingrédients très simple et pas d'ajout de dextrose, ce qui est très rare pour les pommes rissolées. 5,4 % de lipides, c'est raisonnable et un taux de sel réellement modeste !

Ingrédients :

• Pommes de terre pré-frites (pommes de terre 57 %, huile de tournesol), patates douces pré-frites (patates douces 37 %, huile de tournesol).

Données nutritionnelles pour : 100 g

• Valeur énergétique : 165 kcal
• Protéines : 2,8 g
• Glucides : 21 g, dont sucres : 4,3 g
• Lipides : 6,5 g, dont acides gras saturés : 0,6 g
• Fibres alimentaires : 4,8 g
• Sel : 0,04 g

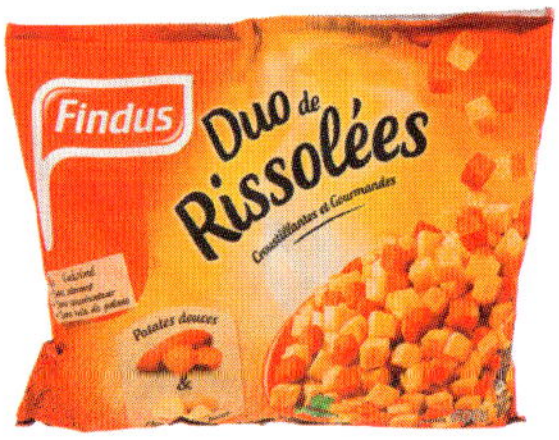

LA FRITE BELGE, MCCAIN®

Juste des pommes de terre et de l'huile. 3,5 % de lipides dans le produit fini et un taux de sel tout à fait raisonnable.

Ingrédients :

• Pommes de terre 95 %, huile de tournesol 5 %.

Données nutritionnelles pour : 100 g

• Valeur énergétique : 135 kcal
• Protéines : 2,5 g
• Glucides : 22 g
• Lipides : 3,5 g, dont acides gras saturés : 0,4 g, monoinsaturés : 1,4 g, polyinsaturés : 1,7 g
• Fibres alimentaires : 2,5 g
• Sel : 0,07 g

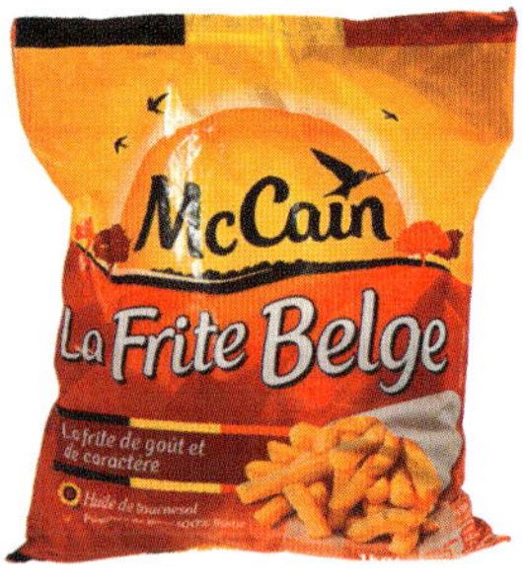

POMMES DAUPHINE, MCCAIN®

Le jeu, dans cette liste d'ingrédients, est de retrouver les pommes de terre… on ne trouve que de l'amidon ou des flocons déshydratés. Tout cela pour 16 % de lipides !

Ingrédients :

- Eau, farine de blé 17,1 %, huile de tournesol 14,5 %, œufs entiers salés 12 %, flocons de pommes de terre 10 %, amidon de blé, pommes de terre déshydratées, dextrose, épices.

Données nutritionnelles pour : 100 g

- Valeur énergétique : 267 kcal
- Protéines : 3,5 g
- Glucides : 26 g, dont sucres : 2,3 g
- Lipides : 16 g, dont acides gras saturés : 2,1 g
- Sel : 0,6 g

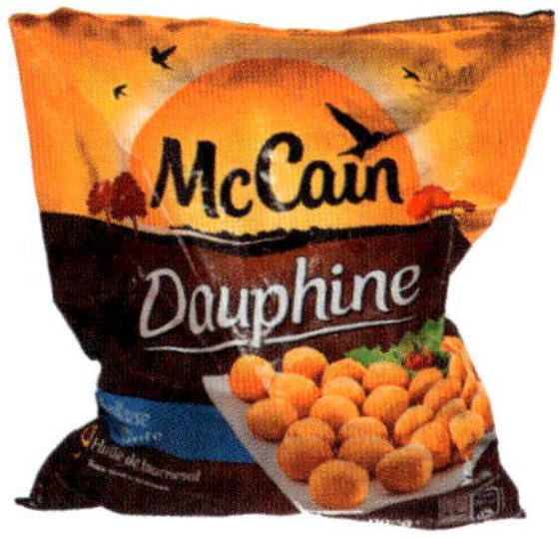

POM' TAM-TAM®, THIRIET®

Stabilisant, dextrose, sirop de glucose et amidon transformé, on cherche la frite dans tout ça !

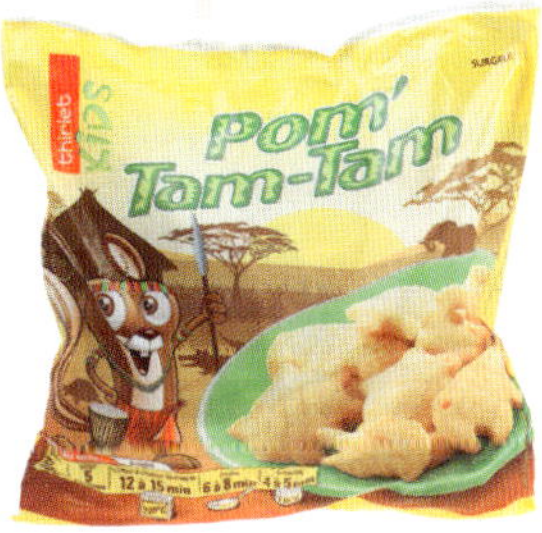

Ingrédients :

- Pommes de terre 85 %, huile de tournesol, farine de riz, pommes de terre déshydratées, sel, stabilisant : hydroxypropylméthylcellulose, dextrose, épices, sirop de glucose, amidon transformé.

Données nutritionnelles pour : 100 g (1 portion = 188 g)

- Valeur énergétique : 147 kcal
- Protéines : 2,4 g
- Glucides : 20,4 g, dont sucres : 0,4 g
- Lipides : 5,7 g, dont acides gras saturés : 0,9 g
- Fibres alimentaires : 2 g
- Sel : 0,59 g

MINI ROSTI'UP, MCCAIN®

Seulement 73 % de pommes de terre complétées avec des flocons et même l'oignon est en poudre. 9,5 % de lipides, on trouve mieux !

Ingrédients :

- Pommes de terre 73 %, pommes de terre déshydratées, huile de tournesol 9,5 %, sel, poudre d'oignons, dextrose, stabilisant : E464

Données nutritionnelles pour : 100 g

- Valeur énergétique : 213 kcal
- Protéines : 3 g
- Glucides : 27 g
- Lipides : 9,5 g, dont acides gras saturés : 1 g
- Fibres alimentaires : 3,5 g
- Sel : 0,24 g

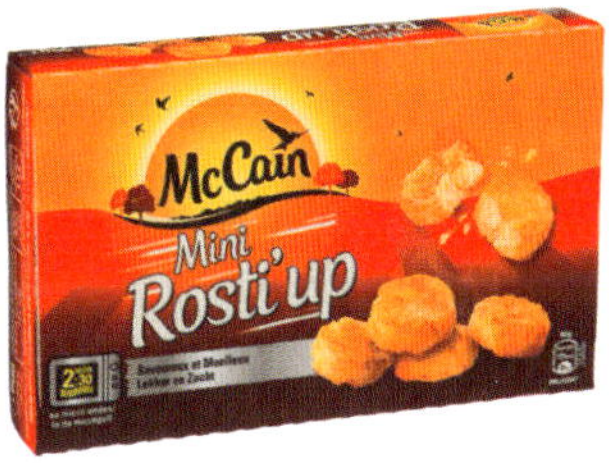

GLACES

Sous le terme de « glaces » se cachent en réalité de multiples préparations aux qualités nutritionnelles bien différentes.

- **Les glaces ou crèmes glacées,** comme les classiques vanille, café ou chocolat : il s'agit d'une base de crème anglaise reproduite industriellement par un mélange de protéines (laitières et/ou végétales et/ou d'œuf), de matières grasses (laitières et/ou végétales et/ou d'œuf), de sucres et de parfums variés. Il peut ensuite être désigné sous différentes dénominations selon les ingrédients mis en œuvre : glace au lait, glace aux œufs et même au soja. Elles apportent en moyenne 200 kcal aux 100 g et, en raison de la présence de lait, environ 100 mg de calcium pour 100 g, soit autant qu'un fromage blanc ! Il existe des crèmes glacées aux fruits, à ne pas confondre avec un sorbet.
- **Les glaces dites à l'américaine,** plus crémeuses, qui contiennent des inclusions : des morceaux de chocolat ou de biscuits, des noix ou/ou des nappages appelés également toppings (chocolat, caramel, coulis de fruits…), sont ainsi enrichies en calories.
- **Les glaces allégées,** avec des quantités de matières grasses et sucres réduites, et davantage d'eau, sont environ 30 % moins caloriques que les recettes originales, mais restent plus riches qu'un simple sorbet et surtout moins goûteuses. La qualité des ingrédients reste à surveiller, tout comme l'ajout d'additifs souvent en surnombre !
- **Les sorbets :** ils se composent d'un mélange d'eau, de sucre et de jus ou pulpe de fruits. Contrairement aux crèmes glacées, aucune matière grasse n'est ajoutée à leur préparation. Un sorbet doit contenir au minimum 15 % de pulpe, purée ou jus pour les fruits acides (cassis, citron…) ou les fruits à saveur forte (ananas, banane,…) et 35 % pour les fruits doux (fraise, poire…). Un sorbet « plein fruits » comprend au moins 45 % de fruits, 20 % pour les fruits acides et à saveur forte.

  Les sorbets riches en fruits conservent une grande partie de la vitamine C et des pigments antioxydants du fruit de base, et quand celui-ci est riche (cassis, fraises, etc.), deux boules de sorbet peuvent couvrir jusqu'à un tiers des besoins journaliers en vitamine C.

  Ces glaces sont proposées en bacs à partager, mais on trouve également de petits pots individuels, et également un grand nombre de bâtonnets, esquimaux, cônes… et autres formes plus variées et attrayantes les unes que les autres.

COMMENT LES CHOISIR ?

- Pour les sorbets, on cherche en priorité les plus riches en fruits, et contenant le moins d'additifs possible. On préfère l'utilisation de vrai sucre plutôt que le sirop de glucose-fructose, etc.
- Pour les crèmes glacées en format familial ou individuel, on favorise les produits à base d'aliments simples et nobles, tels que le lait et la crème, et on choisit les listes d'ingrédients les plus courtes.
- Côté calories, on préfère les sorbets aux glaces (2 boules de sorbet apportent autant de calories qu'un fruit). Les crèmes glacées apportent en plus une portion de graisses.
- On privilégie les bâtonnets de taille raisonnable, voire les minis, on évite les géants, maxi, double…

- On privilégie l'ajout de fruits, vraies gousses de vanille, vrai chocolat… et les arômes et colorants naturels. L'utilisation de bases contenant des arômes et colorants de synthèse et autres additifs en surnombre étant courante (même chez les glaciers ayant pignon sur rue).

LES PIÈGES

- Les sorbets en général qui ne devraient être que de l'eau, du fruit et du sucre et qui nous assomment avec des lignes entières d'ingrédients désastreux (huile de palme et sirop de glucose-fructose) et d'additifs en tout genre.
- Les glaces à l'eau, qui sont à base d'eau, de sucre ou de sirop et de colorants. À ne pas confondre avec les sorbets, elles n'apportent pas de vitamine C!
- Attention : toutes les glaces aux fruits ne sont pas des sorbets. Il existe des crèmes glacées à la fraise, par exemple, regardez bien la dénomination et la composition du produit acheté.
- Les glaces destinées aux enfants. Sous prétexte d'une une jolie forme, couleur ou d'une inclusion de bonbons, on oublie la qualité!

CONSEILS DE CONSOMMATION

- On essaie de réaliser ses propres sorbets et glaces afin de mieux maîtriser la composition finale du produit. Beaucoup de robots multifonctions le permettent et les sorbetières sont de plus en plus abordables.
- On s'autorise 2 boules de sorbet occasionnellement à la place d'un fruit et on peut se faire plaisir trois à quatre fois par mois avec une glace en boules, pots individuels ou bâtonnets en évitant les maxi formats.
- Si l'on ajoute un cornet, on considère cela comme la consommation d'un biscuit en plus de la glace ou du sorbet.
- Veillez à ranger le bac de glace rapidement après le service pour ne pas rompre la chaîne du froid, et à vous servir avec une cuillère à glace propre.
- Enfin, ne consommez jamais votre glace directement à la cuillère dans un bac non individuel. D'une part, pour gérer plus facilement la dose consommée. D'autre part, pour des raisons d'hygiène. La glace fondrait pendant la consommation, et serait ensemencée par la salive. On recongèle alors un véritable bouillon de culture dont le développement sera mis en sommeil au congélateur, mais repartira de plus belle à la prochaine sortie du bac.

LE FOISONNEMENT, UNE ÉTAPE CLÉ DE LA FABRICATION DES GLACES !

Une fois la base de préparation obtenue, puis pasteurisée, elle est refroidie, puis turbinée. Il s'agit d'un brassage à froid (– 4 °C). Pendant cette phase, on incorpore de l'air dans la glace afin de lui donner volume, légèreté et onctuosité. C'est le foisonnement. Sans cette étape, la glace serait en réalité un glaçon!

Une glace insuffisamment foisonnée manquera de légèreté. À l'inverse, une glace excessivement foisonnée perdra en saveur et fondra plus rapidement.

Le taux optimal de foisonnement, afin de garder une saveur intense en bouche et une préparation onctueuse à la dégustation, est d'environ 35 %. Dans les glaces industrielles, la moyenne est de 40 à 55 %… Ainsi, un litre de crème glacée peut peser au minimum 450 g de préparation… le reste étant complété par de l'air! On nous vend alors du vide!

On trouve désormais l'information sur les produits, par exemple : 1 litre = 540 g… plus ce poids est faible, plus l'inclusion d'air est élevée.

CRÈMES GLACÉES

CRÈME GLACÉE À LA VANILLE ISSUE DE L'AGRICULTURE BIOLOGIQUE, LECLERC BIO VILLAGE®

Une crème glacée à moins de 10 % de matières grasses, avec des ingrédients simples, même si on aurait apprécié moins d'additifs !

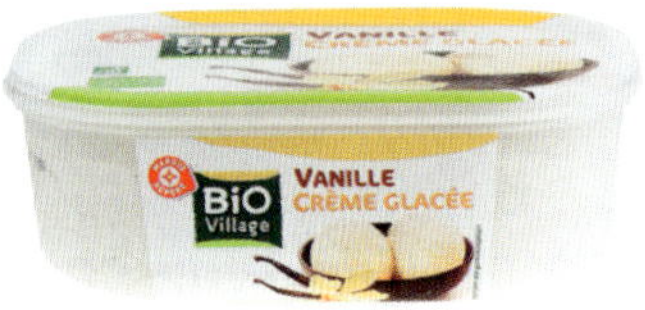

Ingrédients :

• Lait entier pasteurisé 58,2 %, sucre de canne 15,4 %, crème fraîche, poudre de lait écrémé 7 %, jaune et blanc d'œuf liquides, eau, émulsifiant : gomme d'acacia, arôme naturel de vanille Bourbon, épaississants : gomme de guar, farine de graines de caroube, gousses de vanille Bourbon épuisées et broyées.

Données nutritionnelles pour : 100 g

- Valeur énergétique : 180 kcal
- Protéines : 5 g
- Glucides : 23 g, dont sucres : 20 g
- Lipides : 7,5 g, dont acides gras saturés : 4,9 g

GLACE CHOCOLAT, PURE SÉLECTION PICARD®

Des ingrédients facilement identifiables et une recette quasi maison. On apprécie ce bel effort qualitatif avec, de plus, des ingrédients d'origine française. L'apport calorique reste tout à fait raisonnable !

Ingrédients :

• Lait entier* 59,3 %, chocolat noir Pérou 17,2 % (pâte de cacao, sucre, beurre de cacao, arôme naturel de vanille), sucre*, jaune d'œuf liquide pasteurisé*, cacao en poudre Pérou 2,9 %, lait écrémé en poudre*.

** Ingrédient d'origine française.*

Données nutritionnelles pour : 100 g

- Valeur énergétique : 222 kcal
- Protéines : 0,4 g
- Glucides : 30 g, dont sucres : 24,1 g
- Lipides : 10,4 g, dont acides gras saturés : 6,6 g

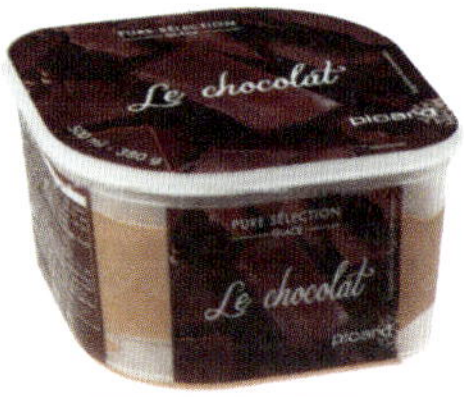

VANILLE, HÄAGEN-DAZS®

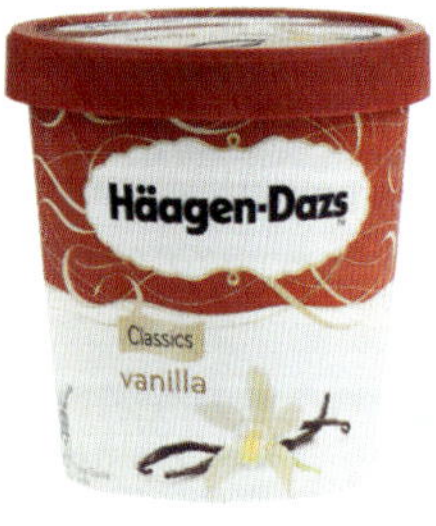

Seulement 5 ingrédients et aucun additif, on prend sans hésitation ! Un produit rare. Cette crème n'en reste pas moins un produit plaisir à 17 % de lipides.

Ingrédients :

• Crème fraîche, lait concentré écrémé, sucre, jaune d'œuf, arôme naturel de vanille.

Données nutritionnelles pour : 100 g

- Valeur énergétique : 250 kcal
- Protéines : 4,5 g
- Glucides : 19,7 g
- Lipides : 17,1 g

FAÇON GLACIER SAVEUR TARTE AU CITRON MERINGUÉE, CARTE D'OR®

On espère que les artisans glaciers n'utilisent pas les mêmes ingrédients : sirop de glucose-fructose, huiles de coco et palme, seule la photo est séduisante !

Ingrédients :

• Lait écrémé réhydraté, eau, sucre, sirop de glucose-fructose, sirop de fructose, huiles végétales (coco, palme), sirop d'oligofructose, farine de blé, jus de citron concentré 1,4 %, lactose et protéines de lait, lait écrémé concentré, beurre concentré, stabilisants : farine de graines de caroube, pectine, gomme de guar et carraghénanes, sirop de sucre caramélisé, concentré de carotte, émulsifiants : mono- et diglycérides d'acides gras, arômes, amidon de blé, correcteur d'acidité : acide citrique, blanc d'œuf, colorant : caroténoïdes, sel.

Données nutritionnelles pour : 100 g

- Valeur énergétique : 165 kcal
- Protéines : 1,6 g
- Glucides : 29 g, dont sucres : 25 g
- Lipides : 4,1 g, dont acides gras saturés : 3,5 g

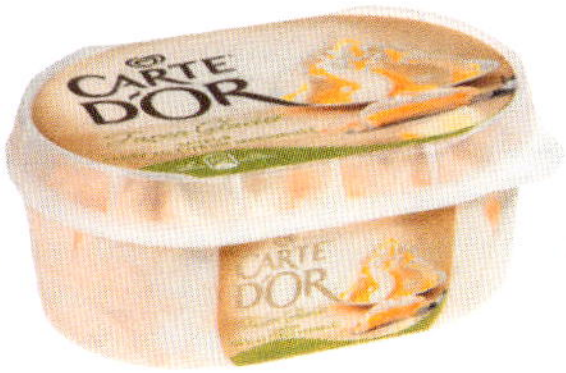

CRÈME GLACÉE VANILLE ET CHOCOLAT, CLASSIC, MAGNUM®

Des sirops de sucre et beaucoup d'additifs... peut mieux faire !

Ingrédients :

• Lait écrémé réhydraté, sucre, crème 17 %, sirop de glucose-fructose, beurre de cacao*, pâte de cacao*, lait en poudre entier, lait écrémé en poudre ou concentré, beurre concentré, sirop de glucose, émulsifiants : E471, lécithine de soja et E476, stabilisants : E410, E412 et E407, gousses de vanille épuisées broyées, arôme naturel de vanille avec autres arômes naturels, arôme, colorant : E160a.

** Ingrédient issu de l'agriculture biologique.*

Données nutritionnelles pour : 100 g

- Valeur énergétique : 217 kcal
- Protéines : 2,4 g
- Glucides : 21 g, dont sucres : 19 g
- Lipides : 14 g, dont acides gras saturés : 8,5 g

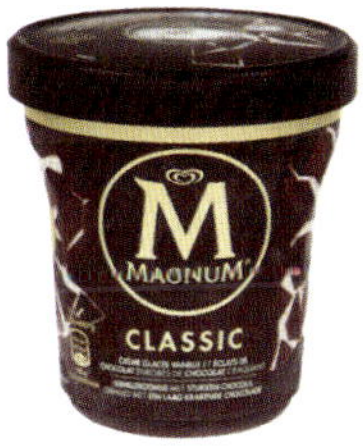

CARAMEL BEURRE SALÉ, PETITS CARAMELS CROQUANTS, LA LAITIÈRE®, NESTLÉ®

La belle image authentique de la laitière de Vermeer ne peut rien contre cette recette très sucrée à base de sucre, sirop de sucre, caramel et colorant caramel, sans compter le cumul des graisses de palme, palmiste et coco et les nombreux additifs !

Ingrédients :

• Crème glacée caramel, sauce 10 % et morceaux 3 % au caramel et beurre salé : lait écrémé, crème, eau, sirop de glucose, sucre, caramel 7,5 % (sucre, eau), lactose et protéines de lait, lait écrémé concentré sucré (lait écrémé, sucre), beurre salé 0,9 %, colorant : caramel ordinaire, huiles végétales (palme, palmiste, coco, en proportion variable), émulsifiants : mono- et diglycérides d'acides gras et lécithines de soja, arôme naturel, stabilisants : farine de graines de caroube, gomme guar, carraghénanes et E407a, lait écrémé en poudre, sel

Données nutritionnelles pour : 100 g

- Valeur énergétique : 219 kcal
- Protéines : 2,3 g
- Glucides : 32 g, dont sucres : 20 g
- Lipides : 9 g, dont acides gras saturés : 24,5 g

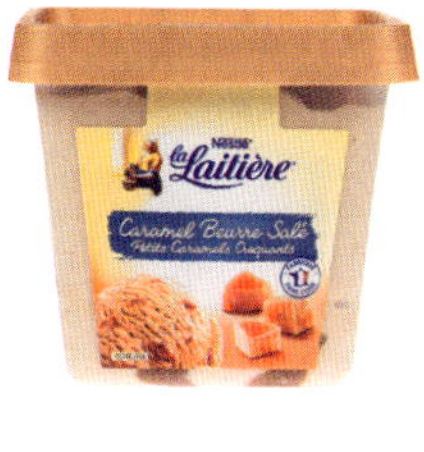

SORBETS

LA FRAISE, SORBET PURE SÉLECTION, PICARD®

Pas loin de 70 % de purée de fraises, du vrai sucre et un liant à base d'une fibre naturelle. Un sans-faute !

Ingrédients :
- Purée de fraise* 67,9 %, sucre*, eau, fibre de chicorée.

** Ingrédient d'origine française.*

Données nutritionnelles pour : 100 g (500 ml = 380 g)
- Valeur énergétique : 116 kcal
- Protéines : 0,3 g
- Glucides : 25,4 g, dont sucres : 25 g
- Lipides : 0,2 g
- Fibres alimentaires : 5,7 g

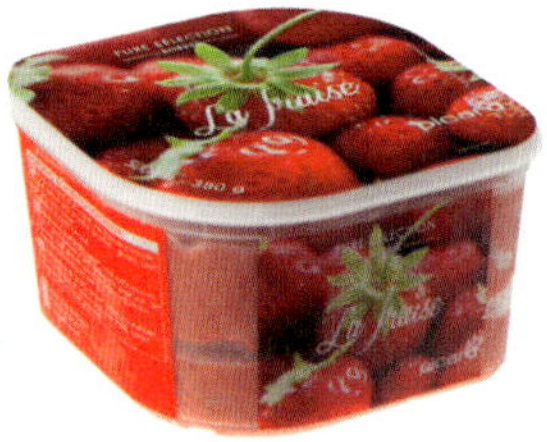

SORBET CLÉMENTINE, LABEYRIE®

Il s'agit d'un sorbet plein fruits avec une liste d'ingrédients parmi les plus courtes, on regrette toutefois l'utilisation de dextrose et sirop de sucre déshydraté.

Ingrédients :
- Jus de clémentine 60 %*, sucre, eau, sirop de glucose déshydraté, dextrose, fibres d'agrumes, stabilisant : pectines.

** Pourcentage dans le sorbet.*

Données nutritionnelles pour : 100 g
- Valeur énergétique : 123 kcal
- Protéines : 0,4 g
- Glucides : 29,5 g, dont sucres : 23,8 g
- Lipides : 0,1 g

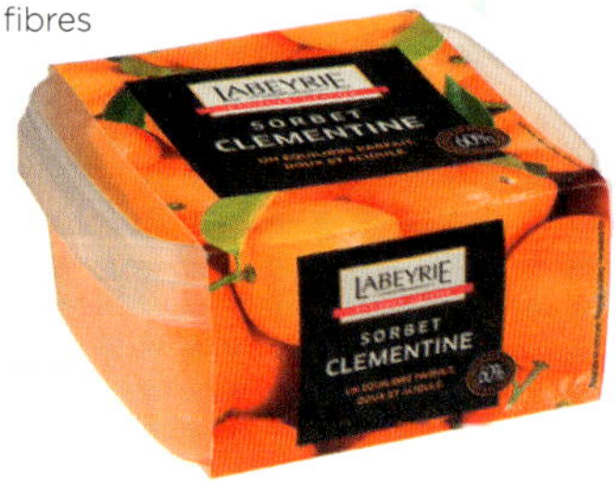

SORBET CITRON BIO, THIRIET®

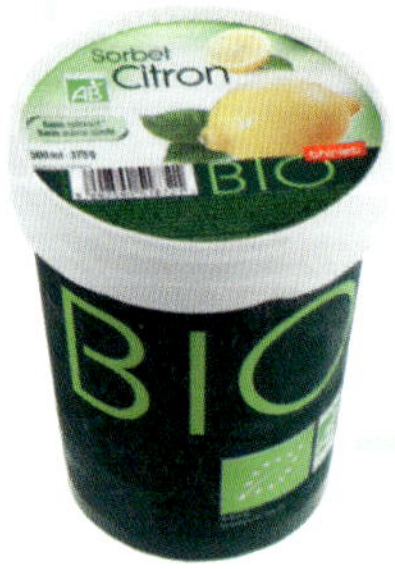

On apprécie la très courte liste d'ingrédients en comparaison aux autres sorbets du marché.

Ingrédients :
- Eau, pulpe de citron* 25 %, sucre de canne*, sirop de glucose*, gélifiant : pectine, acidifiant : acide citrique.

** Ingrédient issu de l'agriculture biologique.*

Données nutritionnelles pour : 100 g (500 ml = 375 g)
- Valeur énergétique : 119 kcal
- Protéines : 0,2 g
- Glucides : 28,8 g, dont sucres : 23,4 g
- Lipides : 3,8 g, dont acides gras saturés : 2,4 g

SORBET COCO, PICARD®

Le sorbet coco a une composition particulière car réalisé à partir d'un fruit naturellement riche en lipides. Mais ici, on achète surtout de l'eau, du sirop de glucose-fructose qui arrive même avant le sucre et bien avant la noix de coco ! La suite de la liste n'est guère plus réjouissante.

Ingrédients :

• Eau, sirop de glucose-fructose de blé, sucre, noix de coco en poudre 7,8 %, noix de coco râpée 3 % (noix de coco, conservateur : anhydride sulfureux), arôme naturel, protéines de pois hydrolysées, émulsifiants : mono- et diglycérides d'acides gras d'origine végétale, stabilisants : farine de graines de caroube et gomme de guar.

Données nutritionnelles pour : 100 g (1 litre = 600 g)

- Valeur énergétique : 180 kcal
- Protéines : 1,1 g
- Glucides : 27,3 g, dont sucres : 23,8 g
- Lipides : 7,1 g, dont acides gras saturés : 6,6 g

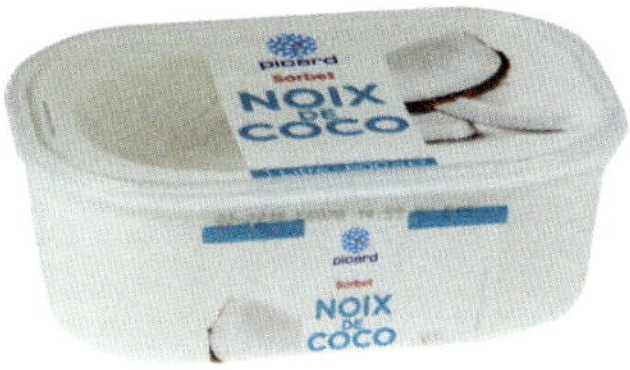

SORBET AU CITRON AVEC MORCEAUX, CARTE D'OR®

Du sucre sous toutes ses formes, dont le sirop de glucose-fructose que l'on fuit, seulement 2,5 % de citron en morceaux et du jus à base de concentré, il y a mieux !

Ingrédients :

• Eau, citron 26 % (jus de citron à base de jus concentré et morceaux), sirop de glucose-fructose, sucre, sirop de glucose, sirop d'oligofructose, stabilisants : farine de graines de caroube, pectine et carraghénanes, protéines de lait et lactose, arômes.

Données nutritionnelles pour : 100 g (2 boules = 100 ml = 65 g)

- Valeur énergétique : 120 kcal
- Protéines : < 0,5 g
- Glucides : 29 g, dont sucres : 24 g
- Lipides : < 0,5 g, dont acides gras saturés : < 0,5 g

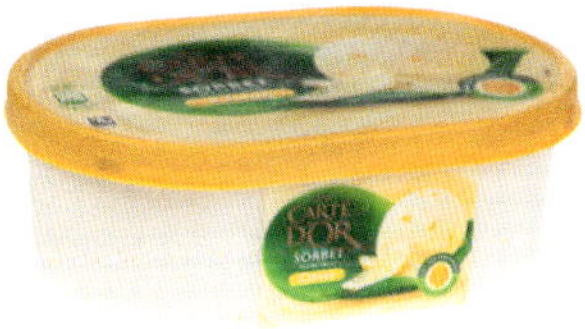

SORBET FRAMBOISE, ESKISS®, LECLERC MARQUE REPÈRE®

Moins de 30 % de framboises et un véritable magma de produits néfastes tels le sirop de glucose-fructose, les colorants, les gélifiants et les acidifiants.

Ingrédients :

• **Sorbet framboise 92 % :** eau, purée de framboise 27 %, sucre, sirop de glucose-fructose, arôme naturel framboise, jus concentré de sureau, gélifiants : pectines, gomme tara, gomme xanthane, acidifiant : acide citrique, colorant : rouge de betterave, protéines de pois hydrolysées (pois, sucre).

• **Préparation de morceaux de framboise 8 % :** morceaux de framboise 4,6 %, sucre, sirop de glucoses-fructose, eau, amidon modifié de maïs, gélifiants : gomme xanthane, carraghénanes, arôme naturel, correcteur d'acidité : E332, jus concentré de fruits rouges. % exprimés sur le produit total.

Données nutritionnelles pour : 100 g (1 litre = 540 g)

- Valeur énergétique : 113 kcal
- Protéines : 0,3 g
- Glucides : 27,3 g, dont sucres : 25,7 g
- Lipides : 0,1 g, dont acides gras saturés : < 0,1 g
- Sel : 0,07 g

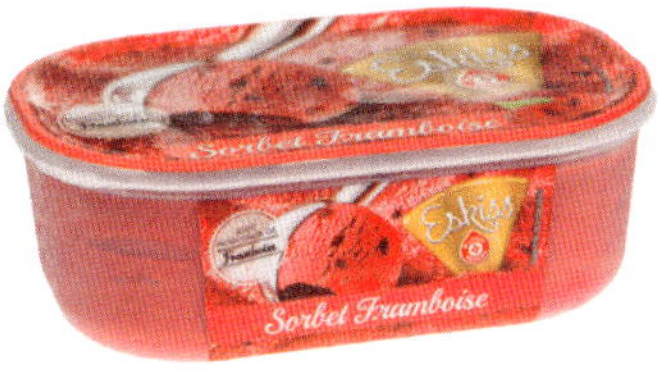

GLACES INDIVIDUELLES

6 TUTTI FRUTTI DE GLACE À L'EAU, PICARD®

Une recette un peu sucrée, on préférerait voir les jus et purée en premier ingrédient, mais la composition reste très simple avec seulement un stabilisant, et sa petite portion (46 g) permet vraiment d'en modérer la consommation.

Ingrédients :

- Eau, sucre, jus d'ananas 12,4 %, jus d'orange 9 %, purée de pomme 7,5 %, jus de citron, purée de framboise 4,9 %, stabilisant : gomme guar, extrait de pomme 0,1 %, extrait d'orange 0,07 %, concentrés (pomme, carthame, citron, spiruline).

Données nutritionnelles pour : 100 g

- Valeur énergétique : 86 kcal (39 kcal le bâtonnet)
- Protéines : < 0,65 g
- Glucides : 22 g, dont sucres : 22 g
- Lipides : 0,8 g, dont acides gras saturés : < 0,01 g

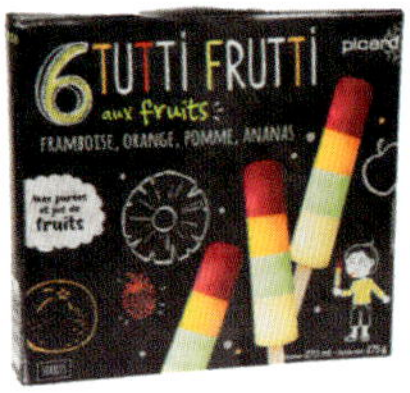

4 POULES GLACÉES, CHOCO COLLECTION, PICARD®

On apprécie la qualité des premiers ingrédients de la liste : du lait entier, du chocolat pur beurre de cacao, même si une liste d'ingrédients plus courte nous aurait davantage plu. Le format de 35 g permet un apport calorique par portion modeste pour un plaisir chocolaté.

Ingrédients :

- Lait entier (Belgique) 56,6 %, chocolat noir 13 % (pâte de cacao, sucre, beurre de cacao, émulsifiant : lécithine de soja, arôme naturel de vanille), sucre, crème liquide 8,6 % [crème (lait), stabilisant : carraghénanes], sirop de sucre inverti, lait écrémé en poudre, émulsifiants : mono- et diglycérides d'acides gras d'origine végétale, épaississants : farine de graines de caroube et gomme guar.

Données nutritionnelles pour : 100 g (1 bâtonnet de 35 g = 78 kcal)

- Valeur énergétique : 222 kcal
- Protéines : 4 g
- Glucides : 25,9 g, dont sucres : 24,6 g
- Lipides : 10,9 g, dont acides gras saturés : 7,4 g

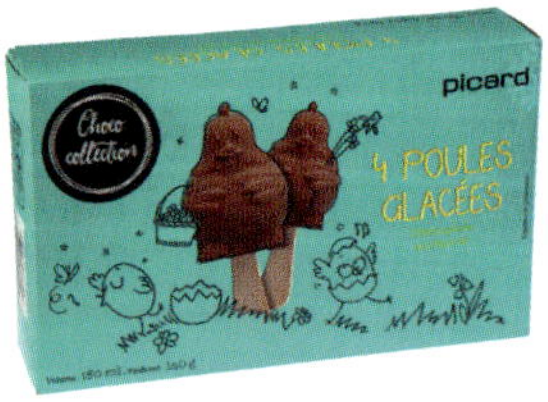

6 CÔNES GLACÉS AU CARAMEL, DAIM®

Une liste d'ingrédients à rallonge… des ingrédients bas de gamme… on est loin de la recette d'une belle crème glacée! Le produit final est extrêmement sucré!

Ingrédients :

• Lait écrémé reconstitué, sucre, graisses végétales (coco, palme), grains de caramel croquant avec chocolat au lait (sucre, huile de palme, beurre de cacao, pâte de cacao, lactosérum en poudre (lait), lait écrémé en poudre, beurre concentré, amandes 2,7 %, amidon de maïs, préparation à base de lactosérum (lait), lait écrémé concentré sucré, sel, émulsifiant : lécithine de soja, arômes), bonbons au caramel croquant enrobés de chocolat au lait (sucre, huile de palme, beurre de cacao, pâte de cacao, lactosérum en poudre (lait), amandes 3 %, lait écrémé en poudre, beurre concentré, préparation à base de lactosérum (lait), lait écrémé concentré sucré, sel, agents d'enrobage : gomme arabique et maltodextrine, émulsifiant : lécithine de soja, arômes), farine de blé, lactosérum (lait), lait écrémé concentré, sirop de glucose, crème, sirop de glucose-fructose, lait concentré, émulsifiants : mono- et diglycérides d'acides gras et lécithine de soja, stabilisants : farine de graines de caroube, gomme guar et pectines, poudre de cacao maigre, lait écrémé en poudre, sel, arômes, concentré de carotte.

Données nutritionnelles pour : 100 g (1 cône = 110 ml = 65 g)

• Valeur énergétique : 343 kcal
• Protéines : 3,2 g
• Glucides : 40 g, dont sucres : 31,4 g
• Lipides : 18,7 g, dont acides gras saturés : 14 g

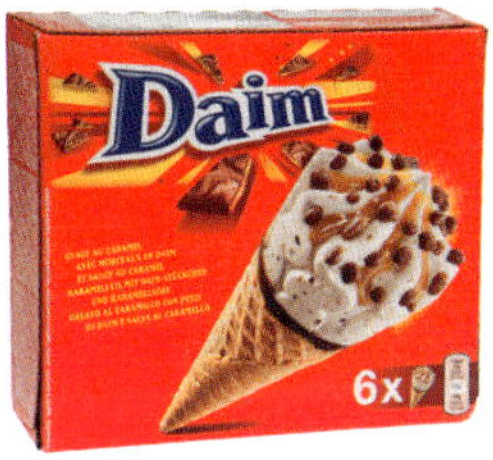

SORBET FRUITS ROUGES, EXTRÊME, NESTLÉ®

On nous propose un cône sorbet fruits rouges, or la recette contient des jus concentrés, du sirop de glucose et un ajout d'huiles végétales qui n'entre habituellement pas dans la recette d'un sorbet. La qualité n'est pas au rendez-vous!

Ingrédients :

• Eau, sucre, fraise 14 %, cassis et cassis à base de concentré 9 %, farine de blé, sirop de glucose, huiles végétales (coco, palme), framboise et framboise à base de concentré 1,5 %, dextrine (fibres), jus de citron à base de concentré, jus concentrés (sureau, raisin rouge, crotte noire), cacao maigre, sirop de glucose-fructose, émulsifiants : lécithines (soja), mono- et diglycérides d'acides gras, sirop de sucre inverti, lactose et protéines de lait, stabilisants : farine de graines de caroube, gomme guar, pectines et gomme xanthane, correcteurs d'acidité : acide citrique et citrates de sodium, alcool gélifié 0,2 %, arômes naturels, midon modifié, humectant : glycérol, colorants : rouge de betterave et caroténoïdes, sel.

Données nutritionnelles pour : 100 g (1 cône de 71 g = 145 kcal)

• Valeur énergétique : 205 kcal
• Protéines : 1,5 g
• Glucides : 34,6 g, dont sucres : 25,5 g
• Lipides : 5,8 g, dont acides gras saturés : 3 g

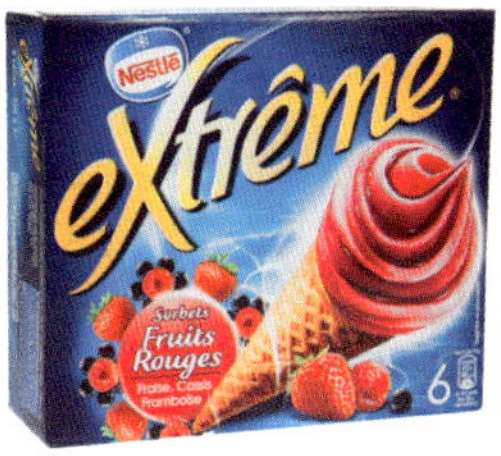

6 SMOOTHIES ANANAS/PASSION, THIRIET®

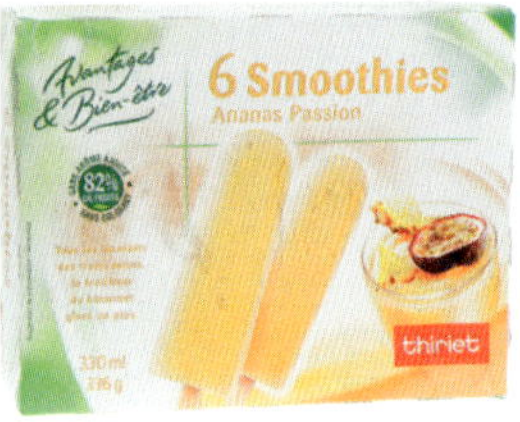

Une recette très simple et presque maison, au sirop de glucose près...

Ingrédients :

- Fruits 82 % (pomme (antioxydant : acide ascorbique), mangue, ananas 14 %, fruit de la passion 8 %, banane), sirop de glucose, sucre.
- Données nutritionnelles pour : 100 g

Valeur énergétique : 87 kcal

- Protéines : 0,5 g
- Glucides : 20,3 g, dont sucres : 16,6 g
- Lipides : 0,2 g, dont acides gras saturés : < 0,1 g

BARRES GLACÉES AFTER DINNER CLASSIC, MAGNUM®

La qualité des ingrédients est préférable à celle de nombreux produits en rayon, avec un chocolat pur beurre de cacao et l'utilisation de sucre et non de sirop de glucose-fructose. On aurait préféré moins d'additifs, mais la portion de 30 g en fait un petit plaisir à 100 kcal tout à fait correct.

Ingrédients :

- Glace vanille enrobée de chocolat au lait 35 % : lait écrémé réhydraté, sucre, beurre de cacao*, pâte de cacao*, huile de coco, lait en poudre entier, lait concentré écrémé, beurre concentré, lactose et protéines de lait, émulsifiants : E471, lécithine de soja et E476, stabilisants : E410 et E407, gousses de vanille épuisées broyées, arôme naturel de vanille avec autres arômes naturels, arôme, colorant : caroténoïdes.

** Ingrédient vérifié par Rainforest Alliance.*

Données nutritionnelles pour : 100 g (1 bâtonnet de 30 g = 100 kcal)

- Valeur énergétique : 290 kcal
- Protéines : 3,5 g
- Glucides : 24 g, dont sucres : 24 g
- Lipides : 20 g, dont acides gras saturés : 15 g

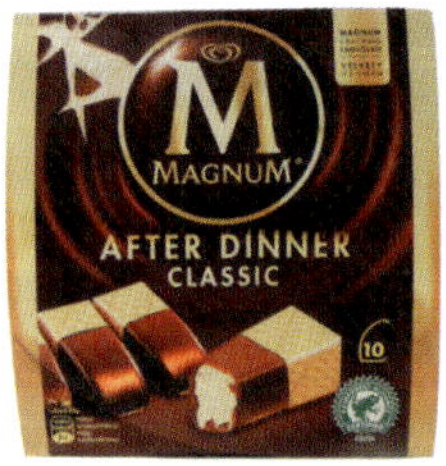

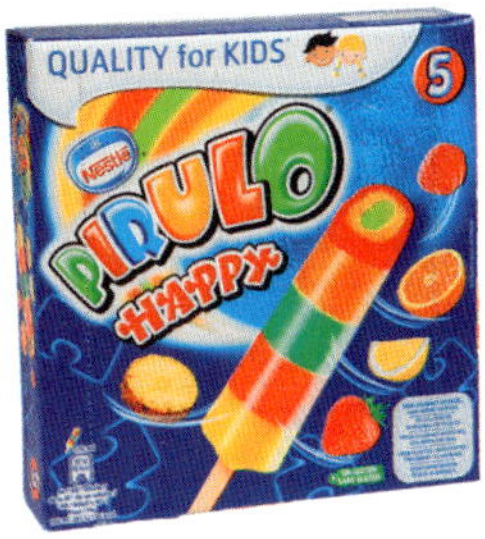

BÂTONNETS AUX FRUITS PIRULO HAPPY, NESTLÉ®

15 % de jus de fruits, mais pour le reste, de l'eau, du sucre sous différentes formes et des additifs... On évite !

Ingrédients :

• Eau, sirop de sucre inverti, jus de fruits 15 % (ananas, framboise, citron, orange à base de concentré et purée de fraise), sucre, arômes naturels, acidifiants : acide citrique et acide malique, concentrés de végétaux : spiruline et carthame, stabilisants : gomme de guar, farine de graines de caroube et pectines, sirop de glucose-fructose, colorants : rouge de betterave, curcumine, cochenille et rocou.

Données nutritionnelles pour : 100 g (1 bâtonnet de 70 g = 46 kcal)

• Valeur énergétique : 66 kcal
• Protéines : 0,1 g
• Glucides : 16,3 g, dont sucres : 14,5 g
• Lipides : 0,3 g

BÂTONNETS À LA VANILLE ENROBAGE FRAISE LA REINE DES NEIGES, DISNEY®

Dans cette nouvelle recette, le sucre est diminué (de 20 g à 11,9 g) et remplacé par des polyols (sucres alcools), est-ce vraiment intéressant en qualité ? La réponse est non ! Mise à part le petit avantage de ces sucres d'être moins cariogènes. La jolie couleur et la forme de cœur ne nous séduisent guère quand il s'agit d'un mélange de sucre sous différentes formes, graisses saturées et d'un cocktail d'additifs impressionnant !

Ingrédients :

• Eau, lait écrémé réhydraté, sucre, agent de charge : E1200, édulcorants : érithrytol, sirop de maltitol, fibre de chicorée, purée de fraise 2,3 %, sirop de glucose, poudre de lactosérum enrichie en protéines (lait), graisse végétale de coprah, émulsifiants : E471-E472b, gélifiants : E410-E412, colorants : E162-E160a, arôme naturel, arôme naturel de vanille, acidifiant : E330, sel, vitamine D, vitamine B12.

Données nutritionnelles pour : 100 g (1 bâtonnet de 43 g = 40 kcal)

• Valeur énergétique : 92 kcal
• Protéines : 1,5 g
• Glucides : 21,6 g, dont sucres : 11,9 g, polyols : 2,1 g
• Lipides : 1,3 g, dont acides gras saturés : 1,2 g

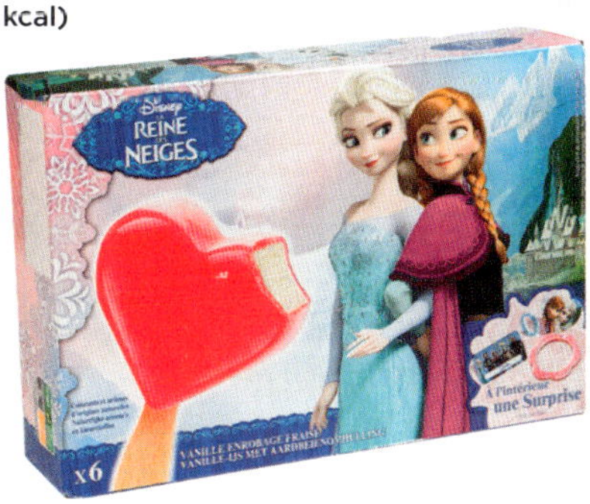

PÂTISSERIES SURGELÉES

Les pâtisseries sont des desserts plaisirs et festifs !

Dans leur recette de base, elles sont élaborées avec des ingrédients nobles, tels que la farine, le lait, le beurre, la crème, les œufs, le sucre…

Si elles étaient traditionnellement préparées maison ou achetées chez un artisan pâtissier, aujourd'hui les industriels mettent désormais à notre disposition toute une gamme de produits au rayon surgelés. Ceci est d'autant plus intéressant que les pâtisseries sont des produits bactériologiquement fragiles à acheter au plus tôt la veille de la consommation.

Toutefois, pour garder une stabilité de forme et texture à la décongélation, les ajouts d'additifs y sont nombreux et la recette traditionnelle semble bien loin de ce que l'on nous propose.

Étant donné le caractère occasionnel de cette consommation, on préfère un produit acheté chez un artisan pâtissier. Certains professionnels utilisent également une partie de produits industriels surgelés en vitrine, mais sont alors tenus d'en informer le client grâce au logo du « flocon de neige » ou « petit pingouin ».

LA TARTE AUX FRAMBOISES, MARIE®

Peu d'additifs et des ingrédients simples. Un bon produit !

Ingrédients :

- Framboises 40 %, purée de framboises 10 %, sucre, eau, morceaux de pistaches 0,8 % gélifiant, jus de citron concentré, pâte sablée pur beurre 34,4 % (farine de blé 17 %, sucre, beurre pâtissier 5,4 %, œufs entiers, eau, poudre à lever : amidon de blé, E500, E 336, sel.

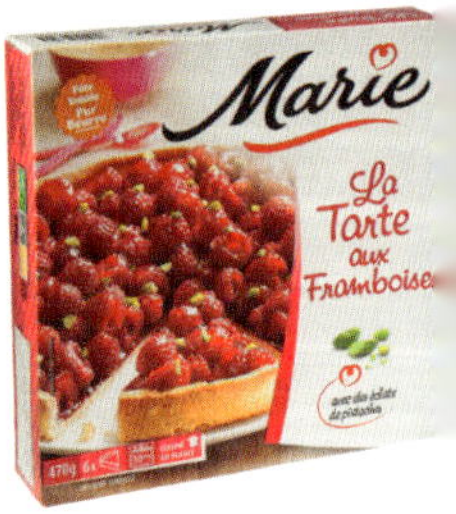

Données nutritionnelles pour : 100 g

- Valeur énergétique : 232 kcal
- Protéines : 3 g
- Glucides : 36,3 g, dont sucres : 21,4 g
- Lipides : 7,4 g, dont acides gras saturés : 4,9 g
- Fibres alimentaires : 3,9 g

PROFITEROLES, CARREFOUR®

La qualité des ingrédients n'est pas du tout au rendez-vous et les additifs multipliés. On évite!

Ingrédients :

• **Profiteroles 71,5 % :** crème glacée à la vanille 50 % (lait écrémé, crème fraîche, eau, sucre, sirop de glucose-fructose, lactose, protéines du lait, beurre concentré, arôme naturel de vanille, émulsifiants : mono- et diglycérides d'acides gras, stabilisants : farine de graines de caroube, gomme de guar, carraghénanes, colorant : caroténoïdes, gousses de vanille broyées épuisées), œufs, farine de blé, huile de palme*, grains de sucre 1,8 %, sel.

• **Sauce au chocolat 28,5 % :** eau, sucre, chocolat 4,2 % (pâte de cacao, sucre, arôme naturel de vanille), cacao en poudre 3,1 %, crème fraîche, sirop de glucose-fructose, émulsifiants : mono- et diglycérides d'acides gras, gélifiant : carraghénanes. (% exprimés sur l'ensemble du produit).

** Ce produit contribue à la production d'huile de palme durable certifiée RSPO.*

Données nutritionnelles pour : 100 g

• Valeur énergétique : 253 kcal
• Protéines : 5,3 g
• Glucides : 29 g, dont sucres : 24 g
• Lipides : 12 g, dont acides gras saturés : 7,2 g

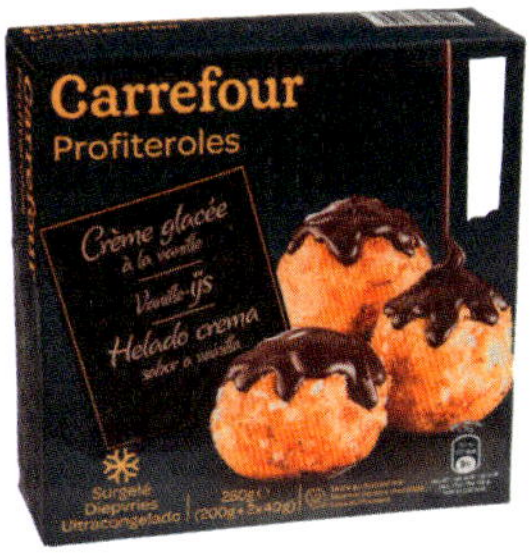

4 ÉCLAIRS AU CHOCOLAT, PICARD®

La qualité des ingrédients nous déçoit!

Ingrédients :

• Eau, lait réhydraté, préparation pour crème pâtissière [sucre, amidon transformé de pomme de terre, lait entier réhydraté, lactosérum (lait) en poudre, épaississant : gomme xanthane], chocolat 13,6 % (pâte de cacao, sucre, beurre de cacao, émulsifiant : lécithine de soja), œuf frais pasteurisé, farine de blé (gluten), lait écrémé réhydraté, beurre concentré (lait), crème liquide [crème (lait), stabilisants : carraghénanes], pâte à glacer [sucre, matière grasse végétale (palme, palmiste, karité), lactosérum (lait) en poudre, émulsifiant : lécithine de soja, arôme naturel de vanille], nappage (eau, sirop de glucose de blé, sucre, gélifiants : pectines, carraghénanes et gomme xanthane, acidifiant : acide citrique), cacao maigre en poudre 1,1 %, sirop de glucose de blé, sel.

Données nutritionnelles pour : 100 g (1 éclair de 60 g = 170 kcal)

• Valeur énergétique : 283 kcal
• Protéines : 5,2 g
• Glucides : 29,8 g, dont sucres : 17,7 g
• Lipides : 15,1 g, dont acides gras saturés : 9,2 g

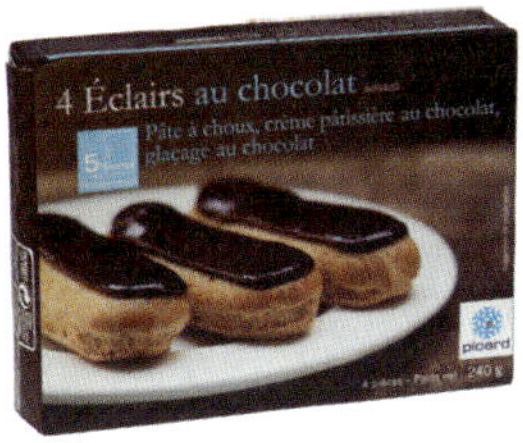

9 PETITS CANELÉS PICARD®

On aime la simplicité de la recette qui ne contient aucun additif! Bien sûr, on aurait préféré une recette plus proche de la version maison, avec le lait en premier ingrédient.

Ingrédients :

- Eau, sucre, farine de blé (gluten), rhum 5,9 %, lactose (lait) et protéines de lait, arôme naturel de vanille 0,6 %, œuf entier en poudre.

Données nutritionnelles pour : 100 g (1 canelé de 30 g = 82 kcal)

- Valeur énergétique : 275 kcal
- Protéines : 4,1 g
- Glucides : 62,5 g, dont sucres : 41,9 g
- Lipides : 0,8 g, dont acides gras saturés : 0,2 g

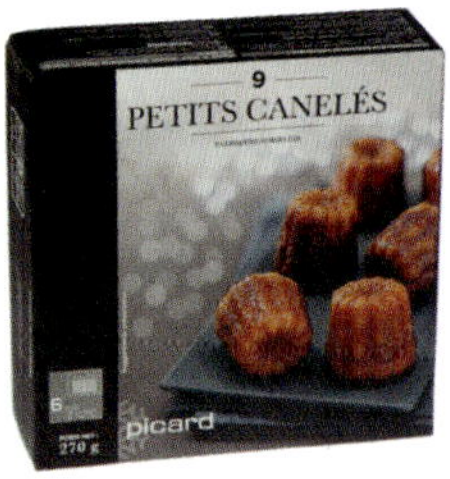

TARTE TATIN, MMM !®, AUCHAN®

Une recette simple avec des ingrédients de qualité, à déguster en juste quantité cependant!

Ingrédients :

- Pommes 55,7 %, farine de blé (contient gluten), sucre, beurre (contient lait) pâtissier 6,9 %, caramel 6,9 % (sucre, eau), compote de pommes 3 % (pommes 2,5 %, sucre, antioxydant : acide ascorbique, acidifiant : acide citrique), œufs entiers, eau; poudres à lever : diphosphate et carbonate de sodium, sel.

Données nutritionnelles pour : 100 g

- Valeur énergétique : 251 kcal
- Protéines : 1,9 g
- Glucides : 37,4 g, dont sucres : 19,5 g
- Lipides : 9,9 g, dont acides gras saturés : 7,1 g
- Fibres alimentaires : 2,2 g
- Sel : 0,22 g

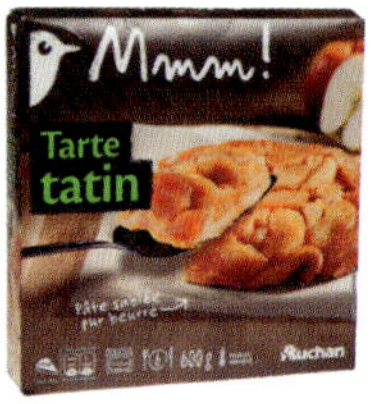

VACHERINS, MYSTÈRES, NOUGATS ET BÛCHES GLACÉES À PARTAGER

Il s'agit le plus souvent d'une base de crème glacée et parfois de sorbets agrémentés de meringue, chocolat, noisettes ou autres graines, fruits secs, biscuit moelleux ou croustillant... Ces desserts glacés se veulent particulièrement esthétiques, et cela au prix de nombreux additifs, et même enrobages, permettant ce façonnage.

Les listes des ingrédients sont ainsi assez longues et leur qualité rarement une priorité.

La valeur calorique reste néanmoins raisonnable, allant de 125 kcal aux 100 g pour les plus simples et ceux à base de sorbets, jusqu'à 350 kcal aux 100 g pour les crèmes glacées aux nombreuses inclusions.

On gardera surtout un œil sur la portion consommée, qui reste à doser sur ces produits à partager. La portion conseillée est souvent de 100 ml, soit environ 60 g.

L'OBSESSION CHOCOLAT-FRAMBOISES, RECETTE LENÔTRE®, LABEYRIE®

Nous sommes déçus par la complexité chimique de cette recette qui n'est pas en accord avec le prestige de la marque.

Ingrédients :

• **Mousse de chocolat aux éclats de framboises, sur un fond feuilletine au praliné et un biscuit au cacao nappé d'un glaçage au chocolat 99,1 % :** crème (crème, stabilisant : carraghénanes), chocolats 20 %* (pâte de cacao, sucre, beurre de cacao, émulsifiants : lécithines (dont soja), vanille naturelle), praliné aux noisettes et aux amandes 8,7 %* (sucre, noisettes, amandes, émulsifiant : lécithine de soja), sucre, éclats de framboises 6,8 %*, eau, biscuit finement émietté (sucre, farine de blé, huiles de tournesol et de colza, matière grasse de lait anhydre, lactose, protéines de lait, sel, extrait de malt d'orge, poudre à lever : carbonates de sodium, émulsifiants : lécithines, antioxydant : extrait riche en tocophérols).

• **Glaçage au chocolat 5,3 %* :** sucre inverti, chocolat (pâte de cacao, sucre, émulsifiant : lécithine de soja, arôme naturel de vanille), sirop de glucose, eau, sucre, cacao maigre en poudre, lait écrémé en poudre, graisse végétale de palme, arôme naturel, colorant : extrait de paprika, émulsifiants : lécithine de soja, sucroesters d'acides gras, gélifiant : pectines, correcteur d'acidité : acide citrique, conservateur : sorbate de potassium. Purée de framboises sucrée 3,8 %* (framboises 90 %, sucre), œuf, lait entier, cacao maigre en poudre, huile de tournesol, graisse végétale de palme, blanc d'œuf en poudre (blanc d'œuf, correcteur d'acidité : acide citrique, agent moussant : E1505), sirop de glucose-fructose, sirop de glucose, pâte de cacao, gélifiant : pectines, correcteur d'acidité : acide citrique.

** Pourcentages exprimés sur la mousse, la feuilletine, le biscuit et le glaçage.*

• **Décor 0,9 % :** chocolats (sucre, pâte de cacao, beurre de cacao, lait entier en poudre, vanille naturelle, colorants : E171, curcumine et cochenille).

** Pourcentage dans le produit.*

Données nutritionnelles pour : 100 g

- Valeur énergétique : 382 kcal
- Protéines : 5,3 g
- Glucides : 33,3 g, dont sucres : 19,9 g
- Lipides : 24,3 g, dont acides gras saturés : 13,4 g

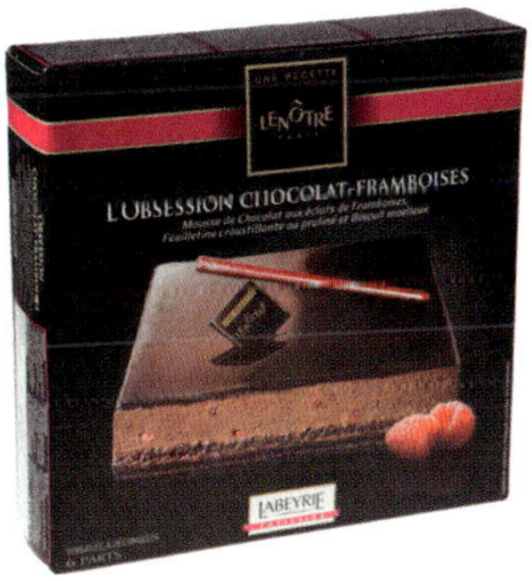

BOISSONS

EAUX PLATES, GAZEUSES, AROMATISÉES

Dans nos supermarchés, nous retrouvons deux types d'eaux embouteillées :

- Les eaux de source
- Les eaux minérales

Les **eaux de source** sont issues de nappes d'eaux souterraines non polluées, profondes ou protégées des rejets dus aux activités humaines. Ce sont des eaux naturellement propres à la consommation humaine. Les seuls traitements qu'il est permis de leur appliquer, afin d'éliminer les éléments instables que sont les gaz, le fer et le manganèse, sont l'aération, la décantation et la filtration. Les eaux naturellement gazeuses, qui contiennent du gaz carbonique dissous, peuvent également être regazéifiées avant d'être embouteillées.
Les **eaux minérales** sont des eaux de source dont la composition est stable dans le temps. Comme les eaux de source, elles ne peuvent être traitées. De plus, elles ont des propriétés particulières : des teneurs en minéraux et en oligoéléments susceptibles de leur conférer des vertus thérapeutiques. Une eau ne peut être qualifiée de minérale que si elle a été reconnue comme étant bénéfique pour la santé par l'Académie nationale de médecine.

EAU DU ROBINET

L'eau du robinet provient pour un tiers d'eau de surface et pour le reste d'eau plus ou moins souterraine. Elle fait l'objet de traitements et de contrôles stricts conformes aux normes de potabilité.

C'est un produit local qui présente, selon les régions, des teneurs différentes en minéraux. Il existe cependant des seuils de minéralité de l'eau du robinet, fixés pour qu'elle bénéficie d'un véritable équilibre minéral sans contre-indication pour la santé.

Il est donc important de noter que dans le cadre d'une alimentation équilibrée, il n'est pas nécessaire de boire de l'eau en bouteilles.

Parallèlement à ces eaux embouteillées nature, une gamme ne cesse de se développer : les **eaux aromatisées**. Elles sont à base d'eau minérale naturelle, d'eau de source (ou coupées) ou en partie d'eau du robinet. On en distingue trois types selon leur apport en sucre(s) : celles qui ne contiennent ni sucre ni édulcorant, les « sans sucre » mais édulcorées et, enfin, les eaux aromatisées peu sucrées.

COMMENT LES CHOISIR ?

On choisira avant tout une eau embouteillée de source ou minérale par goût, cependant, il est fortement recommandé de varier les eaux. Si l'on recherche un effet thérapeutique précis, il faut noter que les eaux minérales les plus minéralisées favorisent l'excrétion rénale. Sur l'étiquetage, il s'agit des eaux ayant les taux de résidus secs les plus élevés.
Les eaux minérales peu minéralisées (résidus secs < 350) vont moins stimuler la fonction rénale. Elles sont idéales pour reconstituer le lait des nourrissons et éviter de trop solliciter leurs reins encore immatures. La teneur en nitrates est également à surveiller pour les nourrissons et les enfants.

Types d'eaux	Marques	Adaptées pour...
Eaux riches en magnésium	Hépar®, Contrex®, Amanda de Casino®, Talians®, Rozana® (gazeuse)	Carence en magnésium, constipation, crampes.
Eaux riches en calcium	Talians®, Hépar®, Contrex®, Courmayeur®	Carence en calcium, ostéoporose, faible consommation de produits laitiers. À éviter si tendance aux calculs calciques.
Eaux peu minéralisées	Mont Roucous®, Montcalm®, Mont Blanc®, Wattwiller® (également pauvres en nitrates), Mont Blanc de Casino®, Valvert®, Evian®, Volvic®, Thonon®	Nourrissons, enfants, faiblesse rénale.
Eaux pauvres en sodium	Plates : la plupart < 20 mg de sodium/litre. Gazeuses : Contrex fines bulles®, La Salvetat®, Perrier®, Wattwiller® gazeuse (0,003 g/l)	Régimes hyposodés, hypertension artérielle, rétention d'eau.
Eaux bicarbonatées	Saint-Yorre®, Vichy Célestins®, Arvie®, Quézac®, Badoit®, La Salvetat®	Récupération de l'effort, digestion difficile.

Les eaux aromatisées sans sucre ni édulcorant seront à préférer au quotidien, les autres, edulcorees et/ou peu sucrees, doivent rester des boissons « plaisir ». On privilégiera aussi l'utilisation d'arômes naturels et les produits sans conservateurs.

LES PIÈGES

- Les industriels aiment vanter certaines vertus dans leurs publicités délivrant parfois des messages erronés : noter que l'eau n'apporte aucune calorie, elle peut être utilisée pendant les régimes amincissants pour combler la faim, ou dans le but de drainer et éliminer les déchets, mais elle n'a aucun effet amincissant.
- Pour les eaux aromatisées, fuyez les listes d'ingrédients à rallonge, multipliant les édulcorants et conservateurs, l'utilisation de colorant, on se rapproche des sodas, ce ne sont plus de simples eaux aromatisées !

CONSEILS DE CONSOMMATION

Il est conseillé de boire environ 1 à 1,5 litre d'eau NATURE par jour. Le plus important restant de boire en fonction de sa soif et un peu plus lors d'une activité physique, d'une forte chaleur ou de fièvre. De plus, même pour l'eau, la variété est de mise : alterner les eaux faibles en minéraux pour la vie courante et les eaux riches en minéraux pour des cures temporaires de magnésium ou de calcium - à adapter selon votre état de santé.

Pendant un repas, l'eau NATURE doit être votre seule boisson.

Les eaux aromatisées sucrées sont et doivent rester des boissons plaisir, même celles édulcorées, afin de ne pas entretenir votre goût pour le sucre.

CONSEILS DE CONSERVATION

Avant ouverture, conservez bien vos bouteilles dans un endroit propre, sec, à l'abri de la chaleur et de la lumière, puis, une fois qu'elles sont entamées, gardez-les au réfrigérateur ; buvez au verre et consommez-les dans les 48 heures.

Enfin, n'oubliez pas qu'au-delà de la date précisée sur la bouteille, le goût peut s'altérer. Toutes les eaux nature étant à choisir selon vos propres goûts et/ou un effet thérapeutique particulier, nous avons choisi de réaliser une sélection parmi les eaux aromatisées.

L'EAU DE COCO

L'eau de coco correspond au liquide naturellement présent au centre des jeunes noix de coco encore vertes. Une noix de coco peut ainsi contenir jusqu'à 800 ml d'eau de coco. Il faut bien la différencier du lait de coco, qui provient de la pression de la chair blanche des noix mûres.

Avec seulement 13 kcal et 2,3 g de sucre pour 100 ml, l'eau de coco est une boisson peu sucrée, naturellement isotonique, désaltérante et particulièrement riche en oligoéléments. Elle contient notamment une grande quantité de potassium qui lui confère une action diurétique et drainante. C'est également une boisson idéale pour la réhydratation et la récupération après une activité sportive. Toutefois, de par son prix, il n'y a pas d'intérêt à substituer toutes vos boissons par de l'eau de coco, les avantages précédemment énumérés se retrouvant dans de simples eaux minérales.

Pour vous faire plaisir occasionnellement, choisissez une eau de coco 100 % pure (non sucrée, ni aromatisée ou coupée à l'eau).

TENDANCE : LE BOOM DES BOISSONS À L'ALOÉ VERA

En cosmétique, et ce depuis des décennies, l'aloé vera, en gel, est utilisé contre les brûlures, pour l'hydratation de la peau, pour atténuer les rougeurs. Elle procure en effet instantanément un effet rafraîchissant. La voici qui inonde maintenant le marché au rayon boissons !

Cela n'est pas dénué de sens : elle est riche en vitamines, minéraux et antioxydants et a un effet positif sur notre flore intestinale. Cependant, si les pur jus et les boissons à base de pulpe d'aloé en contenant au moins 80 % sont des produits de qualité, qui peuvent être utilisés en cure en juste quantité, les bouteilles à base de concentré ou ne contenant que 10 % d'aloé, mixé avec eau, sucre et plus ou moins de conservateurs n'ont, eux, aucun intérêt, surtout qu'il est difficile dans ce cas de trouver un produit sans additifs ou sirop de sucre !

EAUX PLATES, GAZEUSES, AROMATISÉES

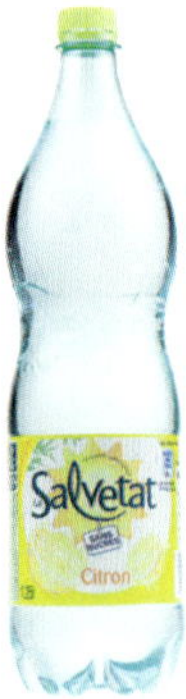

LA GAMME FRUITÉE LA SALVETAT®

Une eau minérale naturelle gazéifiée aromatisée, aux arômes naturels, sans sucres ni édulcorants ni aucun additif.

Ingrédients :

• La Salvetat® 99,9 %, arôme naturel de citron.

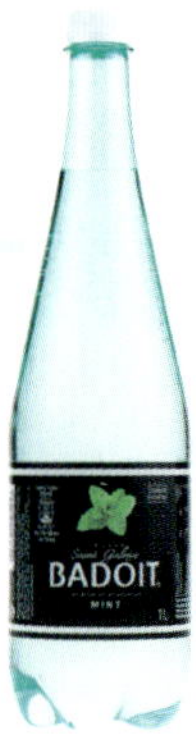

BOISSON À L'EAU MINÉRALE PÉTILLANTE MENTHE SANS SUCRES, BADOIT®

Sans édulcorants ni conservateurs ni sucres.

Ingrédients :

• Eau minérale naturelle gazéifiée Badoit® (99,9 %), arôme naturel de menthe.

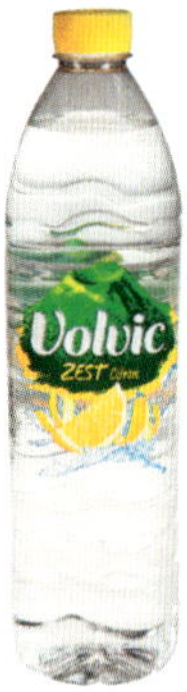

VOLVIC ZEST' CITRON®

Seulement 1 % de sucre, c'est très modeste. Un bon produit !

Ingrédients :

• Eau minérale naturelle 98,5 %, sucre 1 %, acidifiant : acide citrique, arôme naturel de citron.

Données nutritionnelles pour : 100 ml

• Valeur énergétique : 5 kcal
• Glucides : 1 g
• Sel : < 0,01 g

LES EAUX AROMATISÉES SUCRÉES

De nombreuses autres eaux aromatisées colorées et au packaging attrayant sont également proposées à côté des eaux. Ces boissons, mélange d'eau, de jus de fruits et contenant un ajout de sucre, au regard de leur taux de sucre, sont en réalité à comparer aux boissons sucrées non gazeuses. Elles sont en effet trop sucrées pour être consommées à la place de l'eau au quotidien. Vous les retrouverez analysées dans notre rayon « Boissons sucrées : jus et soft ».

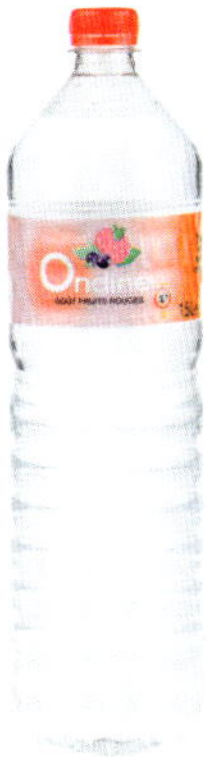

BOISSON À L'EAU DE SOURCE AROMATISÉE GOÛT FRUITS ROUGES, ONDINE®

Boisson à l'eau de source mais sucrée à la fois avec un mélange de glucose, de fructose et de saccharose. 4 additifs pour de l'eau aromatisée : c'est beaucoup trop!

Ingrédients :

- Eau de source 95,5 %, sirop de glucose-fructose, sucre, acidifiant : acide citrique, arôme, conservateurs : E211 et E242.

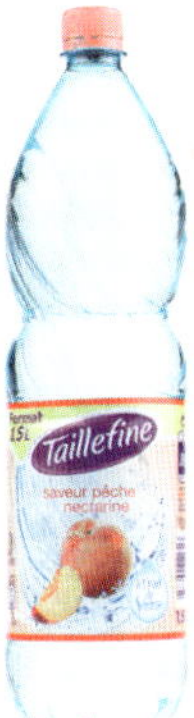

EAU AROMATISÉE PÊCHE NECTARINE, TAILLEFINE®

Une composition compliquée, des arômes non naturels et des conservateurs... Non, ne vous fiez pas à la publicité : ce n'est pas l'eau idéale pour vous aider quotidiennement à entretenir votre ligne!

Ingrédients :

- Eau de source 99,6 %, acidifiant : E330, arômes, lactate et chlorure de calcium, sulfate de magnésium, conservateurs : E242 et E212, édulcorants : acésulfame-K, sucralose.

EAU GAZEUSE AROMATISÉE ARANCIATA ROSSA, SAN PELLEGRINO®

Cette boisson vendue près des eaux et eaux aromatisées se rapproche des sodas de par l'utilisation de jus de fruits et sucre : elle est à préférer aux autres sodas, mais pas aux autres eaux, dommage. Sa valeur énergétique est de 50 kcal pour 100 ml.

Ingrédients :

- Eau, jus d'orange à base de concentré 13 %, sucre, jus d'orange sanguine à base de concentré 3 %, dioxyde de carbone, arôme naturel d'orange avec autres arômes naturels, colorant : E163, extrait de paprika, acidifiant : acide citrique.

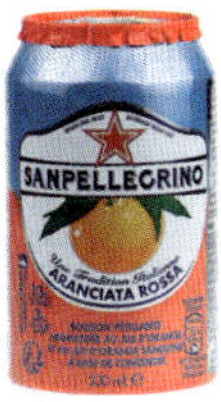

JUS DE FRUITS

Au rayon des jus de fruits, du nectar au smoothie, l'offre ne cesse de s'étendre. Avec un marketing toujours très fort vantant leurs propriétés nutritionnelles, les jus de fruits bénéficient d'une excellente image de produits santé. Faisons le point sur les différents jus proposés dans vos supermarchés.

- **Les jus de fruits 100 % pur jus réfrigéré ou pasteurisé.** Ils sont le résultat d'une simple pression mécanique de fruits mûrs, pour en récolter le jus, et mis en bouteille directement. Ils sont sans adjonction de sucres ni d'additifs. Vendus au rayon frais, ils sont à consommer dans les quelques jours après ouverture. Ce sont les jus qui se rapprochent le plus d'un jus pressé maison, à condition de les consommer rapidement après production. Ils sont aussi les plus chers. Des jus 100 % pur jus peuvent subir une « flash pasteurisation », permettant d'allonger le temps de conservation, mais qui engendre une petite dégradation de leurs qualités organoleptiques et une baisse de leur teneur en vitamine C. Ils sont vendus au rayon réfrigéré et se conservent alors une quinzaine de jours. D'autres subissent une pasteurisation pour une conservation de plusieurs mois et sont vendus au rayon ambiant. La perte vitaminique et minérale est alors plus importante, notamment en vitamine C, et peut faire l'objet d'un ajout pour compenser cette perte. La mention « à teneur garantie en vitamines et/ou minéraux » est alors affichée.
- **Les jus à base de concentré.** Après récolte du jus, l'eau de constitution est retirée par évaporation, puis le concentré ainsi obtenu (souvent congelé) permet un transport en citernes moins volumineux. Le jus est ensuite reconstitué par adjonction de la même quantité d'eau qui avait été préalablement enlevée. Toutefois ce procédé dénature les qualités vitaminiques du fruit. Un jus à base de concentré est à teneur en fruits 100 % et sans sucre ajouté. L'ajout de sucre ne sera bientôt plus autorisé. La réintroduction d'arômes n'est plus obligatoire et laissée aux choix des industriels.
- **Les nectars de fruits.** Fabriqués à partir de jus de fruits, de jus de fruits concentrés ou de purée de fruits avec une teneur de 25 % à 50 % selon les fruits, additionnés d'eau et de sucre dans la limite de 20 % du poids du produit fini. L'ajout d'édulcorants est également possible. L'intérêt nutritionnel des nectars de fruits est faible, voire nul.

D'un point de vue nutritionnel, les jus de fruits ne contiennent quasiment plus de fibres alimentaires, mis à part certains jus avec pulpe, et les vitamines et antioxydants disparaissent progressivement après leur fabrication, et encore plus après l'ouverture de la bouteille. On considère que les différents jus de fruits et nectars apportent 8 à 12 g de glucides pour 100 ml, soit environ 3 à 4 carrés de sucre par verre de 150 ml, et même au-delà selon le fruit choisi.

COMMENT LES CHOISIR ?

Dès que l'on s'éloigne du jus de fruits maison fraîchement pressé, il est important de surveiller ce que l'on achète. Comparés aux nectars qui sont un mélange d'eau, de sucre et de purée de fruits, un pur jus sans sucres ajoutés, même à base de jus concentré est gage de qualité.

On s'assure de retrouver dans le produit uniquement le fructose naturellement présent dans le fruit : privilégiez donc toujours les produits « sans sucres ajoutés ».

Préférez les bouteilles opaques (briques ou bouteilles en verre teinté), car la plupart des vitamines sont sensibles à la lumière. Sachez aussi que certains produits enrichis en vitamines sont intéressants pour contrebalancer les pertes vitaminiques liées à la pasteurisation.

LES PIÈGES

- Ne vous fiez pas aux belles photos sur l'emballage, il arrive très souvent que les fruits mis en avant soient finalement minoritaires dans la composition finale du produit. Vérifiez donc bien la liste des ingrédients.
- Ne confondez pas les mentions « pur jus » – non issu de jus concentrés, ne contenant aucun additif ni sucres ou sel ajoutés – et « teneur en fruits : 100 % » dont les fabricants abusent et qui s'applique même au jus à base de concentrés. Soyez vigilants !

CONSEILS DE CONSOMMATION

Les jus de fruits ne sont pas à consommer sans modération. Ils perdent les vertus des fruits entiers (teneurs en vitamines, minéraux, fibres alimentaires et antioxydants), en concentrant les sucres qui seront assimilés plus rapidement. Un verre par jour (200 ml) de pur jus de fruits peut cependant remplacer l'une de vos portions de fruits journalières, à consommer au petit déjeuner, pour un goûter équilibré, ou occasionnellement comme boisson plaisir.

SMOOTHIES

Leur consommation explose : dans l'esprit des consommateurs, ils sont un concentré de fruits, un concentré de vitamines. Cependant, contrairement aux purs jus, jus à base de concentrés ou nectars, la composition des smoothies n'est pas réglementée. Les fruits peuvent être mélangés à d'autres jus, parfois à du lait, du yaourt, du sucre… L'apport énergétique est donc très variable ! Une manne pour les fabricants de jus de fruits qui proposent aujourd'hui leurs propres smoothies.

Attention car ils restent chers : près de 5,2 euros le litre en moyenne. Afin de contrôler les ingrédients et de ne pas grever votre budget, faites vos propres smoothies maison, en choisissant des produits frais sans ajout de sucre ! Et si vous devez acheter un smoothie du commerce, préférez un smoothie 100 % fruits, apportant moins de 14 g de glucides pour 100 ml. Comme les jus de fruits, les smoothies, concentrés de sucre, doivent rester des boissons plaisir.

JUS DE FRUITS

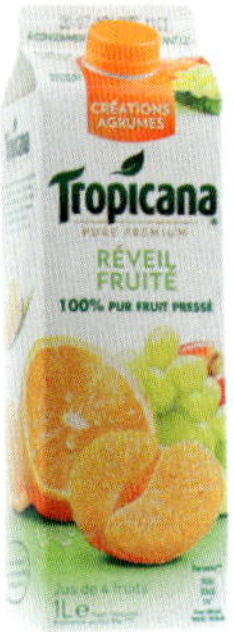

JUS RÉVEIL FRUITÉ, TROPICANA PURE PREMIUM®

Un produit en brique pour une meilleure conservation proposé au rayon frais. 100 % pur jus pressé flash pasteurisé se rapprochant d'un jus maison. À noter qu'un verre (200 ml) couvre près de deux tiers des apports journaliers recommandés en vitamine C.

Ingrédients :

- Jus de mandarine, d'orange, de pomme et de raisin blanc.

Données nutritionnelles pour : 100 ml

- Valeur énergétique : 46 kcal ; glucides : 10,1 g ; vitamine C : 9 mg

JUS D'ORANGE AVEC PULPE, INNOCENT®

On aurait seulement préféré un emballage opaque, un très bon produit cependant et une belle teneur en vitamine C.

Ingrédients :

- 11 oranges et rien d'autre.

Données nutritionnelles pour : 100 ml

- Valeur énergétique : 39,4 kcal ; glucides : 8,4 g ; vitamine C : 25 mg

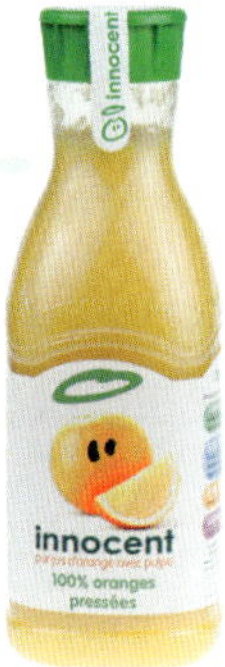

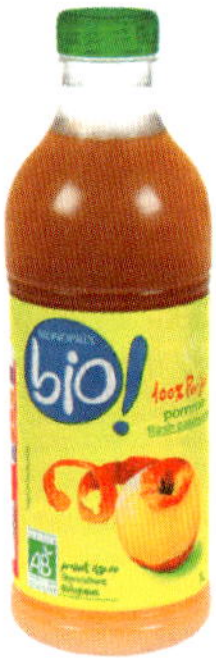

JUS DE POMME, 100 % PUR JUS, MONOPRIX BIO®

On connaît les fortes teneurs en pesticides des pommes. On peut y remédier en grande partie en les épluchant, mais pour les jus, les fruits ne sont pas épluchés avant pressage… d'où le réel intérêt d'opter pour un produit bio. D'autant que ces jus troubles sont incomparables en termes de saveur.

Ingrédients :

- Jus de pomme.

Données nutritionnelles pour : 100 ml

- Valeur énergétique : 44 kcal ; glucides : 11 g ; vitamine C : NI

JUS D'ORANGES PRESSÉES, PUR JUS FRAIS, ULTI®

Un jus qui, pour être conservé, passe dans une chambre de haute pression à froid, n'est alors pas chauffé : on est proche d'un jus fait maison.

Ingrédients :

- Jus d'orange : 100 %.

Données nutritionnelles pour : 100 ml

- Valeur énergétique : 43 kcal ; glucides : 9,5 g ; fibres alimentaires : 1,1 g ; vitamine C : NI

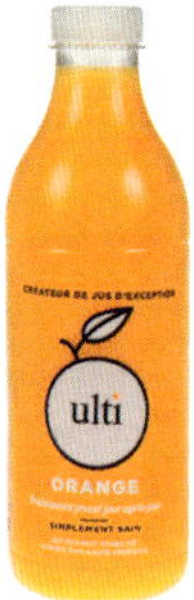

ORANGE CAROTTE CITRON, PAGO®

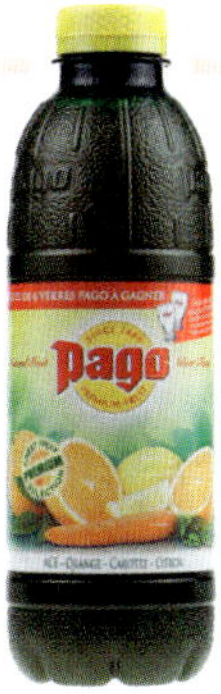

Ce produit vendu avec les jus de fruits n'y a pas sa place. Son premier ingrédient étant l'eau, on se rapproche plus d'une boisson goût jus de fruits avec seulement 30 % de jus issus de concentrés, d'où le besoin de rajouter du sucre et des vitamines !

Ingrédients :

• Eau, jus à base de concentrés de : orange 20 %, citron 5 %, sucre, jus de carotte à base de concentré 5 %, vitamines : C et E, provitamine A, arôme naturel.

Données nutritionnelles pour : 100 ml

• Valeur énergétique : 44 kcal ; glucides : 10 g ; vitamine C : 24 mg

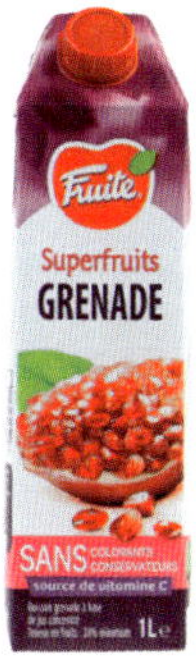

JUS DE GRENADE SUPERFRUITS, FRUITÉ®

Ce produit est étonnant. En effet, il est écrit en gros « grenade » sur l'emballage avec une belle photo associée, mais dans les ingrédients on trouve en premier de l'eau et 38 % de jus de grenade à base de concentré. Il s'agit donc bien d'une boisson grenade et non d'un jus de grenade. Pour un superfruit, ce produit fait parti des moins riches en vitamine C : dommage !

Ingrédients :

• Eau, jus de grenade à base de jus concentré, sucre, acidifiant : acide citrique.

Données nutritionnelles pour : 100 ml

• Valeur énergétique : 40 kcal ; glucides : 9,5 g ; vitamine C : 12 mg

LE BIO POUR TOUTE LA FAMILLE, POMME, PRESSADE®

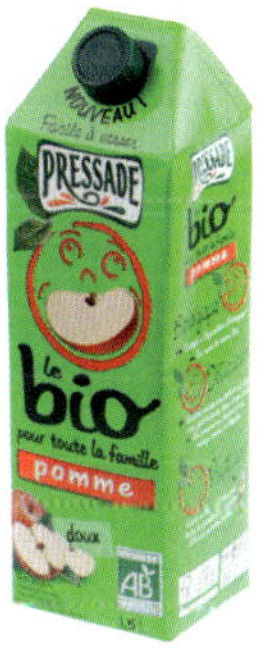

Un emballage qui laisse penser à un produit 100 % pur jus mais qui n'en est pas un. Il est peut-être bio, mais il est surtout composé de seulement 50 % de jus de pomme à base de concentré et enrichi en sucre : on préfère le laisser en rayon.

Ingrédients :

• Jus de pomme à base de concentré*, eau, sucre*, acidifiant : acide citrique.

**Produits issus de l'agriculture biologique.*

Données nutritionnelles pour : 100 ml

• Valeur énergétique : 47 kcal ; glucides : 11 g

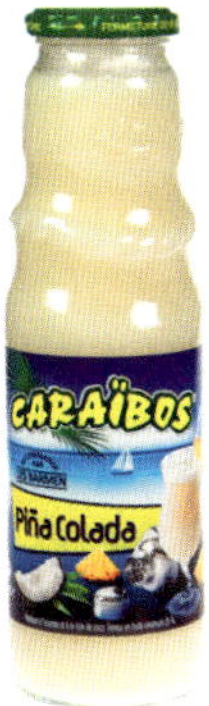

JUS DE FRUIT PIÑA COLADA, ANANAS ET NOIX DE COCO, CARAÏBOS®

Vous pensez faire le bon choix en troquant un apéritif contre un cocktail de jus de fruits sans alcool... mais vu la qualité de ce produit, c'est raté ! On est bien loin d'un vrai jus de fruits des Caraïbes avec ses stabilisants, émulsifiant et arômes de synthèse !

Ingrédients :

• Eau, jus d'ananas à base de jus concentré 16 %, lait de coco 9 %, sucre de canne, stabilisants : E471, E466, émulsifiant : E407, arômes, antioxydant : acide ascorbique, extrait de romarin, acidifiant : acide citrique.

Données nutritionnelles pour : 100 ml

• Valeur énergétique : 62 kcal ; glucides : 13 g ; lipides : 1 g

SOFTS

Les softs, ou boissons rafraîchissantes sans alcool, avec ou sans bulles, sont toujours plus nombreux dans les rayons.

On y distingue :

- **Les boissons plates aux fruits :** sucrées et/ou édulcorées et contenant au moins 12 % de jus de fruits.
- **Les boissons gazeuses aux fruits :** constituées d'eau et de gaz carbonique additionnés de jus, de concentré ou pulpe de fruits et sucre (et/ou édulcorants).
- **Les thés glacés :** à base d'extraits de thé, gazeux ou plats, aromatisés ou non. Sucrés et/ou édulcorés.
- **Les colas :** aux extraits de plantes, avec ou sans caféine et caramel.
- **Les limonades et tonics :** faits à partir d'eau gazéifiée et/ou de jus ou extraits d'agrumes ou végétaux et sucre et/ou édulcorants.
- **Les sirops :** solutions concentrées et aromatisées ayant une longue conservation. À base de sucre, colorants, extraits naturels de fruits ou de plantes et additifs, on les reconstitue en comptant 1 volume de sirop pour 7 volumes d'eau.

Il s'agit de boissons plaisir. Tous les softs, même les boissons aux fruits, n'ont aucun intérêt nutritionnel, ils n'apportent que des glucides en grandes quantités, ou entretiennent une appétence pour le sucre pour ceux qui sont édulcorés.

COMMENT LES CHOISIR ?

- Pour les boissons et sodas aux fruits, on préfère les recettes les plus simples, en privilégiant les produits les plus riches en jus de fruits ou à base de concentrés de fruits.
- Le sucre ne doit pas être le premier ingrédient après l'eau ; à défaut, on privilégie les arômes naturels.
- Pour tous, on fuit ceux qui affichent du sirop de glucose ou sirop de glucose -fructose et ceux qui cumulent l'utilisation de ces différents sucres.
- Pour l'apport calorique, ceux qui vont au-delà de 40 kcal pour 100 ml (reconstitué), en sachant qu'ils ne vous apportent que des « calories vides » (aucun apport de nutriments), sont à éviter.
- On essaie de limiter les additifs, notamment les arômes (surtout artificiels) et colorants souvent en surnombre !

LES PIÈGES

- Les softs sans sucres ajoutés ne sont pas forcément sans calories : certains à base de jus de fruits contiennent le sucre naturellement présent dans les fruits, d'autres affichent de la stévia en gros sur la bouteille, mais celle-ci est systématiquement associée à du « vrai » sucre, quand ce n'est pas du sirop de glucose-fructose.
- Ne vous laissez pas séduire par les softs cocktails, tels que les mojito, piña colada : ils sont encore plus riches en sucres, en arômes artificiels et la liste des additifs utilisés s'allonge.

- Les boissons plates aux fruits ne font en aucun cas partie des jus de fruits, et ne bénéficient pas des bienfaits des fruits, même si les publicités peuvent vous laisser penser le contraire.

CONSEILS DE CONSOMMATION

Tous les softs, même « light » ou « zéro », doivent rester des boissons plaisir, à consommer occasionnellement, et en quantités raisonnables d'un verre, ou au maximum une canette, seulement en dehors des repas, où l'eau reste la seule boisson indispensable.

- On note d'ailleurs l'interdiction récente des fontaines à sodas dans les restaurants, qui est une bonne mesure.
- On évite les boissons à base de caféine ou théine pour les enfants, ainsi que les sodas édulcorés.
- Pour les adultes on tient compte de cette quantité et on évite le surdosage en plus de café !
- Toutes ces boissons sucrées participent à une surcharge en sucre de l'alimentation, ce qui peut favoriser la prise de poids (même pour les boissons édulcorées) et les caries. Les sodas ont aussi un pH acide, ce qui favorise l'érosion dentaire, fréquente chez les enfants et adolescents. Les sodas ne doivent en aucun cas se substituer à l'eau, la seule et unique boisson indispensable !

LES COLAS À LA STÉVIA : COCA-COLA LIFE®, PEPSI NEXT® ET JEAN'S COLA® STÉVIA

Les marques de colas surfent sur l'engouement pour un nouvel édulcorant à la mode : la stévia. De cette plante est extrait le rébaudioside A, au pouvoir sucrant de 100 à 300 fois supérieur à celui du sucre (saccharose). Mais, comme l'organisme perçoit le goût sucré des glycosides de stéviol avec un certain retard, au premier contact, ils ont un goût amer et un arrière-goût amer et de réglisse. L'amertume diminuant lorsqu'ils sont associés à des sucres tels que le saccharose, ces colas à la stévia ne sont donc pas sans sucre, celui-ci est seulement diminué d'un tiers.

Comme tous les sodas, ils doivent rester des boissons plaisir, occasionnelles. On peut cependant les préférer aux versions standards, light ou zéro, pour toute la famille.

LES BOISSONS ÉNERGISANTES

Red Bull®, Monster Energy® drink, Dark Dog®... prennent de plus en plus de place au rayon sodas, avec des gammes variées, avec ou sans sucre.

La base de ces boissons repose sur un apport en sucre (sauf version zéro), associé à de la caféine (comme c'est le cas dans le cola, mais ici en dose plus élevée de 80 à 150 mg pour 25 cl), mais en plus un complexe de vitamines et un acide aminé particulier : la taurine (environ 0,4 %).

La taurine joue un rôle dans l'utilisation du glucose et la synthèse de glycogène. Elle agit ainsi en augmentant la vigilance, d'autant plus couplée à la caféine. La taurine est naturellement présente dans notre corps et dans certains aliments. Aux doses alimentaires normales, les effets secondaires sont inexistants. À dose élevée (au-delà de 5 g par jour, soit 1,25 litre de boisson énergisante), des irritations de l'appareil digestif ont été rapportées, en plus d'un effet hypertenseur.

La consommation de ces boissons devrait absolument être évitée au quotidien, en quantité importante, et encore plus couplée à de l'alcool !

BOISSONS PLATES AUX FRUITS ET/OU À BASE DE THÉ

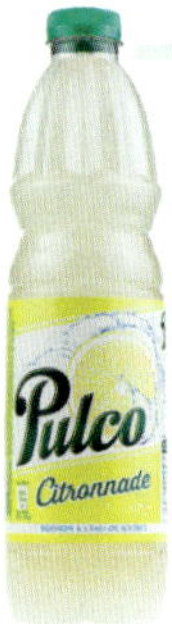

CITRONNADE À L'EAU DE SOURCE, L'ORIGINAL, PULCO®

30 % moins sucré que la moyenne des boissons aux fruits, car à base de 80 % d'eau de source, sans colorant, sans conservateur, sans édulcorant.

Ingrédients :

• Eau de source 80 %, jus de fruits à base de concentrés 12 % (citron 11 %, orange 1 %), sucre, pulpe de citron 0,7 %, acidifiant : acide citrique, arômes naturels de citron avec autres arômes naturels, vitamine C.

Données nutritionnelles pour : 100 ml

• Valeur énergétique : 26 kcal
• Glucides : 5,9 g
• Vitamine C : 19 mg

VOLVIC® JUICY FRAISE

Une bonne alternative aux boissons aux fruits contenant souvent à la fois des arômes de synthèse et des colorants. De plus, ici, la teneur en sucres est de 5 % en moyenne seulement (deux fois moins que la moyenne), et sans utilisation d'édulcorants.

Ingrédients :

• Eau minérale naturelle Volvic 84,3 %, jus de fruits à base de concentré 10 % (fraise 5 %, citron 2,8 %, raisin 2,2 %), sucre 5,7 %, extrait et jus concentré de carotte pourpre, arôme naturel.

Données nutritionnelles pour : 100 ml

• Valeur énergétique : 27 kcal
• Glucides : 6,6 g
• Sel : < 0,01 g

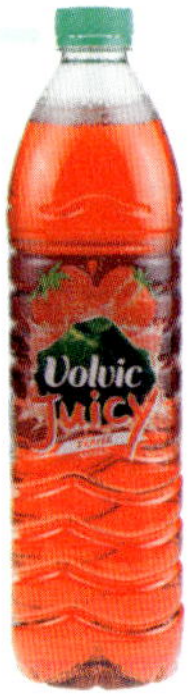

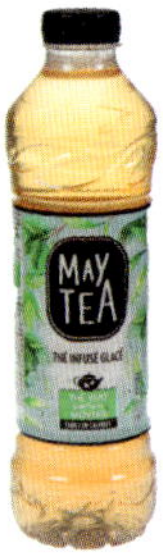

THÉ INFUSÉ GLACÉ À LA MENTHE, MAY TEA®

Une boisson à base de 94 % d'une vraie infusion de thé... et non de l'eau du sucre et un extrait de thé. Moins de 5 % de glucides, on valide !

Ingrédients :

• Infusion de thé vert 94 % (eau, infusion intense de thé vert), sucre, eau, acidifiants : acide malique et acide citrique, correcteur d'acidité : citrate de sodium, arôme naturel, antioxydant : acide ascorbique.

Données nutritionnelles pour : 100 ml

• Valeur énergétique : 20 kcal
• Glucides : 4,8 g

GREEN ICE TEA, LIPTON®

À côté du produit May Tea®, on voit que Lipton® peut progresser, mais moins de 5 % de sucre, c'est correct avec l'utilisation de stévia !

Ingrédients :

• Eau, sucre, extrait de thé vert (1,3 g/l), jus de citron vert à base de concentré 0,1 %, extrait de menthe, arôme naturel de citron vert, arôme menthe, acidifiant : acide citrique, correcteur d'acidité : citrate trisodique, antioxydant : acide ascorbique, édulcorants : glycosides de stéviol.

Données nutritionnelles pour : 100 ml

• Valeur énergétique : 19 kcal
• Glucides : 4,7 g, dont sucres : 4,5 g

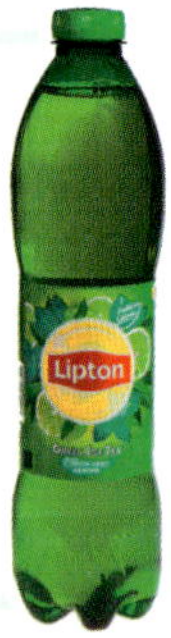

BOISSON RAFRAÎCHISSANTE AUX FRUITS AROMATISÉE EXOTIQUE LES COCO'S DE TROPICO®

Du sucre + du sirop de glucose-fructose, pour atteindre un taux de sucres comparable aux sodas !

Ingrédients :

• Eau de source 80 %, jus de fruits à base de concentrés 13,4 % (orange et ananas), sirop de glucose-fructose, sucre, acidifiant : acide citrique, arômes, antioxydant : acide ascorbique, stabilisant : E445, colorant : bêta-carotène.

Données nutritionnelles pour : 100 ml

• Valeur énergétique : 50 kcal
• Glucides : 12,1 g, dont sucres : 11,7 g

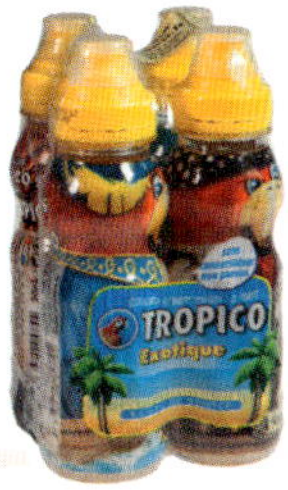

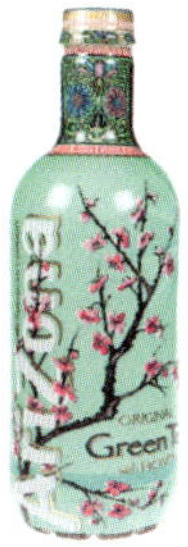

ORIGINAL GREEN TEA WITH HONEY, ARIZONA®

Une magnifique bouteille et on succombe à ce délicieux thé (en plus vert)... en réalité c'est une boisson au thé vert qui n'en contient qu'un extrait 0,14 %... mais surtout de l'eau sucrée ! Avec des bouteilles de 500 ml... on évite de la boire entière, comme de l'eau !

Ingrédients :

• Eau, sucre, miel 0,18 %, extrait de thé vert 0,14 %, arôme naturel, antioxydant : acide ascorbique, acidifiant : acide citrique, arôme ginseng.

Données nutritionnelles pour : 100 ml

• Valeur énergétique : 23 kcal
• Glucides : 6,8 g

DOUX CALIFORNIA, SUNNY DELIGHT®

Vendu près des jus de fruits réfrigérés, ce produit reste inclassable et contient surtout de l'eau, du sucre et des additifs. Une boisson sucrée à base de jus concentré, aromatisée et épaissie, pas grand intérêt !

Ingrédients :

• Eau, sucre, jus de fruits à base de concentrés 5 % (orange, mandarine), acidifiant : acide citrique, vitamines (C, E, pro-A), stabilisant : gomme d'acacia, épaississant : gomme de guar, arôme naturel d'orange avec autres arômes naturels.

Données nutritionnelles pour : 100 ml

• Valeur énergétique : 34 kcal
• Glucides : 11,2 g

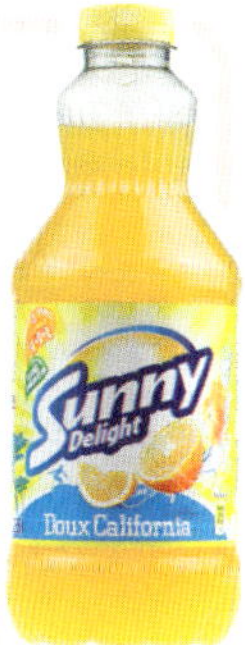

BOISSON RAFRAÎCHISSANTE AUX FRUITS TROPICAUX FRUIT SHOOT®, TEISSEIRE®

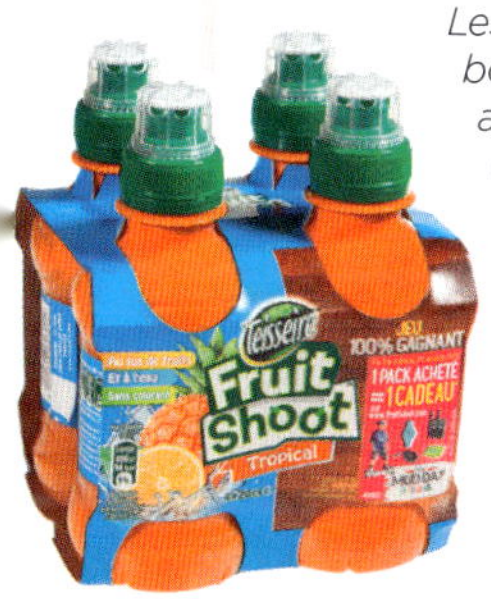

Les enfants sont clairement la cible pour ce produit proposé sous forme de petites bouteilles colorées dont on nous précise même sur l'emballage qu'elles sont « adaptées aux mains des enfants ». Fabuleux, certes, mais avec 11 % de sucres aux 100 ml, la petite bouteille de 200 ml apporte à nos petites têtes blondes un shoot de 22 g de sucre et sans vitamines !

Ingrédients :

• Eau 79 %, jus de fruits à base de concentrés : 10 % (ananas 4 %, orange 4 %, pomme, fruit de la passion 0,5 %, abricot, goyave, mandarine, mangue 0,1 %, banane, citron vert), sucre, acidifiants : acide citrique et citrate de sodium, arôme naturel, conservateurs : sorbate de potassium, dicarbonate de diméthyle, antioxydant : acide ascorbique.

Données nutritionnelles pour : 100 ml

• Valeur énergétique : 47 kcal
• Glucides : 11 g

SODAS

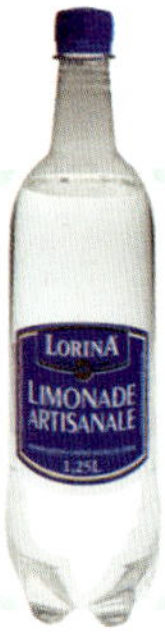

LIMONADE ARTISANALE, LORINA®

Une recette et une bouteille en verre traditionnelles, on valide!

Ingrédients :

• Eau gazéifiée, sucre, acidifiant : acide citrique, arôme naturel citron.

Données nutritionnelles pour : 100 ml

• Valeur énergétique : 36 kcal
• Glucides : 9 g

SODA À LA MENTHE, RICQLÈS®

Un produit qui existe depuis des décennies et la preuve qu'il est possible de faire un soda riche en saveurs, moyennement sucré et à la recette simplissime!

Ingrédients :

• Eau gazéifiée, sucre, arôme naturel de menthe avec autres arômes naturels.

Données nutritionnelles pour : 100 ml

• Valeur énergétique : 28 kcal
• Glucides : 7 g

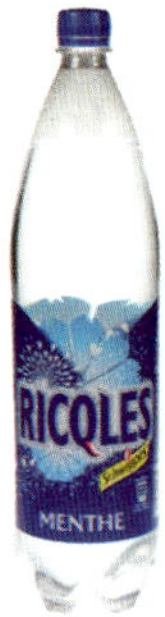

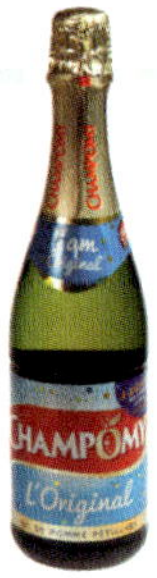

CHAMPOMY®

Un jus de pomme simplement gazéifié. Une bonne boisson de fête!

Ingrédients :

• Jus de pomme, gaz carbonique.

Données nutritionnelles pour : 100 ml

• Valeur énergétique : 46 kcal
• Glucides : 11,57 g, dont sucres : 10 g

ORANGINA®

Il s'agit d'une boisson rafraîchissante aux jus et pulpe de fruits, on attend cependant une simplification de la recette.

Ingrédients :

• Eau gazéifiée, jus d'orange et autres agrumes à base de concentrés 12 % (orange 10 %, citron, mandarine, pamplemousse), sucre, pulpe 2 % (orange, mandarine), extrait de zeste d'orange, conservateurs : benzoate de sodium et sorbate de potassium, arômes naturels d'orange.

Données nutritionnelles pour : 100 ml

• Valeur énergétique : 42 kcal
• Glucides : 10 g

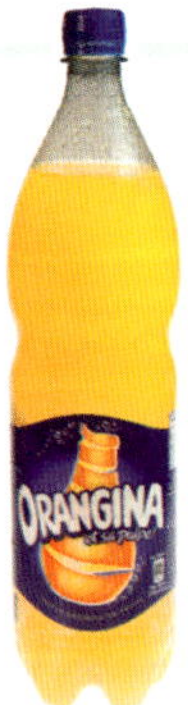

BOISSON GAZEUSE FRAISE KIWI, FANTA®

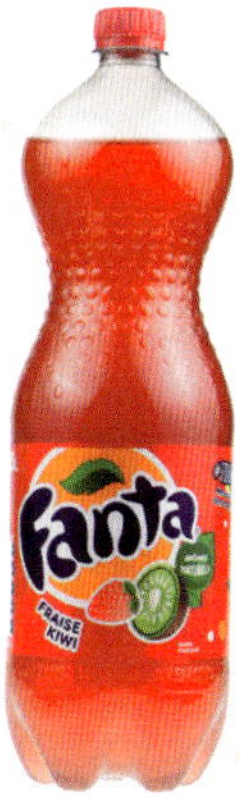

La liste des ingrédients est bien trop compliquée, la fraise mise en avant sur la bouteille n'y apparaît même pas clairement et le sucre arrive avant les jus...

Ingrédients :

- Eau gazéifiée, sucre, jus de citron à base de concentré 3 %, acidifiant : acide citrique, arômes naturels de kiwi avec autres arômes naturels, concentré de carotte et carthame, stabilisants : gomme arabique, esters glycériques de résine de bois, conservateur : sorbate de potassium.

Données nutritionnelles pour : 100 ml

- Valeur énergétique : 41,5 kcal
- Glucides : 10,1 g

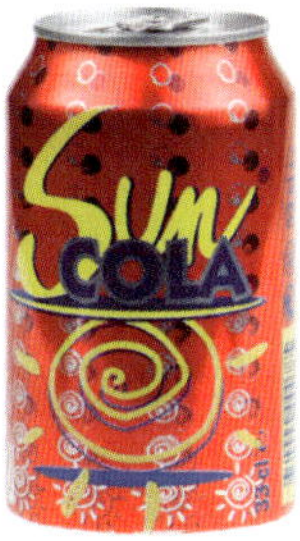

SODA 100 % ÉDULCORANT, SUN COLA®

Les colas light et zéro ont des compositions proches, celui-ci multiplie les édulcorants : cyclamate, aspartame, acésulfame-K et saccharine. Présence également de caramel au sulfite d'ammonium (E150d), et d'acide phosphorique comme pour le cola classique, à éviter! Pour se faire plaisir, un cola avec une recette simple, même sucré, est préférable aux versions édulcorées !

Ingrédients :

- Eau gazéifiée, arôme naturel, colorant : caramel (E150d), acidifiant : acide phosphorique, édulcorants : cyclamate, aspartame, acésulfame-K, saccharine, caféine. Contient une source de phénylalanine.

Données nutritionnelles pour : 100 ml

- Valeur énergétique : 0,4 kcal
- Glucides : 0,1 g

SCHWEPPES® AGRUM'

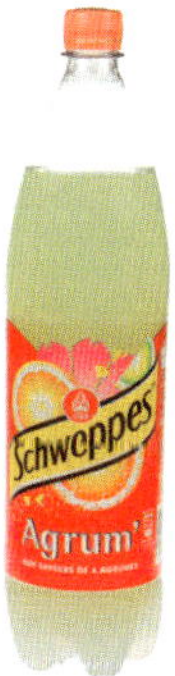

Une recette trop complexe présentant pas moins de 9 additifs, associant du sucre et des édulcorants pour un apport calorique proche des autres tonics de la gamme pourtant sans édulcorants de synthèse.

Ingrédients :

- Eau gazéifiée, sucre, extraits d'orange, acidifiant : acide citrique, conservateur : sorbate de potassium, édulcorants : acésulfame K et sucralose, amidon modifié, antioxydant : acide ascorbique, arômes naturels d'agrumes avec autres arômes naturels, stabilisant E445, colorant E142.

Données nutritionnelles pour : 100 ml

- Valeur énergétique : 28 kcal
- Glucides : 6,6 g

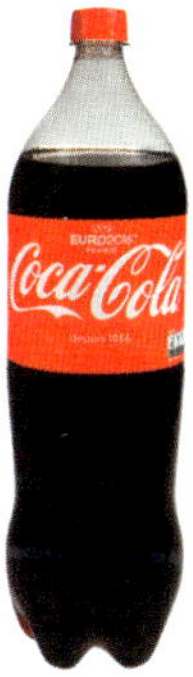

COCA-COLA CLASSIC®

Le grand classique du rayon soda! Il s'agit d'un soda sucré qui contient non seulement plus de 10 % de sucres ajoutés, et donc des calories vides contrairement aux produits à base de jus de fruits, mais également de la caféine, qui, couplée au sucre, est particulièrement addictive. À éviter pour les enfants!

À noter également la présence de caramel au sulfite d'ammonium (E150d), controversée et déjà interdite au Canada par exemple!

Ingrédients :

- Eau gazéifiée, sucre, colorant : E150d, acidifiant : acide phosphorique, arômes naturels (extraits végétaux), dont caféine.

Données nutritionnelles pour : 100 ml

- Valeur énergétique : 42 kcal
- Sucres : 10,6 g

SIROPS ET CONCENTRÉS

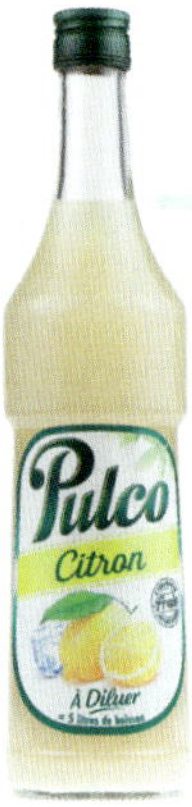

CONCENTRÉ DE CITRON, PULCO®

La référence des sirops, sans sucre ni édulcorant, sans colorant ni conservateur. On atteint seulement 6,6 kcal pour 200 ml dilué : un très bon produit !

Ingrédients :

• Eau, jus à base de concentrés : citron 35,5 % et orange 4,5 % (équivalent à 40 % de jus reconstitués), pulpes de citron 5 %, acidifiant : acide citrique, extrait naturel de citron.

Données nutritionnelles pour : 100 ml

• Valeur énergétique : 7,4 kcal
• Glucides : 1,6 g

SIROP À LA MENTHE VERTE, LA MAISON GUIOT®

Une recette simple aux extraits et arômes naturels, à adopter pour faire plaisir aux grands et aux petits, avec modération toujours, il s'agit de sucre tout de même !

Ingrédients :

• Sucre, eau, arôme naturel de menthe, colorant : bleu brillant.

Données nutritionnelles pour : 100 ml reconstitué

• Valeur énergétique : 31,1 kcal
• Glucides : 7,7 g

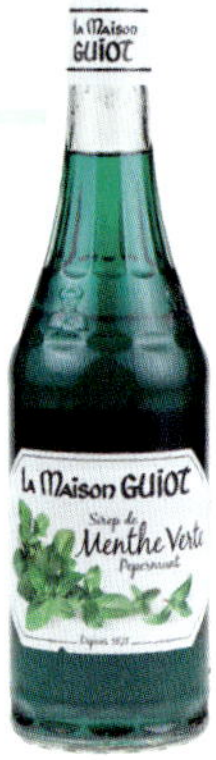

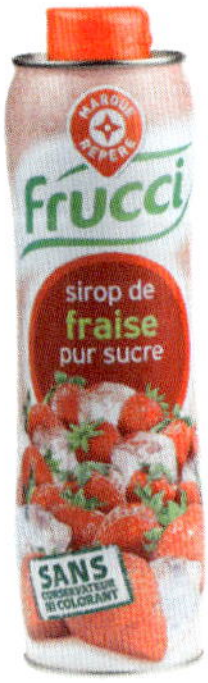

SIROP DE FRAISE PUR SUCRE FRUCCI®, LECLERC MARQUE REPÈRE®

Avec 34 % de jus de fruits à base de concentrés, ce sirop se démarque de ses concurrents, et présente une liste d'ingrédients courte, bon point !

Ingrédients :

• Sucre, jus de fruits à base de concentrés 34 % (fraise 25 %, citron, sureau), eau, arôme, acidifiant : acide citrique.

Données nutritionnelles pour : 100 ml reconstitué

• Valeur énergétique : 34 kcal
• Glucides : 8,5 g

SIROP DE MENTHE VERTE, TEISSEIRE®

Un produit de grande marque avec du sirop de glucose-fructose en premier ingrédient, vendu 60 % plus cher que la bouteille classique de 75 cl de même marque, on est déçus.

Ingrédients :

• Sirop de glucose-fructose, sucre, eau, colorants : caramel (E150b), E133, arôme naturel de menthe, conservateur : E202.

Données nutritionnelles pour : 100 ml reconstitué

• Valeur énergétique : 41 kcal
• Glucides : 10 g

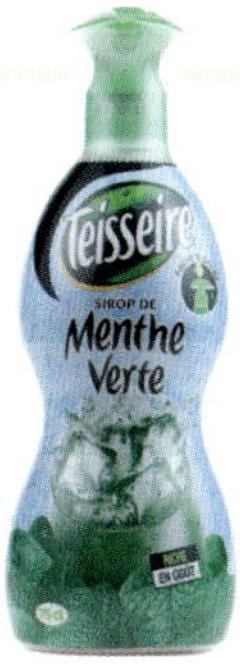

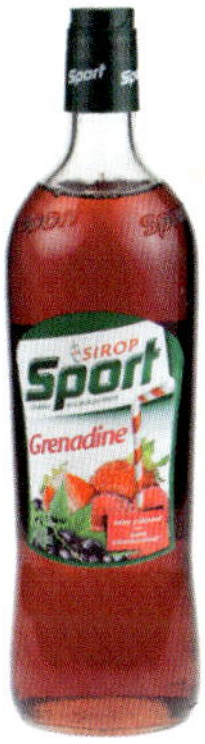

GRENADINE, SIROP SPORT®

Du sucre, du sirop de glucose-fructose : non, ce n'est pas un produit simple et authentique comme le laisse penser l'étiquette!

Ingrédients :

• Sucre, sirop de glucose-fructose, eau, jus de fruits à base de concentrés 12 % (citron 7,1 %, cassis 3,7 %, sureau 0,6 %, framboise 0,3 %), fraise 0,3 %, acidifiant : acide citrique, arôme.

Données nutritionnelles pour : 100 ml reconstitué

• Valeur énergétique : 36,5 kcal
• Glucides : 9,5 g

SIROP RECETTE PROVENÇALE, MOULIN DE VALDONNE®

Ce sirop, qui donne pourtant une image de produit traditionnel, associe le sucre et le sirop de glucose-fructose, un sirop purement industriel, dommage.

Ingrédients :

• Sucre, sirop de glucose-fructose, jus de fruits à base de concentrés 21 % (fraise, pastèque, cédrat, melon), eau, acidifiant : acide citrique, arômes, extrait de paprika.

Données nutritionnelles pour : 100 ml reconstitué

• Valeur énergétique : 40 kcal
• Glucides : 10 g

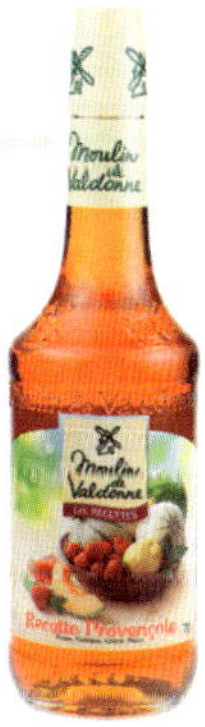

LES SIROPS CONCENTRÉS POUR MACHINE À SODAS

Les machines pour réaliser vous-même vos sodas sont une bonne alternative économique! Avec une bouteille de concentré à 6 € environ, on réalise près de 15 litres de boisson.

Mais qu'en est-il de la composition des bases concentrées vendues? Il s'agit de produits à partir de sucre ou d'édulcorants et d'additifs (colorants, arômes stabilisants) que l'on va diluer à l'eau.

Il est conseillé d'utiliser 42 ml de produit pour 840 ml d'eau, soit une dilution de 1/5e. On atteint souvent 10 à 17 kcal pour 100 ml de boisson reconstituée sucrée (hors produits light ou zéro), ce qui est inférieur à la moyenne des sodas.

Pour résumer, les bénéfices sont caloriques et économiques, mais pas réellement qualitatifs!

TOP 50 :

LES MEILLEURS PRODUITS POUR TOUTE LA FAMILLE

PAINS ET PRODUITS DE BOULANGERIE

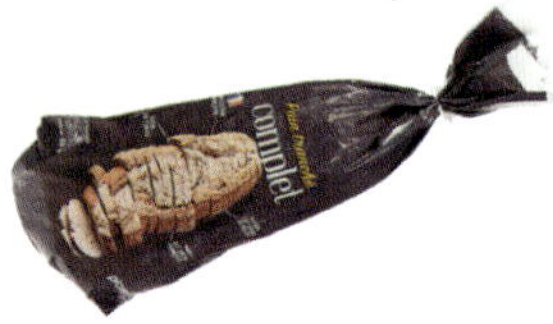

Pain complet tranché (surgelé), Picard® *(p. 24)*

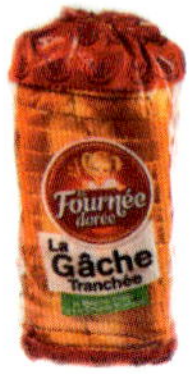

La gâche tranchée, La Fournée Dorée* *(p. 26)*

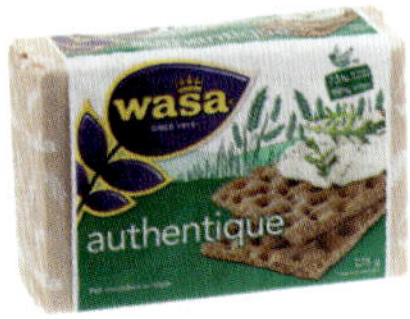

Authentique pain spécial, Wasa* *(p. 28)*

MATIÈRES GRASSES

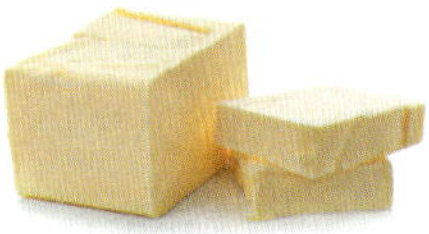

Le beurre classique doux sans aucun autre ajout, quelle que soit la marque *(p. 142)*

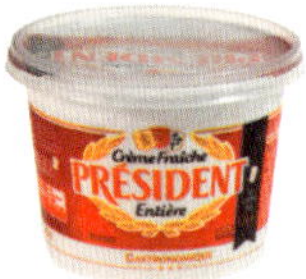

Crème fraîche entière gastronomique, Président* *(p. 146)*

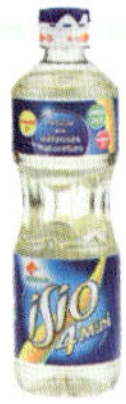

Isio 4*, Lesieur* *(p. 148)*

APÉRITIFS

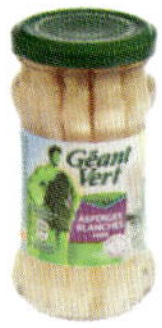

Asperges blanches miniatures, Géant Vert® *(p. 240)*

ÉPICERIE SALÉE

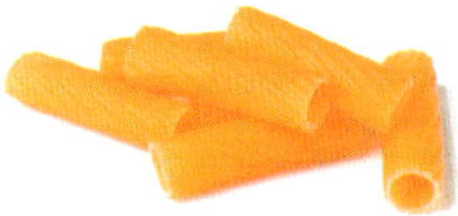

Pâte, riz, semoule, blé, boulgour, quinoa, légumes secs nature au choix *(p. 154)*

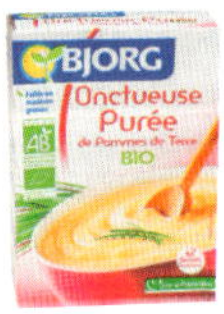

Onctueuse purée de pomme de terre bio, Bjorg® *(p. 164)*

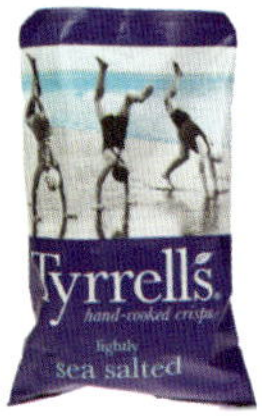

Chips légèrement salées, au sel de mer, Tyrrell's® *(p. 236)*

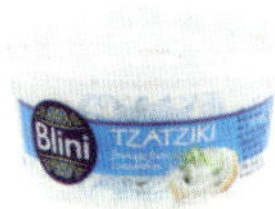

Tzatziki, Blini* *(p. 238)*

CONSERVES

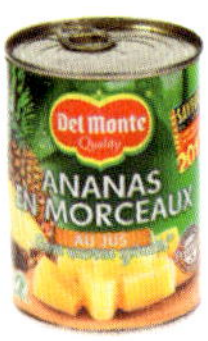

Ananas en morceaux au jus, Del Monte* *(p. 184)*

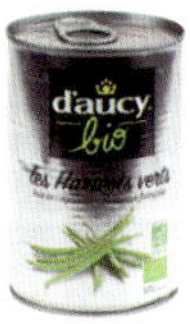

Haricots verts bio, D'Aucy* *(p. 192)*

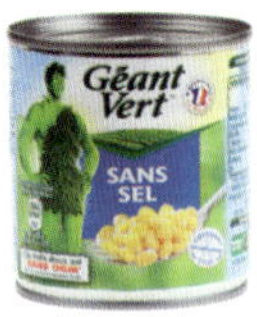

Maïs doux sans OGM et sans sel ajouté, Géant Vert* *(p. 198)*

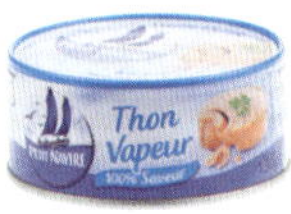

Thon vapeur nature, Petit Navire* *(p. 202)*

ÉPICERIE SUCRÉE

Céréales petit déjeuner

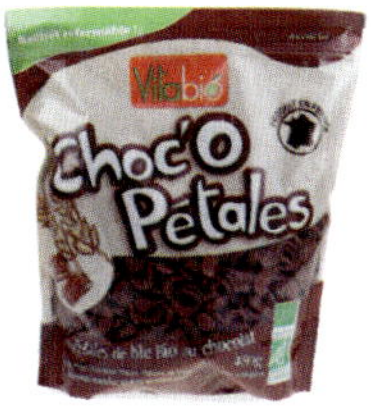

Choc'o Pétales, Vitabio® *(p. 64)*

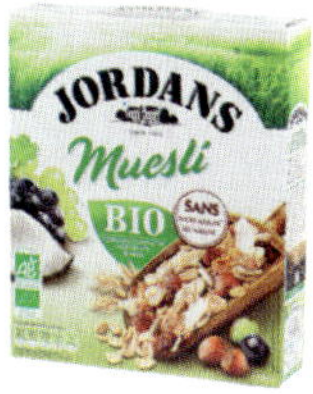

Muesli bio, Jordans® *(p. 66)*

Sucres

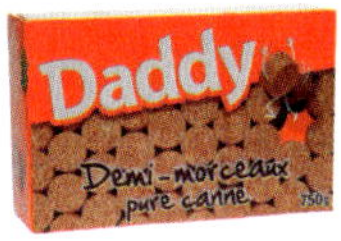

Demi-morceaux pure canne, Daddy® *(p. 128)*

Cacao et poudres chocolatées

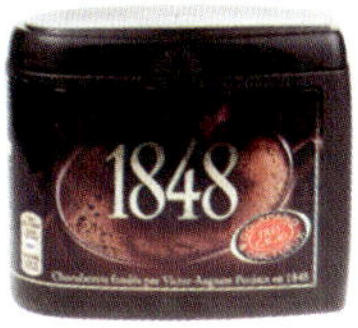

Chocolat en poudre, Poulain 1848® *(p. 48)*

Tablettes de chocolat

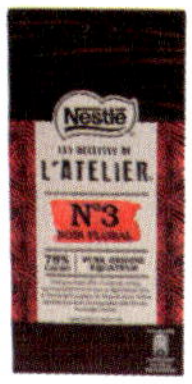

Chocolat n° 3 noir floral, Les Recettes de l'Atelier®, Nestlé® (p. 108)

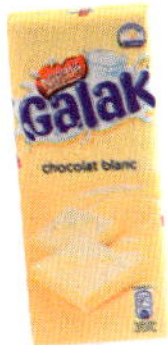

Chocolat blanc Galak®, Nestlé® *(p. 108)*

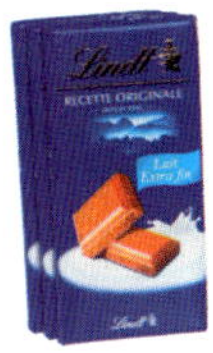

Chocolat au lait extra-fin, Recette originale Lindt® *(p. 108)*

Biscuits

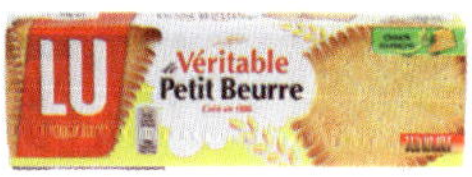

Véritable Petit Beurre®, Lu® *(p. 78)*

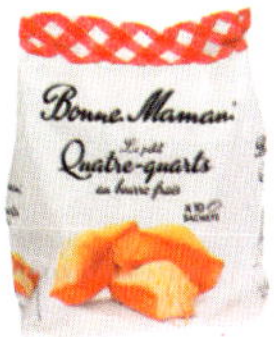

Le petit quatre-quarts au beurre frais, Bonne Maman® *(p. 90)*

Confitures et tartinables

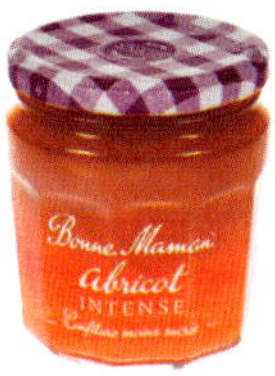

Confiture abricot intense, Bonne Maman® *(p. 96)*

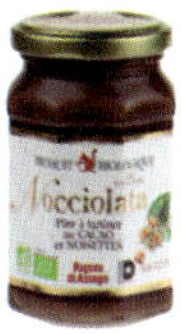

Pâte à tartiner bio, Nocciolata® *(p. 102)*

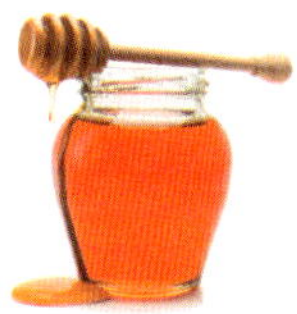

Miel récolté en France, mis en pot par l'apiculteur au choix *(p. 98)*

ASSAISONNEMENTS

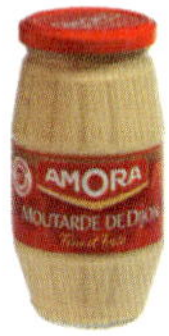

Moutarde de Dijon, Fine et forte, Amora® *(p. 208)*

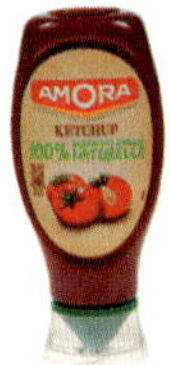

Ketchup 100 % ingrédients d'origine naturelle, Amora® *(p. 212)*

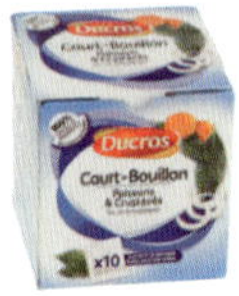

Court-bouillon poissons & crustacés, Ducros® *(p. 226)*

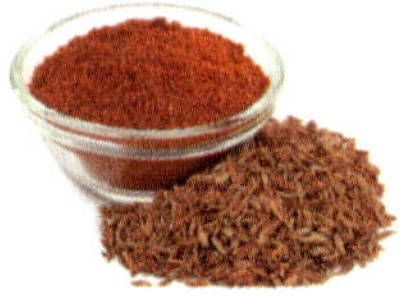

Herbes et épices au choix *(p. 225)*

PRODUITS FRAIS

Produits laitiers

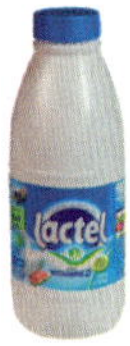

Lait demi-écrémé UHT avec vitamine D, Lactel® *(p. 254)*

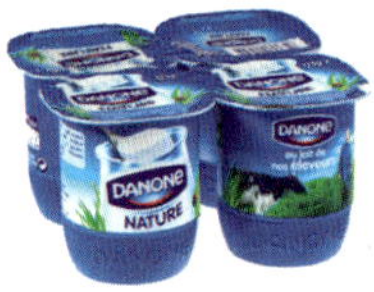

Yaourts nature, Danone® *(p. 262)*

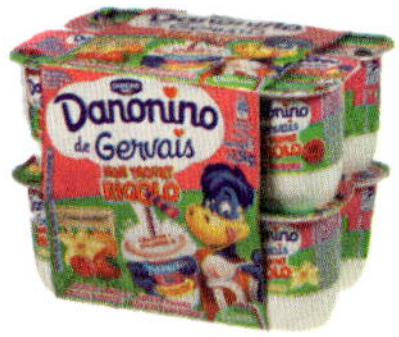

Mon yaourt rigolo, Gervais, Danone® *(p. 266)*

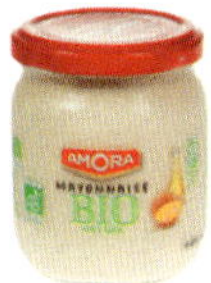

Mayonnaise bio nature, Amora® *(p. 220)*

Pâtes à tarte, galettes et feuilles de brick

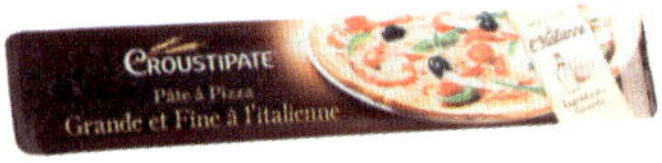

Pâte à pizza grande et fine à l'italienne, Croustipate® *(p. 316)*

Charcuteries

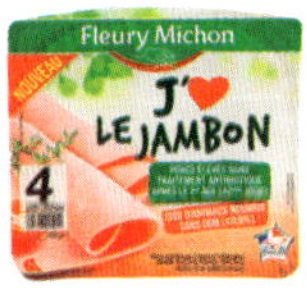

Jambon cuit supérieur sans couenne, J'aime le jambon, Fleury Michon® *(p. 294)*

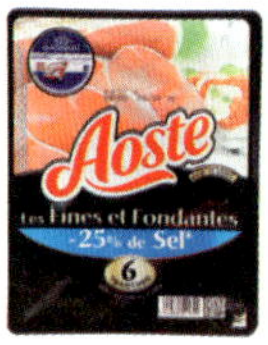

Jambon cru – 25 % de sel, Les Fines et Fondantes, Aoste® *(p. 296)*

Fromages

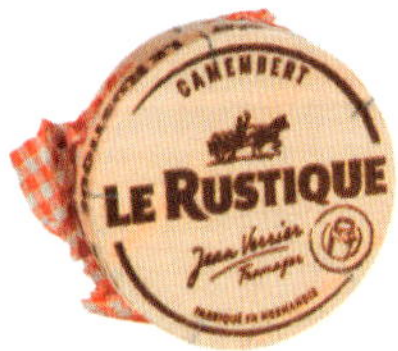

Camembert Le Rustique® *(p. 284)*

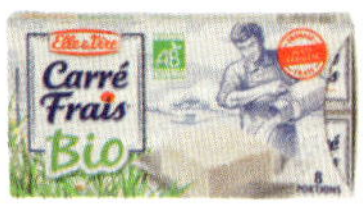

Carré Frais® bio, Elle & Vire® *(p. 282)*

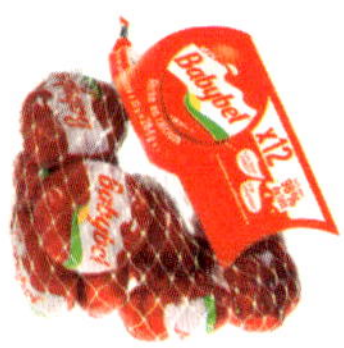

Mini Babybel® *(p. 288)*

PLATS PRÉPARÉS

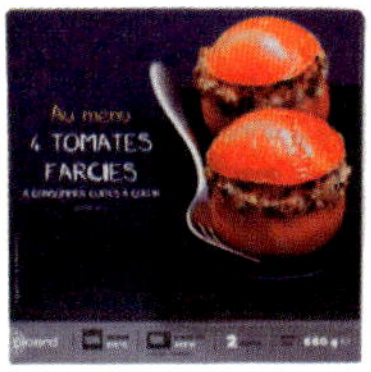

4 tomates farcies, Picard® *(p. 332)*

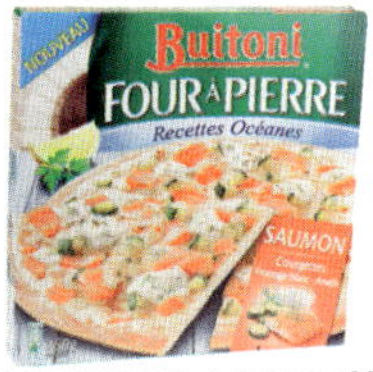

Pizza saumon courgettes fromage blanc aneth, Four à pierre, Buitoni® *(p. 338)*

PRODUITS SURGELÉS

Légumes

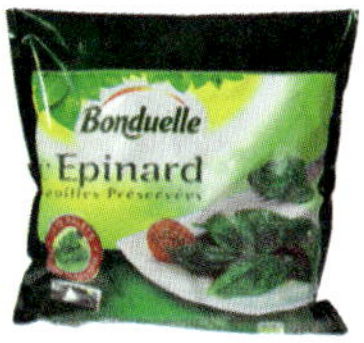

L'épinard, feuilles préservées, Bonduelle® *(p. 358)*

Poissons et crustacés panés

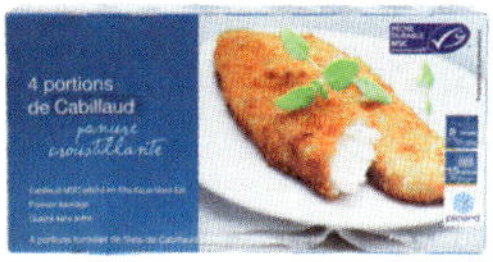

4 portions de filet de cabillaud, panure croustillante, Picard® *(p. 370)*

Sorbets

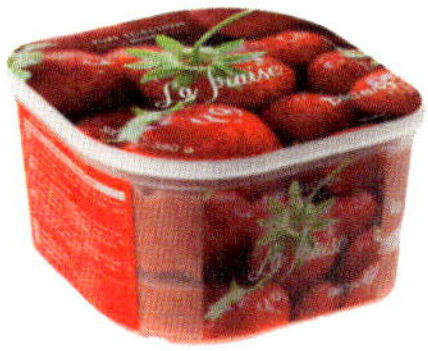

La fraise, sorbet Pure sélection Picard® *(p. 380)*

Frites

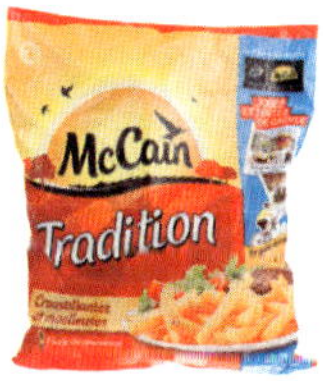

Frites Tradition, McCain® *(p. 371)*

BOISSONS

Eaux aromatisées

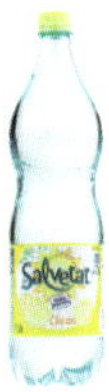

La gamme fruitée La Salvetat® *(p. 396)*

Jus de fruits

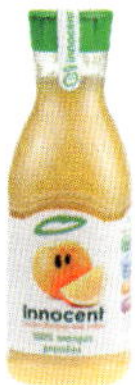

Jus d'orange avec pulpe, Innocent® *(p. 400)*

Sirops

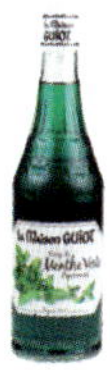

Sirop à la menthe verte, La Maison Guiot® *(p. 408)*

CONSEILS

QUELQUES NOTIONS D'HYGIÈNE ET DE CONSERVATION

Nous vous avons appris tout au long de cet ouvrage à bien sélectionner les produits que vous achetez. Mais pour continuer à agir pour votre santé, il est important de revenir sur quelques notions de base sur l'hygiène et la conservation des produits.

DÈS LE SUPERMARCHÉ

- L'agencement des rayons dans les supermarchés n'est pas toujours le chemin idéal à suivre pour faire vos courses. Même si cela implique un retour en arrière, il est important de commencer vos courses par les produits secs stockés à température ambiante et les fruits et légumes. Terminez par les produits réfrigérés (laitages, fromages, charcuteries, plats préparés, traiteur...) et enfin par les surgelés.
- Au rayon des surgelés, les éléments doivent bouger quand on secoue le sachet ou la boîte, si ce n'est pas le cas et qu'un bloc s'est aggloméré, la chaîne du froid a déjà été rompue.
- Pour ne pas rompre la chaîne du froid entre le supermarché et votre domicile, veillez à transporter vos aliments frais et surgelés séparément, dans des glacières ou sacs isothermes. Cela permet de maintenir la température des aliments, pendant 1 heure 30 en glacière et 30 minutes en sac isotherme, pour une température extérieure de 20 ° C.
- En plein été, et si vous dépassez ce temps de transport, utilisez des accumulateurs de froid, ou à défaut des bouteilles d'eau glacées.
- Choisissez également une glacière ou un sac isotherme adapté au volume des aliments transportés : plus le sac est rempli et plus les aliments sont serrés, moins l'air circule et donc plus le froid est maintenu !
- Surveillez bien les dates limites de consommation (DLC) des produits que vous achetez. Elles doivent être adaptées à votre rythme de consommation.

À LA MAISON

Rangez en priorité les produits surgelés dans un congélateur à moins 18 °C. Les freezeurs des réfrigérateurs destinés à la réalisation de glaçons ne permettent qu'un stockage de 2 à 3 jours.

- Ne recongelez jamais un produit décongelé (sauf si celui-ci a été décongelé puis cuit à plus de 63 °C à cœur et refroidi rapidement).
- Les produits frais sont rangés dans un deuxième temps.
- Dès que possible, éliminez les suremballages cartonnés (par exemple, les cartons des yaourts) qui peuvent être souillés par le stockage en entrepôt ou en supermarché.
- Pensez à faire un roulement dans votre réfrigérateur en rangeant dans le fond les produits aux DLC les plus éloignées.
- Pensez à laver l'excédent de terre des végétaux si vous les stockez au frais.

À METTRE AU FRAIS

- Tous les produits frais et sensibles d'un point de vue bactériologique : viandes, charcuteries, poissons, fruits de mer, produits laitiers frais (y compris fromages et crème fraîche), beurre et margarine, les produits traiteur et plats préparés frais.

La règle : Tout ce qui est acheté réfrigéré doit être placé au réfrigérateur !

- Tous les restes et plats cuisinés maison, dans un récipient hermétique ou recouvert de film alimentaire à conserver 24 à 48 heures.
- Les produits entamés portant la mention « à conserver au froid après ouverture », c'est le cas du lait, même UHT, des jus de fruits... Il est conseillé dans ce cas de préciser la date d'ouverture.
- Certaines huiles riches en acides gras polyinsaturés facilement oxydables et en vitamines sensibles, comme l'huile de noix qui rancit rapidement ou l'huile de germe de blé.
- Certaines farines biologiques sans conservateur, une fois le paquet entamé, en raison de la présence éventuelle de mites alimentaires.

Pour finir, on néglige trop souvent l'hygiène, pourtant si l'on veut stocker ses aliments dans de bonnes conditions bactériologiques, c'est important !

Il est conseillé de nettoyer le réfrigérateur à l'eau légèrement javellisée au moins une fois par mois. Idéalement, un nettoyage à l'eau avant chaque rangement de courses.

Et les placards ne doivent pas être oubliés !

Pensez également à utiliser des boîtes de conservation OU à fermer à l'aide d'une pince les sachets entamés. Un nettoyage, même à sec, pour éliminer les résidus alimentaires est recommandé. Pour un grand nettoyage à l'eau, essuyez bien ensuite les étagères afin de ne pas altérer les emballages et les produits par l'humidité.

VOTRE RÉFRIGÉRATEUR IDÉAL

QUELQUES PETITS RAPPELS

Dès la préhistoire, les hommes se rendent compte que certaines denrées comme la viande s'altèrent moins vite quand celles-ci sont conservées au frais, soit dans les grottes, soit en creusant un trou profond et fermé par un couvercle.
Par la suite et toujours avant l'invention des réfrigérateurs, on conservait les denrées périssables dans une pièce spéciale appelée cellier et idéalement orientée vers le nord pour des raisons de fraîcheur. Après l'invention des réfrigérateurs domestiques à la fin du XIXe siècle, ce mode de conservation est également utilisé afin de préserver le plus longtemps possible les qualités nutritionnelles des aliments ; puis vient s'ajouter un intérêt gustatif pour les produits, plus agréables à consommer frais, comme les boissons par exemple.

Le principe de base du réfrigérateur est de limiter la prolifération des germes par un froid inférieur à 6 °C. Dans un premier temps, il est donc important de surveiller régulièrement la température de votre réfrigérateur, qui ne doit pas excéder 6 °C dans la zone centrale.
Si votre réfrigérateur dispose d'un contrôle de température intégré (affichage de la température, pastille colorée…), c'est parfait. Dans le cas contraire, ajoutez un thermomètre vous-même pour permettre un contrôle régulier.
Ensuite, même si les réfrigérateurs modernes sont ventilés et la température beaucoup plus homogène, on considère que la partie la plus haute du réfrigérateur est la plus froide et doit ainsi être réservée aux produits les plus sensibles (viandes et poisson crus, fromages au lait cru…).

Voici quelques conseils pour votre réfrigérateur idéal selon les critères d'hygiène et les choix alimentaires proposés précédemment :

HAUT : ZONE FROIDE < 4 °C

- Viandes et poissons frais nature.
- Produits traiteur frais : saumon fumé, crevettes décortiquées au naturel.
- Charcuteries : jambon cru, jambon blanc découenné dégraissé, gésiers, rillettes de poulet rôti.
- Produits frais entamés, dans un récipient hermétique ou recouverts de film alimentaire.
- Produits en cours de décongélation, dans un récipient hermétique ou recouverts de film alimentaire

MILIEU : ZONE FRAÎCHE 4 °C À 6 °C

- Produits laitiers : yaourts nature, fromages blancs 20 % de MG…
- Crème fraîche entière.
- Desserts lactés : gélifiés caramel, crèmes dessert.
- Fromages frais et au lait cru : chèvre frais, comté au lait cru…
- Compotes achetées au rayon frais.
- Fruits et légumes cuits, dans un récipient hermétique ou recouverts de film alimentaire à conserver 24 à 48 heures.
- Viandes et poissons cuits.

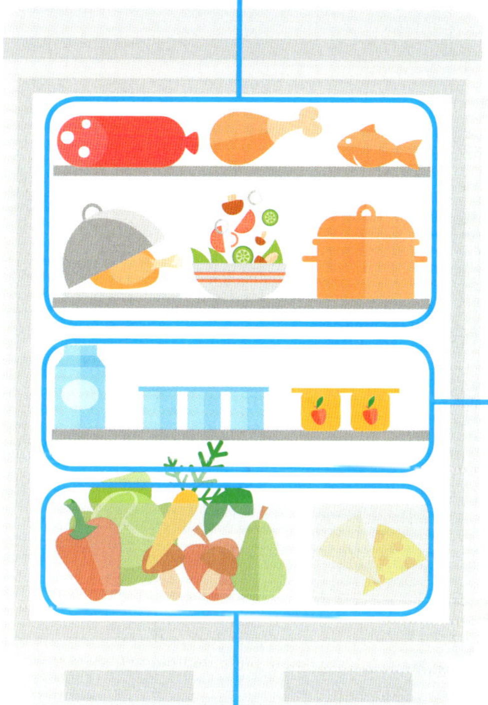

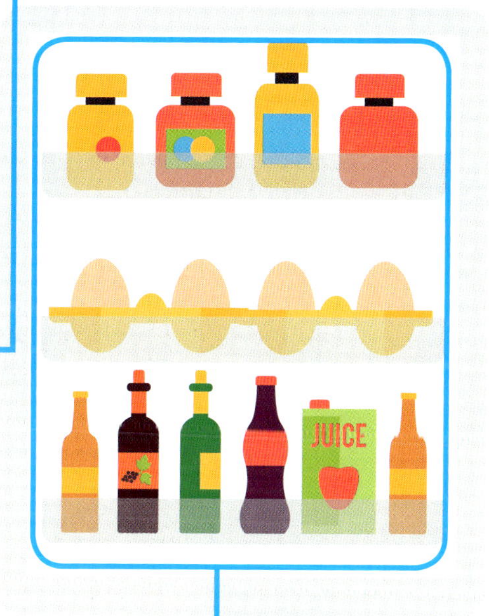

BAS : ZONE TEMPÉRÉE 6 °C À 8 °C

- Fromages en cours d'affinage (hors frais et au lait cru).
- Fruits et légumes frais dans le bac prévu, une fois lavés, et fruits et légumes en sachet prêts à l'emploi. Pour des fruits achetés mûrs à point, la conservation au réfrigérateur permet d'éviter les pertes de nutriments, selon votre rythme de consommation. Placez-les alors dans le bac à légumes qui reste modérément froid. Notez également que certaines vitamines fragiles perdront de leurs qualités si le temps entre l'achat et la consommation est long.
- Tout produit préparé, salade de fruits ou légumes, devra rester au frais (partie haute). Toutefois, le froid va ralentir le processus de maturation. Ainsi, pour des produits plus savoureux et mûrs à point, il est conseillé de ranger les fruits dans une corbeille, hors du réfrigérateur. Ces précautions sont notamment valables pour les fruits qui viennent des pays chauds (ananas, mangues, bananes), mais également pour les tomates. Certains fruits, comme les bananes, brunissent au réfrigérateur et devront rester à l'air libre.

PORTE : 6 °C À 8 °C

- Boissons : eau pétillante sans sucres ajoutés, eau plate, pur jus de fruit sans sucres ajoutés entamés ou du rayon frais (même avant ouverture).
- Œufs de poules élevées en plein air.
- Beurre classique.
- Confiture entamée.
- Condiments entamés : moutarde, cornichons, ketchup…
- Huile de noix ou de noisettes.

VOTRE CONGÉLATEUR IDÉAL

QUELQUES PETITS RAPPELS

Petit rappel des règles d'hygiène pour une bonne conservation des aliments surgelés :

- Lorsque vous faites vos courses, sélectionnez les aliments surgelés en dernier et placez-les dans un sac isotherme du magasin à votre domicile afin de ne pas rompre la chaîne du froid.
- Veillez à respecter le temps de conservation des produits en fonction de l'appareil que vous avez chez vous.

LES APPAREILS

Les appareils 1 étoile : capables de maintenir une température inférieure ou égale à –6 °C et traditionnellement appelés freezer. Ils permettent de produire des glaçons et de conserver les aliments surgelés jusqu'à 48 heures.

Les appareils 2 étoiles : capables de maintenir une température inférieure ou égale à –12 ° C. Ils permettent de conserver les aliments surgelés au-delà de quelques jours (4 semaines maximum suivant la nature des produits).

Les appareils 3 étoiles : capables de maintenir une température inférieure ou égale à –18 ° C. Ils permettent de conserver les aliments plusieurs mois.

Les appareils 4 étoiles : capables de maintenir une température inférieure ou égale à –18 °C et de produire à la demande une température inférieure ou égale à –26 ° C. Cette fonction offre la possibilité de congeler les aliments par un abaissement rapide de leur température en les exposant à un froid plus intense. Seuls ces modèles sont en mesure de surgeler un aliment.

- Lorsque vous surgelez des aliments à domicile, renseignez-vous au préalable sur la meilleure manière de les congeler (par exemple, pour les jaunes d'œufs, il est conseillé de les battre avant congélation).
- Placez toujours vos aliments dans un sachet plastique de congélation ou dans une boîte hermétique avec la date du jour de congélation dessus.
- Ne recongelez jamais un aliment : en effet, lors de la seconde décongélation, le développement des micro-organismes sera beaucoup plus important et

risque, en cas de contamination, de rendre le produit dangereux à consommer.

- Soyez attentif lors de la décongélation, suivez bien les indications notées à ce sujet sur l'emballage du produit. Et pour les produits maison, vous avez le choix entre une décongélation au four à micro-ondes, dans un réfrigérateur, ou vous pouvez cuire directement les aliments sans décongélation préalable. Il est vivement déconseillé de laisser les aliments décongeler lentement à l'air libre pour des questions de multiplication bactérienne.

Voici quelques conseils pour votre congélateur idéal selon les critères d'hygiène et les choix alimentaires proposés précédemment :

- Sachets de légumes seuls ou mélangés mais au naturel, juste blanchis.
- Soupes de légumes.
- Herbes, bouillons, fumets, oignons, échalotes et ail coupés.
- Fruits au naturel.
- Morceaux découpés de viande, volaille, poissons, crustacés non cuisinés, non panés.
- Un bac de sorbet et un bac de glace selon les choix proposés dans le livre, et si possible des glaces maison au vu des compositions des produits industriels.
- Éventuellement, si vous aimez cela, un sachet de frites ou une boîte de poissons panés ou des nuggets, en veillant à bien les choisir et à les consommer occasionnellement (deux fois par mois).
- Des produits à surgeler chez vous pour en avoir toujours d'avance :
- Une pâte feuilletée, ou brisée ou à pizza.
- Du pain de boulangerie en tranches.
- Des glaçons maison, mais également quelques pains de glace pour en avoir à disposition à emporter en courses ou en pique-nique (pensez-y même pour un repas à emporter à l'école pour vos enfants, lors d'une sortie scolaire…).

INDEX

INDEX DES ALIMENTS

D

E

L

M

N

O

P

Q

R

S

T

V

W

X

Y